实用内分泌疾病诊治学

主编 薛 君 刘虹丽 卢 洋 等

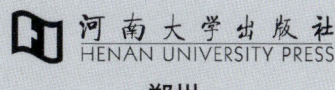

·郑州·

图书在版编目（CIP）数据

实用内分泌疾病诊治学/薛君等主编. -- 郑州：河南大学出版社，2020.4
ISBN 978-7-5649-4207-6

Ⅰ．①实… Ⅱ．①薛… Ⅲ．①内分泌病－诊疗 Ⅳ．① R58

中国版本图书馆 CIP 数据核字（2020）第 052532 号

特约编辑：乔　慧
责任编辑：李亚涛
责任校对：郑　鑫
封面设计：卓弘文化

出版发行：河南大学出版社
　　　　　地址：郑州市郑东新区商务外环中华大厦 2401 号
　　　　　邮编：450046
　　　　　电话：0371-86059750（高等教育与职业教育出版分社）
　　　　　　　　0371-86059701（营销部）
　　　　　网址：hupress.henu.edu.cn
印　　刷：广东虎彩云印刷有限公司
版　　次：2020 年 4 月第 1 版
印　　次：2020 年 4 月第 1 次印刷
开　　本：880 mm × 1230 mm　1/16
印　　张：14.5
字　　数：470 千字
定　　价：88.00 元

（本书如有质量问题，请与河南大学出版社营销部联系调换）

编 委 会

主　编　薛　君　刘虹丽　卢　洋　鲍玉晓
　　　　　骆秀婷　曾　婷　曹宗黎　刘玉斌

副主编　李春雨　黄丹萍　周　静　徐　平　李超杰
　　　　　周　波　张艳飞　张文翠　刘小娜

编　委（按姓氏笔画排序）
　　　　卢　洋　临夏州中医医院
　　　　刘小娜　唐山市妇幼保健院
　　　　刘玉斌　河北省沧州中西医结合医院
　　　　刘虹丽　北京大学深圳医院
　　　　李春雨　深圳市龙华区中心医院
　　　　李超杰　中山市小榄人民医院
　　　　张文翠　哈尔滨市疾病预防控制中心
　　　　张艳飞　广州市花都区人民医院
　　　　周　波　湛江中心人民医院
　　　　周　静　天津中医药大学第一附属医院
　　　　骆秀婷　惠州市第一人民医院
　　　　徐　平　深圳市人民医院
　　　　　　　（暨南大学第二临床医学院，南方科技大学第一附属医院）
　　　　黄丹萍　广州市番禺区中心医院
　　　　曹宗黎　襄阳市中医医院（襄阳市中医药研究所）
　　　　曾　婷　深圳市龙华区人民医院
　　　　鲍玉晓　北京中医药大学深圳医院（龙岗）
　　　　薛　君　内蒙古包钢医院（内蒙古医科大学第三附属医院）

前言

内分泌代谢疾病是一类涉及多个器官组织、诊断与治疗均较为困难的疾病。随着经济的发展和人们生活水平的提高，内分泌代谢疾病及其并发症越来越常见，如与饮食习惯及体力活动减少密切相关的肥胖症、血脂异常、糖尿病及痛风等疾病的发病率均有上升的趋势，其中糖尿病发病率已升至世界第一位，因此，合理有效提高内分泌及代谢系统疾病的诊疗和预防水平，对于人类健康及生活质量的提高尤为重要。随着医学科学技术的飞速发展，临床上新理论、新技术和新方法不断涌现，内分泌学科的进展也日新月异。为了提高广大医务人员对内分泌与代谢疾病的认识和诊疗水平，编者们总结自身多年的临床工作经验，并结合当前最新的文献资料，编写了此书。

本书首先介绍了内分泌疾病诊疗基础、内分泌疾病常见临床表现，然后重点讲述了下丘脑-垂体疾病、甲状腺疾病、甲状旁腺与钙磷代谢疾病、肾上腺疾病、糖尿病及其常见并发症、多发性内分泌腺病、激素不敏感综合征、小儿内分泌代谢性疾病、代谢性骨病。全书内容丰富、资料新颖、实用性强，可为临床工作的医务人员提供借鉴和参考。

由于编写内容较多，尽管我们在编写的过程中反复校对、多次审核，但书中难免有不足之处，望各位读者不吝赐教，提出宝贵意见，以便再版时修正。

编　者
2020 年 4 月

目 录

第一章 内分泌疾病诊疗基础 1
- 第一节 激素 1
- 第二节 内分泌疾病的病因 5
- 第三节 常见内分泌疾病的综合征 6
- 第四节 内分泌系统的调节 9
- 第五节 内分泌疾病的诊断原则 10
- 第六节 内分泌疾病的治疗原则 12

第二章 内分泌疾病常见临床表现 13
- 第一节 消瘦 13
- 第二节 身材矮小 14
- 第三节 巨大体型 14
- 第四节 甲状腺肿大 15
- 第五节 多尿 16
- 第六节 多毛 17

第三章 下丘脑-垂体疾病 19
- 第一节 腺垂体功能减退症 19
- 第二节 Kallmann综合征 23
- 第三节 侏儒症 24
- 第四节 高泌乳素血症 27
- 第五节 尿崩症 32
- 第六节 垂体瘤 35
- 第七节 肢端肥大症和巨人症 37
- 第八节 抗利尿激素分泌失调综合征 39

第四章 甲状腺疾病 42
- 第一节 甲状腺功能亢进症 42
- 第二节 甲状腺功能减退症 61
- 第三节 甲状腺炎 72
- 第四节 甲状腺结节 89
- 第五节 甲状腺腺瘤 95
- 第六节 甲状腺癌 97

第五章 甲状旁腺和钙磷代谢疾病 107
- 第一节 原发性甲状旁腺功能亢进症 107

第二节　甲状旁腺功能减退症 114
  第三节　骨质疏松症 116

第六章　肾上腺疾病 126
  第一节　先天性肾上腺皮质增生症 126
  第二节　Cushing 综合征 135
  第三节　原发性醛固酮增多症 137
  第四节　继发性醛固酮增多症 142
  第五节　肾上腺髓质增生 144
  第六节　肾上腺皮质功能减退症 146

第七章　糖尿病及其常见并发症 151
  第一节　糖尿病的病因与发病机制 151
  第二节　糖尿病的分型与分期 165
  第三节　糖尿病的临床表现 168
  第四节　糖尿病的诊断与鉴别诊断 173

第八章　多发性内分泌腺病 177
  第一节　多发性内分泌腺瘤综合征 177
  第二节　多发性内分泌腺自身免疫综合征 178

第九章　激素不敏感综合征 181
  第一节　生长激素不敏感综合征 181
  第二节　促甲状腺激素不敏感综合征 183
  第三节　促肾上腺皮质激素不敏感综合征 185

第十章　小儿内分泌代谢性疾病 188
  第一节　生长激素缺乏症 188
  第二节　中枢性尿崩症 191
  第三节　先天性甲状腺功能减退症 195
  第四节　性早熟 197
  第五节　苯丙酮尿症 199

第十一章　代谢性骨病 202
  第一节　原发性骨质疏松症 202
  第二节　佝偻病和骨软化症 210
  第三节　肾性骨营养不良 213
  第四节　骨质硬化症 217
  第五节　地方性氟骨症 219
  第六节　变形性骨炎 223

参考文献 227

第一章 内分泌疾病诊疗基础

内分泌学（endocrinology）是研究机体内激素及其调节的一门学科，从激素的基因表达、激素合成、分泌、转运到激素受体作用于靶部位（器官、组织、细胞）的一系列反应，以及机体各种组织、器官结构或功能变化引起的激素水平异常都属于内分泌学研究的范畴。内分泌学研究由最初的腺体内分泌学研究、组织内分泌学研究，逐步深入到分子内分泌学研究，随着分析检验技术的进步提高，以及分子生物学、细胞生物学、免疫学等学科新理论、新技术的渗透和影响，内分泌疾病的病因学研究也深入到分子水平，许多与基因突变相关的疾病发病机制已明晰，内分泌疾病诊断水平和治疗方法不断改进提高。

内分泌系统（endocrine system）是机体重要的调节系统，其主要功能是与神经、免疫系统的相互配合，共同调节机体代谢、生长发育、生殖衰老等各种生理活动和生命现象，以适应不断变化的内外界环境并维持机体内环境的相对稳定。内分泌系统是由内分泌腺、内分泌组织、内分泌细胞及其所分泌的激素（包括激素受体、激素受体激动剂和拮抗剂）共同组成的内分泌信息传递系统。

内分泌腺（endocrine gland）是没有分泌管的腺体，如垂体、甲状腺、甲状旁腺、肾上腺、性腺、胰岛、松果体和胸腺等。这些腺体的主要功能是合成和分泌激素。有观点认为，胸腺和胎盘虽属于内分泌腺，但两者的主要功能不是内分泌调节。

内分泌组织（endocrine tissue）是散在组织器官中、具有分泌激素功能的细胞群。心血管、肺、肝、肾、胃肠道、皮肤、脂肪组织、脑（尤其下丘脑）等组织器官中，均存在着各种各样的内分泌细胞，如神经元、心房肌细胞、血管内皮细胞、平滑肌细胞、红细胞及脂肪细胞等。

激素（hormone）是由内分泌腺或散在的内分泌细胞所分泌、经组织液传递或经血液循环转运到靶器官或组织而发挥效应的微量生物活性物质，是内分泌系统调节机体生理代谢活动的化学信使。其在低浓度下可引起局部或远处靶细胞的生物化学反应。人体内的激素和激素样物质分布于血液、组织液、细胞间液、细胞浆液、核浆或神经节囊泡间隙等部位。同一种激素可以在不同组织或器官合成，如下丘脑、胰岛、胃肠等器官可分泌生长抑素，神经系统、内皮细胞、血小板等可分泌多肽性生长因子。随着内分泌学的研究深入，激素的内涵进一步拓展，具有调节功能的所有化学信使物质，若其结构明确者称为激素，若结构尚未明确者称为因子。

第一节 激素

一、激素的分类

激素的分类方式主要有两种，一是按照化学结构分类，分为含氮类激素和类固醇（甾体）类激素两大类，其中，含氮类激素又可进一步分为蛋白质激素（肽类激素）、氨基酸衍生物类激素；二是按照激素产生部位分类，分为下丘脑激素、垂体激素和靶腺激素，以及一些非内分泌器官的组织细胞（如心血管、肺、肝等）分泌一些活性物质、激素或因子。

（一）下丘脑激素

下丘脑是内分泌系统的指挥中心，其合成、释放促激素和抑制激素，这些下丘脑激素（hypothalamic hormones）的化学结构都是小分子多肽，其含量极微，已发现下丘脑调节性激素有 9 种。

（二）垂体激素

垂体包括腺垂体与神经垂体，这两者的内分泌功能差异很大。神经垂体由于不含腺细胞，所以不能合成激素，它仅是下丘脑神经元所合成的血管升压素和催产素的贮存和释放的部位。短门脉血管与腺垂体和神经垂体相连，少量的血液从神经垂体流向腺垂体，并可能影响腺垂体的内分泌活动。腺垂体含有多种不同的腺细胞，是垂体激素分泌释放的主要部位，主要分泌蛋白质激素（肽类激素）。居于垂体中间叶的松果体分泌促黑素细胞激素（melanocyte-timulating hormone，MSH）。

在腺垂体分泌的激素中，促甲状腺激素（TSH）、促卵泡激素（FSH）与黄体生成素（LH）是通过调节靶腺的活动而发挥作用的，所以习惯将这些腺垂体的激素称为促激素，它们均有各自的靶腺，分别形成下丘脑 – 垂体，甲状腺轴、下丘脑 – 垂体 – 肾上腺皮质轴、下丘脑，垂体 – 性腺轴。生长激素（GH）、催乳素（PRL）与促黑素细胞激素（MSH）不通过靶腺作用，而是直接作用于靶组织或靶细胞，调节物质代谢、个体生长、乳腺发育与泌乳等生理过程。

（三）腺体激素

甲状腺、甲状旁腺、胰岛、肾上腺及性腺等腺体，其不同的腺体细胞分泌不同的靶腺激素参与机体功能调节。

1. 甲状腺分泌的激素

甲状腺的主要功能是分泌甲状腺激素（thyroid hormone，TH）和降钙素（calcitonin，CT）。TH 由甲状腺滤泡合成并分泌，是一种含碘的酪氨酸衍生物，主要调节体内的各种代谢并影响机体的生长发育。CT 由甲状腺滤泡旁细胞（又称 C 细胞）分泌，主要参与机体的骨代谢。

TH 有两种活性形式，即四碘甲腺原氨酸（T_4，或称甲状腺素）和三碘甲腺原氨酸（T_3）。T_3 的活性比 T_4 大 3～5 倍。T_4 在外周组织中可以转变为 T_3，这是血液中 T_3 的主要来源。

甲状腺与碘代谢的关系极为密切，碘是甲状腺激素的重要原料，每天自饮食中摄取的碘约 1/3 以有机碘形式存在于甲状腺用于 TH 的合成，甲状腺的碘含量约占全身碘量的 90%。

2. 甲状旁腺分泌的激素

甲状旁腺激素（parathyroid hormone，PTH）由甲状旁腺的主细胞分泌，通过作用于三种基本靶器官即骨、肠黏膜和肾脏来调节血清钙的水平。

3. 肾上腺分泌的激素

肾上腺由髓质和皮质组成，髓质和皮质在起源、结构和功能上均不相同，是两个独立的内分泌腺。

（1）肾上腺皮质分泌的激素：肾上腺皮质分泌的皮质激素主要有糖皮质激素、盐皮质激素和性激素中的肾上腺雄激素。皮质激素是维持生命的基本激素，下丘脑 – 腺垂体 – 肾上腺轴（hypothalamus-pituitary-acirenal 轴，H-P-A 轴）是维持机体基本生命活动的重要的内分泌功能轴之一。皮质激素是肾上腺皮质以胆固醇为原料在酶的作用下合成的，因此又被称为类固醇类激素。

循环血液中的皮质激素大部分与血浆蛋白结合，属盐皮质激素的醛固酮与血浆蛋白结合力较弱，主要以游离形式存在和运输，其血中半衰期很短，约 20 min；属糖皮质激素的皮质醇在血浆中半衰期略长，为 70 min。肾上腺皮质激素的降解代谢主要在肝脏中进行，代谢产物经尿排泄占 90%，其次是粪便。

（2）肾上腺髓质分泌的激素：肾上腺髓质为神经内分泌组织，肾上腺髓质的细胞质内有能被铬盐染成黄褐色的嗜铬颗粒，故称为嗜铬细胞，其合成和分泌的儿茶酚胺主要参与心血管活动的调节。

4. 性腺器官分泌的激素

睾丸是男性的性腺器官之一，其支持细胞能分泌激素、蛋白质等许多活性物质，其间质细胞在促黄体生成激素（LH）刺激下合成和分泌睾酮及血管紧张素、肾素、前列腺素等生物活性物质。

前列腺为具有内、外双重分泌功能的性分泌腺。作为外分泌腺，其分泌的前列腺液构成精液的主要成分；作为内分泌腺，其分泌的激素称为前列腺素，可促进精子生长成熟。

卵巢是女性的主要性腺，是垂体 LH 和促卵泡刺激素（FSH）的靶组织，具有产生卵子和分泌性激素的功能，其功能受下丘脑垂体系统和卵巢内局部因素的调节。成熟卵巢合成及分泌多种激素、激素样物质及细胞因子等，这些激素释放至血液循环能作用于许多靶器官，如子宫、输卵管、阴道、外阴、乳腺、下丘脑、垂体、脂肪、骨骼、肾脏和肝脏等。

（四）非腺体组织细胞分泌的激素或因子

1. 血管紧张素（angiotensin，AT）

AT 是肾素血管紧张素系统的重要组成部分，可起血管收缩，升高血压；促进肾上腺皮质释放醛固酮。AT-1 是 AT-2 的前体，AT-2 通过血管紧张素酶可降解为 AT-3。AT-2 可通过内分泌、自分泌/旁分泌以及胞内分泌发挥作用的激素。

2. 前列腺素（prostaglandin，PG）

PG 分为 A、B、C、D、E、F、H、I 等类型，分别用 PGA、PGB、PGC、PGD、PGE、PGF 等表示。前列腺素对内分泌、生殖、消化、血液、呼吸、心血管、泌尿及神经系统均有作用，且不同类型的前列腺素具有不同的功能。如 PGE 能舒张支气管平滑肌，降低通气阻力，而 PGF 的作用则相反。PGE1、PJE2 和 PGA 能抑制胃液的分泌，保护胃壁细胞，可用于治疗胃溃疡、出血性胃炎及肠炎。

3. 维生素 D 类

维生素 D_3（胆钙化醇）在肝内经羟化酶作用形成 25-羟维生素 D_3，进而在肾脏中被羟化为 1,25-二羟维生素 D_3（骨化三醇）。1,25-二羟维生素 D_3 是维生素 D 在体内的真正活性形式，主要作用是调节体内的钙磷代谢，由于其属于肾脏分泌的一种激素，因此认为维生素 D_3 也是一种激素原。

4. 骨钙素

骨钙素是成骨细胞合成并分泌的，比较稳定，不受骨吸收因素的影响。骨钙素血清水平随年龄的变化以及骨更新率的变化而不同。骨更新率越快，骨钙素值越高，反之降低。老年性骨质疏松症是低转换型的，骨钙素升高不明显；在原发性骨质疏松中，绝经后骨质疏松症是高转换型的，骨钙素明显升高，因此可根据骨钙素的变化情况判定骨质疏松转换型是高或低，用于鉴别骨质疏松病因。需注意的是甲旁亢性骨质疏松症中，骨钙素升高明显。

二、激素的作用方式

机体内的激素和激素样物质种类各不相同，分布于血液、组织液、细胞间液、细胞浆液、核浆或神经节囊泡间隙等部位，其作用的靶点及作用方式各异。内分泌系统辅助神经系统，将体液性信息物质传递到全身各细胞组织，包括远处的和相近的靶细胞，发挥其对细胞的生物作用。

内分泌系统是以特异性内分泌腺体为基础，由内分泌腺分泌的激素释放入血，运送到全身发挥效应，称内分泌（endocrine）或远距分泌（telecrine）。随着对激素定义内容的拓展，激素由细胞释放后，通过细胞外液局部或邻近传递，作用于周围细胞，称旁分泌（paracrine）；细胞分泌的激素直接作用于自身细胞，称自分泌（autocrine）；细胞内的化学物质直接作用在自身细胞，称胞内分泌（intracrine）；由神经元分泌的激素叫神经激素（neurohormone），经神经纤维于末梢释放神经激素的过程，称神经分泌（neurocrine）。

三、激素的作用特点

（一）激素的信息传递作用

内分泌系统依靠激素在细胞与细胞之间的作用进行信息传递。激素只对靶细胞的生理生化过程起加强或减弱的作用，调节其功能活动，却不提供任何营养和能量。例如，生长素促进生长发育，甲状腺激素增强代谢过程，肾上腺素可使心肌收缩力加强，胰岛素降低血糖等。在这些作用中，激素只是"唤起"靶组织存在的潜势，仅仅起着"信使"的作用，将生物信息传递给靶组织，发挥增强或减弱靶细胞内原有的生理生化进程的作用。

（二）激素的高效能生物放大作用

激素在血液中的生理浓度很低，一般在纳摩尔（nmol/L）、甚至皮摩尔（pmol/L）的数量级，如此微小的含量之所以能产生显著的生物效应是由于激素信号逐级放大的结果。例如，下丘脑-垂体-肾上腺皮质系统中，0.1μg皮质激素释放激素促进垂体前叶释放1μg促肾上腺皮质激素（ACTH），ACTH又促使肾上腺皮质产生40μg糖皮质激素，这些糖皮质激素可刺激肝脏产生5.6mg糖原，全过程从0.1μg放大到5.6mg。

（三）激素作用的特异性

激素作用具有一定的特异性，大多数激素由血液运输至全身各处，虽然与体内各种组织细胞广泛接触，但仅选择性与某些靶器官、靶腺、靶组织及靶细胞作用。例如，垂体的促甲状腺素仅作用于甲状腺，促肾上腺皮质激素仅作用于肾上腺皮质，促性腺激素仅作用于性腺，以上3种促激素作用的靶组织不同，且互不干扰。

部分激素，如生长激素、甲状腺素、肾上腺皮质激素和胰岛素几乎对全身的组织细胞均有作用，看似没有特别的靶细胞。然而，这些激素却是仅与细胞膜上或胞浆内的特异性受体相结合后，才能激发细胞一系列的生理生化过程，所以，从分子水平而言，它们仍具有特异性。

（四）激素分泌的节律性

激素是调节机体内、外环境，使其保持稳定和平衡的重要因素之一，它的分泌须随着生理和病理情况的变化而变化，其分泌呈现节律性。例如，肾上腺皮质激素在一昼夜间有一个节律性的波动曲线，饮食影响胰岛素的分泌，进钠量影响醛固酮的分泌，甲状腺素的分泌与环境温度密切相关。

（五）激素间的相互作用

激素间的作用有协同、拮抗、允许、竞争等作用。

1. 协同拮抗作用

当多种激素共同参与某一生理活动的调节时，激素与激素之间往往存在着协同作用或拮抗作用，这对维持机体功能活动的相对稳定有重要作用。例如，生长素、肾上腺素、糖皮质激素及胰高血糖素，虽然作用的环节不同，但都能提高血糖，在升糖效应上有协同作用；相反，胰岛素的作用则是降低血糖，与上述激素的升糖效应有拮抗作用。

2. 允许作用

有的激素本身不能直接对某些器官、组织或细胞产生生理效应，但它的存在，致使另一激素的作用明显加强，这种现象称为允许作用（permissive action）。例如，糖皮质激素的允许作用尤为明显，它对心肌和血管平滑肌并没有收缩作用，但是，必须有糖皮质激素存在，儿茶酚胺才能很好地发挥对心血管的调节作用。

3. 竞争作用

化学结构类似的激素竞争同一受体的结合位点，使其中一种激素的效应降低，这种现象称为竞争作用（contest action）。例如，孕酮对醛固酮受体有低亲和性结合，高浓度的黄体酮与醛固酮竞争同一受体，减弱醛固酮的效应。

四、激素的作用机制

激素作为细胞外信息物质，要引起细胞产生各种应答反应，细胞必须具有识别微量激素的受体。

（一）激素受体的分类

激素作用的靶细胞受体有细胞膜表面的受体和胞浆/胞核受体两类。激素与其靶细胞的特异性受体结合形成复合物，启动其调节生理功能机制。一般含氮激素（甲状腺激素除外）主要作用于靶细胞的膜受体，类固醇激素主要作用于胞浆或核受体，两类激素作用机制完全不同。

（二）含氮类激素作用机制

含氮激素（第一信使）与靶细胞膜上特异性受体结合生成激素-受体复合物，即启动细胞内的信号转导；激活的细胞膜受体通过不同的第二信使将生物信号逐级放大和分散而传递信息。激素作为第一信使，主要传递细胞与细胞之间的信息。第二信使主要是将细胞外的信息传递到细胞内的物质，如环磷酸腺苷（cAMP）、环磷酸鸟苷（cGMP）、三磷酸肌醇、二酰甘油、细胞内游离钙离子（Ca^{2+}）、酪氨酸蛋白激酶等。

（三）类固醇类激素作用机制

类固醇激素为小分子、脂溶性激素，可透过细胞膜进入细胞内，与胞浆受体结合，进入核内，与DNA结合，合成新的蛋白质，调控细胞的代谢、生长、分化及生理效应。甲状腺激素虽属含氮激素，但其作用机制却与类固醇激素相似，它可进入细胞内，不经胞浆受体结合即进入核内，与核受体结合调节基因表达。另外，性激素受体位于胞浆和胞核内，1，25-$(OH)_2$-D_3受体位于胞核。

第二节　内分泌疾病的病因

内分泌系统的激素水平在正常情况下保持平衡，与神经、免疫系统彼此协调配合调节机体的代谢和生理功能。如果平衡的激素水平受到破坏（某种激素过量或不足），这就导致内分泌失调，并产生相应的临床表现，临床称为内分泌疾病。

内分泌疾病按病因分为两类，一是机体基础激素缺陷，分为激素分泌不足、过度、激素的敏感性缺陷；二是以内分泌腺或内分泌组织分泌功能状态分为功能亢进、减退、衰竭或正常。临床上，这两种分类方法交叉使用。

一、激素分泌不足

内分泌腺破坏、内分泌腺外病变及内分泌腺激素合成缺陷所致的激素缺乏是引起激素水平低下的主要原因。

（一）内分泌腺破坏

腺体破坏是腺体功能低下常见原因，而自身免疫性疾病等原因又是腺体破坏的主要原因。免疫系统具有高度特异性，能够识别内源性、外源性物质，清除异物（外源性物质）或对身体有害的病理过程（如肿瘤），发挥其防御功能。当发生自身免疫性疾病时，由于免疫系统的识别能力存在障碍，激活的防御系统就有破坏正常组织（包括内分泌腺体）的可能。自身免疫性疾病可引起胰岛、甲状腺等腺体功能减退或衰竭，引起1型糖尿病、桥本甲状腺炎、Addison病、卵巢功能早衰等疾病。

垂体破坏通常由肿瘤、缺血或自身免疫性垂体炎引起，任一内分泌腺都可因肿瘤、感染或出血而发生分泌功能低下。另外，出血、梗死、炎症、坏死、手术切除、放射损伤等均可引起腺体的破坏。

（二）内分泌腺外病变所致的激素缺乏

参与激素合成或将激素前体转化为活性形式的某些非内分泌腺组织受到破坏，可引起内分泌失调或功能紊乱。如慢性肾衰竭患者25（OH）D_3向1，25-$(OH)_2D_3$的转化障碍，引起钙磷平衡失调；产生肾素的近球细胞受损可引起低肾素、低醛固酮血症。

（三）内分泌腺激素合成缺陷

内分泌功能低下可因激素合成的先天性缺陷引起。如5α-还原酶先天性缺陷，影响雄激素靶组织中的睾酮生成双氢睾酮，导致部分性雄激素缺乏；胰岛素基因突变，甲状腺激素和类固醇激素合成过程中的酶基因缺陷，均能导致激素生物合成障碍。

二、激素分泌过度

肿瘤、增生、异位激素分泌或自身免疫刺激均有引起内分泌腺功能亢进的可能。

（一）内分泌肿瘤

产生激素分泌过度的肿瘤可发生于任何内分泌腺。例如，垂体的ACTH瘤可引起糖皮质激素过多；胰岛素瘤可产生胰岛素，或胰高血糖素；肾上腺瘤可引起糖皮质激素、醛固酮或其他类固醇生成增加；肾脏肿瘤可引起肾素或促红细胞生成素增加等。

（二）异位激素综合征

非内分泌组织发生肿瘤时，可成为异位激素的来源。异位激素主要为蛋白质／多肽类激素，如垂体激素（ACTH、ADH、GH等）、降钙素、甲状旁腺素（PTH）及下丘脑释放的各种释放激素。其他类别激素的异位表达少见，如胰岛素。

（三）腺体增生

有的内分泌腺体可见伴随细胞数增多和激素合成增加的增生。例如，肾衰时多见的甲状旁腺增生是血清钙离子水平的下降刺激腺体所引起的；肾上腺皮质球状带增生，可引起醛固酮产生过多而致原发性醛固酮增多症；肾上腺皮质束状带和网状带增生几乎都由垂体肿瘤引起，可使皮质醇产生过多，引起Cushing综合征。甲状腺增生多因自身免疫因素对腺体的刺激，或因碘缺乏导致T_4合成不足，引发TSH分泌增多而产生。

（四）自身免疫刺激

自身免疫刺激是引起甲状腺功能亢进的常见原因。患者产生的自身性免疫性抗体与甲状腺细胞膜上的TSH受体结合并激动受体，使患者甲状腺激素过度分泌并引起甲状腺功能亢进。在1型糖尿病发病的早期，可因胰腺β细胞受到自身免疫侵袭，患者出现暂时性高胰岛素血症。

（五）病源性或医源性

内分泌腺体受到强烈病理生理性刺激，可出现继发性激素过度分泌。例如，氮质血症引起继发性甲状旁腺功能亢进；肝硬化腹水、充血性心力衰竭及肾病综合征等疾病可引起继发性醛固酮增多症。应用糖皮质激素治疗结缔组织病引起的Cushing综合征时，可能诱发甲亢；运动员服用具有雄激素活性的类固醇，提高雄激素水平，以提高竞技能力。

三、激素的敏感性缺陷

激素敏感性异常在许多内分泌疾病的发病过程中起主要作用。在这些内分泌疾病中，多表现为对激素发生抵抗或部分抵抗，涉及的激素包括：甲状腺激素、甲状旁腺素、糖皮质激素、胰岛素、生长激素、雄激素等。激素抵抗综合征的临床表现差异大，有的患者血中激素水平升高或正常，临床表现为激素不足，激素替代治疗无效；有的临床表现轻微，对大剂量激素可有一定反应，属于部分性抵抗。

非胰岛素依赖性糖尿病（NIDDM）患者，同时存在胰岛素抵抗和葡萄糖诱导的胰岛素释放障碍，若调整生活习惯，减轻体重和控制饮食可使前述异常转为正常，这提示NIDDM是由于胰岛适应性受损，或是胰岛细胞对葡萄糖刺激的反应过度下调所致。

第三节　常见内分泌疾病的综合征

内分泌疾病的综合征是指某些内分泌疾病发生时，常会伴有的症状或现象，如体型、毛发、尿量及甲状腺肿大等体征的变化。本节叙述的体征变化主要可能是由常见内分泌疾病引起的，不包括遗传、营养等因素所致。

一、巨大体型

（1）巨人症在儿童期，骨骺尚未融合的青春期前，由于垂体前叶生长激素细胞增生或腺瘤，患者会发生巨大体型，身高一般超过2 m，有时并发肢端肥大综合征，同时伴有其他内分泌代谢紊乱症状。

（2）性腺功能减退性巨人体型在骨骺融合之前，由于性腺功能减退引起性激素不足，致患者骨骺融合延迟，骨骼过度生长，体型高，四肢细长，与躯体比例不相称，形成高瘦身材。第二性征缺乏，性腺发育不全。垂体促性腺激素缺乏、性腺病变等因素可引起性功能减退。

二、矮小症

一般成人身高不足130 cm，则称为矮小体型。

1. 垂体功能减退性侏儒症

身体各部分比例匀称正常，智力发育正常。到青春期时外生殖器不发育，缺乏第二性征。成年后面容仍似孩童，但肤色灰黄、皱纹增多，与年龄不协调。

2. 甲状腺功能减退性侏儒症（呆小症）

甲状腺功能减退开始于胎儿或新生儿时期，智力低下，语速缓慢，声音低沉。身材矮小，四肢短粗，皮肤粗厚，毛发稀疏，肤色蜡黄，唇厚舌宽，鼻宽而扁，两眼远离，腹部膨隆，多有脐疝。甲状腺功能减退开始于儿童期者引起幼年黏液性水肿，其临床特点介于呆小症与成年黏液性水肿之间。

3. 女性先天性卵巢发育不全症

女性患性染色体疾病者，身高不超过 140 cm，并有性腺、性功能障碍等综合征，且存在智力下降和特殊的体征。

4. 先天性肾上腺皮质增生

由于 $21-\alpha$ 羟化酶、$11-\beta$ 羟化酶的先天性缺乏，引起某些类固醇激素合成障碍，继发促肾上腺皮质激素（ACTH）分泌增多及肾上腺皮质增生，临床主要表现症状之一是：女性男性化、男性假性性早熟、假两性畸形等雄激素增多的表现。雄激素水平上升，使骨骺提前愈合，致最终身高低于同龄人。

三、肥胖

肥胖是指体内脂肪组织积聚过多。体重指数（BMI）= 体重（kg）/ 身高（m^2），男性大于 25、女性大于 24 为肥胖。肢端肥大症、甲状腺功能减退、库欣综合征、男性性腺功能减退及多囊卵巢综合征等内分泌疾病和下丘脑综合征均可伴有体重增加。下丘脑综合征引起的肥胖多呈普遍性肥胖，亦可呈异常分布。

四、消瘦

与标准体重比较，若差值低于 10% 为瘦、低于 20% 为消瘦、低于 30% 则为恶病质状态。患有甲状腺功能亢进、糖尿病、Addison 病（慢性肾上腺皮质功能减退）、希恩病（产后大出血所致的腺垂体功能减退）等内分泌疾病患者，多伴有消瘦的体征。另外，营养不良、神经性厌食及慢性消耗性疾病可引起消瘦。

五、多尿

正常成人尿量约 800～1 800 mL/d，一日尿量超过 2 500～3 000 mL 称为多尿。

1. 高渗性多尿

由于血液中溶质分子（一种或多种）过多，通过肾脏排出体外，携带出水分所致的多尿称高渗性多尿。高渗性多尿是溶质性利尿，尿渗透压和比重升高。

2. 低渗性多尿

由于饮水过多，或由于体内抗利尿激素（ADH）分泌或作用障碍，致尿液不能被浓缩所致多尿称低渗性多尿。低渗性多尿是一种水利尿，尿渗透压和比重低。

3. 引起多尿的常见疾病

糖尿病、原发性醛固酮增多症、库欣综合征、伴有失钾的先天性肾上腺皮质增生、失钾性肾炎等引起的高尿钾疾病，氮质血症，以及静脉输入外源性溶质（高渗葡萄糖注射液、甘露醇、蛋白营养液），可引起高渗性多尿的现象。垂体性尿崩症、肾性尿崩症、水负荷过度则引起低渗性多尿。

六、多毛

某些内分泌疾病可伴有多毛体征，如皮质醇增多症、女性先天性遗传性疾病 - 多囊卵巢综合征、卵巢肿瘤、部分女性肢端肥大症等疾病。使用苯妥英钠、链霉素、青霉素、补骨脂等药物后也可出现多毛现象。

七、甲状腺肿大

单纯性甲状腺肿、甲状腺功能亢进症（甲亢）、亚急性甲状腺炎、慢性淋巴细胞性甲状腺炎、甲状腺癌均可伴有甲状腺肿大的体征。

八、骨痛

骨痛是各类代谢性骨病常见的临床症状，且多为首发或主要症状。疼痛类型包括：局部疼痛、牵涉痛、神经根痛、继发性肌肉痉挛引起的疼痛等。足跟、踝部疼痛多是甲状旁腺功能亢进症、骨软化患者的最初主诉，继之疼痛发展至下肢、脊柱、胸廓，甚至全身，疼痛随负荷增加或姿势变化时加剧。

骨痛是甲状旁腺功能亢进症、佝偻病和软骨病、畸形性骨炎及原发性骨质疏松症的常见临床表现；甲状腺功能亢进症、库欣综合征、糖尿病、肢端肥大症、垂体泌乳素瘤及性腺功能减退症等内分泌疾病，均可能引起继发性骨质疏松而产生骨痛。

九、皮肤改变

某些内分泌疾病可伴随着患者皮肤的变化，如皮肤紫纹、痤疮及色素沉着。皮肤紫纹是指皮下组织断裂而出现的形状不一的紫色条纹，是库欣综合征的典型体征之一。患者的下腹、臀部及大腿多见典型的皮肤紫纹；另外，有的库欣综合征患者的上臂近端、乳房及腋窝等部位也可发现紫纹。紫纹的走向多与躯干平行，但有时也可见到横行的紫纹。除了库欣综合征患者外，快速体重增加、重度肥胖者以及孕妇的下腹、臀部及乳房周围，有时也可见到皮肤条纹，但这种条纹颜色较浅、纹线较细且宽窄较均匀，易与库欣综合征者的紫纹鉴别。

痤疮是一种皮肤毛囊及皮脂腺慢性炎症，多发于面部及胸背部，表现为黑头粉刺或炎性丘疹，严重者可继发大小不等的脓肿。痤疮的发病机制尚不明确，可能与体内雄激素水平过高或机体对雄激素敏感性增强所致。库欣综合征、伴有男性化的先天性肾上腺皮质增生、分泌雄激素的肾上腺或性腺肿瘤及多囊卵巢综合征等内分泌疾病患者，由于雄激素分泌过多、皮脂分泌旺盛，可发生较严重的痤疮。另外，遗传、高脂饮食、高糖饮食、刺激性食物、气候及理化因素的刺激等因素均可诱发痤疮。

色素沉着是指皮肤或黏膜色素加深或者颜色异常。引起色素沉着的常见内分泌疾病包括：

（1）色素沉着常为慢性肾上腺皮质功能减退症的早期表现，患者全身皮肤、黏膜发生黑变，暴露部位、受压部位和经常摩擦部位尤为明显。

（2）库欣病患者色素沉着体征明显，库欣病属于ACTH分泌增多疾病，而ACTH是人体内促进色素生成的主要激素。

（3）甲状腺功能减退者多有胡萝卜素代谢清除功能减退和血脂升高现象，后者可使体内胡萝卜素滞留，因此，甲状腺功能减退患者体内血清胡萝卜素水平上升。体内过剩的胡萝卜素自皮脂腺分泌出来，被皮肤角质层重吸收，使皮肤黄变。限制胡萝卜素摄取后，本症状可逐渐消退。黄变部位多见于颜面、手心、足底，巩膜多无黄染。控制不好的糖尿病也有此种临床表现。

（4）因皮肤黑色素增加而引起的面部黄褐色和（或）深棕色斑块，称黄褐斑。黄褐斑可能与内分泌功能紊乱有关，有可能是雌激素或孕激素刺激黑色素细胞分泌黑色素增多所致。

甲状腺功能亢进者、性腺功能减退者可发生黄褐斑。另外，黄褐斑也常见于育龄妇女、卵巢或子宫疾病患者。

十、眼球突出

多种原因可引起眼球突出，如炎症、肿瘤、外伤、血管性疾病、全身性疾病和先天性疾病等。内分泌性突眼常常为Graves病临床表现的一部分，但也可见于状腺功能正常和甲状腺功能减退者。多数患者除眼部症状外，还伴有甲状腺功能异常所致全身表现。眼部B超或CT检查、甲状腺功能及相关甲状腺抗体检查有助于确诊。

十一、泌乳

泌乳是内分泌疾病最为常见的临床表现，与妊娠无关的泌乳或许是某种内分泌性疾病或全身系统性疾病的重要线索。临床诊疗中发现泌乳应考虑泌乳素（PRL）分泌的紊乱及检查血液 PRL 水平。

内分泌性疾病或系统性疾病导致体内激素水平紊乱引起的泌乳，与产后分泌的乳汁成分是一样的；如果分泌的"乳汁"是血样或血样分泌物，及棕色或略呈绿色的分泌物，要警惕乳房肿瘤，或者有乳腺导管炎症，这些病例通常是单侧的"泌乳"，其乳汁少含有正常的乳汁成分。有的药物可引起高 PRL 血症和泌乳，如镇静安眠药、甲基多巴、H_2 受体阻断剂、利血平等。

十二、其他

除前述体征外，还有一些非特异性的临床表现与内分泌疾病密切相关，如性功能改变、视力减退、精神兴奋或抑郁、头痛、易疲劳、多血质貌、贫血、消化道症状（食欲减退、呕吐、腹痛、便秘、腹泻）等，临床医师应注意从这些表现中甄别内分泌功能紊乱和内分泌疾病的诊断线索。

第四节 内分泌系统的调节

内分泌系统与神经系统、免疫系统二者之间关系密切，相互影响，形成神经"内分泌"免疫调节环路，共同调节机体的功能活动，维持机体内环境相对稳定。

一、内分泌系统的反馈调节

内分泌腺、内分泌细胞的生理功能主要是以级联形式完成的，上、下步骤的内分泌组织可相互影响，使得激素分泌量受到"正"或"负"的反馈调节。反馈调节是内分泌系统的主要调节机制，使相距较远的腺体之间协调配合，以维持机体内环境的稳定性，并克服各种病理状态。

内分泌腺和体液代谢物质之间也存在反馈调节，例如，胰岛分泌的胰岛素与血糖水平呈正相关，血糖水平上升刺激胰岛素分泌，血糖水平过低则抑制胰岛素分泌；甲状旁腺所分泌的甲状旁腺激素受血钙水平的反馈调节。垂体前叶在下丘脑释放激素或释放抑制激素的调节下分泌相应促激素，刺激靶腺以促进靶腺激素合成和分泌，后者又反作用于下丘脑和腺垂体，对其相应激素起抑制或兴奋作用，称为反馈作用。起抑制作用者称负反馈（negative feedback）调节，起兴奋作用者称正反馈（positive feedback）调节。下丘脑的肽能神经元受其自身分泌的调节肽所产生的调节，称超短反馈（ultra-short loopfeeclback）调节。腺垂体激素浓度变化对下丘脑控制细胞分泌的调节，称短反馈（short loop feedback）调节。性腺激素（雄性素、雌性素、孕激素）反馈调控下丘脑激素性神经元及垂体促性腺细胞，称长反馈（long loop feedback）调节。

二、神经系统与内分泌系统的相互调节

内分泌系统直接由下丘脑调控，下丘脑可以合成释放激素和抑制激素，调节腺垂体各种分泌细胞的激素合成和分泌。通过腺垂体所分泌的激素可以对靶腺如肾上腺、甲状腺和性腺等进行调控，亦可不经过靶腺直接对靶器官、靶细胞进行调节。

机体内存在下丘脑-垂体-肾上腺、下丘脑-垂体-甲状腺及下丘脑-垂体-性腺三个功能调节轴心，三个轴心相互之间没有调节作用，成平行关系。三个功能调节轴中的肾上腺皮质、甲状腺等腺体分泌相应激素，作用于周围组织细胞，发挥生理调节功能。

受下丘脑分泌的神经激素调节的垂体激素，如生长激素（GH）和泌乳素（PRL）均不作用于靶腺，直接在周围组织发挥作用。GH 作用于周围组织增加氨基酸和蛋白质的合成，动员脂肪分解，作用于肝脏等组织产生生长介素，促进骨骺生长。PRL 作用于乳腺，促进乳腺生长发育，发动和维持泌乳。

机体存在下丘脑-周围组织的调节。催产素（OXT）和抗利尿激素（ADH）是下丘脑分泌的神经肽类激素，前者在妇女分娩时刺激子宫收缩，在婴儿吮乳时兴奋乳腺平滑肌，使其收缩。ADH 作用于肾脏

集合管及远曲小管后段，促进水的重吸收。

几乎所有内分泌腺都受自主神经支配。肾上腺髓质分泌功能直接受交感神经节前纤维的控制；甲状腺、胰岛以及胃肠内分泌细胞等的功能活动也受自主神经支配调节。例如，胆碱能神经纤维的兴奋可以调控肾上腺髓质的嗜铬细胞释放儿茶酚胺（肾上腺素和去甲肾上腺素）；颈交感神经节的节后纤维可调控松果体的分泌褪黑素（melatonin），褪黑素可调节性腺功能。

激素也影响中枢神经系统的功能，如行为、情绪、欲望等。血管紧张素Ⅱ可促进交感神经末梢释放去甲肾上腺素以加强血管收缩。

三、免疫系统和内分泌系统相互调节

（一）神经内分泌系统对机体免疫的调节

淋巴细胞膜上有多种神经递质及激素的受体，神经内分泌系统通过其递质或激素与淋巴细胞膜表面受体结合介导免疫系统的调节。如糖皮质激素、前列腺素E等可抑制免疫应答，而生长激素、甲状腺激素和胰岛素能促进免疫应答。ACTH垂体、淋巴细胞产生，既能刺激肾上腺皮质产生和释放糖皮质激素，又能作用于免疫系统，抑制抗体的生成。

（二）免疫系统对神经内分泌系统调节

在机体受到相应刺激时，激活免疫反应，免疫细胞分泌细胞因子、肽类激素等，作用于下丘脑，影响下丘脑神经激素以及垂体激素的分泌。例如，白介素-1（IL-1）影响下丘脑-腺垂体-靶腺（肾上腺皮质/甲状腺/性腺）轴作用和生长激素的释放，导致在有炎症反应时出现停经、性功能减退、儿童生长迟缓等临床症状。另外，内分泌系统可因免疫应答的异常而导致器官性自身免疫病或损伤。常见的有桥本甲状腺炎、1型糖尿病等。好发于育龄女性的自身免疫疾病，用糖皮质激素治疗有效，这说明内分泌激素与自身免疫病的发病有关。

第五节　内分泌疾病的诊断原则

内分泌疾病的诊断包括功能诊断、定位诊断和病因/病理诊断三个方面。

一、功能诊断

内分泌功能的诊断是内分泌疾病诊断的第一步骤。详尽的病史采集、完整的体格检查及必要的实验室检查是内分泌疾病功能诊断的基础。

（一）临床表现

病史收集和体格检查是功能判断的第一步。典型症状和体征对诊断内分泌疾病有重要参考价值，而有些临床表现与内分泌疾病关系比较密切，应注意从非特异性临床表现中寻找内分泌功能紊乱和内分泌疾病的诊断线索。

（二）实验室检查

实验室检查是评定内分泌腺体功能的重要手段，包括血尿生化指标测定、激素及（或）其代谢产物测定、激素分泌动态功能试验等。

1. 血尿生化指标测定

血尿生化指标测定的目的是收集内分泌代谢紊乱证据。机体在正常生理状态下，激素与血清电解质、糖、脂质、蛋白质等物质之间相互调节，保持动态平衡，如酸碱平衡、电解质平衡。测定血、尿中的生化指标，如血糖、血脂谱、血钠、钾、钙、磷、碳酸氢根等，可间接了解相关激素分泌的量，据此推论分泌该激素的内分泌腺的功能状态。

2. 激素及其代谢产物测定

通过测定与激素释放同时产生的代谢产物量来推断该激素的分泌量。一分子的胰岛素释放伴有一分子的C肽生成，而且C肽的半衰期比胰岛素长，因此测定血中C肽水平可反映胰岛素水平。

(三)激素分泌动态功能试验

通过兴奋或抑制靶腺产生内源性激素的试验,称为激素分泌动态试验。其主要包括兴奋试验和抑制试验,其他还有拮抗试验、负荷试验和耐受试验等。试验结果正常,反映整个内分泌轴的功能正常;异常则提供反应机制异常的线索。

兴奋试验多适用于腺体分泌功能减退的情况,可评估激素的贮备功能。应用促激素试验检测靶腺的反应,如胰岛素低血糖兴奋GH、ACTH试验,左旋多巴、精氨酸兴奋GH试验等。

抑制试验多适用于腺体分泌功能亢进的情况,用于观察调节轴的正常反馈调节是否消失,判断功能亢进是原发于靶腺还是继发于垂体,判断是否有功能性肿瘤存在等。如,地塞米松抑制试验有助于皮质醇增多症的鉴别;葡萄糖耐量试验既可作为激动试验(胰岛素、C肽),又可作为GH抑制试验。

进行兴奋或抑制试验时,必须排除可以作用于靶腺的药物的干扰,例如肾上腺皮质激素类药物可以抑制肾上腺皮质,当这种抑制达到一定程度时,对外源性ACTH的兴奋反应就消失了。

二、病理诊断

病理诊断包括病变性质和病变部位的确定。可通过影像学、放射性核素、超声及细胞学等检查手段发现微小病变。

影像学检查是确定腺体病变部位的重要手段,尤其是对于可以手术治疗的功能亢进的内分泌疾病。常见的影像学检查包括:CT、MRI、蝶鞍X线平片、分层摄影等,这些检查方法属于非侵袭性内分泌腺检测法,对内分泌腺和内分泌腺肿瘤的分辨率较高,可用于下丘脑-垂体疾病、肾上腺肿瘤、胰腺肿瘤、嗜铬细胞瘤的诊断。

放射性核素显像,如甲状腺扫描、肾上腺皮质扫描,既可确定内分泌腺的解剖形态,又能反映腺体或其局部的血液供应、代谢和功能状态。放射性核素用于激素水平的定量分析,其灵敏度和特异性远远超过其他生化和生物学方法。应用^{131}I进行甲状腺扫描,可诊断甲状腺的功能性结节;^{131}I间碘苄胍扫描用于嗜铬细胞瘤的诊断。

B型超声检查是超声诊断的主要方法,检查得到的二维切面图有直观性,常用于甲状腺、肾上腺、胰腺、乳腺、性腺检查。

细胞学检查包括:免疫细胞化学技术、激素受体检测、细针穿刺细胞病理活检。多数内分泌疾病的评价不用此检查方法,仅偶尔用于对肿瘤的诊断。但是,甲状腺细针穿刺活检对慢性甲状腺炎的诊断可靠。

选择件静脉导管在特殊部位的选择性采样(血),测定激素含量,以确定腺体病变部位。例如,选择性岩下窦静脉插管取血检测ACTH,可以明确垂体ACTH瘤的定位;选择性肾静脉采样对诊断肾血管性高血压有益。

三、病因诊断

病因检查有助于了解内分泌疾病的性质。内分泌疾病按其病因可分为原发性和继发性两大类。由功能异常部位本身的病变引起的称原发性,如原发性醛固酮增多症、原发性甲状腺功能减退症;非功能异常部位的病变引起的称继发性,如由于垂体的功能异常引起靶腺功能异常的依赖性皮质醇增多症。随着试验技术发展,下列技术已应用于临床病因的检查。

细胞学和免疫组化技术用于垂体瘤、肾上腺肿瘤的手术标本,甲状腺细针穿刺吸取标本及手术标本,可进一步明确病变的良恶性以及分泌的激素种类,为进一步治疗方案提供依据。

某些内分泌疾病是由染色体畸变所引起,放射性受体分析法、重组DNA技术可用于受体遗传性缺陷的检测。

DNA杂交技术用于内分泌肿瘤手术标本癌基因检测。

自身抗体测定体内的激素水平是反映内分泌代谢功能状态的直接指标,各种自身免疫抗体,如甲状腺球蛋白抗体、促甲状腺激素受体抗体、胰岛素抗体、胰岛细胞抗体、抗肾上腺抗体等测定有助于明确内分泌疾病的性质以及自身免疫病的发病机制,甚至可作为早期诊断和长期随访的依据。

第六节 内分泌疾病的治疗原则

正确的诊断是内分泌疾病进一步治疗的基础，腺体功能无论亢进还是减退，主要采取各种措施使其功能转为正常。

一、功能亢进的治疗

1. 手术治疗

手术切除导致功能亢进的增生组织或肿瘤，可使某些内分泌腺功能亢进症得到治愈，但也可发生并发症，选择手术治疗应慎重。

2. 药物治疗

治疗内分泌腺功能亢进的药物品种多，其作用机制各异。抑制激素的合成和释放，如奥曲肽抑制GH、PRL、胰岛素等多种激素的分泌；硫脲类和咪唑类药物抑制甲状腺碘的氧化和有机结合，减少甲状腺激素的合成，治疗Graves病。

3. 放射治疗

如直线回旋加速器和γ刀等，主要用于内分泌腺恶性肿瘤且又不能耐受手术或有远处转移者；或在恶性肿瘤手术后作为辅助治疗。有些良性肿瘤如生长激素瘤，在手术切除后也可用放射治疗以根除可能残存的肿瘤组织。

4. 介入治疗

甲状腺功能亢进可采用甲状腺动脉栓塞的介入治疗，能有效抑制甲状腺功能亢进，起到停用或少量使用药物而维持正常甲状腺功能的疗效。以无水乙醇为血管栓塞剂作局部动脉灌注可用于治疗醛固酮瘤患者。

5. 核素治疗

核素常用以治疗内分泌恶性肿瘤、良性肿瘤和非肿瘤性内分泌腺功能亢进性疾病。^{131}核素是甲亢和甲状腺癌的主要治疗手段。

二、功能减退的治疗

激素替代治疗（hormone replacement therapy，HRT）的目的是缓解或消除内分泌腺功能减低的临床综合征。如甲状腺功能减退者补充甲状腺激素；肾上腺皮质功能减退者补充氢化可的松（皮质醇）。HRT的使用剂量应做到个体化，HRT治疗中的补充激素撤药应逐渐减量，直到激素停用，不可突然停药。

利用药物促进某种激素分泌或增强其作用，以达到控制内分泌症状的目的。如氯磺丙脲、卡马西平、氢氯噻嗪、吲达帕胺用于治疗中枢性尿崩症；磺脲类、双胍类、α-糖苷酶抑制剂和胰岛素增敏剂用于糖尿病治疗；补充钙剂及维生素D用于甲状旁腺功能减退的治疗。

有的内分泌腺体功能减退症可通过移植同种器官、组织或细胞达到治疗目的。如用全胰腺或部分胰腺、胰岛或胰岛细胞移植治疗1型糖尿病；将甲状旁腺碎片移植到前臂肌肉组织中以治疗甲旁减和多发性内分泌肿瘤综合征，异体组织移植均会受到排异反应。

许多内分泌和代谢性疾病都与基因异常有关，人们致力于用基因治疗来根治一些与遗传有关的疾病。目前，许多基因治疗尚未进入临床，或许在不久的将来，基因治疗可能成为根治内分泌疾病的新技术。

第二章 内分泌疾病常见临床表现

第一节 消瘦

体重低于标准体重10%的为瘦，低于20%为消瘦，超过30%为恶病质状态。常见引起消瘦的原因如下。

一、营养不良

机体摄入及利用的能量不足引起营养不良，其临床特点如下。

（1）有食源不足、食欲下降或消化、吸收、利用障碍史。

（2）去除营养不良因素后，症状可明显缓解。临床可见典型的肢大症体征，血压、血糖可升高，可有头痛、视力障碍、视野改变等垂体瘤压迫的临床表现。

（3）无其他器质或精神性疾病。

二、慢性消耗性疾病

多种慢性疾病可引起体重下降及消瘦。

（1）消化道疾病：可伴有消化道疾病的症状与体征。

（2）结核病：可伴有低热、盗汗、咳嗽、咯血。

（3）恶性肿瘤：可伴有恶病质及各种肿瘤特有症状及体征。

三、内分泌疾病

伴有消瘦的内分泌疾病很多。

（1）甲状腺功能亢进：可伴有畏热多汗、腺肿。

（2）阿狄森病（慢性肾上腺皮质功能减退）低血糖、抵抗力下降。性情急躁、震颤多动、心悸、多食多便、突眼、甲状可伴有皮肤黏膜色素沉着、乏力食欲缺乏、低血压、

（3）希恩病（产后大出血所致的腺垂体功能减退）：可伴有性腺功能下降、闭经无乳、皮肤苍白、毛发脱落等甲状腺及肾上腺皮质功能下降的表现。

（4）糖尿病：可伴有口渴，多饮、多尿、多食等症状。

四、神经性厌食

消瘦厌食为主要症状，极度厌食可呈恶病质。多见青年女性，常否认饥饿，否认厌食，精神状态异常，恐惧长胖，有意不食。除体重显著下降外，伴停经。肾上腺功能尚正常。当厌食治疗好转后营养状态可恢复。

第二节　身材矮小

身材矮小指身高低于同种族、同性别、同年龄、同地区均值3个标准差以下。一般成人身高在130 cm以下称为矮小体型。

一、体质性生长发育延迟

常有家族史。儿童期发育延缓，至15～16岁才开始发育，身材矮小，智力正常，无内分泌代谢及全身慢性疾病。青春期后生长发育和常人一样，可达正常成人高度。

二、垂体功能减退性侏儒症

出生后起初两三年生长发育似正常，以后变慢，骨龄与实际年龄不相符合，二者之间的差距愈来愈明显，但身体各部分比例仍属匀称正常，智力发育正常。到青春期时外生殖器不发育，缺乏第二性征。成年后面容仍像孩童，但皮色灰黄，皮肤皱纹增多，与年龄相比显示很不调和的现象。本症如因较大肿瘤所致者，可因压迫视神经交叉而发生视野缩小、偏盲或全盲。

三、甲状腺功能减退性侏儒症（呆小症）

功能减退开始于胎儿或新生儿时期，身材矮小，四肢粗短，皮肤粗厚，毛发粗稀，肤色蜡黄，唇厚舌宽，鼻宽而扁，两眼远离，腹部膨隆，多有脐疝。智力迟钝，语言缓慢，声音低沉。甲状腺功能减退开始于儿童期者引起幼年黏液性水肿，其临床特点介于呆小症与成年黏液性水肿之间。

四、先天性卵巢发育不全症

女性患性染色体疾病者身材矮小，很难超过140 cm，并有性腺、性功能障碍等综合征，伴有智力下降和特殊的体征。

五、先天性肾上腺皮质增生

先天性21-α羟化酶、11-β羟化酶缺乏等致某些类固醇激素合成障碍，继发ACTH分泌增多及肾上腺皮质增生，临床主要表现为3组症状：①肾上腺皮质功能不足。②盐皮质激素过多所致高血压、低血钾。③雄激素增多的表现。女性男性化、男性假性性早熟、假两性畸形等，雄激素增多使骨骺提前愈合而致最终身高矮于同龄人。

第三节　巨大体型

身高超过同种族、同年龄、同性别、同地区均值3个标准差以上称巨大体型。它除与遗传营养等有关外，也可由内分泌代谢疾病引起。

一、体质性巨人

常有家族史，可能与遗传有关。身高虽然远远超过正常人，但身体各部发育较匀称。性发育无异常，骨龄不延迟，蝶鞍不扩大。血浆生长激素水平不增高，无代谢障碍。体质性巨人属正常变异，并非病态。

二、青春期提前

儿童生长、发育至成人期的过渡阶段称为青春期。一般男性比女性晚1～2年，女性一般在12～13岁。如青春期提前，身材与同龄青少年比较明显增高，出现第二性征的发育，但过此期后增高减慢，至成人期身材不高，可能偏矮。

三、巨人症

由于垂体前叶生长激素细胞增生或腺瘤。发生在儿童期，骨骺尚未融合的青春期前，有时并发肢端肥大综合征。身高呈巨大体型，一般超过 2 m。同时伴有其他内分泌代谢紊乱症状。

四、性腺功能减退性巨人体型

患者性腺功能减退发生于骨骺融合之前。由于性激素不足致骨骺融合延迟，骨骼过度生长，体型高，四肢细长，与躯体比例不相称，形成高瘦身材。第二性征缺如，性腺发育不全。根据发病部位可分为下列 3 种。

（一）下丘脑性性腺功能减退

下丘脑的病变，如颅咽管瘤、炎症等。早年发病可引起性腺功能减退而出现巨人体型。此种患者常有下丘脑相应部位受损的表现，如尿崩症、情绪改变、失眠、体温调节障碍、食欲改变、肥胖或消瘦等。如为肿瘤引起，可有肿瘤压迫表现。

（二）垂体促性腺激素缺乏性性腺功能减退

一部分患者可引起高大体型。患者除性腺功能减退外，垂体的其他功能正常。发育期男性睾丸不发育，睾丸活检生殖细胞不成熟。尿中促性腺激素含量减少或缺乏。

（三）性腺病变致性功能减退

1. Klinefelter 综合征　本病散发，少见。患者身材细长，皮肤细腻，体毛及胡须稀疏，腋毛及阴毛缺如或稀少，性欲低下，音调高尖。原因为性染色体异常，睾丸曲细精管发育不良引起的原发性性腺功能减退。

2. 睾丸发育不全或无睾症　发病于早年可产生巨大体型（也有矮小体型者），可有睾丸炎症、外伤、放射线照射史，或者为胎儿时期睾丸发育障碍。病者睾丸甚小，易误为隐睾。尿中促性腺激素增高，17-酮类固醇降低。

第四节　甲状腺肿大

一、单纯性甲状腺肿

单纯性甲状腺肿是由于多种原因引起的非炎症性或非肿瘤性甲状腺肿大，不伴甲状腺功能减退或亢进表现。呈地方性分布者，多因缺碘所致，称为地方性甲状腺肿；因甲状腺激素（TH）合成障碍或致甲状腺肿物质等引起者，常呈散发性分布，称为散发性甲状腺肿。

单纯性甲状腺肿的病因很多，可归纳为 3 类：①合成 TH 的必需原料——碘缺乏。② TH 合成或分泌障碍。③机体对 TH 的需要量增加。

临床除甲状腺肿大外，往往无其他症状。甲状腺常呈轻度或中度弥漫性肿大，表面平滑，质地较软，无压痛。随着病情的发展，甲状腺可进一步增大，并可扪及多个或单个结节，甚至引起压迫症状，出现咳嗽、气促、吞咽困难、声音嘶哑等症状。

甲状腺功能一般正常，血甲状腺素（T_4）正常或偏低，三碘甲状腺原氨酸（T_3）正常或偏高，促甲状腺激素（TSH）偏高或正常。缺碘性甲状腺肿者的尿碘排出明显降低。甲状腺摄 ^{131}I 率大多增高，但高峰不提前，可被 T_3 抑制；但当甲状腺结节有自主功能时，可不被 T_3 抑制。放射性核素扫描可见弥漫性甲状腺肿大，核素分布均匀，但亦可呈现有或无功能性结节图像。

二、甲状腺功能亢进症

甲状腺功能亢进症（甲亢）系由多种病因引起的甲状腺功能增强，甲状腺激素分泌过多所致的临床综合征。其中 Graves 病（GD）又称毒性弥漫性甲状腺肿，是各种病因所致甲状腺功能亢进中最常见的一种，属器官特异性自身免疫性疾病。由于 TH 分泌过多，造成机体神经、循环、消化等系统兴奋性增高，代谢亢进。临床可表现为持续性心率增快,休息、睡眠及一般药物均不易使其减慢;怕热或有低热(一般不超过38℃);多汗;食欲亢进而体重减轻;易激动、兴奋,手和舌的震颤;大便次数增多,稀糊状但不是腹泻;收缩压增高,舒张压正常或稍低,脉压增宽。绝大多数患者有程度不等的弥漫性、对称性甲状腺肿大,随吞咽动作上下移动;质软、无压痛、久病者较韧;肿大程度与甲状腺功能亢进轻重无明显关系;左右叶上下极可触及震颤,常可听到收缩期吹风样杂音或连续性收缩期增强的血管杂音,为诊断本病的重要体征。GD患者可伴有浸润性突眼,少数伴胫前黏液性水肿及指端粗厚。

实验室检查可见血清游离三碘甲状腺原氨酸(FT_3)游离甲状腺素(FT_4)、总三碘甲状腺原氨酸(TT_3)、总甲状腺素(TT_4)、反T_3(rT_3)升高,sTSH明显降低。甲状腺摄^{131}I率增高,且高峰前移,不能被T_3抑制。

三、亚急性甲状腺炎

女性多见,可为男性的5倍,20~40岁多见。一般为原发,由病毒引起,也可能伴发于其他感染,如流行性腮腺炎、麻疹、流感、腺病毒及传染性单核细胞增多症等。发病常较急,轻者可仅主诉甲状腺肿大,微有痛感;重者甲状腺肿胀伴疼痛及压痛是本症的特点,疼痛可开始于一侧,后遍及全腺体,可向下颌及耳部放射,并可因转动颈部而加剧疼痛。此外可有全身发热,一般为轻至中度发热,持续数天至数周。体检时甲状腺弥漫性或局限性肿大,肿大程度一般不超过正常大小的2倍,质软或实,有压痛。实验室检查,早期常因滤泡损伤,引起贮积的甲状腺激素过多地释放,而出现甲状腺功能亢进。血沉加快。对放射性碘的吸取率较正常低。病变经过2~4个月后可自行痊愈。但6%~20%的患者可能出现暂时性甲状腺功能减退。

四、慢性淋巴细胞性甲状腺炎

慢性淋巴细胞性甲状腺炎又称自身免疫性甲状腺炎。本病多见于女性,各年龄均可发病,30~50岁多见。起病缓慢,大部分患者开始无症状,最早症状是乏力。甲状腺肿大为其突出的临床表现,一般呈中度弥漫性肿大,仍保持甲状腺外形,两侧可不对称,质韧如橡皮,表面光滑,随吞咽移动。但有时也可呈结节状,质较硬,易与甲状腺癌相混淆。甲状腺局部一般无疼痛,但部分患者甲状腺肿大较快,可出现局部疼痛与压痛。本病患者血清甲状腺过氧化物酶抗体(TPOAb)滴度几乎均明显增高,血清甲状腺球蛋白抗体(TGAb)滴度也常明显升高。疾病早期,血清T_3与T_4在正常范围内,但血清TSH可升高,甲状腺摄^{131}I率正常或增高,但可被T_3所抑制,此点可与Graves病鉴别,疾病后期甲状腺摄^{131}I率可降低,血清T_4也可降低,血清T_3尚保持在正常范围,但最后也下降,此时出现明显的甲状腺功能减退的症状。甲状腺扫描呈均匀弥漫性摄碘功能减低,但也可分布不均或表现为"冷结节"。

五、甲状腺癌

当发现甲状腺结节时,最重要的是发现结节中是否有癌变,但大多数结节是良性的。甲状腺癌一般无甲状腺吸^{131}I功能。若一个甲状腺结节经甲状腺片抑制治疗后结节缩小或消失,这一事实就基本上否认是癌症的可能。颈部淋巴结肿大固定,可怀疑癌症。男性患者发现有单个甲状腺结节应高度怀疑有癌变的可能。单个大的结节(大于4 cm)发生在年轻人,也应怀疑甲状腺癌。可通过甲状腺扫描、B型超声检查、针吸细胞学检查、针吸活检和手术活检加以鉴别。

第五节 多尿

正常成人尿量(800~1 800)mL/d,每日尿量超过2 500~3 000 mL称为多尿。

一、高渗性多尿

高渗性多尿又称溶质性多尿,是由于血液中某种或者几种溶质分子过多,通过肾脏排出体外,携带出水分所致,尿渗透压和比重升高。

(一)糖尿病

由于胰岛素绝对或者相对不足,血糖升高,尿糖出现而引起的多尿、多饮、多食、体力及体重下降。糖尿病患者在短期内控制不佳,或同时存在各种应激因素时,可导致糖尿病的急性并发症,如糖尿病酮症酸中毒和高渗性非酮症糖尿病昏迷,此时多尿多饮的症状可显著加重。长期控制不佳可能引起大血管、微血管和神经系统等慢性并发症,并发糖尿病肾病的肾病综合征阶段时,患者也会出现显著的多尿多饮。

(二)高尿钾

多种肾上腺皮质疾病和肾脏疾病可能伴有钾自泌尿系统排出增多,导致低血钾、高尿钾,继而造成多尿、多饮。引起高尿钾的疾病,包括原发性醛固酮增多症、库欣综合征、伴有失钾的先天性肾上腺皮质增生、失钾性肾炎等。

(三)氮质血症

肾脏疾病晚期,血中含氮废物增多,特别是尿素氮增多,肾脏在排出这些含氮废物时,必然要带出水分,引起多尿。

(四)外源性溶质

当人体接受高渗液、脱水剂或者较大量的等渗溶液静脉滴注时,也可发生溶质性利尿,如静脉滴注高渗葡萄糖液、甘露醇、蛋白高营养及大量生理盐水,即可发生多尿的现象。

二、低渗性多尿

与高渗性多尿不同,低渗性多尿是一种水利尿,主要是由于饮水过多,或者是由于体内抗利尿激素(ADH)分泌或者作用障碍,尿液不能被浓缩所致。尿中溶质分子少,尿比重及渗透压低。

(一)垂体性尿崩症

垂体性尿崩症又称真性尿崩,是由于各种原因造成ADH分泌缺乏或者不足,尿浓缩障碍所致。患者尿量很大且恒定,日饮水及排尿量可超过5 000 mL,甚至10 000 mL,尿比重多低于1.005。对ADH反应佳。根据病因不同,垂体性尿崩症可分为原发性与继发性,前者病因不明,可能与自身免疫有关;后者继发于下丘脑-垂体肿瘤、垂体柄,以及神经垂体损伤、炎症、手术、外伤、浸润、糖尿病性血管病变等。

(二)肾性尿崩症

肾性尿崩症是肾小管对ADH反应性下降,导致尿液浓缩障碍所致,但ADH疗效不佳。肾性尿崩也可分为原发性和继发性两类,原发性者病因不明,可能为性连锁隐性遗传,对ADH多无反应,可有家族史,男性多见,也可有肾病表现。继发性者多继发于泌尿系疾病、肾功能不全、失钾性肾炎、高钙引起的肾脏损害等,这些疾病引起肾小管损伤,对ADH反应性下降而导致本病。此外,某些肾脏疾病可引起肾小管功能障碍,回吸收水能力下降,原尿不能浓缩,也可导致低比重尿和多尿多饮等症状。

(三)水负荷过度

精神因素致主观大量饮水或补液过度,均致血容量增加,血液稀释,渗透压降低。对ADH刺激减少而大量利尿,见于精神性多饮、过量补液等。

第六节 多毛

毛发受遗传、内分泌影响,各种族和个体之间差异很大。当身体任何部位出现较同年龄、同性别、同种族者毛发增多时,即为多毛。

一、皮质醇增多症

皮质醇增多症同时有网状带的增生,雄激素增多,因而可出现皮肤痤疮、毛发增多、毳毛增粗变浓,并伴有满月脸、水牛背、向心性肥胖等症状。

二、多囊卵巢综合征

该征为女性先天性遗传性疾病,是19-羟化酶系统的遗传缺陷,约半数患者可出现多毛、肥胖、卵巢肿大、尿17-酮类固醇增加、尿促性腺激素正常,可作为诊断依据。

三、卵巢肿瘤

卵巢肿瘤中有部分能产生雄激素,可出现多毛、闭经。卵巢肿大影像学可证实。

四、肢端肥大症

部分女性肢端肥大症患者,除肢端、口鼻增大外,可出现多毛症。

五、药物性多毛

服用苯妥英钠、链霉素、青霉素、六氯酚、补骨脂等可出现多毛表现。

第三章 下丘脑－垂体疾病

第一节 腺垂体功能减退症

腺垂体功能减退症（hypopituitarism）是一种或数种腺垂体激素分泌不足或缺失所导致的综合征。垂体分为两个部分：前叶和后叶。后叶为神经垂体，本身不合成激素，但是分泌由下丘脑合成的两种激素——血管升压素和缩宫素。前叶即腺垂体，分泌促甲状腺激素（TSH）、卵泡刺激素（FSH）、黄体生成素（LH）、生长激素（GH）、促肾上腺皮质激素（ACTH）、泌乳素（PRL），作为沟通下丘脑和靶腺的桥梁，受下丘脑调控并影响全身内分泌腺体功能。

典型的腺垂体功能减退症不难诊断，症状和体征在轻症时不明显或没有特征，很容易被忽略，多以疲乏无力或异常的精神状态就医。垂体功能减退也可能是无法解释的异常检验数据和生命体征危险的原因。

一、病因

腺垂体功能减退的病因主要是下丘脑病变和垂体本身病变。由下丘脑损伤所致，则为继发性腺垂体功能减退；如病变发生在垂体，则属原发性腺垂体功能减退。此外，若垂体柄损伤，切断了两者间的联系，也导致该症发生。

（一）肿瘤

垂体肿瘤是造成该病症最常见的原因，约占该病的50%。体积较大的腺瘤压迫周围正常垂体组织，垂体前叶分泌激素的细胞遭到破坏，发生功能失调。破坏可殃及部分或全部垂体激素。若肿瘤向上生长，下丘脑因受压迫或损伤可造成继发性功能减退。此时，下丘脑的调节激素不足或缺失，干扰了垂体前叶激素的正常分泌。此外，若压迫到垂体柄，也可造成腺垂体功能减退。虽然尸检和磁共振检查表明垂体腺瘤的患病率高达10%，甚至20%，但是表现出临床症状者极为罕见。

下丘脑及其邻近区域的肿瘤如颅咽管瘤等，可压迫下丘脑，引起腺垂体激素释放激素分泌减少，导致腺垂体功能减退。

（二）腺垂体缺血坏死

缺血性损伤很早即被认为是腺垂体功能减退症的原因之一。最典型的例子即为Sheehan综合征。怀孕期间，由于泌乳素细胞增生和肥大，使得垂体体积增加。当血容量减少时，向垂体供血的血管收缩，继而发生痉挛，导致垂体坏死。坏死的程度取决于出血的多少。30%经历过产后出血的女性会患上不同程度的垂体功能减退。这些患者还可能患有肾上腺功能不足、甲状腺功能减退、闭经、尿崩症和哺乳障碍（缺少乳汁）。

（三）外伤

严重头颅外伤可导致垂体前叶功能不足和尿崩症。有闭合性头部外伤史者应给予重视。脑外伤患者在损伤后3个月乃至12个月内会伴有一定程度的垂体功能减退。几乎所有由此造成的垂体功能不足患者都曾在创伤后出现过意识丧失，且大约半数患者伴随颅骨骨折。

其他原因还包括自身免疫性疾病、浸润性疾病、放射治疗损伤、感染等。此外，生理或心理状态会扰乱调节激素的合成和分泌，从而影响下丘脑-垂体轴。

二、临床表现

临床表现与垂体激素原发性缺乏或靶腺体功能不足密切相关。症状出现与否及严重程度取决于激素缺乏的程度和速度。垂体功能减退通常会合并数种激素缺乏，但很少累及全部垂体激素。而终末腺体激素分泌不足可认为是靶器官继发性功能缺乏。临床表现依激素缺乏的种类，表现为下丘脑-垂体-肾上腺轴、下丘脑-垂体-甲状腺轴、下丘脑-垂体-性腺轴功能减退，并涉及生长发育及乳汁分泌。不仅如此，原发病灶，如垂体肿瘤，会引起头痛、视神经受压、眼球运动障碍等，进一步侵犯下丘脑可出现类似下丘脑综合征反应。

（一）促性腺激素缺乏

由促性腺激素缺乏引起的性功能异常远较其他激素缺乏常见。绝经前女性促性腺激素缺乏可表现为月经紊乱，可从规律的无排卵月经直到绝经。此外，可见潮热、乳房萎缩、性欲减退、阴道干燥和性交困难、阴毛和腋毛脱落、外阴及子宫萎缩，尤以Sheehan综合征表现明显。绝经后女性通常表现为头痛或视觉异常，原因在于激素缺乏或肿瘤损伤。男性患者常表现为性欲减退、不同程度的勃起障碍、精液减少、肌肉无力和疲乏倦怠。长期性腺功能减退的男性患者出现头发稀疏、睾丸变软、乳房女性化。青春期前发病的患者依激素缺乏的程度可表现为青春期发育延迟或发育不全。此外，低FSH、LH和雌激素水平致骨密度降低，增加了罹患骨质疏松的风险，应引起注意。

（二）ACTH不足

ACTH不足的特征在于皮质醇的分泌下降。醛固酮分泌不受影响，因其分泌不受ACTH调节，而取决于肾素-血管紧张素系统。ACTH缺乏的症状和体征严重时很可能是致命的，具体包括肌痛、关节痛、疲劳、头痛、体重下降、食欲减退、恶心、呕吐、腹痛、精神或意识状态改变、皮肤皱缩、腋毛和阴毛稀疏、慢性贫血、稀释性低钠血症、低血糖、低血压乃至休克。该症的症状和原发性肾上腺功能不全几乎相似，但该病症无色素沉着且多无低血钠、高血钾发生。

（三）TSH缺乏

由TSH分泌减少所致的继发性甲状腺激素缺乏，表现出与原发性甲状腺功能减退相似的症状，仅病情较轻微。TSH缺乏的症状和体征包括疲劳、虚弱、体重增加、皮下组织增厚、便秘、怕冷、精神状态改变、记忆力衰退及贫血等，偶可有幻觉、躁狂等精神症状。体格检查可能会发现心动过缓、深肌腱反射延缓及眶周水肿。先天性患者类似克汀病，身材矮小、智力低下，发育不全。

（四）GH缺乏

单纯性生长激素缺乏，以儿童期最为常见，可引发侏儒症，但体型比例均匀；在成人，则不会造成明显改变，多不易觉察。表现为虚弱、伤口不愈、运动耐力下降和不愿交际。此外，GH缺乏亦导致肌肉减少和脂肪增加，由于发展缓慢，也不易发觉。由于缺乏GH的糖异生作用，拮抗胰岛素的效应下降，患者可能会出现空腹低血糖。

（五）PRL缺乏

PRL缺乏非常罕见。肿瘤生长致使PRL合成下降，继而影响乳汁分泌。这些肿瘤仅在产后才表现得明显。任何影响下丘脑、垂体柄的病变都会减弱由下丘脑分泌的多巴胺对垂体PRL的正常抑制作用，导致PRL反跳性增高，出现高泌乳素血症，表现为溢乳、月经紊乱、性功能减退。

值得警惕的是垂体功能减退危象。各种应激如感染、腹泻、寒冷、急性心肌梗死、脑血管意外、手术、外伤等，均可在全垂体功能减退的基础上诱发垂体危象。临床表现多样，可出现高热、循环衰竭、休克、呕吐、头痛、抽搐、昏迷等严重危急症状。

三、辅助检查

（一）实验室检查

为确认诊断和评价病情，实验室检查是必需的。许多检验方法可以采用，但何种方法最理想，仍存在较大争议。急诊时由于许多特异的内分泌检查无法立即得到结果，垂体功能减退可能无法快速证实。通过病史采集和临床检查获取初步诊断，可能是揭示病因、指导随后诊治的唯一手段。但是，此时尽早评估 TSH 和 ACTH 缺乏程度还是非常必要，因为这两种疾病有可能威胁生命。

1. 下丘脑 - 垂体 - 肾上腺轴功能评估

ACTH 缺乏患者通常检测发现 24 h 尿游离皮质醇下降，同时血 ACTH 缺乏。多次测定血皮质醇水平有一定的帮助作用。由垂体功能不足造成的继发性患者表现为面色较苍白，对醛固酮反应正常，ACTH 水平低下。原发性肾上腺功能不全表现与之相反。该病症中，由于 ACTH 产生过多，同时伴有和 ACTH 共享同一前体的黑色素细胞刺激素产生过多，导致色素沉着过度。

用于评估下丘脑 - 垂体 - 肾上腺轴功能的 ACTH 兴奋试验可作为区分垂体功能减退和原发性肾上腺功能不全的良好手段。该动力试验需测定注射 ACTH 前后的血清皮质醇。在肾上腺功能正常时，注射 ACTH 后 30 ~ 60 min，皮质醇水平应至少升高 2 倍。注射 ACTH 后，未能升高的低皮质醇水平提示对皮质的反应异常，低下见于原发性肾上腺功能不全。然而，由于垂体功能减退患者的肾上腺发生萎缩，对 ACTH 反应常略微下降，即皮质醇水平可增加。

在评价 ACTH 缺乏程度时，对甲状腺功能的评估很重要。在甲状腺功能减退状态下，皮质醇清除率下降，导致血清皮质醇升高。如此时开始甲状腺素替代治疗，皮质醇水平急剧下降，导致肾上腺皮质功能减退危象。

2. 下丘脑 - 垂体 - 甲状腺轴功能测定

应测定 TSH 和 FT_3、FT_4、T_3 和 T_4。正常 FT_4 水平可以排除甲状腺功能减退，相反这些激素均处在低水平，可通过 TRH 兴奋试验明确病变在下丘脑还是垂体。

3. 下丘脑 - 垂体 - 性腺轴功能测定

LH、FSH、女性雌二醇、男性睾酮均处于低值，提示可能为继发性性腺功能减退。测定 LH、FSH 是可能的，但一日内其数值波动较大，故不可靠。确诊性腺激素缺乏前应测量多个标本并计算其均值。对于男性，测定血清睾酮水平是有帮助的。如垂体功能正常，睾酮减少应与 FSH、LH 水平升高相关。低下或正常的 FSH、LH 水平伴睾酮低下，提示垂体功能减退。精液分析也需进行。正常的精液可以排除原发性或继发性性腺功能减退。升高的 FSH、LH 水平可以区分原发性性腺功能减退和继发性性腺功能减退。

4. GH 轴功能测定

GH 缺乏可通过直接测定其血清浓度来确诊。考虑到 GH 的分泌呈脉冲样，单次测得的低 GH 水平必须再次重复以求确认。然而单次测得升高或正常的 GH 可排除 GH 缺乏。测定血清 IGF-1 水平也可反映机体 GH 分泌状态，其半衰期长，血清浓度稳定，可能较直接测定 GH 更加确切。

5. PRL 测定

PRL 缺乏也可以通过直接测定其血清水平来证实。相比其他大部分垂体激素，PRL 的分泌呈节段性，故为诊断必须多次采血以减小误差。

（二）影像学检查

腺垂体功能减退多由颅内占位病变所致，因此影像学检查在定位诊断中必不可少。尤其是病史和体格检查提示颅内损伤的患者，可采取头部放射线检查（如 MRI、CT 扫描）。MRI 和 CT 都应该加做静脉增强对比以增加检查的敏感性。MRI 在定位和显示颅内损伤时占优，可作为首选的检查手段；而 CT 扫描更加快捷，用于不适合做 MRI 的患者。两者都可提供病灶定位、周围组织关系等信息，为治疗提供方案。

四、诊断

腺垂体功能减退症的诊断应包括评价内分泌状态的功能诊断和病因诊断。重视病史的采集，可以获得关键线索：产后大出血、产后泌乳减少、产后闭经、阴毛和腋毛脱落，多提示 Sheehan 综合征；头部外伤史、颅内感染、手术等提示腺垂体组织可能遭到破坏。完整的体格检查也是必需的，应包括甲状腺触诊、生殖器视诊，在神经和眼的检查中尤其应关注视力、眼球运动及双颞侧偏盲等。

五、鉴别诊断

垂体功能减退必须与其他疾病鉴别，包括神经性厌食症、慢性肝病、肌强直性营养不良、多内分泌腺体自身免疫病等。

六、治疗

诊断明确后，针对腺垂体功能减退的原因，采取适当的治疗。垂体腺瘤导致的垂体功能减退可以通过肿瘤切除而完全逆转，或采取药物、放射治疗的方式缩小肿瘤。垂体手术的取舍有赖于肿瘤的大小、邻近组织的破坏程度、神经外科医生的能力（确保切除肿瘤而不伤及正常垂体组织）。垂体放射治疗可作为肿瘤未完全切除的辅助治疗。若患者不适合手术，放射治疗可为初始选择。对于去除病因后内分泌仍然无法恢复正常的患者，以及下丘脑或垂体组织曾遭到放射线、手术（垂体全切）或出血而损伤，垂体功能几乎不可能恢复到基础水平的患者，激素替代治疗是缓解症状最简便的方法。在仔细地评估全部垂体激素后，有针对性地选择药物，避免使激素治疗复杂化。必须替代的激素包括糖皮质激素和甲状腺激素，从小剂量开始，逐步增加，直到合适的维持剂量。

甲状腺激素缺乏可通过每日服一次药轻松解决，但需要结合患者的年龄、伴发疾病、代谢水平等综合考量。通常可首次给予左甲状腺素初始剂量 $25\mu g$，之后按需要递增到维持剂量。加量宜缓慢，以每两周增加 $25\mu g$ 为宜。需要注意的是，甲状腺功能减退可掩盖肾上腺皮质功能减退。开始甲状腺激素替代后，患者的皮质醇水平急剧下降，导致肾上腺皮质危象。在甲状腺激素替代前，如果可能存在肾上腺功能减退，应该凭经验给予糖皮质激素预防。

肾上腺功能不全的维持治疗为每日 10～20 mg 氢化可的松。通常，每日清晨服 10 mg，傍晚服 5 mg。相近的治疗可采取泼尼松（龙），每日清晨给予 5 mg 泼尼松，傍晚给予 2.5 mg。为避免医源性高皮质醇血症，应给予患者最小有效剂量。当遇到疾病、手术或外伤等应激时，需要增加剂量。推荐增加至基础量的 2～3 倍，在应激消退后逐步减量。在抢救急性肾上腺功能不全时，首剂静脉给予 100～250 mg 氢化可的松，随后每 8 h 静脉输注 100 mg 氢化可的松，此治疗可维持患者度过感染、损伤等急性应激。该病症与原发性肾上腺功能不全不同，往往不需要补充盐皮质激素。平时患者应随时佩戴标识病情的腕环，以保证能在紧急时刻得到及时救助。

绝经前妇女补充雌激素非常重要。恰当的雌激素替代可维持患者的第二性征，阻止骨质疏松，预防血管舒缩，明显改善患者感觉。多种雌激素制剂可供选择，但需配合孕激素周期性使用，以实现撤药出血，人工模拟月经周期，避免子宫内膜过度增生。亦可采取含雌激素、孕激素的口服避孕药。药片可模拟激素周期性释放，并刺激子宫内膜的正常生长和脱落。男性患者可每 2～3 周口服睾酮的庚酸盐片剂 200～300 mg，或每 3 周肌注己酸睾酮 300 mg，有益于维持性欲、肌肉力量等。值得注意的是，男性应用雄激素替代可能会诱发或加重前列腺癌。

重组人 GH 对儿童有重大意义。在成人，人 GH 替代治疗的推荐初始剂量为 $300\mu g/d$ 或者更低，并根据 IGF-1 水平和对不良反应的耐受程度逐步增加剂量。但它不适宜于肿瘤患者。

PRL 缺乏很少表现出来，仅在产后哺乳妇女中明显。然而，当前没有对 PRL 缺乏有效的替代治疗。通常经过合理的激素替代后，患者愈后良好。

对于垂体危象的处理：首先静注 50% 葡萄糖液 40～60 mL，继而补充 10% 葡萄糖氯化钠液，每 500～1 000 mL 中加入氢化可的松 50～100 mg，以解除肾上腺功能减退危象。针对造成危象的诱因给予抗感染、抗休克治疗。体温过低者可给予小剂量甲状腺激素，并加强保温。有水中毒者需加强利尿，可给予泼尼松（龙）或氢化可的松。

第二节 Kallmann 综合征

一、概述

Kallmann 综合征（KS）又称性幼稚嗅觉丧失综合征，是一种先天性促性腺功能低下或合并有嗅觉缺失联合出现的病征。其发病率男性为 1∶10 000，女性为 1∶50 000，男性为女性的 5～6 倍，X-连锁形式最常见，可呈家族性发病，也可散发。1856 年 Maestre de saniuan 就开始报道存在性功能低下伴嗅觉障碍这一疾病。1944 年美国纽约的精神病遗传学家 Kallmann 首先报道了 3 个家族中的 12 例类无睾症，其中 9 例伴有嗅觉缺失，并开始提出这是一种遗传性疾病，此后各国相继有多个家族性和散发病例报道。Hamihonul 等根据嗅觉障碍程度将 KS 综合征分为 Ⅰ 型（嗅不出任何气味）和 Ⅱ 型（可嗅出部分强烈的刺激味）。KS 最主要的特点为促性腺激素分泌不足的性腺减退症，嗅觉减退或身体发育不全，第二性征不明显。

二、病因与发病机制

KS 的发病原因分为自发性和遗传性两种，后者具有常染色体显性、常染色体隐性、X 染色体隐性遗传等多种遗传方式。

KS 患者在出现第二性征低下、性功能障碍的同时常伴有嗅觉缺失的发生机制，与其先天性解剖学基础有关，即嗅觉器官与分泌 GnRH 的神经元组织学来源相同。KS 性腺功能低下是继发于下丘脑的促性腺激素释放激素（GnRH）不足或缺乏的结果，而嗅觉障碍则是由于嗅球、嗅束形成障碍所致。有研究表明，分泌 GnRH 的神经细胞和嗅神经细胞在发育过程中共同起源于嗅基板，即头外胚层散在性增厚部分，以后可形成嗅上皮，嗅神经细胞从嗅基板周围伸出轴突穿过筛状板和脑膜组织到达嗅球，与僧帽细胞的树突形成突触，而 GnRH 神经细胞则沿嗅神经迁移，穿过嗅球定位于下丘脑。因此，GnRH 神经细胞和嗅神经细胞轴突存在一条共同的迁移途径。正常情况下，在胚胎早期就有 Kallmann 基因（KAL 基因）表达，并翻译出一种与细胞黏附有关的 KAL 蛋白，后者在嗅神经轴突延长，嗅球和嗅束形成以及 GnRH 神经细胞迁移过程中起重要作用。在 Kallmann 综合征时，由于胚胎早期 KAL 基因突变，不能翻译出 KAL 黏附蛋白，影响上述神经细胞迁移及嗅球、嗅束的形成，进而引起性腺功能低下及嗅觉障碍。

三、病理

（一）KAL-1 与 X 连锁型 KS

1992 年 Bick 等首次报道 KAL-1 基因是 X 连锁型 KS 的易感基因，由 14 个外显子组成，基因全长 120～200 kb。KAL-1 基因编码 680 个氨基酸残基组成的神经发育调节蛋白，即嗅因子（anosmin，1），其分子富含半胱氨酸区、乳清酸性蛋白（WAP）区、4 个 Ⅲ 型纤连素样（Fn Ⅲ）重复序列。嗅因子具有抗丝氨酸蛋白酶及细胞黏附分子功能、调控神经轴突向外生长和识别靶组织或靶细胞的功能，并参与 GnRH 分泌神经元和嗅觉神经元的迁移。KAL-1 基因突变多见于基因编码嗅因子的 4 个 Fn Ⅲ 序列内，但未发现突变热点，也未发现表型关联，此进一步显现 KS 的遗传异质性。

（二）FGFRI 与常染色体显性遗传型 KS

纤维母细胞生长因子受体 1（FGFR1）基因亦称 KAL-2，定位于 8q12，毗邻 GnRH 编码基因，包含 18 个外显子，全长达 57.7 kb。其编码蛋白 FGFRI 为一种跨膜蛋白受体，一旦 FGFR1 发生构像改变即可激活受体内信号传导。已知 FGF 在胚胎神经细胞发育中具有重要作用，其参与 GnRH 神经元和嗅神经发育。FGFR1 缺陷可造成 GnRH 神经迁移及嗅球发育异常。目前研究已证实 KAL-2 突变可致常染色体显性遗传型 KS 及 n1HH，其临床表现可类似 KAL-1 基因缺陷，除不同程度发育缺陷外，也可伴有嗅觉障碍等其他先天缺陷。

（三）PROK2/PROKR2 与常染色体隐性遗传型 KS

PROK2 基因定位于 3p21，包含 3 个外显子，基因全长 13.4 kb，其编码蛋白由 108 个氨基酸残基组成。PROK2 受体（PROKR2）基因定位于 20p13，包含 2 个外显子，基因全长 12.33 kb，编码 G 蛋白偶联激联肽受体 2，f13384 个氨基酸残基组成，被视为 KS 的又一候选基因。其表型可为不同程度的嗅觉障碍和性发育缺陷，但未见报道类似其他遗传模式 KS 的其他畸形。迄今为止尚无功能突变效应研究报道。

四、临床表现

KS 的临床表现差异甚大，不同分子缺陷可致相似临床表现，而同一缺陷其表现却又不尽相同。主要表现为：①无性发育或发育不良，表现为性幼稚体型，缺乏第二性征，青春期男孩睾丸容积常小于 4 mL，阴茎长度小于 5 cm，阴囊发育幼稚，无性毛发育。骨龄落后，臂长可大于身长，并缺乏青春期生长加速。②嗅觉丧失或减弱，X 连锁 KS 患者几乎均有不同程度的嗅觉缺陷。③合并多种先天畸形，如色盲、听力减退、高腭弓、腭裂、齿发育缺陷、隐睾或睾丸萎缩、肾脏发育不全和较常见的运动共济失调、先天性心脏病等。④头颅 MRI 可见缺乏嗅球和嗅管及不同程度的大脑嗅沟发育不全。⑤实验室检查可见外周血 LH、FSH 和性激素（雌二醇或睾酮）水平低下，男孩有抗苗氏管抑制激素（AMH）增高和抑制素 B（Inh B）降低等。

五、治疗与预后

（一）GnRH 肌注法

戈那瑞林（LHRH）每天 100～200μg，或隔天用 200μg 肌注，连续 60～90 d 为一个疗程，休息 1 个月后再重复应用。初次用药时应观察患者是否有药物副反应，若有必须考虑用其他方法。可以通过第二性征的改善来进行疗效判断。

（二）GnRH 脉冲式皮下给药

GnRH 脉冲式皮下给药是最接近生理效应的治疗方案，其方法是将含 1 500～2 000μg 的戈那瑞林（LHRH）粉剂用 6～7 mL 注射液混匀后，经自动脉冲给药泵按程序给药，每 90 min 注射 60～70μL，每 24 h 16 脉冲，每次换药可维持 6～7 d，然后重复下一次循环。一个疗程至少半年至 1 年。

（三）HCG 和 FSH 或 HMG 联合用药

第 1 个月用 HCG 2 000 U，肌注，每周 2～3 次，然后用 FSH 或 HMG 150 U，肌注，每周 20 次，连续 3～6 个月，年龄大者可持续 1 年。以上治疗方法的目的主要是促进青春期启动，使性器官与第二性征正常发育，并获得生育能力。青春期以前 GnRH 类药物治疗可刺激睾丸的发育，促进第二性征的出现以及产生生精功能，但青春期以后治疗效果较差，且年龄愈大疗效愈差。因此寻找 KS 致病基因的特征，建立早期、快速、敏感的检测方法，全面开展产前筛查，早期发现、早期治疗才是防治此病的有效方法。本病预后主要取决于如何采用适当的激素替代治疗，并可望诱导青春发育和保存生育功能。

第三节　侏儒症

一、垂体性侏儒症

垂体性侏儒症（pituitary dwarfism）是指在青春期生长发育以前，因下丘脑 - 垂体功能缺陷，生长激素释放激素（GHRH）- 生长激素（GH）- 生长介素（SM）任一环节分泌缺乏或生物效应不足所致的生长发育障碍，又称 GH 缺乏症（growth hormone defteiency，GHD）。按病因可分为特发性和继发性两类，按病变部位可分为垂体性和下丘脑性两种，按受累激素的多少可分为单一性 GH 缺乏和伴垂体其他激素缺乏症的不同类型。

(一)病因及发病机制

1. 特发性

特发性占60%~70%，男性多见，原因不明，可分为单一性GH缺乏和伴垂体其他激素缺乏症的不同类型。

2. 继发性

继发于下丘脑-垂体及其附近肿瘤、感染、创伤、手术等。使下丘脑-腺垂体或垂体门脉系统中断，GHRH不能到达腺垂体，致GH释放减少。儿童期长期大剂量应用肾上腺皮质激素也可引起。

3. 遗传性

可分为遗传性单-GH缺乏，遗传性多种腺垂体激素缺乏，GH增多性侏儒症（如Laron综合征）等。

(二)临床表现

1. 生长迟缓

大多数患儿出生时身高、体重正常，1~2岁后生长节律逐渐变慢，与同龄正常人平均身高的差距随年龄增长而越来越明显。至成年时低于130 cm。骨龄延迟2年以上，身体比例似儿童，即上半身长于下半身。垂体性矮小者的智力与年龄相符，学习成绩与同龄者无差别。垂体性矮小症者的身材矮小，匀称协调，至成人后仍保持儿童外貌和矮小体型，皮肤较细腻而干燥，有皱纹，皮下脂肪丰满，身高不到130 cm。

2. 骨骼发育不全长

骨短小，骨化中心发育迟缓，骨龄相当于身高年龄，比年龄晚4年以上。骨骼延迟融合，常至30岁仍不融合，有的患者甚至终身不融合。

3. 性器官不发育

至青春期后仍无第二性征出现，男性生殖器小似幼儿，睾丸小而软，常伴有隐睾；女性有原发性闭经，乳房不发育，臀部不发达，无女性体型，无腋毛及阴毛，外阴幼稚，子宫小。

4. 特殊面容

面容幼稚，皮下脂肪丰富，成年后呈特征性"老小孩"模样。

5. 智力

智力与年龄相等，虽然身材短小，性器官发育不良，但智力发育正常，学习成绩与同龄同学相仿。但久病后可有少数患者出现抑郁、反应迟钝、长期血糖偏低可使智力减退。

6. 垂体病变表现

特发性患者无垂体压迫症状表现，如系肿瘤引起，可有垂体、垂体周围组织或下丘脑受压的临床表现，如头痛、视力下降或视野缺损、尿崩、嗜睡、肥胖及垂体功能低下等表现。

(三)实验室检查

1. 一般常规检查

主要包括血常规、尿常规及相关生化检查以了解全身基本情况。注意有无血吸虫病和肠寄生虫病。由于GH分泌呈脉冲式，峰值与谷值相差较大，故不能仅靠基础GH值来诊断本病。一般可根据需要和重点怀疑的病因选择必要的检查，如T_3、T_4、FT_3、FT_4、TSH、ACTH、皮质醇、LH、FSH、PRL、睾酮、雌二醇等。

2. 糖代谢紊乱

在口服糖耐量试验（OGTT）中，不少患者在服糖后2~3 h血糖偏低。部分患者可表现为糖耐量减退。OGTT示糖尿病样曲线，血浆胰岛素分泌反应较正常差。用GH治疗后，糖耐量改善，胰岛素分泌增加。

3. 垂体功能检查

对垂体性矮小症的诊断，常需做GH兴奋试验，如胰岛素低血糖试验、精氨酸兴奋试验、左旋多巴试验、可乐定试验等，一般选择两项。精氨酸和精氨酸与GHRH序贯联合试验。血清IGF-1、IGFBP-3测定对本病诊断亦有一定帮助。

（1）胰岛素低血糖-GH刺激试验：①原理。低血糖刺激脑内葡萄糖受体，激活单胺类神经元通过α受体促进GHRH分泌，同时抑制SS分泌。②方法。普通胰岛素0.1 U/kg体重加入2 mL生理盐水中一次静脉注射。采血测 GH 的同时测血糖，血糖低于 2.78 mmol/L 或比注射前血糖值降低 50% 以上为有效刺激。试验前试验后 30、60、90 min 采血测 GH、血糖。③结果判断。刺激后 GH 峰值 10 μg/L 以上时为正常反应，小于 5 μg/L 为反应低下。

（2）左旋多巴 -GH 刺激试验：①原理。左旋多巴通过刺激 GHRH 促进 GH 的分泌。②方法。患者餐后服左旋多巴制剂 500 mg，体重 15～30 kg 者服 250 mg。服药前及服药后 30、60、90、120 min 分别采血测 GH 值。③结果判断。正常人 60～120 min 时 GH 值 ≥ 7 μg/L，垂体性矮小者无反应。于口服左旋多巴前 20 min 内上下楼梯 20 次左右可提高试验的反应性，称运动 - 左旋多巴试验。

4. 其他检查

特发性侏儒症垂体可缩小，或垂体不发育；肿瘤引起者可有蝶鞍扩大，鞍上钙化；骨化中心发育迟缓，骨龄幼稚，一般延迟 4 年以上，有 TSH 和 GnH 缺乏者至 30 岁骨骺仍不融合。

（四）诊断依据

垂体性矮小症主要依据其临床特点和血清 GH 明显降低做出诊断，必要时可进行 GH 兴奋试验，如血清 GH 仍无明显升高（小于 7 μg/L）则符合本病的诊断。在临床上，本病须与其他疾病相鉴别。

1. 全身性疾病所致的矮小症

患者在儿童时期患有心、肝、肾、胃、肠等慢性疾病或各种慢性感染，如结核病、血吸虫病、钩虫病等都可因生长发育障碍而致身材矮小。

2. 呆小症（克汀病）

甲减发病于胎儿或新生儿，可引起患者的生长发育障碍。患儿除身材矮小外，常伴甲减表现及智力低下。

3. Turner 综合征

Turner 综合征为性染色体异常所致的女性分化异常，其性染色体核型常为 45，XO。除身材矮小外，伴有生殖器官发育不全，原发性闭经，亦可伴有颈蹼、肘外翻、盾形胸等畸形，患者血清 GH 正常。

4. 青春期延迟

生长发育较同龄儿童延迟，常到 16～17 岁以后才开始第二性征发育，智力正常，无内分泌系统或慢性疾病依据。一旦开始发育，骨骼生长迅速，性成熟良好，最终身高可达正常人标准。

5. Laron 矮小症

患者的血清 GH 免疫活性测定正常或升高，但 IGF-1 低下（由于 GH 受体缺陷）。先天性 IGF-1 抵抗患者的血清 GH 基础值及兴奋试验均为正常反应。

（五）治疗

肿瘤引起者或有明显病因者应进行病因治疗。特发性病因不明者应进行内分泌治疗。垂体性侏儒症的治疗目的是使患儿尽量达到正常身高。

1. GH 治疗

对 GHD 最理想的治疗是用 GH 替代治疗。早期应用可使生长发育恢复正常。身高及体重增加，使骨纵向生长，但骨龄及性征不变。rhGH 治疗剂量多按临床经验决定。近年来用药剂量已至每周 0.5～0.7 U/kg 体重。增加剂量会提高生长反应。多数认为每日给药药效优于每周注射治疗，间歇治疗（治疗 6 个月停药 3～6 个月）治疗效果不如连续治疗。临睡前注射使血中 GH 浓度如正常入睡后升高，采用夜晚注射具有更佳的效果。

2. GHRH 治疗

目前认为，GHRH 治疗仅应用于 GH 分泌障碍较轻的下丘脑性 GHD 患儿，但其剂量、用药途径，包括鼻吸用药及注射频率尚未确定，严重的 GHD 儿童仍用 rhOH 治疗。

3. 性激素

多年来临床试用合成类固醇来促进患儿的生长，常用人工合成的蛋白同化苯丙酸诺龙，对蛋白质合成有强大的促进作用，能促进骨的纵向生长，对性征和骨骼融合影响小。一般 14 岁开始治疗，剂量为每月 1～1.5 mg/kg 体重，每 1～2 周肌注 1 次，连用 3 个月后停用 3 个月，共用 1～3 年。女性患者剂量不宜过大。治疗 2～3 年后生长减慢，并最终因骨骺融合而停止生长，开始治疗时一般一年可增高 10 cm 左右。

4. 绒促性素（HCG）

在接近发育年龄后开始应用，每周 2 次，每次 500～1 000 U，以后可增至 1 500～2 000 U，连用 2～3 个月为 1 个疗程，停药 3 个月后再开始第二疗程，可用 4～6 个疗程，对性腺及第二性征有促进作用。多与雄性激素交替使用。

5. 甲状腺素

对于伴有甲状腺功能低下者应用甲状腺片，在补足 GH 的同时，补充小量的甲状腺片，有促进生长和骨骺融合的作用，剂量从每日 15 mg 开始，1～2 周后加量至 30～60 mg 维持，并长期应用。

6. 其他

部分 GHD 患者可有多发性垂体激素缺乏。GH 治疗可使潜在的下丘脑性甲减病情加重。若患儿对 GH 反应不理想，或血清 T_4 水平降至正常值以下，应及时补充甲状腺素。确有肾上腺皮质功能减退者应长期补充可的松。必要时可给小剂量的促性腺激素或性激素以诱发青春发育。近年来又研制了可口服或鼻内吸入的 GHRH 制剂，它们的促 GH 分泌作用是特异的，不激活垂体的腺苷环化酶，不抑制 GH 的分泌，但其效果有待进一步观察。

二、特殊类型侏儒症

（一）原基因性侏儒症

原基因性侏儒症（primordial dwarfism）属遗传性疾病，可能由隐性基因遗传。患儿在出生时即有体重轻、瘦小，酷似早产儿，出生后生长缓慢，比同龄儿童小，全身成比例的矮小，骨龄、骨骼比例、外貌、智力、性发育与年龄大致一致。成年以后呈特征性的"缩小成人"。各内分泌腺功能、激素水平正常。个别患者可能有"鸟头"等其他畸形。

（二）家族性侏儒症

本病身材矮小，骨骼比例、骨龄、智力、牙龄成熟、性发育等与年龄一致，内分泌功能正常，家族中有类似患者。

（三）体质性矮小症

本病患者的身高和性发育比正常儿童略晚 2～3 年，而有的同正常人无区别，为矮小的成年人，一旦青春期发动，身高、体格发育及性发育迅速加快，最终一切同正常人，仅在家族中有类似生长发育延迟的家族史。

第四节 高泌乳素血症

高泌乳素血症是各种原因引起的垂体泌乳素细胞分泌过多，导致血循环中泌乳素升高为主要特点，表现为非妊娠期或非哺乳期溢乳，月经紊乱或闭经。高泌乳素血症在生殖功能失调中占 9%～17%。

一、PRL 生理功能

泌乳素（PRL）是垂体前叶分泌的一种多肽激素，由于人泌乳素单体的糖基化及单体的聚合呈多样性，所以人泌乳素在体内以多种形式存在，包括小分子泌乳素、糖基化泌乳素、大分子泌乳素、大大分子泌乳素，其生物活性与免疫反应性由高至低以此类推。由于泌乳素在体内呈多样性，因此出现血泌乳素水平与临床表现不一致的现象。有些女性尽管体内血泌乳素水平升高，但却无溢乳、月经失调等症状；而部分女性尽管血泌乳素不升高，但出现溢乳、月经失调等症状。前者可能是大分子或大大分子泌乳素增加所致，后者可能是小分子泌乳素的分泌相对增加，而大分子或大大分子泌乳素分泌相对减少所致。

泌乳素的生理作用极为广泛复杂。在人类，主要是促进乳腺组织的发育和生长，启动和维持泌乳、使乳腺细胞合成蛋白增多。泌乳素能影响下丘脑-垂体-卵巢轴，正常水平的 PRL 对卵泡发育非常重要，然而过高水平 PRL 血症不仅对下丘脑 GnRH 及垂体 FSH、LH 的脉冲式分泌有抑制作用，而且还可直接抑制卵泡发育，导致排卵障碍，影响卵巢合成雌激素及孕激素，临床上表现为月经稀发或闭经。另外，PRL 和自身免疫相关。人类 B、T 淋巴细胞、脾细胞和 NK 细胞均有 PRL 受体，PRL 与受体结合调节细胞功能。PRL 在渗透压调节上也有重要作用。

二、PRL 生理变化

1. 昼夜变化

PRL 的分泌有昼夜节律，睡眠后逐渐升高，直到睡眠结束，因此，早晨睡醒前 PRL 可达到一天 24 小时峰值，醒后迅速下降，上午 10 点至下午 2 点降至一天中谷值。

2. 年龄和性别的变化

由于母体雌激素的影响，刚出生 1 周的婴儿血清 PRL 水平高达 100μg/L 左右，4 周之后逐渐下降，3~12 个月时 PRL 降至正常水平。青春期 PRL 水平轻度上升至成人水平，可能与雌激素分泌相关。成年女性的血 PRL 水平始终比同龄男性高。妇女绝经后的 18 个月内，体内的 PRL 水平逐渐下降 50%，但接受雌激素补充治疗的妇女下降较缓慢。在高 PRL 血症的妇女中，应用雌激素替代疗法不引起 PRL 水平的改变。

3. 月经周期中的变化

在月经周期中 PRL 水平有昼夜波动，但周期性变化不明显，卵泡期与黄体期相仿，没有明显排卵前高峰，正常 PRL 值 < 25μg/L。

4. 妊娠期的变化

孕 8 周血中 PRL 值仍为 20μg/L，随着孕周的增加，雌激素水平升高刺激垂体 PRL 细胞增殖和肥大，导致垂体增大及 PRL 分泌增多。在妊娠末期血清 PRL 水平可上升 10 倍，超过 200μg/L。正常生理情况下，PRL 分泌细胞占腺垂体细胞的 15%~20%，妊娠末期可增加到 70%。

5. 产后泌乳过程中的变化

分娩后血 PRL 仍维持在较高水平，无哺乳女性产后 2 周增大的垂体恢复正常大小，血清 PRL 水平下降，产后 4 周血清 PRL 水平降至正常。哺乳者由于经常乳头吸吮刺激，触发垂体 PRL 快速释放，产后 4~6 周内哺乳妇女基础血清 PRL 水平持续升高。6~12 周基础 PRL 水平逐渐降至正常，随着每次哺乳发生的 PRL 升高幅度逐渐减小。产后 3~6 个月基础和哺乳刺激情况下 PRL 水平的下降主要是由于添加辅食导致的哺乳减少。如果坚持哺乳，基础 PRL 水平会持续升高，并有产后闭经。

6. 应激导致 PRL 的变化

PRL 的分泌还与精神状态有关，激动或紧张时泌乳素明显增加。许多生理行为可影响体内泌乳素的水平。高蛋白饮食、性交、哺乳及应激等均可使泌乳素水平升高。情绪紧张、寒冷、运动时垂体释放的应激激素包括 PRL、促肾上腺皮质激素（ACTH）和生长激素（GH）。应激可以使得 PRL 水平升高数倍，通常持续时间不到 1 小时。

三、病因

1. 下丘脑疾患

下丘脑分泌的催乳素抑制因子（PIF）对催乳素分泌有抑制作用，PIF 主要是多巴胺。颅咽管瘤压迫第三脑室底部，影响 PIF 输送，导致催乳素过度分泌。其他肿瘤如胶质细胞瘤、脑膜炎症、颅外伤引起垂体柄被切断、脑部放疗治疗破坏、下丘脑功能失调性假孕等影响 PIF 的分泌和传递都可引起泌乳素的增高。

2. 垂体疾患

垂体疾患是高催乳素血症最常见的原因。垂体泌乳细胞肿瘤最多见，空蝶鞍综合征、肢端肥大症、垂体腺细胞增生都可致催乳素水平的异常增高。按肿瘤直径大小分微腺瘤（肿瘤直径 < 1cm）和大腺瘤（肿瘤直径 ≥ 1cm）。

3. 其他内分泌、全身疾患

原发性和（或）继发性甲状腺功能减退症，如假性甲状旁腺功能减退、桥本甲状腺炎、多囊卵巢综合征、肾上腺瘤、GH腺瘤、ACTH腺瘤等，以及异位PRL分泌增加如未分化支气管肺癌、胚胎癌，子宫内膜异位症、肾癌可能有PRL升高。肾功能不全、肝硬化影响到全身内分泌稳定时也会出现PRL升高。乳腺手术、乳腺假体手术后、长期乳头刺激、妇产科手术如人工流产、引产、死胎、子宫切除术、输卵管结扎术、卵巢切除术等PRL也可异常增高。

4. 药物影响

长期服用多巴胺受体拮抗剂如吩噻嗪类镇静药：氯丙嗪、奋乃静。儿茶酚胺耗竭剂抗高血压药：利血平、甲基多巴。甾体激素类：口服避孕药、雌激素。鸦片类药物：吗啡。抗胃酸药：H_2R拮抗剂——西咪替丁（甲氰咪胍）、多潘立酮（吗丁啉）。均可抑制多巴胺转换，促进PRL释放。药物引起的高PRL血症多数血清PRL水平在100μg/L以下，但也有报道长期服用一些药物使血清PRL水平升高达500μg/L、而引起大量泌乳、闭经。

5. 胸部疾患

如胸壁的外伤、手术、烧伤、带状疱疹等也可能通过反射引起PRL升高。

6. 特发性高催乳激素血症

催乳素多为60～100μg/L，无明确原因。此类患者与妊娠、服药、垂体肿瘤或其他器质性病变无关，多因患者的下丘脑-垂体功能紊乱，从而导致PRL分泌增加。其中大多数PRL轻度升高，长期观察可恢复正常。血清PRL水平明显升高而无症状的特发性高PRL血症患者中，部分患者可能是巨分子PRL血症，这种巨分子PRL有免疫活性而无生物活性。临床上当无病因可循时，包括MRI或CT等各种检查后未能明确泌乳素异常增高原因的患者可诊断为特发性高泌乳素血症，但应注意对其长期随访，对部分伴月经紊乱而PRL高于100μg/L者，需警惕潜隐性垂体微腺瘤的可能，应密切随访，脑部CT检查发现许多此类疾病患者数年后常发展为垂体微腺瘤。

四、临床表现

1. 溢乳

患者在非妊娠和非哺乳期出现溢乳或挤出乳汁，或断奶数月仍有乳汁分泌，轻者挤压乳房才有乳液溢出，重者自觉内衣有乳渍。分泌的乳汁通常是乳白、微黄色或透明液体，非血性。仅出现溢乳的占27.9%，同时出现闭经及溢乳者占75.4%。这些患者血清PRL水平一般都显著升高。部分患者催乳素水平较高但无溢乳表现，可能与其分子结构有关。

2. 闭经或月经紊乱

高水平的泌乳素可影响下丘脑-垂体-卵巢轴的功能，导致黄体期缩短或无排卵性月经失调、月经稀发甚至闭经，后者与溢乳表现合称为闭经-溢乳综合征。

3. 不育或流产

卵巢功能异常、排卵障碍或黄体不健可导致不育或流产。

4. 头痛及视觉障碍

微腺瘤一般无明显症状；大腺瘤可压迫蝶鞍隔出现头痛、头胀等；当腺瘤向前侵犯或压迫视交叉或影响脑脊液回流时，也可出现头痛、呕吐和眼花，甚至视野缺损和动眼神经麻痹。肿瘤压迫下丘脑可以表现为肥胖、嗜睡、食欲异常等。

5. 性功能改变

部分患者因卵巢功能障碍，表现低雌激素状态，阴道壁变薄或萎缩，分泌物减少，性欲减低。

五、辅助检查

1. 血清学检查

血清PRL水平持续异常升高，大于1.14nmol/L（25μg/L），需除外由于应激引起的PRL升高。FSH

及 LH 水平通常偏低。必要时测定 TSH、FT_3、FT_4、肝、肾功能。

2. 影像学检查

当血清 PRL 水平高于 4.55 nmol/L（100μg/L）时，应注意是否存在垂体腺瘤，CT 和 MRI 可明确下丘脑、垂体及蝶鞍情况，是有效的诊断方法。其中 MRI 对软组织的显影较 CT 清晰，因此对诊断空蝶鞍症最为有效，也可使视神经、海绵窦及颈动脉清楚显影。

3. 眼底、视野检查

垂体肿瘤增大可侵犯和（或）压迫视交叉，引起视乳头水肿；也可因肿瘤损伤视交叉不同部位而有不同类型视野缺损，因而眼底、视野检查有助于确定垂体腺瘤的部位和大小。

六、诊断

根据血清学检查 PRL 持续异常升高，同时出现溢乳、闭经及月经紊乱、不育、头痛、眼花、视觉障碍及性功能改变等临床表现，可诊断为高泌乳素血症。诊断时应注意某些生理状态如妊娠、哺乳、夜间睡眠、长期刺激乳头、性交、过饱或饥饿、运动和精神应激等，PRL 会有轻度升高。因此，临床测定 PRL 时应避免生理性影响，在 10～11 时取血测定较为合理。PRL 水平显著高于正常者一次检查即可确定，当 PRL 测定结果在正常上限 3 倍以下时至少检测 2 次，以确定有无高 PRL 血症。诊断高泌乳激素血症后必须根据需要做必要的辅助检查，以进一步明确发病原因及病变程度，便于治疗。

七、治疗

应该遵循对因治疗原则。控制高 PRL 血症、恢复女性正常月经和排卵功能、减少乳汁分泌及改善其他症状（如头痛和视功能障碍等）。

1. 随访

对特发性高泌乳素血症、泌乳素轻微升高、月经规律、卵巢功能未受影响、无溢乳且未影响正常生活时，可不必治疗，应定期复查，观察临床表现和 PRL 的变化。

2. 药物治疗

垂体 PRL 大腺瘤及伴有闭经、泌乳、不孕不育、头痛、骨质疏松等表现的微腺瘤都需要治疗，首选多巴胺激动剂治疗。

（1）溴隐亭：为麦角类衍生物，为非特异性多巴胺受体激动剂，可直接作用于垂体催乳素细胞，与多巴胺受体结合，抑制肿瘤增殖，从而抑制 PRL 的合成分泌，是治疗高泌乳素血症最常用的药物。为了减少药物不良反应，溴隐亭治疗从小剂量开始渐次增加，即从睡前 1.25 mg 开始，递增到需要的治疗剂量。如果反应不大，可在几天内增加到治疗量。常用剂量为每天 2.5 mg～10 mg，分 2～3 次服用，大多数病例每天 5 mg～7.5 mg 已显效。剂量的调整依据是血 PRL 水平。达到疗效后可分次减量到维持量，通常每天 1.25 mg～2.50 mg。溴隐亭治疗可以使 70%～90% 的患者获得较好疗效，表现为血 PRL 降至正常、泌乳消失或减少、垂体腺瘤缩小、恢复规则月经和生育。若 PRL 大腺瘤在多巴胺激动剂治疗后血 PRL 正常而垂体大腺瘤不缩小，应重新审视诊断是否为非 PRL 腺瘤或混合性垂体腺瘤、是否需改用其他治疗（如手术治疗）。溴隐亭治疗高 PRL 血症、垂体 PRL 腺瘤不论降低血 PRL 水平还是肿瘤体积缩小，都是可逆性的，只是使垂体 PRL 腺瘤可逆性缩小，长期治疗后肿瘤出现纤维化，但停止治疗后垂体 PRL 腺瘤会恢复生长，导致高 PRL 血症再现，因此需长期用药维持治疗。

溴隐亭不良反应：主要有恶心、呕吐、眩晕、疲劳和体位性低血压等，故治疗应从小剂量开始，逐渐增加至有效维持剂量，如患者仍无法耐受其胃肠道反应，可改为阴道给药，经期则经肛门用药。阴道、直肠黏膜吸收可达到口服用药同样的治疗效果。约 10% 的患者对溴隐亭不敏感、疗效不满意，对于药物疗效欠佳，不能耐受药物不良反应及拒绝接受药物治疗的患者可以更换其他药物或手术治疗。

新型溴隐亭长效注射剂（ParlodelLAR）克服了因口服造成的胃肠道功能紊乱，用法是 50～100 mg，每 28 日一次，是治疗泌乳素大腺瘤安全有效的方法，可长期控制肿瘤的生长并使瘤体缩小，不良反应较少，用药方便。

（2）卡麦角林和喹高利特：若溴隐亭副反应无法耐受或无效时可改用具有高度选择性的多巴胺 D_2 受体激动剂卡麦角林和喹高利特，它们抑制 PRL 的作用更强大而不良反应相对减少，作用时间更长。对溴隐亭抵抗（每天 15 mg 溴隐亭效果不满意）或不耐受溴隐亭治疗的 PRL 腺瘤患者改用这些新型多巴胺激动剂仍有 50% 以上有效。喹高利特每天服用一次 75～300μg；卡麦角林每周只需服用 1～2 次，常用剂量 0.5 mg～2.0 mg，患者顺应性较溴隐亭更好。

（3）维生素 B_6：作为辅酶在下丘脑中多巴向多巴胺转化时加强脱羧及氨基转移作用，与多巴胺受体激动剂起协同作用。临床用量可达 60～100 mg，每日 2～3 次。

3. 手术治疗

若溴隐亭等药物治疗效果欠佳者，有观点认为由于多巴胺激动剂能使肿瘤纤维化形成粘连，可能增加手术的困难和风险，一般建议用药 3 个月内实施手术治疗。经蝶窦手术是最为常用的方法，开颅手术少用。手术适应证包括以下几点。

（1）药物治疗无效或效果欠佳者。

（2）药物治疗反应较大不能耐受者。

（3）巨大垂体腺瘤伴有明显视力视野障碍，药物治疗一段时间后无明显改善者。

（4）侵袭性垂体腺瘤伴有脑脊液鼻漏者。

（5）拒绝长期服用药物治疗者。

（6）复发的垂体腺瘤也可以手术治疗。

手术后，需要进行全面的垂体功能评估，存在垂体功能低下的患者需要给予相应的内分泌激素替代治疗。

4. 放射治疗

分为传统放射治疗和立体定向放射外科治疗。传统放射治疗因照射野相对较大，易出现迟发性垂体功能低下等并发症，目前仅用于有广泛侵袭的肿瘤术后的治疗。立体定向放射外科治疗适用于边界清晰的中小型肿瘤。放射治疗主要适用于大的侵袭性肿瘤、术后残留或复发的肿瘤；药物治疗无效或不能坚持和耐受药物治疗不良反应的患者；有手术禁忌或拒绝手术的患者以及部分不愿长期服药的患者。放射治疗疗效评价应包括肿瘤局部控制以及异常增高的 PRL 下降的情况。通常肿瘤局部控制率较高，而 PRL 恢复至正常则较为缓慢。即使采用立体定向放射外科治疗后，两年内也仅有 25%～29% 的患者 PRL 恢复正常，其余患者可能需要更长时间随访或需加用药物治疗。传统放射治疗后 2～10 年，有 12%～100% 的患者出现垂体功能低下；1%～2% 的患者可能出现视力障碍或放射性颞叶坏死。部分可能会影响瘤体周围的组织而影响垂体的其他功能，甚至诱发其他肿瘤，损伤周围神经等，因此，放射治疗一般不单独使用。

5. 其他治疗

由于甲状腺功能减退、肾衰竭、手术、外伤、药物等因素引起的高泌乳素血症，则对因进行治疗。

八、高泌乳素血症患者的妊娠相关处理

1. 基本原则

基本原则是将胎儿对药物的暴露限制在尽可能少的时间内。

2. 妊娠期间垂体肿瘤生长特点

妊娠期间 95% 微腺肿瘤患者、70%～80% 大腺瘤患者瘤体并不增大，虽然妊娠期泌乳素腺瘤增大情况少见，但仍应该加强监测，垂体腺瘤患者怀孕后未用药物治疗者，约 5% 的微腺瘤患者会发生视交叉压迫，而大腺瘤出现这种危险的可能性达 25% 以上，因此，于妊娠 20、28、38 周定期复查视野，若有异常，应该及时行 MRI 检查。

3. 垂体肿瘤妊娠后处理

在妊娠前有微腺瘤的患者应在明确妊娠后停用溴隐亭，因为肿瘤增大的风险较小。停药后应定期测定血 PRL 水平和视野检查。正常人怀孕后 PRL 水平可以升高 10 倍左右，患者血 PRL 水平显著超过治疗

前的 PRL 水平时要密切监测血 PRL 及增加视野检查频度；对于有生育要求的大腺瘤妇女，需在溴隐亭治疗腺瘤缩小后再妊娠较为安全。目前认为溴隐亭对妊娠是安全的，但仍主张一旦妊娠，应考虑停药。所有患垂体 PRL 腺瘤的妊娠患者，在妊娠期需要每 2 个月评估一次。妊娠期间肿瘤再次增大者给予溴隐亭仍能抑制肿瘤生长，一旦发现视野缺损或海绵窦综合征，立即加用溴隐亭可望在 1 周内改善缓解，但整个孕期须持续用药直至分娩。对于药物不能控制者及视力视野进行性恶化时，应该经蝶鞍手术治疗需要并根据产科原则选择分娩方式。高 PRL 血症、垂体 PRL 腺瘤妇女应用溴隐亭治疗，怀孕后自发流产、胎死宫内、胎儿畸形等发生率在 14% 左右，与正常妇女妊娠情况相似。

4. 垂体肿瘤哺乳期处理

没有证据支持哺乳会刺激肿瘤生长。对于有哺乳意愿的妇女，除非妊娠诱导的肿瘤生长需要治疗，一般要到患者想结束哺乳时再使用 DA 激动剂。

临床特殊情况的思考和建议。

（1）溴隐亭用药问题：在初始治疗时，血 PRL 水平正常、月经恢复后原剂量可维持 3～6 个月不变。微腺瘤患者即可开始减量；大腺瘤患者此时复查 MRI，确认 PRL 肿瘤已明显缩小（通常肿瘤越大，缩小越明显），PRL 正常后也可开始减量。减量应缓慢分次（两个月左右一次）进行，通常每次 1.25 mg，用保持血 PRL 水平正常的最小剂量为维持量。每年至少两次血 PRL 随诊，以确认其正常。在维持治疗期间，一旦再次出现月经紊乱或 PRL 不能被控制，应查找原因，如药物的影响、怀孕等，必要时复查 MRI，决定是否调整用药剂量。对小剂量溴隐亭维持治疗 PRL 水平保持正常、肿瘤基本消失的病例 5 年后可试行停药，若停药后血 PRL 水平又升高者，仍需长期用药，只有少数病例在长期治疗后达到临床治愈。

（2）视野异常治疗问题：治疗前有视野缺损的患者，治疗初期即复查视野，视野缺损严重的在初始治疗时可每周查 2 次视野（已有视神经萎缩的相应区域的视野会永久性缺损）。药物治疗满意，通常在 2 周内可改善视野；但是对药物反应的时间，存在个体差异，视力视野进行性恶化时应该经蝶鞍手术治疗。

（3）手术治疗后随访问题：手术后 3 个月应行影像学检查，结合内分泌学变化，了解肿瘤切除程度。视情况每半年或一年再复查一次。手术成功的关键取决于手术者的经验和肿瘤的大小，微腺瘤的手术效果较大腺瘤好，60%～90% 的微腺瘤患者术后 PRL 水平可达到正常，而大腺瘤患者达到正常的比例则较低。手术后仍有肿瘤残余的患者，手术后 PRL 水平正常的患者中，长期观察有 20% 患者会出现复发，需要进一步采用药物或放射治疗。

第五节 尿崩症

尿崩症（DI）是一种以患儿完全或部分丧失尿浓缩功能的临床综合征，临床主要特征为烦渴、多饮、多尿和排出低比重尿。造成尿崩症的病因很多，根据不同病因可将尿崩症分为三种类型：中枢性尿崩症（CDI）；肾性尿崩症（NDI）和精神性烦渴症（PP），其中以中枢性尿崩症较多见。中枢性尿崩症是由于垂体抗利尿激素（ADH）即精氨酸加压素（AVP）分泌不足或缺乏所引起。

一、病理生理和发病机制

由下丘脑视上核与室旁核内神经元细胞合成的 9 肽 ADH，因第 8 位氨基酸残基为精氨酸，故命名为精氨酸加压素。ADH 以神经分泌颗粒的形式沿轴突向下移行，储存至垂体后叶，在特殊神经细胞和轴突中储存，并释放入血循环。正常人 ADH 在深夜和早晨分泌增加，午后较低。ADH 的循环半衰期为 5 分钟，通过肾小管膜和集合管的 V2 受体对肾脏发挥作用，其主要生理功能是增加肾远曲小管和集合管上皮细胞对水的通透性，促进水的重吸收，使尿量减少，保留水分，使血浆渗透压相对稳定而维持于正常范围。位于下丘脑视上核和渴觉中枢附近的渗透压感受器同时控制着 AVP 的分泌和饮水行为。

ADH 的分泌主要受细胞外液的渗透压和血容量变化影响。正常人尿液渗透压在 50～1 200 mmol/L，人体通过 ADH 的分泌保持血浆渗透压在 280～290 mmol/L。正常人在脱水时，血浆渗透压升高，血容量下降，前者刺激位于视上核的渗透压感受器，使 ADH 分泌增加，尿量减少，后者则引起下丘脑渴感中枢兴奋，饮水量增加，使血浆渗透压恢复到正常状态。反之，体内水分过多时，血浆渗透压下降，血容量增加，ADH 的分泌和口渴中枢的兴奋性均受到抑制，尿量增多，饮水停止，血浆渗透压恢复到正常。尿崩症者，由于 ADH 的分泌不足或肾小管对 ADH 不反应，水分不能再吸收，因而大量排尿，口渴，兴奋口渴中枢，大量饮水，使血浆渗透压基本上能保持在正常渗透压的高限，多数尿崩症患者血浆渗透压略高于正常人。对于口渴中枢不成熟的早产儿、新生儿、婴幼儿虽大量排尿，但不能多饮，则出现持续性高钠血症，造成高渗脱水。

1. 中枢性尿崩症（CDI）

中枢性尿崩症由 ADH 缺乏引起，下丘脑及垂体任何部位的病变均可引起尿崩症，其中因下丘脑视上核与室旁核内神经元发育不良或退行性病变引起的最多见，在以往报道中约占 50%。血浆 AVP 水平降低，导致尿渗透压降低、尿量增加。当合成 AVP 神经元部分受损或仍有 10%~20% 分泌功能时，患儿可表现为部分性尿崩症。

CDI 的病因大致可分为获得性、遗传性或特发性三种。

（1）获得性：通常是由不同类型的损伤或疾病而造成：如①肿瘤，由颅内肿瘤引起的患儿至少占 30%，如颅咽管瘤、垂体瘤、松果体瘤、神经胶质细胞瘤及黄色瘤等；②损伤，新生儿期的低氧血症、缺血缺氧性脑病均可在儿童期发生 CDI，又如颅脑外伤、手术损伤及产伤等；③感染，少数患儿可由脑炎、脑膜炎、寄生虫病等；④其他，全身性疾病（白血病、结核病、组织细胞增生症等）、先天性脑畸形、药物等。值得警惕的是有一些中枢性尿崩症实际上是继发于颅内肿瘤，往往先有尿崩症，多年后才出现肿瘤症状，由肿瘤引起的尿崩症在小儿至少约占 30%。所以必须高度警惕，定期做头颅影像学检查。

（2）遗传性：遗传性（家族性）尿崩症较少见，仅占 1% 左右。目前了解的分子病理改变有垂体加压素基因（AVP-NP Ⅱ）。人 AVP-NP Ⅱ 基因定位于 20p13，基因全长 2.6 kb，包含 3 个外显子，由基因转录翻译编码形成 AVP。部分家族性单纯性 CDI 患者发现 AVP-NP Ⅱ 基因有突变，大多为基因点突变，且突变类型及位点具有一定的异质性，有的呈现常染色体显性遗传，也有常染色体隐性遗传。其他能引起 CDI 的致病基因有 HESX1、HPE1、SIX3、SHH 等。

（3）特发性：是儿童最常见的原发性尿崩症，即未发现原因的 ADH 缺乏。某些病例可能与中枢神经元的退行性变有关。大多为散发，发病较晚，无家族史，无 AVP-NP Ⅱ 基因突变。

2. 肾性尿崩症

肾性尿崩症是一种遗传性疾病，为 X 伴性隐性遗传，少数为常染色体显性遗传。由于中枢分泌的 ADH 无生物活性或 ADH 受体异常，ADH 不能与肾小管受体结合或肾小管本身缺陷等所致远端肾小管对 ADH 的敏感性低下或抵抗而产生尿崩症。该型也可由于各种疾病如肾盂肾炎、肾小管酸中毒、肾小管坏死、肾脏移植与氮质血症等损害肾小管所致。

二、临床表现

本病自出生后数月到少年时期任何年龄均可发病，多见于儿童期，男孩多于女孩。年长儿多突然发病，也可渐进性。以烦渴、多饮和多尿为主要症状，并表现为较固定的低比重尿。临床症状轻重不一，这不仅取决于患儿体内 AVP 完全或部分缺乏的程度不同，而且还与渴觉中枢、渗透压感受器是否受损及饮食内容相关。

婴幼儿患者烦渴时哭闹不安，但饮水后即可安静，多饮在婴儿表现喜欢饮水甚于吃奶。由于喂水不足可发生便秘、体重下降和高钠血症，低热、脱水甚至惊厥和昏迷。

儿童期患者多尿或遗尿常是父母最早发现的症状，每日尿量多在 4 升以上，多者达 10 升以上（每天 300~400 mL/kg 或每小时 400 mL/m^2，或者每天 3 000 mL/m^2 以上）。晨尿尿色可清淡如水。儿童一般多喜饮冷水，即使在冬天也爱饮冷水，饮水量大致与尿量相等，如不饮水，烦渴难忍，但尿量不减少。因多饮、多尿可影响学习和睡眠，出现少汗、精神不振、食欲低下、体重不增和生长缓慢等症状。若能充分饮水，一般无其他症状。

颅内肿瘤引起继发性尿崩症，除尿崩症外可有颅压增高表现，如头痛、呕吐、视力障碍等。肾性尿崩症多为男性，有家族史，发病年龄较早。

三、辅助检查

1. 尿液检查

尿量多，尿色清淡无气味、尿比重低，一般为 1.001～1.005（约 50～200 mmol/L），而尿蛋白、尿糖及其他均为阴性。

2. 血肾功能及电解质检查

尿崩症患者通常尿常规正常，尿糖阴性，血钠正常或稍高，血浆渗透压多正常或偏高。如有肾脏受累，可有不同程度的肾功能异常。

3. 头颅 MRI 检查

了解下丘脑和垂体的形态改变，排除颅内肿瘤。一般尿崩症者其垂体后叶高信号区消失，同时有侏儒症者可发现垂体容量变小。儿童颅内肿瘤常以尿崩症形式起病，故应对患儿进行长期随访。

4. 尿崩症特殊试验检查

（1）禁水试验：主要用于鉴定尿崩症和精神性烦渴。于早晨 8 时开始，试验前先排尿，测体重、尿量、尿比重及尿渗透压，测血钠和血浆渗透压。于 1 h 内给饮水 20 mL/kg，随后禁饮 6～8 h，每 1 h 收集一次尿，测尿量、尿比重及尿渗透压，共收集 6 次，试验结束时采血测血钠及血浆渗透压。本试验过程中必须严加观察，如果患者排尿甚多，虽然禁饮还不到 6 h，而体重已较原来下降 5%，或血压明显下降，立即停止试验。

正常人禁水后不出现严重的脱水症状，血渗透压变化不大，尿量明显减少，尿比重超过 1.015，尿渗透压超过 800 mmol/L，尿渗透压与血浆渗透压比率大于 2.5；完全性尿崩症患者尿量无明显减少，比重小于 1.010，尿渗透压小于 280 mmol/L，血浆渗透压大于 300 mmol/L，尿渗透压低于血渗透压；而部分性尿崩症血浆渗透压最高值小于 300 mmol/L；若尿比重最高达 1.015 以上，尿渗透压达 300 mmol/L，或尿渗透压与血渗透压比率大于等于 2，则提示 ADH 分泌量正常，为精神性烦渴。

（2）禁饮结合加压素试验：用于中枢性尿崩症与肾性尿崩症的鉴别。先禁水，每小时收集尿一次，测尿比重及渗透压。待连续两次尿渗透压差小于 30 mmol/L 时，注射水溶性加压素 0.1 U/kg，注射后每 1 h 测定尿比重或尿渗透压，连续 2～4 次。正常人注射加压素后，尿渗透压不能较禁饮后再升高，少数增高不超过 5%。有时还稍降低，中枢性尿崩症者禁饮后，尿渗透压不能显著升高，但在注射加压素后，尿渗透压升高，且超过血浆渗透压，尿量明显减少，比重达 1.015 以上，甚至 1.020，尿渗透压达 300 mmol/L 以上；部分性中枢性尿崩症患者，禁饮后尿渗透压能够升高，可超过血浆渗透压，注射加压素后，尿渗透压可进一步升高；如用加压素后反应不良，尿量及比重、尿渗透压无明显变化，可诊断为肾性尿崩症。

（3）血浆 AVP 定量：本病患者血 AVP 浓度降低（正常值约为 10 μU/mL），但由于检测方法的特异性和敏感性均不高，故分析结果需动态观察。直接检测血浆 AVP 浓度为 DI 的鉴别诊断提供了新途径：中枢性 DI 患者血浆 AVP 低于正常；而肾性 DI 者血浆 AVP 浓度升高，但尿液仍不能浓缩而持续排出低渗尿；精神性烦渴症 AVP 分泌功能正常，但对病程久、病情重者可由于长期低渗状态，而使 AVP 分泌障碍。

四、诊断和鉴别诊断

尿崩症的诊断可依据临床烦渴、多饮、多尿，以及血、尿渗透压测定、禁水和加压素试验及血浆 AVP 定量来进行。临床须与其他具有多尿症状的疾病相鉴别。

1. 高渗性利尿

如糖尿病、肾小管酸中毒等，根据尿比重、尿渗透压、尿 pH 及其他临床表现即可鉴别。

2. 高钙血症

该病见于维生素 D 中毒、甲状旁腺功能亢进症等。

3. 低钾血症

低钾血症见于原发性醛固酮增多症、慢性腹泻，Bartter 综合征等。

4. 继发性肾性多尿

慢性肾炎、慢性肾盂肾炎等病导致慢性肾功能减退时。

5. 精神性烦渴症

该病又称精神性多饮。儿童期较少见，常有精神因素存在。多为渐进起病，多饮多尿症状逐渐加重，但夜间饮水较少，且有时症状出现缓解。患儿血清钠和渗透压均处于正常低限，由于患儿分泌 AVP 能力正常，因此，禁水试验较加压素试验更能使其尿渗透压增高。

五、治疗

对尿崩症者应积极寻找病因、观察是否存在垂体其他激素缺乏，在药物治疗前，要供给充足的水分，尤其是新生儿和小婴儿，避免脱水及高钠血症，如有脱水、高钠血症发生时应缓慢给水，以免造成脑水肿。肿瘤者应根据肿瘤的性质、部位决定外科手术或放疗方案。对精神性烦渴综合征者进行寻找导致多饮多尿的精神因素，以对症指导。

1. 鞣酸加压素

即长效尿崩停，为混悬液制剂，浓度为 5 U/mL，用前须稍加温，并摇匀后再行深部肌内注射，开始剂量为 0.1 ~ 0.2 mL，作用时间可维持 3 ~ 7 天，一般须待患儿多尿症状复现时才行第二次给药。用药期间应注意患儿的饮水量，以防止发生水中毒。

2. 弥凝

即精氨酸加压素，0.1 mg/片，口服后疗效可维持 8 ~ 12 h，宜从小剂量每次 0.05 mg 开始，2 次/d。小年龄儿可从更小量开始。不良反应较小，少部分患者可出现头痛、恶心、胃不适等。

第六节 垂体瘤

垂体瘤是一组从腺垂体和垂体后叶及颅咽管上皮残余细胞发生的肿瘤。临床上有明显症状的垂体瘤约占颅内肿瘤的 10%，无症状性垂体瘤在尸解时被发现较多。其中以来自腺垂体的垂体腺瘤占大多数，来自垂体后叶的星形细胞瘤或神经节神经瘤等及垂体转移癌均属罕见。垂体瘤可发生在任何年龄，81.2% 的患者在 30 ~ 50 岁之间发病。

一、发病机制

目前认为垂体瘤的发展可分为两个阶段——起始阶段和促进阶段。起始阶段垂体细胞自身缺陷是起病的主要原因，下丘脑调控失常等因素在促进阶段发挥主要作用。即某一垂体细胞先发生突变，导致癌基因激活和（或）抑癌基因的失活，然后在内外因素的促进下突变细胞不断增殖，逐渐发展为垂体瘤。

二、分类

垂体瘤的分类有多种，目前，多采用按垂体瘤的内分泌功能分类。

（一）按内分泌功能分类

根据肿瘤细胞有无合成和分泌有生物活性激素的功能将垂体肿瘤分为功能性垂体肿瘤和无功能肿瘤两类。其中具有分泌生物活性激素功能的垂体瘤可按其分泌的激素不同而命名，如 PRL 瘤、GH 瘤、ACTH 瘤、TSH 瘤、LH/FSH 瘤及混合瘤等。不具备激素分泌功能的垂体瘤称为无功能垂体腺瘤。

（二）按影像学检查和手术所见分类

根据肿瘤扩展情况及发生部位可分为鞍内、鞍外和异位三种；根据肿瘤的大小可分为微腺瘤（直径 < 10 mm）和大腺瘤（直径 10 mm）两种；根据肿瘤的生长类型可分为扩张型和浸润型两种。

（三）按术后病理检查分类

术后病理组织切片进行免疫细胞化学分析能查出肿瘤分泌激素的类型，用垂体激素原位杂交技术能检测出组织切片中该激素特异性 mRNA，可用来作为垂体瘤免疫组化的辅助诊断。

三、临床表现

垂体瘤早期较少出现临床症状，其症状出现时主要有腺垂体本身受压综合征、垂体周围组织压迫综合征及腺垂体功能亢进综合征三种。

（一）腺垂体本身受压综合征

临床表现大多呈复合性，主要表现为以性腺功能低下为主，或以继发性甲状腺功能减退为主，或肿瘤压迫垂体后叶或下丘脑而产生尿崩症，偶见继发性肾上腺皮质功能低下。

（二）垂体周围组织压迫综合征

多发生于肿瘤较大压迫垂体周围组织时，其临床症状除头痛外，多属晚期表现。

1. 头痛

以前额及双颞侧隐痛或胀痛伴阵发性剧痛为特征，大多由于硬脑膜受压紧张或鞍内肿瘤向上生长时蝶鞍隔膜膨胀引起。当肿瘤生长到鞍外时，累及颅底部脑膜或血管外膜的神经血管组织也可引起头痛。

2. 视力减退、视野缺损和眼底改变

该征多发生于肿瘤向前上方生长，压迫视神经、视交叉时。视力减退可为单侧或双侧，甚至双目失明；视野改变可有单或双颞侧偏盲，少数可产生鼻侧视野缺损；眼底可见进行性视神经色泽变淡，视神经乳头呈原发性程度不等的萎缩，少数有水肿。

3. 脑脊液鼻漏

该征发生于肿瘤向下生长破坏鞍底及蝶窦时，较少见。可并发脑膜炎，后果严重。

4. 海绵窦综合征

肿瘤向侧方发展压迫和侵入海绵窦，使第Ⅲ、Ⅳ和Ⅵ脑神经受损，出现眼球运动障碍和突眼；肿瘤向蝶鞍外侧生长累及麦氏囊使第Ⅴ脑神经受损，出现继发性三叉神经痛或面部麻木等功能障碍。

（三）腺垂体功能亢进综合征

有生物活性激素分泌功能的垂体瘤尚有一种或几种垂体激素分泌亢进的临床表现。如：巨人症与肢端肥大症、皮质醇增多症、溢乳-闭经症及垂体性甲状腺功能亢进症等。若患者行双侧肾上腺全切除术后，垂体失去了肾上腺皮质激素的反馈抑制，患者可能出现皮质醇增多症的部分症状及全身皮肤进行性发黑，垂体瘤逐渐增大而产生垂体的压迫综合征的临床表现，即 Nelson 综合征。此时，血浆 ACTH 和 MSH 测定明显升高。

（四）垂体卒中

垂体腺瘤有时可因出血、梗死而发生垂体急性出血综合征，称为垂体卒中。垂体卒中起病急骤，诱发因素多为外伤、放射治疗等，亦可无明显诱因。临床表现为突发剧烈头痛、高热、眼肌麻痹、视力减退、视野缺损、恶心呕吐、颈强直、神志模糊，甚至死亡。

四、实验室和影像学检查

（一）实验室检查

可根据患者的临床表现选择相应的垂体激素基础值测定及其动态试验。一般应检查腺垂体分泌的激素水平，当某一激素水平有变化时应检测其靶腺或靶器官、组织激素的水平。当诊断尚有疑问时，可进行动态试验协助诊断。此外，视力、视野检查可以了解肿瘤向鞍上扩展的程度。有研究认为，测定脑脊液中的 GH 增加的水平可作为判断 GH 瘤向鞍上扩展程度的一种辅助诊断方法。

（二）影像学检查

X 线检查是诊断垂体瘤的重要方法之一，包括头颅平片、蝶鞍分层、磁共振、CT 扫描、正电子发射计算机体层扫描（PET）检查等。如果垂体瘤已达到一定大小，常规 X 线体层摄片即可达到诊断目的。

典型垂体瘤的 X 线表现为：蝶鞍扩大（蝶鞍可向各方向增大），鞍壁变薄，鞍底变阔，前后床突变细，甚至缺损，彼此分开，使鞍口扩大，鞍底腐蚀下陷，有时肿瘤稍偏于一侧，可使一侧鞍底明显下陷，呈现双鞍底。高分辨率 CT、MRI 及其增强显像或三维构象的影像学检查可对普通 X 线检查不能诊断者及垂体微腺瘤作出正确的定位诊断。高分辨率 CT 和 MRI 可显示直径大于 3 mm 的微腺瘤。MRI 能更好地显示肿瘤及其与周围组织的解剖关系，垂体瘤的影像学检查宜首选 MRI。

五、诊断和鉴别诊断

垂体瘤的诊断一般并不困难，主要依据临床症状及体征、垂体影像学检查以及内分泌功能检查（包括相应靶腺功能检查）、视力及视野检查等进行综合判断。

垂体腺瘤鉴别诊断的疾病众多，包括引起颅内压迫、损害视交叉的疾病或伴蝶鞍扩大的疾病。垂体瘤与其他疾病的鉴别如下。

（1）颅咽管瘤：可发生于各种年龄，以儿童及青少年多见。视野缺损常不对称，往往先出现颞侧下象限缺损。鞍内型易与垂体腺瘤混淆，确诊依赖 MRI 及内分泌功能检查。

（2）脑膜瘤：部分脑膜瘤其影像学表现类似于蝶鞍区肿瘤，内分泌功能检查仅有垂体柄受压引起的轻度高 PRL 血症，临床上易误诊为无功能垂体腺瘤。

（3）颈内动脉瘤：常引起单侧鼻侧偏盲，可有眼球瘫痪及腺垂体功能减退表现，蝶鞍可扩大。对该类患者如误诊为垂体瘤而行经蝶窦垂体切除术将会危及患者生命，确诊依赖于 MRI。

（4）淋巴细胞性垂体炎：多见于妊娠或产后的女性，临床表现可有垂体功能减退症以及脑垂体肿块。无功能腺瘤及 PRL 瘤须与本病鉴别，其垂体功能减退症表现迟于垂体腺瘤，确诊依赖于病理组织检查。

（5）异位松果体瘤：多见于儿童及青少年。视力减退，双颞侧偏盲。常有渴感丧失、慢性高钠血症等下丘脑功能紊乱的表现。也可有尿崩症、腺垂体功能减退症。蝶鞍无异常，MRI 可显示肿瘤。

（6）球后视神经炎：起病急，视力障碍多为一侧性，大多在数周内有所恢复。常伴眼球疼痛，瞳孔调节及反射障碍，无内分泌功能紊乱表现，蝶鞍无异常。

（7）空泡蝶鞍：有视神经交叉压迫症和轻度垂体功能低下，蝶鞍常扩大呈球形，需与球形扩大的垂体瘤鉴别。头颅 CT 扫描或磁共振检查有助鉴别。

六、治疗

目前，垂体瘤的治疗方法主要有三种：药物治疗和手术治疗、放射治疗。治疗方法的选择主要依据垂体肿瘤的类型而定。

（一）药物治疗

一般 PRL 瘤首选药物治疗，其他垂体腺瘤的药物治疗效果尚需进一步临床观察。在众多治疗垂体瘤的药物中，疗效得到明确肯定的是一类以溴隐亭为代表的多巴胺 D_2 受体激动剂，此外对于 GH 瘤术后效果不佳者可考虑辅以奥曲肽或溴隐亭治疗。

（二）手术治疗

大多数 GH 瘤、ACTH 瘤、TSH 瘤以及无功能大腺瘤首选手术治疗。术后 GH、IGF-1 水平仍持续升高的 GH 瘤患者应给予奥曲肽或多巴胺受体激动剂辅助治疗。手术并发症可有脑脊液鼻漏、视力丧失、卒中或脑血管损伤、脑膜炎或脓肿、眼球麻痹及腺垂体功能减退症，发生率均较低。

（三）放射治疗

对药物治疗效果不佳者可考虑辅以放射治疗。ACTH 瘤、TSH 瘤及无功能大腺瘤手术效果欠佳者也可辅以放射治疗。放射治疗的方法较多，可选择常规 X 线放疗、直线加速器 X-刀、γ-刀以及放射源 90 钇或 198 金作垂体内照射等。放疗并发症主要为垂体功能减退症状，包括视交叉和（或）视神经及其他颅神经损害的表现（失明或眼肌麻痹）、大脑缺血、癫痫发作以及垂体或脑部恶变。因此，应监测放疗后患者的腺垂体内分泌功能状态，以便及时给予相应治疗。

第七节 肢端肥大症和巨人症

肢端肥大症和巨人症系腺脑垂体生长激素细胞腺瘤或增生，分泌生长激素（GH）过多，引起软组织、骨骼及内脏的增生肥大及内分泌代谢紊乱。发病在青春期后，骺部已闭合者为肢端肥大症；发病在青春期前，骺部未闭合者为巨人症，其中不少可发展为肢端肥大性巨人症。其病因，巨人症患者垂体大多为生长激素细胞增生，少数为腺瘤；肢端肥大症患者垂体大多为生长激素细胞腺瘤，少数为增生或腺癌。

一、诊断

(一) 症状和体征

1. 巨人症

巨人症发病多在青少年期，特征为生长发育过度，全身骨骼、内脏成比例的快速生长，远超过同年龄的身高与体重。肌肉发达，臂力过人，性器官发育较早，性欲强烈。当生长至最高峰后，逐渐衰退，表现为精神不振，四肢无力，肌肉松弛，后背佝偻，毛发脱落，性欲减退，外生殖器萎缩。

2. 肢端肥大症

该症起病缓，一般始发于 20～30 岁，常有头痛疲乏，面容粗陋，诸如额部多皱褶、耳鼻增大，唇舌肥厚致音调低沉、吐词不清，脸部增长，下颌增大，额骨颧弓突出，下颚前伸，牙缝增宽等。手足等增厚，指（趾）粗短，患者常诉鞋帽手套变小。晚期因脊柱骨质疏松引起背部佝偻后凸、腰部前凸，伴背痛。妇女常有闭经，男子可泌乳。晚期则表现为精神萎靡，易感疲乏，可出现嗜睡和尿崩症，常有视力减退或视野缺损。

(二) 影像学检查

X 线检查可发现蝶鞍扩大，四肢指（趾）端呈丛毛样变化。垂体 CT 或 MRI 可发现垂体瘤影像。

(三) 实验室检查

（1）内分泌检查：①多次测定血浆 GH 浓度增高，一般大于 20μg/L。②葡萄糖抑制试验，血浆 GH 成年男性大于 2μg/L，成年女性大于 5μg/L。③促甲状腺激素释放激素（TRH）兴奋试验，血浆 GH 明显升高。④血浆胰岛素样生长因子 –I（IGF-I）浓度升高（正常值为 75～200 ng/mL）。

（2）血磷增高示病变活动期。

（3）空腹血糖可增高，糖耐量减低或呈糖尿病症群。

二、治疗

(一) 药物治疗

1. 溴隐亭

从小剂量 1.25 mg 开始，于睡前或进餐中间与食物同服，开始每日一次，以后逐渐增至 15mg/d 以上，分 2～3 次口服。有效者约 2 周后可见症状减轻，如压迫症状减少，2～3 个月后出现明显疗效。此药必须持续服用数年。

2. 生长抑素类药物

（1）奥曲肽，皮下注射，开始每次 50μg，每 12 小时 1 次，而后增至每次 100μg，每日 2～3 次。

（2）兰瑞肽，是一种新长效型生长抑素类似物，肌注，每次 30 mg，两周 1 次。

(二) 放射治疗

常采用 60 钴或加速器 6MV-X 行外照射法，或用 198 金 90 钇植入蝶鞍行内照射法。适用于早期视野无缺损或压迫症状不明显者及术后 GH 仍持续升高者。60 钴疗程总剂量 45～55 Gy，5～6 周为一疗程。不良反应有脱发、白细胞下降、恶心呕吐、便秘、食欲减退等，并可招致垂体前叶功能减退。

(三) 手术治疗

垂体肿瘤压迫邻近组织，出现严重头痛与视野缺损等临床表现，或经放射治疗后视力、视野进行性恶化，或有颅内压增高者，或出现垂体出血、卒中者均应采用肿瘤切除术。

1. 恢复体重

恢复体重是一个渐进性的过程，通常需要 8～12 周。要保证患者的正常营养，纠正水、电解质紊乱。要定期测体重，确定目标体重和理想体重增长率。可供给高热量饮食，给予静脉输液或高静脉营养治疗。

补足多种维生素及微量元素。餐前肌内注射胰岛素可促进食欲。

2. 心理治疗

心理治疗包括纠正认知歪曲和其他相关因素，如体象障碍、自卑、家庭问题等。首先要取得患者的合作，了解其发病诱因，给予认知治疗、行为治疗、家庭治疗。认知治疗主要针对患者的体象障碍，进行认知行为纠正。行为治疗主要采取阳性强化法的治疗原理，物质和精神奖励相结合，达到目标体重便予以奖励和鼓励。家庭治疗针对起病有关的家庭因素，进行系统的家庭治疗有助于缓解症状、减少复发。要使患者重新产生进食的欲望。

3. 药物治疗

药物治疗的目的有两个，一是影响与饥饿或满足感有关的神经递质或神经肽从而改善食欲；二是治疗与神经性厌食并存的其他精神障碍。常见的有：①抗抑郁剂，氯米帕明；选择性 5-HT 再摄取抑制剂，如 20～80 mg/d 氟西汀可以使严重消瘦的神经性厌食患者体重有所增加，改善抑郁、焦虑情绪。丙米嗪 50～200 mg/d，阿米替林 150 mg/d，对伴贪食诱吐者效果较好。②抗精神病药物，常用的有舒必利 200～400 mg/d，对单纯厌食者效果较好。有人用小剂量奥氮平增加神经性厌食患者的食欲。患者出现焦虑、抑郁症状、易激惹，甚至自杀想法时，抗抑郁药、抗精神病药、锂盐、抗癫痫药、抗焦虑药物均可使用。

4. 进行长期观察和预防复发

治疗过程中，需要注意的是随着进食的恢复，可能出现心脏的失代偿，尤其是在恢复进食的头两周内（心脏负担不了突然增加的代谢压力）。可出现的症状有胃过度膨胀、水肿以及少见的充血性心力衰竭。因此体重需要逐步恢复，并注意躯体情况。

五、病程与预后

本症常为慢性迁延性病程，缓解和复发呈周期性交替，常伴有持久存在的营养不良、消瘦，可能并发抑郁症、焦虑症、强迫症、物质滥用和依赖、人格问题等。

约一半患者达痊愈水平，即体重不超过与身高相适应的推荐体重的 15% 以内，恢复规律的月经，约 25% 的患者结局差，其中有一部分转为慢性厌食症，5%～20% 的患者死亡。但是，长期预后的研究显示，虽然该病可以表现为慢性病程，但即使患病多年仍然可能康复。

发病年龄小、病程短、不隐瞒症状、否认害怕发胖或否认体型障碍的非典型的神经性厌食患者预后较好。病程长、体重过低、病前不良人格特征、病前家庭关系不和睦，社会适应差、暴食、呕吐、使用泻药、有行为异常，如强迫、癔症、抑郁、冲动等的患者预后不良。

第八节　抗利尿激素分泌失调综合征

抗利尿激素分泌失调综合征（SIADH）又称 Schwartz-Bartter 综合征，是由多种病因引起的内源性抗利尿激素（ADH），亦即精氨酸加压素（AVP）分泌过多，使水排泄障碍，导致体内水潴留、血钠水平和血浆渗透压均降低的临床综合征。

一、病因及发病机制

神经系统疾病引起的 SIADH 常见于颅脑损伤、肿瘤、脑炎、脑膜炎、急性脑卒中和发作性脑节律失常等。这些疾病使下丘脑的视上核、室旁核及神经垂体对 ADH 分泌和释放增加。

此外，神经系统变性疾病也可伴发此综合征。许多恶性肿瘤如肺癌、胰腺癌、胸腺癌和类癌等亦可产生异源性 ADH，某些药物如卡马西平、巴比妥、阿片类、环磷酰胺、氯磺丙脲、长春新碱、氯丙嗪及单胺氧化酶抑制剂等亦可引起 ADH 分泌过多，出现该综合征表现。

二、临床表现

（1）本病主要表现水潴留，尿钠排泄增多，导致低钠血症和血浆渗透压降低。临床症状的轻重与 ADH 分泌和水负荷程度有关。多数患者如限制水分，症状可不明显，但水负荷增加时可出现水中毒及低钠血症表现，如进行性软弱无力、倦怠等。当血钠低于 120 mmol/L 时可出现脑水肿和颅压升高，常见头痛、恶心、呕吐、视物模糊、肌肉抽动和嗜睡等；若血钠低于 110 mmol/L 时，病情常急骤恶化，可有延髓麻痹，呈木僵状态，锥体束征阳性，甚至昏迷、抽搐，严重者可致死。水潴留于细胞内，一般不超过 3～4 L，故虽有体重增加而无水肿。此外，临床可见中枢神经系统原发性疾病的症状和体征。

（2）脑 CT/MRI 检查可能发现中枢神经系统原发性病变。血浆渗透压降低（270 mmol/L），血钠小于 125 mmol/L，尿钠排泄量增加（大于 20 mmol/L），尿渗透压增加（大于 100 mmol/L）。血浆肾素活性增高，尿和血液 ADH 水平明显增加。

三、诊断及鉴别诊断

（一）诊断

本病根据典型临床表现和实验室检查，一般诊断不难。由于临床医师对 SIADH 认识不足，漏诊病例并不少见。

（二）鉴别诊断

（1）肾失钠导致低钠血症：特别是肾上腺皮质功能减退症、失盐性肾病、醛固酮减少症，以及使用利尿药等均可导致肾小管重吸收钠减少和尿钠排泄增多，导致低钠血症。患者通常有原发疾病及失水表现，血尿素氮常升高。而 SIADH 患者血容量常正常或增高，血尿素氮常降低。对可疑病例，可作诊断性治疗，将每日水摄入量限制为 0.6～0.8 L，如在 2～3 天内体重下降 2～3 kg，低钠血症与低渗血症被纠正，尿钠排出明显降低，对 SIADH 有诊断意义。如体重减轻而低钠血症未被纠正，尿钠排出仍多，则符合由于肾失钠导致的低钠血症。

（2）胃肠消化液丧失：如腹泻、呕吐、胃肠、胆管、胰腺造瘘或胃肠减压等均可失去大量消化液，导致低钠血症，常有原发疾病的病史，且尿钠常小于 30 mmol/L。

（3）甲状腺功能减退：有时可出现低钠血症，可能由于精氨酸加压素（AVP）释放过多或由于肾不能排出稀释尿所致。甲状腺功能减退严重伴黏液性水肿者，结合甲状腺功能检查不难诊断。

（4）顽固性心力衰竭、晚期肝硬化伴腹水或肾病综合征等可出现稀释性低钠血症，但这些患者各有其原发病特征，且常伴明显水肿、腹水，尿钠常降低。

（5）精神性烦渴由于饮水过多，也可引起低钠血症与血浆渗透压降低，但尿渗透压明显降低，易与 SIADH 鉴别。

（6）脑耗盐综合征（CSWS）：是颅内疾病过程中肾不能保存钠，导致钠自尿大量流失和带走过多水分，导致低钠血症和细胞外液容量下降。CSWS 的主要临床表现为低钠血症、尿钠增高和低血容量；SIADH 血容量正常或轻度增加是与 CSWS 的主要区别。此外，CSWS 补充钠和血容量有效，限水治疗无效，反使病情恶化。

四、治疗

1. 病因治疗

及早治疗 SIADH 的原发病，药物引起者立即停药后可迅速好转。中枢神经系统疾病导致的 SIADH 常为一过性，如恶性肿瘤所致者经手术切除、放疗或化疗后 SIADH 减轻或消失，而 SIADH 的消失可作为肿瘤治疗彻底的佐证。

2. 纠正水负荷过多和低钠血症

包括以下几点。

（1）限制水摄入，轻度 SIADH 严格限制水摄入（小于 1 L/d），即可使症状消除。增加每日摄钠量达到 NaCl 12 g/d。

（2）有严重水中毒症状时可用呋塞米或依他尼酸，或 20% 甘露醇 250 mL，1 次/（4~6）h，并滴注高渗盐水 0.1 mL/（kg·min），可静脉输注 3% NaCl 溶液，每小时滴速 1~2 mL/kg，使血清钠逐步上升，症状改善。应控制血钠升高速度不超过 1~2 mmol/L/h，一般升至 125 mmol/L 时，病情改善即停止高渗盐水滴注，以防肺水肿和维持电解质平衡。

3. 抗利尿激素分泌抑制及活性拮抗剂

地美环素 300~400 mg 口服，3 次/天，可拮抗 AVP 作用于肾小管上皮细胞受体中腺苷酸环化酶作用，抑制肾小管重吸收水分。可引起等渗性或低渗性利尿，改善低钠血症。苯妥英钠可抑制神经垂体加压素释放，对有些患者有效。氟氢可的松 0.1~0.2mg 口服，2 次/天，可减少尿钠排泄，配合呋塞米与 NaCl 溶液静脉滴注治疗。需注意低钠血症不宜纠正过快，以免引起脑桥中央髓鞘溶解症。

五、预后

SIADH 的预后取决于基础疾病。由药物、肺感染、中枢神经系统可逆性疾病导致者常为一过性，预后良好。由恶性肿瘤如肺癌、胰腺癌所致者预后较差。

第四章 甲状腺疾病

第一节 甲状腺功能亢进症

甲状腺功能亢进症（hyperthyroidism），是指由于血液循环中甲状腺激素过多所造成的一种综合征。甲状腺亢进症包括多种临床情况，或换言之，造成甲状腺功能亢进症的疾病很多（表4-1）。其中以Graves病最常见（约占85%以上），余下的主要为毒性多结节性甲状腺肿、毒性甲状腺腺瘤和亚急性甲状腺炎，其他病因少见。

表4-1 引起甲状腺功能亢进症

Graves病（毒性弥漫性甲状腺肿）
毒性多结节性甲状腺肿
毒性甲状腺腺瘤
亚急性甲状腺炎
碘甲状腺功能亢进症
桥本甲状腺炎伴甲状腺毒症
人为（外源性）甲状腺毒症
新生儿甲状腺毒症（其母患Graves病）
分泌TSH的垂体瘤
非肿瘤发生的垂体甲状腺功能亢进症
绒毛膜癌发生的垂体甲状腺功能亢进症
卵巢甲状腺肿
高功能甲状腺癌（常为转移的）

适用于上述综合征的另一个名称为甲状腺毒症（thyrotoxi-cosis），它是从机体组织在过多甲状腺激素的作用下处于一种"中毒"状况而言的。一般认为甲状腺功能亢进症一词与甲状腺毒症一词无区别，可以互相通用。但也有一些学者认为两者不完全一样，甲状腺功能亢进症仅指由于甲状腺本身功能亢进，分泌甲状腺激素过多所造成的甲状腺毒症，而甲状腺毒症是总称，除包括甲状腺功能亢进症外，还包括其他原因造成的甲状腺毒症，如人为甲状腺毒症、卵巢甲状腺肿或绒毛膜癌所造成的甲状腺毒症等。本书中我们将两词视为一样，交替使用。

一、Graves病

Graves病又称毒性弥漫性甲状腺肿，是最常见的一种甲状腺功能亢进症。1835年Robert Graves首先描述了该综合征，包括高代谢，弥漫性甲状腺肿大和突眼三大特点。1840年Von Basedow也报告了该病，故在欧洲大陆曾称该病为Basedow病。除上述3个主要表现外，部分病人还可有胫前黏液性水肿。Graves病多见于女性，男女之比为1：（5~6）。女性发病占优势的原因不明。各年龄组均可发病，但发病高峰为 20～40 岁。

（一）病因和发病机制

确切病因不明，但已肯定 Graves 病为一种自身免疫性疾病。Graves 的主要表现是甲状腺的功能亢进，合成和分泌过多的甲状腺激素。这是由于甲状腺被血液循环存在的刺激物（非 TSH）兴奋的结果，目前认为这种刺激物为 γ 球蛋白。许多证据表现，甲状腺细胞内的抗原性 T 淋巴细胞致敏，刺激 B 淋巴细胞分泌 TSH 受体抗体（TRAB）。TRAb 是多克隆的，它们能与 TSH 受体结合，对甲状腺起兴奋或抑制作用。TRAb 中有一种名为甲状腺刺激免疫球蛋白（TSI）的抗体，它与甲状腺细胞膜上的 TSH 受体结合，激活膜上的腺苷酸环化酶，导致 cAMP 增多，cAMP 作为第二信使，有兴奋甲状腺细胞的功能，使甲状腺激素合成、分泌增加。在 Graves 病患者中，TSI 或 TRAb 阳性率达 85%～90%。

为 Graves 病的发病机制存在多种假说。其中之一是认为 Graves 病病人体内的抗原特异性抑制 T 淋巴细胞存在缺陷，造成辅助 T 淋巴细胞与抑制 T 淋巴细胞之间功能不平衡，辅助 T 淋巴细胞不受抑制，自由刺激 B 淋巴细胞生成 TRAb 等免疫球蛋白，其中 TSI 可兴奋甲状腺功能。

此外，约 70% 的 Graves 病患者具有甲状腺球蛋白抗体（TGAb）和甲状腺微粒体抗体（TMAb），这两种抗体是甲状腺自身免疫现象的重要标志。

Graves 病患者甲状腺肿大程度与功能水平不完全一致，少数 Graves 病患者仅有甲亢表现而无甲状腺肿大。Graves 病患者甲状腺肿大的原因是体内存在甲状腺生长免疫球蛋白（TGI），它具有明显的促甲状腺生长作用，TGI 活性与甲状腺肿大程度呈正相关。对于 TGI 的作用机制存在争论，有人认为 TGI 也是通过与 TSH 受体结合后刺激腺苷酸环化酶系统，使 cAMP 增多；另一种意见认为 TGI 与 TSH 受体结合激活葡萄糖-6-磷酸脱氢酶，进而促进 DNA 合成。

Graves 病突眼的病因和发病机制尚未阐明。几乎全部突眼病人，尤其是有胫前黏液性水肿的突眼病人，血中均有高滴定度的 TRAb。多数 Graves 突眼病人具有针对人眼肌抗原的抗体，而无突眼的 Graves 病病人中无此抗体。还有证据表明，甲状腺球蛋白-抗甲状腺球蛋白循环免疫复合物可沉积于眼肌内，引起免疫复合物炎性反应，造成浸润性突眼。说明 Graves 眼病也系自身免疫反应所致。胫前黏液性水肿的确切发病机制还不清楚。

Graves 病具有明显的遗传易感性。Graves 病病人的亲属中 15% 的人也发生 Graves 病，50% 的人可检出甲状腺自身抗体。某些类型的组织相容性抗原（HLA）与 Graves 病的发病显著相关，如 $HLA-B_8$（高加索人）、$HLA-B_{35}$（日本人）和 $HLA-Bw_{46}$（中国人）。以上资料提示 Graves 病病因有遗传基因因素。

对情感因素在 Graves 病发病中的作用存在争论。一般认为即使精神创伤可以某种方式激发 Graves 病发生，也需免疫系统的参与。

（二）临床表现

Graves 病的临床表现繁多，几乎可累及全身各个器官系统（表 4-2）。典型的临床表现由以下三联征组成：具有弥漫性甲状腺肿的甲状腺功能亢进、眼病和皮肤病变（胫前黏液性水肿）。大多数病人仅具备三联征中的一项或两项。其中胫前黏液性水肿最少见，尤其极少发生于无内分泌性突眼的病人。由于甲状腺功能亢进的表现最为常见和突出，因此眼病和胫前黏液性水肿常被视为并发症。

表 4-2 Graves 病对全身的影响

类别	临床表现
全身	精神紧张，失眠，乏力，颤抖，怕热，体重减轻
皮肤	温暖和潮湿，多汗，脱发，色素沉着，脱甲，杵状指，黏液性水肿，荨麻疹，瘙痒，白癜风
眼	突眼，结膜炎，球结膜水肿，眼肌麻痹，视神经受累
心血管	心悸，气短，心动过速，房颤，传导阻滞，心绞痛，高排出充血性心衰，脉压增大，杂音
胃肠道	舌震颤，多食易饥，腹泻或大便次数增多，口渴，肝大，肝功异常
代谢	高血钙，低血镁，高碱性磷酸酶，高尿钙
神经肌肉	手颤，近端肌无力，肌病，肌肉萎缩，尿肌酸增加，周期性麻痹
骨	骨质疏松

续表

类别	临床表现
神经	发热，谵妄，木僵状态，昏迷，晕厥，舞蹈病
生殖与性腺	月经紊乱，男子乳腺发育，生育力减低
血液	贫血，淋巴细胞增多，淋巴结病，胸腺增大，脾大
精神	兴奋，好动，焦虑不安，注意力不集中，抑郁，精神病
维生素代谢	血清维生素A、前清蛋白和维生素结合蛋白减少，对维生素B_1和维生素B_6需要量增加，血清$1,25-(OH)_2D$减少

1. 甲状腺功能亢进的临床表现

甲状腺功能亢进是由血液循环中甲状腺激素过多所致，无论是Graves病或其他病因的甲状腺功能亢进症并无明显区别。临床上一般以高代谢及心血管和神经系统受累表现较为突出。最常见的症状有神经质、易激动、多语多动、震颤、体重下降（多伴有食欲亢进）、心悸气短、怕热多汗和疲乏无力。最常见的体征有心动过速、脉压增大（收缩压增高而舒张压减低）、心尖部第一心音亢进、皮肤温暖潮湿、细震颤（舌与手）、近端肌肉萎缩无力。年轻病人临床表现多典型，而老年和小儿病例一般表现不典型。

淡漠型（又称隐蔽型或无力型）甲状腺功能亢进症多见于老年人，起病隐袭，以心血管和肌病表现突出，常有明显消瘦、肌肉萎缩无力、心律失常（以房颤为多见）、心力衰竭和心绞痛，病人一般神志淡漠、反应迟钝、嗜睡乏力，易发生甲状腺危象。

10%～20%的病人发生甲亢性心脏病。表现为心律不齐、心脏扩大和/或心力衰竭，这些临床表现不能用其他原因（如冠心病、高心病、风心病等）解释，且随着甲状腺功能亢进症的控制而完全恢复。甲亢性心脏病多见于中老年男性病人。

未经治疗或未被很好控制的病人由于感染、各种应激等诱因，病情可以突然加重、恶化，发生甲状腺危象。表现为高热（大于39℃）、心动过速（大于140次/min）、心律失常，初时大汗，继而汗闭、恶心、呕吐、腹泻、烦躁、焦虑、谵妄、嗜睡、终至昏迷。可有心衰、休克和黄疸，若不积极治疗，死亡率较高。

2. 甲状腺肿

大多数病人的甲状腺呈弥漫性肿大，为正常甲状腺的1.5～10倍，肿大程度与病情轻重无关。约1/3的老年病人无甲状腺肿大。甲状腺质软或较硬，取决于甲状腺功能亢进的严重程度、病程长短及摄入碘的多少。甲状腺部位可闻及血管杂音和扪及震颤。少数Graves病病人是在原有甲状腺结节的基础上发病，故其甲状腺可扪及大小数目不等的结节。

3. 眼病

眼病见于半数以上的Graves病患者。Graves眼病可发生于甲亢症状出现的同时、之前或之后（甚至发生于甲状腺功能亢进症经治疗已被控制之后）。其严重程度与Graves病病情无关，少数病人仅有Graves眼病，而无甲状腺功能亢进。Graves眼病分级如表4-3所示。

表4-3 Graves眼病的分级

分级	定义
0	无症状和体征
1	仅有体征，无症状
2	软组织受累
3	眼球突出
4	眼外肌受累
5	角膜受累
6	视神经受累

第1级为非浸润性突眼，又称良性突眼或单纯性突眼，大多数Graves眼病属此种。病人无症状，仅有眼裂增宽、凝视上睑挛缩、向下看时上睑的下垂落后于眼球、看近物时两眼内侧聚合不良及向上看时

前额皮肤不能皱起等眼征。突眼不明显，突眼度不超过 18 mm。甲亢控制后，眼征逐渐恢复。第 2~6 级为浸润性突眼，又称恶性突眼，占 5%~10%，多为男性病人，症状明显，由于球后软组织水肿、浸润，病人可有眼内异物感、畏光、流泪、结膜充血和水肿及眼睑肥厚。突眼明显，突眼度 19 mm 以上，两眼突眼程度常不等，也可仅单眼突。眼外肌受累继发细菌感染，严重时可有角膜混浊、坏死、穿孔和失明。视神经受累可造成视神经萎缩、视力下降和失明。浸润性突眼呈进行性发展，性质严重，通过治疗可有不同程度缓解，但一般不能恢复正常。浸润性突眼的发病机制与自身免疫有关。

4. 皮肤病变

不足 5% 的 Graves 病病人可发生局限性黏液性水肿，因多见于胫前，故一般称为胫前黏液性水肿。一般与浸润性突眼同时或先后发生。皮损呈对称性，患处皮肤增厚，呈暗紫红色，出现大小不等的片状或结节状突起，后期破损融合，皮肤呈树皮样，可有继发感染和色素沉着。病变可延伸至足背和膝部，偶见于手背和面部。Graves 病的皮肤病变系液体和黏多糖沉积所致，发病机制可能与异常的 T 淋巴细胞或 B 淋巴细胞的刺激有关，或是与局部皮肤组织与血清中抗甲状腺抗体交叉反应有关。皮肤病变的发生和进展与 Graves 病的严重程度和进展无关。

（三）实验室检查

1. 甲状腺功能实验

血清 T_4、rT_4（或 $T_3 RU$）T_3、rT_3 均增高。血清 T_4 水平正常而 T_3 水平升高，多见于 Graves 病早期和复发初期，少数为 T_3 型甲状腺功能亢进症。FT_4 和 FT_3 不受 TBG 等结合蛋白的影响，更为敏感，将会逐渐取代总 T_4、总 T_3 及 T_3RU 测定。Graves 病病人没有必要常规测定血清甲状腺球蛋白、TBAb 及 TMAb。除妊娠或哺乳者外，大多数可疑为 Graves 病的病人应测定甲状腺对放射性同位素碘的摄取率，以便与无痛性甲状腺炎鉴别。若病人有甲状腺结节、淋巴结病或甲状腺迅速增大、疼痛等情况时，应行放射性同位素甲状腺扫描，以除外伴发的甲状腺肿瘤。当甲状腺无明显肿大和血清 T_4 值为正常或正常高限而难以确诊时，可做 TRH 兴奋试验。除了垂体功能减退，TSH 对 TRH 反应迟钝，几乎无例外地提示甲状腺功能亢进症。高灵敏度的 TSH 检测可以测定极低水平的 TSH，从而确定早期的"生化性"甲状腺毒症。测定 24 小时尿碘排泄量，有助于识别甲亢病人的甲状腺摄碘率减低是由于外源碘摄入过多所致。有时为了协助诊断，可以有选择地进行血清 TBG 水平测定。

TRAb 或 TSI 的测定有时十分重要，其临床应用价值包括：①区别 Graves 病与其他原因造成的甲状腺功能亢进症；②甲状腺功能正常的 Graves 病的诊断；③预测 Graves 病孕妇分娩的新生儿患新生儿甲亢的可能性；④预测 Graves 病病人复发的可能性；⑤有助于估价产后 Graves 病是否将继续存在。

2. 其他实验室检查

Graves 病病人均应测定血红蛋白、血细胞比容、白细胞计数、肝肾功能、血尿钙磷镁、血碱性磷酸酶及血脂。久病的 Graves 病病人常有贫血。少数病人可有中性白细胞减少和淋巴细胞增多。个别病人可有血小板减少。血清胆固醇浓度多减低。20% 的病人血钙轻度升高。血磷一般正常，血镁减低，碱性磷酸酶升高。尿羟脯氨酸增多。肝功能可异常，甲状腺毒症被控制后，上述改变均可缓解。

（四）诊断和鉴别诊断

Graves 病的诊断主要依据临床表现与有选择的实验室检查。大多数病人临床表现典型，诊断不难。但少数病人（如早期轻型病人、儿童及老年病人）临床表现不典型，极易漏诊或误诊，须提高警惕，有的放矢地选择实验室检查，以期确诊。

主要需要进行鉴别的非甲亢疾病有：单纯性甲状腺肿（甲状腺肿大）、神经官能症（神经、精神证候群）、结核或癌症（消瘦、低热）、风心病或冠心病（心血管证候群）、慢性结肠炎（腹泻）、进行性肌萎缩或多发性肌炎（肌病表现）及嗜铬细胞瘤（交感神经亢进表现）等。

老年病人表现多不典型。60 岁以上的病人中，40% 无甲状腺肿大，40% 无心悸，心率小于 100 次/分。房颤可能是老年病人最早或最主要的表现。许多老年病人血清 T_3 仅轻度增高，甚至为正常高限，采用高灵敏度的方法检测血清 TSH 水平对这些病人的诊断十分有用。老年病人可以表现为淡漠、抑郁、恶心、呕吐、腹痛或心功能不全。老年人中 Graves 病并非罕见，及时正确地作出诊断十分重要。凡具有不可解释的消瘦、房颤、充血性心衰、心绞痛发作或抑郁等临床表现的老年人，均应进行甲状腺功能检测。

甲状腺功能正常的 Graves 病的诊断有时比较困难。仅表现突眼而无甲亢的 Graves 病患者血中甲状腺激素水平正常，但多数病人的 T_3 抑制试验异常、TRH 兴奋试验时 TSH 反应迟钝及用高灵敏度方法可以发现 TSH 减低，TSI、TGAb 或 TMAb 阳性也有助于该病诊断。CT、超声波检查和 MRI 有助于该病与眶内肿瘤、动静脉异常或黏液囊肿的鉴别。扫描时，Graves 显示特征性的眼外肌肿胀，有时临床表现为单侧突眼，但 CT 扫描可证实双眼肌肉受累。

Graves 病还须与其他原因造成的甲状腺毒症相鉴别，依据病史、查体和有关的实验室检查，鉴别并不困难。弥漫性甲状腺肿大、眼病、胫前黏液水肿或肢端肥厚均有力支持 Graves 病的诊断。病人同时具有其他自身免疫疾病，有 Graves 病或其他自身免疫性疾病的阳性家族史或具有某些类型的 HLA 抗原（如 HLA-DR3）也多见于 Graves 病。TRAb 或 TSI 阳性支持该病的实验室诊断。为了与某些原因的甲状腺功能亢进症相区别，有时需有选择地进行某些检测，如甲状腺 CT、MRI、放射性同位素扫描或荧光碘扫描，甲状腺摄 ^{131}I 率，尿碘或血清人绒毛膜促性腺激素（HCG）的测定。

（五）西医治疗

虽已知 Graves 病的病因是自身免疫，但目前尚无特异性的病因治疗，治疗主要针对甲状腺功能亢进本身。除适当休息、加强营养、避免精神刺激和劳累、酌情选用镇静剂等一般性治疗外，主要的治疗方法有抗甲状腺药物治疗、手术治疗和放射性碘治疗。采用手术或放射性碘治疗也先应给予抗甲状腺药物治疗，待甲状腺功能正常后才能开始。这三种疗法各有优、缺点，临床医师应正确掌握适应证，根据每个病人的具体病情，选择适宜的治疗方案。

1. 抗甲状腺药物治疗

（1）硫脲类：是最主要的抗甲状腺药物，包括甲硫氧嘧啶（methylthiouracil，MTU）、丙硫氧嘧啶（propylthiouracil，PTU）、他巴唑（methimazole，MMI）和甲亢平（carbimazole）。硫脲类药物都具有一共同的化学基团，它们的化学结构如图 4-1 所示。

丙硫氧嘧啶和他巴唑被视为一线药物，目前广泛应用于临床。甲亢平与他巴唑结构基本相同，仅多一侧链，进人体内后脱去侧链，变成他巴唑而发挥作用。

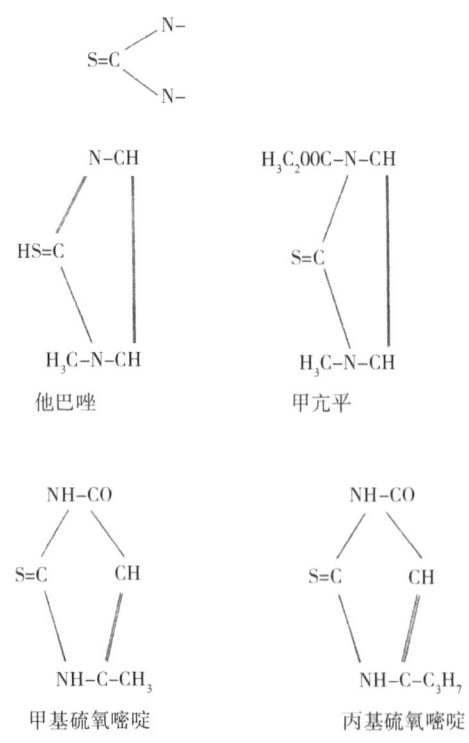

图 4-1 硫脲类抗甲状腺药物的化学结构

硫脲类药物的主要药理作用是阻止碘离子的氧化、酪氨酸的碘化和碘化酪氨酸的缩合，从而抑制甲状腺激素的合成，其确切的作用机制尚不明确，可能包括：①药物本身作为还原剂，使甲状腺内的碘离子不能氧化为碘原子或 IO^-，从而碘不能与酪氨酸进行有机结合；②在碘的氧化过程中，先形成一含碘的中间物——碘化氧硫基（–S–I），它连接在蛋白质的半胱氨酸上，硫脲类药物可能与蛋白质的 –SH 基结合成硫化物。此外，丙硫氧嘧啶可抑制 T_4 在外周组织转化为 T_3，而他巴唑无此作用；他巴唑可抑制 TRAb 的产生，而丙硫氧嘧啶是否有此作用尚无定论。

硫脲类药物口服后由胃肠道迅速吸收，并被高功能的甲状腺所浓集。丙硫氧嘧啶和他巴唑的血浆半衰期分别为 1 小时和 5 小时，故每日给药 1～3 次，足以抑制甲状腺激素的合成。被摄取的硫脲类药物约 80% 在体内降解破坏，其余的于 24 小时内从尿中排出。硫脲类药物能透过胎血屏障，也可由乳汁分泌。

硫脲类药物既可作为甲亢病人的决定性治疗，也可作为甲亢病人手术疗法或放射性碘疗法的术前准备或辅助性治疗。作为甲亢的决定性治疗，硫脲类药物原则上可以用于几乎所有的甲亢病人。其主要指征为：①青少年及儿童甲亢；②病情不重，病程不长及甲状腺肿大较轻者；③甲亢合并妊娠者；④甲状腺次全切除后复发且不宜用 ^{131}I 治疗者；⑤甲亢伴心脏病、出血性疾病，不适于 ^{131}I 治疗者；⑥甲亢伴严重突眼者。以下情况不适合给予硫脲类药物治疗：①对该类药物有严重变态反应或毒性反应；②病情严重难以获持久缓解；③药物治疗后复发 2 次以上者；④哺乳期的甲亢病人；⑤难以长期坚持服药和随访者。硫脲类药物治疗的优点为：①是唯一不损害甲状腺及其周围组织的疗法，对绝大多数病人有效；②比较安全，严重的毒副作用少见；③简便易行，可广泛开展。缺点为：①疗程较长，至少需一年以上；②停药后复发率较高。

治疗经历控制阶段、减量阶段和维持阶段，最终停药。开始用药剂量应依据病情的严重程度而定。一般开始剂量丙硫氧嘧啶为 300～450 mg/d、他巴唑为 30～45 mg/d，均分为 3～4 次口服。病情较轻者也可减至丙硫氧嘧啶 100～120 mg/d、他巴唑 10～20 mg/d；病情严重者也可加至丙硫氧嘧啶 600～1200 mg/d、他巴唑 60～120 mg/d，甚至更多。严重突眼或合并妊娠者剂量宜小。由于 Graves 病病人甲状腺内贮备有丰富的甲状腺激素，治疗期间可继续释放；这些病人的 T_4 半衰期约为 5 天；又由于即使最大剂量的硫脲类药物也不能完全抑制甲状腺激素的合成，因此用药后临床症状好转需 2～4 周，症状基本得到控制，血清 T_3 和 T_4 水平恢复至正常需 4～8 周以上。甲亢症状得到控制后，尚需巩固疗效 2 周左右，才能进入减量阶段。若治疗 4 周后临床症状无改善、血清甲状腺激素水平无明显下降，则应增加药物剂量。减量阶段一般历时 4～8 周，在此期间内逐渐减少药物剂量，直至维持量。减药的幅度和速度应视病人具体情况而定，要保持病情稳定。维持量也应因人而异，一般丙硫氧嘧啶 50～100 mg/d，或他巴唑 5～10 mg/d，维持阶段至少需 1 年。整个疗程为 1.5～2 年，甚至更长。不超过 6 个月的短程疗法疗效较差。在治疗过程中，病人须坚持持续用药、定期复诊和监测甲状腺功能。

停药后的复发率过去约为 50%，近年有上升趋势，国外报告可高达 80%。这种变化的原因还不清楚，可能与通过饮食摄入的碘量增加有关。复发可发生在停药后的数月至数年。复发后可再次应用药物治疗，如再复发，则应改用手术或放射性碘治疗。如认真选择病例（甲亢病情较轻，甲状腺肿大和突眼不明显），复发率可能会减低。符合以下情况的病人，可望获得长期缓解：①控制病情所需药物剂量不大；②甲状腺可恢复正常大小、杂音消失；③突眼明显减轻；④血清 TSI 或 TRAb 转阴或明显下降；⑤ T_3 抑制试验或 TRH 兴奋试验恢复正常。有人报告 Graves 病的复发与病人血清 TGAb 和 TMAb 水平有关。经硫脲类药物治疗 2 年后，如 TGAb 和 TMAb 水平均高，复发率仅 11%；如仅 TMAb 水平高，复发率为 27%；如 TGAb 和 TMAb 水平均低，复发率达 39%。

获长期缓解的 Graves 病患者中，甲状腺功能减退的发生率约为 20%。这种桥本甲状腺炎所造成的甲状腺功能减退症发生可早可晚，甚至可发生在 Craves 病长期缓解 20～30 年后。Graves 病与桥本甲状腺炎两者在自身免疫性发病机制方面密切相关。

经数周治疗后，部分病人可能会出现突眼加重和，或甲状腺肿大加重。通过临床表现和实验室检查，很容易鉴别是由于甲亢病情控制不好或由于用药量过大所致。如为前者，应加大硫脲类药物剂量；如为后者，系由甲状腺合成、分泌甲状腺激素减少，垂体负反馈减弱，造成 TSH 分泌增多所致。此时应在减少硫脲类药物剂量的同时，加用甲状腺片，一般 20～60 mg/d，少数病人需 60～80 mg/d，如治疗前即有严重突眼，也可在开始硫脲类药物治疗的同时加用甲状腺片。

硫脲类药物最严重的毒副作用是粒细胞缺乏症，如不能及时发现和治疗，可危及生命。这种毒性反应少见，丙硫氧嘧啶的发生率为 0.5%、他巴唑约为 0.1%。粒细胞缺乏症可发生在治疗过程中的任何时间，但多见于开始用药后的 4～8 周。年龄较大（大于 40 岁）和应用药物剂量较大（丙硫氧嘧啶大于 400 mg/d 或他巴唑大于 40 mmg/d）的病人相对发生较多。临床常表现为发热、咽痛或其他感染。Graves 病病人常有白细胞减少和粒细胞偏低，故治疗开始前即应检测白细胞计数和分类。在治疗过程中也应定期监测，但由于粒细胞减少可突然发生，定期监测常难以及时发现，故应强调对病人进行有关知识的教育，告知病人一旦出现发热、咽痛等可疑迹象时，立即停药并报告医生。粒细胞减少症一旦确立，应立即停药，给予支持疗法、大量肾上腺皮质激素和抗生素，并应在严格消毒的环境中隔离。经及时治疗，几乎所有的病人均可恢复。恢复后不应再用硫脲类药物，而应改用其他治疗方法。硫脲类药物之间存在明显的交叉毒性反应，一种药物出现毒性反应，换另一种药物也往往发生同样的毒副作用。所以，一旦发生较严重的毒性反应，即应永远停止使用所有的硫脲类药物。硫脲类药物造成的粒细胞缺乏症虽然少见，但粒细胞减少却不少见，其中少数病人可发展为粒细胞缺乏症。如粒细胞减少并不严重，可在密切观察下继续用药，并酌情加用鲨肝醇、利血生等升白细胞药物。如白细胞计数小于 3.0×10^9/L（3 000/mm^3）或粒细胞小于 1.5×10^9/L（1 500/mm^3），则应停药，并给予肾上腺皮质激素。白细胞和粒细胞上升后，再从小剂量开始试用，也可试将原来用的他巴唑或丙硫氧嘧啶改换成丙硫氧嘧啶或他巴唑。皮疹是硫脲类药物常见的毒副作用，发生率约 2%～8%。一般症状轻，不必停药，加用抗组织胺类药物即可；少数病人可发生剥脱性皮炎等严重的全身性皮肤损害，应考虑停药。其他少见的毒性反应有发热、骨关节痛、肌痛、头痛、血小板减少、血清病、食欲不振（他巴唑）、胆汁郁滞性黄疸（他巴唑）、肝炎和急性肝坏死（丙硫氧嘧啶）、胰岛素自身免疫综合征（他巴唑）等。出现上述较严重反应者应停药，并改用其他疗法。

（2）碘和碘化物：碘是非常有效的抗甲状腺药，作用迅速而强大，用药后 24 小时即可出现疗效，2 周后疗效达到高峰。碘对甲状腺的作用有：①抑制已合成的甲状腺激素的释放，这是碘对甲状腺最主要的作用，也是其迅速控制甲亢的主要药理作用。其机制可能为碘抑制谷胱甘肽还原酶的活性，从而使还原型谷胱甘肽生成减少，而甲状腺球蛋白分子中的二硫键必须先在还原型谷胱甘肽的影响下还原成巯基，甲状腺球蛋白才能被水解和释放甲状腺激素；②通过 Wolff–Chaikoff 效应抑制甲状腺激素的合成，但这种作用只是短暂性的，应用数周后可发生"脱逸"现象，使甲亢症状重现且加重，给抗甲状腺药物治疗造成困难。"脱逸"现象发生的原因是由于甲状腺摄碘率的自动调节作用，当甲状腺上皮细胞内碘含量增多时，碘泵关闭，碘主动转运停止，甲状腺内含碘量因之减少，于是碘对甲状腺激素合成的抑制作用被解除；③使功能亢进的甲状腺血液供应减少，甲状腺腺体缩小变硬。

碘不能作为甲亢的决定性治疗而长期使用，也不宜单独使用。目前临床使用碘剂仅限于需快速取得临床疗效的情况，如甲状腺危象和甲状腺功能亢进症的手术前准备，且应短期（不超过 3 周）使用和与硫脲类药物联合使用（理论上应先开始硫脲类药物治疗后再给予碘剂）。常用的碘剂有供口服的 Lugol 液（复方碘溶液，125 mgI⁻/mL）和饱和碘化钾溶液（1.0 gKI/mL），供静脉滴注用的碘化钠。近年推荐使用胺碘苯丙酸（ipo-date），这是一种含碘造影剂，短期使用（不超过一个月）可以迅速有效地控制甲状腺毒症，且安全、副作用少。胺碘苯丙酸可在甲状腺外抑制 T_4 向 T_3 的转化，其释放出的碘化物可以减少甲状腺激素的释放。

使用碘剂前应仔细询问有无碘过敏史。碘的副作用少见，仅少数人用碘后发生不良反应，包括上呼吸道刺激症状、皮疹、药热、结膜炎、鼻炎、涎腺炎、结节性动脉周围炎、血栓性血小板减少性紫癜、类白血病样嗜酸性粒细胞增多症等。严重反应者应停药，停药后反应可消退。

成人每日碘的最小生理需要量为 100 μg/d，正常血清无机碘浓度约为 24 nmol/L（0.3 μg/dL）。抑制甲状腺激素释放每日所需碘的最小剂量为 5～10 mg/d，血清碘浓度为 1 576 nmoL（20 μg/dL）。治疗时所用的碘剂量大得多，故碘治疗可抑制甲状腺对放射性碘的摄取，从而影响应用放射性碘的治疗或诊断。至少应停用碘剂治疗后 4～6 周，才可应用放射性碘进行治疗或诊断。

（3）锂：用锂剂治疗精神疾患时，可使甲状腺功能正常的病人发生甲状腺功能减退和甲状腺肿。锂可以抑制甲状腺球蛋白水解，从而抑制甲状腺激素的释放。锂还可以抑制 T_4 在外周转化为 T_3。因此，锂可以用于治疗甲状腺功能亢进。但与其他抗甲状腺药物相比，锂剂并无优点，且易出现副作用如共济失调和嗜睡，故临床上不作为首选的抗甲状腺的药物使用。当病人对硫脲类药物和碘剂过敏时，可给予锂剂，一般用碳酸锂 0.9～1.7 g/d（血清锂浓度达 0.5～1.0 mEq/L）可有效控制甲亢。有人报告锂与硫脲类药物合用比单用硫脲类药物更能有效地降低血清甲状腺激素水平。锂的某些毒性反应与甲亢表现类似，故用药期间应密切监测血清锂水平。

（4）β 受体阻滞剂：是非常有效的甲亢治疗药物，但在绝大多数病例中仅起辅助作用。临床主要用心得安，10～40 mg，3～4 次/日。甲亢的许多症状和体征如心动过速、震颤等，与交感神经系统过度兴奋的表现相似。甲亢病人血儿茶酚胺水平正常，但儿茶酚胺受体增加。β 受体阻滞剂如心得安等能在 β 肾上腺素受体处竞争性地对抗儿茶酚胺的作用，故可迅速减轻心动过速、震颤等症状，心得安还具有轻微的抑制 T_4 向 T_3 转变的作用。心得安等 β 受体阻滞剂可使甲亢病人的心率减慢，震颤多汗减轻，一般情况改善，但不能使甲状腺功能正常，也不能使突眼、甲状腺肿和杂音减轻，遇到应激情况，仍可发生甲状腺危象。凡有哮喘史、慢性肺疾患、窦性心动过缓、Ⅱ度以上房室传导阻滞、充血性心衰和正接受心肌抑制药物者禁用。

抗甲状腺药物主要用于治疗 Graves 甲状腺功能亢进症，按其作用可归纳 5 类：①在细胞水平干扰甲状腺激素合成的药物：包括丙硫氧嘧啶、他巴唑和甲亢平。高氯酸盐和硫氰酸盐可竞争性抑制碘的摄取，但由于毒性反应严重，已不用于甲亢治疗；②干扰已形成的甲状腺激素释放的药物，无机碘主要通过此种机制发挥治疗作用。锂剂也有类似作用；③干扰在外周组织中 T_4 转化为 T_3 的药物：丙硫氧嘧啶具有较弱的此种作用，实际意义可能不大。胺碘苯丙酸等含碘造影剂可以此种方式发挥作用；④干扰甲状腺激素对外周组织作用的药物：β 受体阻滞剂；⑤具有免疫作用的药物：包括他巴唑和丙硫氧嘧啶。对此存在争论，而减少甲状腺激素的合成才是它们最主要的作用。真正的免疫抑制剂不适于常规甲亢治疗。

2. 放射性碘治疗

1941 年放射性碘首次作为治疗手段被用于临床，所用的放射性核素是 ^{130}I。1943 年放射性碘被单独使用治疗甲亢病人，1946 年始 ^{131}I 用于临床治疗甲亢。1969 年首次报告用 ^{125}I 治疗甲亢。目前广泛用于临床的放射性碘是 ^{131}I，应用 ^{125}I 治疗甲亢仅处于实验性阶段，尚未肯定 ^{125}I 比 ^{131}I 更为优越。

放射性碘进入血液循环后，与无机碘一样被甲状腺大量摄取，其中大部分被迅速有机化和以甲状腺球蛋白的形式贮存于胶质中。^{131}I 主要放出射程仅 0.5～2 mm 的 β 射线，使甲状腺组织受到破坏，而邻近组织器官受影响很小，在 Graves 病病人的甲状腺中，^{131}I 分布相当均匀，且滤泡的直径短于 β 射程，故滤泡上皮细胞可均匀一致地受到照射和破坏。甲状腺破坏的程度和速度取决于浓集于甲状腺内的 ^{131}I 的放射量大小。^{131}I 还放出穿透力强的高能量的 γ 射线，它仅占对甲状腺照射量的不足 10%。

放射性碘治疗甲亢的主要适应证为：① 30 岁以上的病情中度的弥漫性甲状腺肿大者；②对抗甲状腺药物过敏、长期治疗无效或停药后复发者；③甲状腺次全切除术后复发者；④有严重并发症而不适宜手术治疗者。禁忌证为：①妊娠或哺乳妇女；② 20 岁以下者；③有严重或活动性肝、肾疾患或活动性肺结核者；④甲状腺过大有压迫者；⑤重度浸润性突眼者；⑥血白细胞低于 $3.0 \times 10^9/L$ 或中性低于 $1.5 \times 10^9/L$ 者。

^{131}I 的剂量要适当，一般每克甲状腺组织给予 50～100 μCi，根据甲状腺估计重量和甲状腺最高吸 ^{131}I 率，按下列公式计算 ^{131}I 剂量：

$$^{131}I 剂量（\mu Ci）= \frac{50 \sim 100 \mu Ci/G \times 甲状腺估计重量（G）}{甲状腺最高吸 ^{131}I 率（\%）}$$

上述剂量一般一次口服。若甲状腺肿大明显、症状严重而剂量较大时，可分次口服，即先服总剂量的 1/2～2/3 量，间隔 5～7 天后再服其余量。^{131}I 治疗前应停用一切含碘药物及含碘较多的食物 2～4 周。甲亢病情较重者应在 ^{131}I 治疗前先用抗甲状腺药物（有时加用心得安）治疗 2～3 个月，待病情控制后再给予 ^{131}I 治疗。服 ^{131}I 前 3～4 天停用丙硫氧嘧啶，前 4～7 天停用他巴唑（心得安可断续服用）。

对育龄女病人应在 ^{131}I 治疗前认真询问月经史，并测血清 β-HCG（人绒毛膜促性腺激素）水平，以除外妊娠。^{131}I 治疗甲亢疗效出现较慢，对因病情较重服 ^{131}I 前曾接受抗甲状腺药物治疗者，可在服 ^{131}I 治疗5天后再给予抗甲状腺药物治疗，以暂时控制病情。抗甲状腺药物应根据病情缓解情况和甲状腺激素水平监测逐渐减量至停药，疗程一般为 0.5~3 个月。服 ^{131}I 后一般需要经 2~3 周以上才开始逐渐出现疗效，症状逐渐减轻，甲状腺明显缩小，突眼也可有不同程度好转。一般约 3 个月疗效充分达到，病情趋于稳定。但部分病人病情好转缓慢，3 个月后病情仍在继续缓解，甚至延至服 ^{131}I 后 6 个月才达到最充分的疗效。因此，一次服 ^{131}I 后至少应观察半年，确实疗效不理想，才能开始第二次 ^{131}I 治疗。一次服 ^{131}I 后约 15% 的病例需接受两次治疗，5% 的病例需要接受三次治疗，80% 的病例甲状腺功能减退者，应及时补充适量的甲状腺片或 L-T$_4$。少数学者主张多次给予小剂量 ^{131}I 的治疗方法，以减少放射性碘治疗后甲状腺功能减退的发生率，但未被多数医师接受。

一般用于治疗 Graves 病的 ^{131}I 剂量为 5~15 mCi，而用于治疗甲状腺癌的剂量可高达 100 mCi。凡所需剂量大于 30 mCi 者，应住院治疗；大多数病人所需剂量较小，可在门诊治疗。接受放射性碘治疗后一周内不应与家庭成员密切接触，病人应独睡一床，不能与家人共用餐具和水杯（唾液内含有放射性碘）。如家中有孕妇或儿童，尤应注意隔离。接受 ^{131}I 治疗后 6 个月内女病人不宜妊娠。

放射性碘治疗甲亢疗效可靠、经济价廉、简便易行、比较安全，近期副作用和并发症主要包括：①^{131}I 治疗后数日可发生甲亢病情加重，此种情况并非少见。主要由于甲状腺滤泡破坏后，其内贮存的甲状腺激素释放入血所致。②甲状腺危象少见，常发生于 ^{131}I 治疗后的 1~20 天内，病人多大于 40 岁，甲亢多较严重，常有心脏并发症。^{131}I 治疗前给予抗甲状腺药物进行准备性治疗，可减少危象的发生。③放射性甲状腺炎十分少见。表现为甲状腺局部皮肤发红、疼痛及对触诊敏感，疼痛可向耳及下颌放射。可给予止痛剂，严重时应给予激素治疗。④涎腺炎少见，常累及腮腺，多发生于接受较大剂量 ^{131}I 治疗的病人如甲状腺癌。一般无须治疗，可自行消退。⑤少数病人服 ^{131}I 一周内可发生轻微反应，表现为乏力、纳呆、恶心、皮肤瘙痒、甲状腺局部胀痛等，数日内可自行缓解。远期并发症包括：①甲状腺功能减退是放射性碘治疗的最主要并发症。国外报告发生率很高，第一年即达 15%~20%，治疗后 20 年高达 70%~80%，国内报告第一年仅为 5% 左右，以后每年增加 1%~2%。不过，甲状腺功能减退也可能是由 Graves 病自然发展而来。②过去曾有 ^{131}I 致癌及胎儿发育畸形一说。经广泛研究，目前认为 ^{131}I 治疗不会增加白血病、癌瘤及发育畸形的发病率。③突眼加重仅见于约 5% 的病人，且也不能除外系突眼的自然发展所致。④有发生低血钙、甲状旁腺功能减退或甲状旁腺功能亢进的病例报告，非常少见。发病机制尚不十分明确。

3. 手术治疗

手术是最早用于治疗 Graves 病的方法，至今已有 100 多年的历史，直到 20 世纪 40 年代初期外科手术一直是 Graves 病的唯一疗法。后来由于放射性碘和抗甲状腺药物治疗方法的出现，手术治疗在临床上的应用已大大减少。目前，手术仅是 Graves 病的一个重要的、但不是主要的治疗方法。

甲状腺次全切除术能迅速有效地控制甲亢，但由于可以引起不少并发症，其中有些是比较严重和不可逆的，因此应慎重选择病例。

适应证有：①甲状腺肿大严重，尤其有压迫症状者；②妊娠期间使用小剂量抗甲状腺药物不能有效控制病情者（手术应在妊娠中期进行）；③甲状腺有结节者；④拒绝或不适宜 ^{131}I 治疗或抗甲状腺药物治疗者；⑤异位甲状腺如胸骨后甲状腺肿者；⑥甲状腺肿有可疑恶变迹象者，如腺体内出现结节或迅速增大、颈部淋巴结肿大、声音嘶哑及腺体疼痛等。

禁忌证有：①老年人及有较重的心、肝、肾等疾患，一般情况较差者；②有浸润性突眼者；③妊娠早期（前 3 个月）和晚期（后 3 个月）；④病情较轻和甲状腺无明显肿大者。

手术前应常规地进行药物准备，使病人甲状腺功能恢复正常，以防止手术诱发甲状腺危象的发生。一般采用硫脲类药物治疗 8~12 周，待甲亢症状得到控制、甲状腺功能恢复正常后，于手术前 2 周开始加服碘剂，用复方碘溶液或饱和碘化钾溶液，每日 3 次，每次 3~5 滴。加用碘剂可使甲状腺血运减少、腺体缩小，手术中出血减少。但不能在甲状腺功能尚未恢复正常时即加服碘剂，也不能在服用碘剂后停用硫脲类药物。手术后不应再给予上述药物。术前单用碘剂准备疗效不可靠，手术易诱发甲状腺危象，故目前已不被采用。少数学者主张单用 β 受体阻滞剂作为术前准备，给予口服心得安每日 4 次，每次 40 mg，可在数日内迅速控制症状。但多数学者认为此法不如硫脲类药物准备安全可靠，甲状腺功能不能恢复正常，而且甲状腺次全切除术并非急症手术，无强调快速准备的必要。因此，只有在病人对硫脲类药有不良反应时，才不得已采用，而且最好应与碘剂联合应用做术前准备。手术后还应断续给予心得安，以防甲状腺危象发生，一周后酌情减、停。

手术理想的结果是既能切除足够多的甲状腺组织以治愈甲亢，又能保留充分的甲状腺组织以预防甲状腺功能减退的发生，但实际上不可能在全部病例中均达到上述目的。手术的疗效与切除（或保留）的甲状腺组织的多少有关。一般而言，甲状腺组织切除得越多（保留得越少），甲亢复发率越低，但甲状腺功能减退的发生率越高，反之亦然。20 世纪 70 年代时甲亢的复发率和甲状腺功能减退发生率平均为 10% 左右。近年来国外报告术后甲状腺功能减退的发生率逐年增加，甚至高达 50% 左右，同时甲亢的术后复发率极低，甚至近于零。这是由于外科医生的主导思想变化，手术切除甲状腺组织过多所致。他们认为术后发生的甲状腺功能减退易诊断、易治疗，不应视为术后并发症，一旦发生甲状腺功能减退，病人便不会发生甲亢复发，应认为手术成功。甲状腺功能减退多发生于术后一年内，尤其是术后 3 个月内。以后甲状腺功能减退症逐年缓慢增加，但较放射性碘治疗后为低。甲亢复发多发生在术后 1～5 年内，手术后复发的病人不宜再行手术治疗，以采用 ^{131}I 治疗为好。

经认真术前准备的病人一般不发生甲状腺危象，手术死亡率极低，但可发生以下并发症：①术后发生的手术局部出血是一重要并发症，可迅速发生，需及时再次手术止血。② 30% 的病人术后发音改变，一部分病人是由于气管插管所致，另一些病人系由于喉返神经麻痹所致。大多为暂时性的，永久性的喉返神经损伤少见。③术后低钙血症和手足搐搦的发生率约 2%。主要由于手术时甲状旁腺或其血供受到损伤，导致暂时性或永久性的甲状旁腺功能减退；另一原因是甲亢时的负钙平衡，骨处于钙饥饿状态，甲状腺手术后，钙迅速大量向骨内转移，导致低血钙。低钙血症多在术后 7 天内发生，一般表现为手足搐搦，严重者可发生喉头痉挛。应给予钙剂和维生素 D 治疗，永久性甲状旁腺功能减退需终身用药，其余病例数日至数周后逐渐缓解。

（六）中医治疗

1. 辨证治疗

在中医学中，甲亢属于瘿症的范畴。《素问·气厥论》中曾提到"大肠移热于胃，善食而瘦人，谓之食亦""胃移热于胆，亦曰食亦"，亦即虽能食而水谷不能化生精微以营养肌肤，因而表现为善食而消瘦。所以"食亦"似乎描述了甲亢的一些特点。后代医家所说的"中消症""突眼"也都符合甲亢的部分特点。

病因病机：中医学认为本症与内伤七情和素体因素有关。临床上多数病人有强烈的精神刺激史，有情志不舒的主诉。素体因素即遗传因素，甲亢具有明显的家族性。由于内伤七情，情志不畅，致使肝气郁结，郁而化火，因而有肝火旺的表现。根据相生相克学说，肝火旺既能上犯于心，导致心阴不足，阴不制阳，心火旺盛；又能横逆犯胃侮脾，可见胃热和脾气虚弱的征象。肝火旺可耗伤肾阴，加之素体不足或后天肾气亏损，必致肾阴虚，最终可导致肝肾阴虚，气阴两虚。因为脾为生痰之源，脾虚湿盛，气虚津液不化，则湿聚而成痰。痰湿随肝气上犯，结于颈部而成瘿，凝于目则睛突。所以在甲亢的病变机制中，主要脏腑在于肝，直接影响心、脾、肾；主要病理表现是火旺、阴虚阳亢、气虚和痰结。它们之间常常又互为因果。

脏腑辨证：甲亢属于内伤性疾病，临床多以脏腑辨证。在中医学中多把甲亢责之于肝，因为无论甲亢的临床症状和体征，都和肝的生理功能和病理变化相一致。因此清代沈金鳌指出"瘿之为病其症皆隶五脏，其源皆由肝火"。

甲亢患者神经系统表现过敏，情绪不稳定，烦躁易怒，多虑，失眠。消化系统症状表现为多食、易饥、胃纳亢进而消瘦，大便频数。在中医学中这些症状主要为疏泄失常所致。"肝主疏泄"。其疏泄功能表现为两个方面，其一是情志疏泄，即"肝为将军之官""谋虑出焉""肝在志为怒"。情志疏泄异常，则情绪不稳定，神经的兴奋和抑制不均衡。其二是疏泄三焦气机，调节脾胃之升降。肝木火旺，移热于胃，使胃热消谷，故见多食易饥；肝木过旺，反侮脾土，使脾之运化失常，故见大便频数而溏薄。这些都是三焦疏泄太过的表现。甲亢患者表现为月经紊乱，多为月经稀少，甚至闭经，性功能异常或具有男性乳房发育症。其原因在于肝郁气滞引起冲任不调，肝"主藏血"，肝阴不足，血海不能按时充盈，所以有月经异常。

甲亢的体征表现为眼球突出、甲状腺肿大或有局限性黏液水肿，肌肉消瘦无力，腱反射异常，或有周期性麻痹，肢体震颤，指（趾）甲松脆、枯薄，或指甲和甲床分离。其病因也都在于肝。因为"肝开窍于目""肝主筋，其华在爪"。肝血不足，筋脉失养，故见肌无力，腱反射异常，爪甲不荣。《黄帝内经》在"病机十九条"中指出："诸风掉眩皆属于肝"，"掉"即震颤，"眩"即眩晕。所以震颤和眩晕都属于肝病的表现。

在经络上，它们之间也有密切联系。肝之经络循阴器，走少腹，布两胁，循喉咙，上入颃颡，连于目系。所以生殖系统（包括乳腺）、甲状腺、眼等器官，都为肝经所络统。因此，在中医学中，甲亢责之于肝，无论在理论和临床方面都是恰如其分的。

甲亢的主要病理改变是肝郁火旺，阴虚阳亢，气虚和痰结。痰结是局部病变，是前三种病变的产物。因此，甲亢的临床见症，主要分为三种证候群：

（1）肝郁火旺证：即情志不舒，肝气郁结，郁而化火。这是一种实热证。其主要表现有肝火旺：如胁胀疼，善太息，乳胀，痛经，怕热，多汗，皮温暖，面及颈胸部皮肤潮红，性情急躁，眼球突出，结膜充血，舌红苔黄，脉弦数；心火旺：如心悸、失眠、多汗、大便干、舌尖红；胃热：如口渴引饮，消谷善饥。此症常见于年轻强壮的患者或疾病的早期。

（2）阴虚阳亢证：阴虚即物质不足。由于高代谢状态，物质大量消耗，所以表现为消瘦乏力，腰膝酸软，耳鸣目涩，月经稀少或闭经，口干喜饮，舌红少苔，脉细数等症状。阴虚有肝阴虚、肾阴虚、心阴虚，往往三者并存而仅有程度不同。根据阴阳消长关系，阴虚使阴不维阳，因而出现虚阳上亢、虚火上炎，表现为虚热证象。如颜面潮红，五心烦热，骨蒸劳热，心烦不寐，脉细数，舌红少苔，或有肝风内动，出现舌和四肢震颤。阴虚阳亢多见于病史较长的患者。此型临床最多见。

（3）气虚：即功能不足。表现为乏力、食欲不振、自汗、浮肿、便溏、心悸、气促，舌苔薄白，脉缓无力或结代等。若主要表现为乏力、浮肿、食欲不振、胃脘饱胀、大便溏薄、舌淡苔白腻、舌体胖有齿痕、脉缓无力，为脾气虚。若以心慌、自汗、浮肿、脉结代为突出表现者，为心气虚。若以胸闷、气促、易伤风感冒为突出表现者，为肺气虚。由于阴损及阳，阳损及阴，疾病发展的结果必然是阴阳俱损，气血两虚。所以气虚证多见于久病体弱的患者或老年人甲亢患者。往往为非典型性甲亢。

由于患者年龄、性别、体质、病程长短和病情轻重不同，甲亢具有多种多样的临床表现。在辨证中，必须根据患者体质强弱和主要临床表现确定主证。像素体火旺的患者，往往表现为实热证或阴虚阳亢的证候；而素体衰弱的患者，常表现气虚证。此外还要注意证型的变化。实热证久之，可转变为阴虚阳亢，甚至气阴两虚；阴虚阳亢的患者，应用养阴药物后阴虚火旺证可以被控制，但可能会出现食欲不振、腹胀、甲状腺变形肿大，或有浮肿等脾虚症状。在辨证和治疗中要掌握证变法变的原则。

分型与治疗：根据甲亢的病机和辨证，可将甲亢分为3型：肝郁火旺型，属实热证；阴虚阳亢型和气虚型，均属虚证。

（1）肝郁火旺型（实热证为主，阴虚证次之）

治则：疏肝解郁，清热养阴。

方药：柴胡、郁金、青陈皮、栀子、龙胆、当归、生地、白芍、龟甲、甘草。

随证加减：心火旺者，加黄连、大黄、生龙牡。胃热者，加石膏、花粉、知母。

（2）阴虚阳亢型

治则：滋阴潜阳，平肝息风。

方药：生地、元参、首乌、山萸肉、赤白芍、香附、生龙骨、牡蛎、夏枯草。

随证加减：心阴虚突出者，加远志、柏子仁、五味子；阴虚风动者，加钩藤、牛膝、鳖甲、珍珠母。

（3）气虚型

治则：益气健脾为主，佐以养阴。

方药：黄芪、党参、茯苓、白术、杭芍、当归、生地、夏枯草、山萸肉、甘草。

2. 针灸治疗

针灸治疗甲亢的历史久远。隋巢元方的《诸病源候论》中就记载着"有气瘿，可具针之"。近年来针灸治疗甲亢也常有报道。一般常取天突、曲池或阿是穴，配以章门、膻中、丰隆、足三里等穴位。

国外有人以针刺治疗甲亢50例，大多是经常规治疗无显著效果者，病程在1～5年，取得较好效果，其方法如下：

定位方法：先在皮肤表面定出甲状腺肿的界限，仔细找出其大概中心点A。通过A作相交于A的互相垂直的两条直线，一为垂线，一为横线。在两条基线上取4点，2个点在通过A垂直线两端，即上下两点，分别称0°点和180°点；两点在通过A的横线两端，即左右两点，分别称90°点，针尖对准A，但不得超过A，必须与该部皮肤相平行，以免损伤皮下血管。当针尖已接近A时，以大约45°的幅度捻转，频率为每秒2次，捻针1～1.5分钟起针。第二次治疗用270°点，第三次用180°点，第四次用0°点。经过一个疗程的上述4次治疗，停止2天，然后进行第二疗程，共4～6疗程。除主穴外每次选一组配穴。根据情况配穴选用如下：①神经紧张，配内关，强刺激；②失眠，配安眠穴，中等刺激；③心悸配神门，中刺激，三阴交，强刺激。④出汗配合谷、阴郄，强刺激。经过一年随访，50例中甲状腺肿和原有症状消失者占80%，无效者占14%，症状缓解者占6%。

（七）并发症的治疗

1. Graves眼病

目前对Graves眼病尚无十分满意的治疗方法，治疗只能起到缓解病情、减轻症状、改善功能及美容的作用。如果存在甲亢，应尽快治疗，使甲状腺功能维持正常。在甲亢治疗过程中，应避免发生甲状腺功能减退。尚无证据说明究竟哪一种甲亢治疗方法（抗甲状腺药物、放射性碘、外科手术）对眼病最为安全有益。

轻度眼病一般无须特殊治疗，多数病人随着甲亢的控制，眼部的轻微症状也会得到改善。对较重的眼病应根据病人的具体病情积极进行综合性治疗。应让病人理解治疗将是较长时间的，可在一定程度上改善功能和美容，使病人能保持情绪稳定，积极配合治疗。最近有资料表明吸烟与Graves眼病有十分明显的相关性。应告诫病人戒烟。近年有人主张对有严重眼病的甲亢病人，可通过手术或放射性碘治疗切除或破坏全部甲状腺，然后给予甲状腺激素替代治疗，以阻止眼病的进展。但对此存在争论。

（1）一般性治疗：包括睡眠时抬高床头或加高枕头和/或睡前服用利尿剂，以减轻眼部肿胀，尤其是晨起的眼窝周围水肿、眼胀、复视等；用人造眼泪（1%甲基纤维素滴眼剂）点眼，以避免干燥；外出戴深色眼镜，以减少风尘、阳光的刺激；对眼闭合不良者，睡眠时涂眼膏并带眼罩，以保护眼睛；局部冷敷以减轻水肿和充血。

（2）糖皮质类固醇：是应用最为广泛的治疗方法，适用于严重的2级以上的浸润性突眼。由于其具有抗感染和免疫抑制作用，故可改善软组织肿胀等炎性反应的症状和体征。剂量的大小取决于病情的严重程度，一般口服强的松40～120 mg/d。对有眼外肌、视神经严重受累者，须用大剂量糖皮质类固醇，以恢复功能和挽救视力。病情控制后，应试行逐渐减量，整个疗程一般需3～6个月，少数病人需1年以上。大剂量的糖皮质类固醇治疗不可避免地要出现副作用，对此应密切观察，必要时应住院治疗。出现副作用后，应采取必要的治疗措施，有时还需减少糖皮质类固醇剂量，甚至改用其他治疗方法。采用此法治疗，停药后有复发趋势。除口服外，糖皮质类固醇也可用于局部注射，如球后注射醋酸甲基强的松龙或氟羟强的松龙。

（3）放射治疗：近40年的临床应用证实眶后放射治疗是一种有效的治疗方法，常与糖皮质类固醇联合使用。高电压的放射治疗可杀死局部软组织和眼肌中的淋巴细胞，从而减轻炎症反应和水肿。放射治疗的指征为：①进行性发展的严重浸润性突眼；②糖皮质类固醇治疗失败者；③视神经受累；④作为眼眶减压术的辅助治疗。使用4-MEV线性加速器，总照射量1 800～2 000 rad，在2周内分10次完成照射。一般症状改善始于放射治疗后第 6 周左右，最大疗效在放射治疗 3 个月后达到。眶后放射治疗可使约 2/3 的病例获得明显改善，眼病病程越短者疗效越佳。有些病人在放射治疗的第 4～7 天出现软组织受累表现加重，这是暂时的，且提示对放射治疗有较好的反应。放射治疗时应注意保护角膜与晶体避免受到照射。放射治疗不能改善眼睑症状和球后脂肪突出，对无眼肌增生肥大的突眼和病程较长的眼肌麻痹无效。

（4）眼眶减压术：眼眶减压术是通过切除一个以上的眼眶壁，加大眼眶内容物的空间，来缓解眶内压力。由于手术只是重建围绕眼球的骨性结构，并未涉及病因或病变，故一般认为仅适用于严重突眼威胁视力而糖皮质激素等疗法失败者。不过近年国外应用有增多趋势，甚至有人提出作为严重眼病的一线治疗。眼眶减压术的方法有多种，各有利弊，目前应用较普遍的是经上颌窦切除眼眶底部及两侧壁，手术效果较好，突眼度可减少 5～8 mm。上颌窦炎为反指征。

（5）中医中药治疗：常用化痰软坚、活血化瘀的方剂治疗。有报道甲亢术后突眼加重，采用蒲公英治疗取得满意效果。蒲公英味苦、甘，性寒，入厥阴肝经，能清肝明目，消肿散结。方法是蒲公英 60 g，煎水 2 碗，服一碗，眼部熏洗一碗，每日一副，用药 45 天症状可消失。

（6）其他治疗：对严重浸润性突眼的其他治疗方法包括：①其他免疫抑制剂如环磷酰胺、硫唑嘌呤等，由于副作用不能常规应用，仅限于少数病人试用；②用换血浆法以去除作为病因的免疫球蛋白和免疫复合物，少数病人已获成功，但尚需进一步研究；③通过甲状腺全切以去除全部抗原，此方法的试用未显示益处，已不被推荐。

2. 甲状腺危象

甲状腺危象是甲状腺功能亢进症的一种少见而极严重的并发症，死亡率高，尤其当诊治被延误时。甲亢危象的诊断主要依据临床表现，甲状腺功能检查无助于诊断，因为发生危象时病人血中的甲状腺激素水平多无明显升高。治疗不应等待甲状腺功能检测结果，一旦临床诊断成立，治疗应立即开始。病人应被安置在危重监护病房，采取综合抢救治疗措施，包括迅速控制恶化的甲状腺毒症、支持疗法和对症治疗，寻找并纠正诱因。

（1）针对甲状腺毒症的治疗：①大剂量的抗甲状腺药物：理论上讲丙硫氧嘧啶优于他巴唑，因为前者不仅阻碍甲状腺激素的合成，而且还干扰 T_4 在外周向 T_3 的转化。剂量为丙硫氧嘧啶每次 150～300 mg，或他巴唑每次 15～30 mg，每 4～6 h 口服一次。病情危重不能口服者，可将药研碎经鼻饲管注入。危象缓解后减量。②碘剂：可迅速有效地抑制甲状腺激素的释放，但它又是合成甲状腺激素的原料，故从理论上讲，应在服用抗甲状腺药后一小时再给予碘剂。但病情紧急时，可与甲状腺药物同时应用。剂量为口服 Lugol（复方碘溶液），每次 30～45 滴，每 6 h 一次；或静脉滴注碘化钠，每日 1～3 g（1 g 碘化钠溶于 500 mL 液体中）。近年推荐用胺碘苯丙酸，该药疗效显著，它可阻碍甲状腺激素释放、抑制 T_4 在外周向 T_3 转化及减少血浆中 FT_4 的百分比。剂量为每天口服 1～3 g。危象缓解后，3～7 天内停用碘剂。③心得安、利血平或胍乙啶：可降低周围组织对甲状腺激素/儿茶酚胺的反应。多数人仍主张首选心得安，口服每次 20～80 mg，每 6 h 一次，或加入 20～40 mL 葡萄糖液中缓慢静注，每次 0.5～2 mg，每小时一次。心得安可改善甲状腺毒症引起的心衰，但原有充血性心衰者或有哮喘者，不宜用心得安。近年利血平和胍乙啶有取代心得安的趋势，利血平肌注或口服每次 1～2 mg，每 6 h 一次；胍乙啶 1～2 mg/（kg·d），分次口服。用心得安过程中要监测心率，用利血平或胍乙啶过程中应密切注意血压变化。④换血浆疗法或透析疗法，仅个别病例经采用综合治疗措施抢救 2 天以上无效时，方可考虑用此类方法，以清除血浆中过多的甲状腺激素，缓解危象。换血浆疗法为每次放血 300～500 mL，迅速离心，去除血浆，将血细胞悬浮于乳酸盐复方氯化钠溶液中重新输入，可每隔 6 h 重复一次，直至危象缓解。透析疗法为血液透析或腹膜透析法，方法同于对尿毒症病人的透析。

（2）支持疗法和对症治疗：①退热与镇静：以物理降温为主，辅以退热药。禁用阿司匹林类解热药，因阿司匹林能与 TBG 结合，转换出 T_3 和 T_4，使游离甲状腺激素增多。必要时可给予氢化可的松等肾上腺皮质激素或人工冬眠。对兴奋、躁动、谵妄、抽搐者，应给予镇静剂。首选苯巴比妥钠肌注，它可加速 T_3 和 T_4 的代谢，使血中甲状腺激素水平降低。也可使用安定肌注或水合氯醛保留灌肠。②肾上腺皮质激素：甲亢时，皮质激素分解加速，应激时机体对皮质激素的需要量又大大增加，故危象时病人多处于肾上腺皮质功能相对不足的状态，加之皮质激素能抑制 T_4 在外周向 T_3 转化，且具有非特异性的退热、抗毒、抗休克等作用，故一般认为甲状腺危象时，应给予肾上腺皮质激素，剂量为氢化可的松 24 h 内静滴 200～400 mg，或地塞米松 24 h 内静滴 10～30 mg。病情好转后逐步减量至停用。但国外也有人主张，除非有证据说明病人缺乏肾上腺皮质激素（如同时合并 Addison 病），否则无必要在治疗危象时常规使用皮质激素。③其他治疗：补充水、电解质、葡萄糖、维生素（尤其是 B 族维生素）、ATP 和辅酶 A，抗感染，给氧，纠正心衰及保肝治疗等。

（3）积极治疗和控制诱因及伴发病：如治疗及时，甲状腺危象多数是可逆的，一般于 36～72 h 开始好转，一周左右明显缓解。

3. 胫前黏液性水肿

该病尚缺乏有效治疗方法。全身治疗为给予肾上腺皮质激素（如口服强的松）及其他免疫抑制剂（如环磷酰胺、硫唑嘌呤等），局部治疗可试用氢化可的松或透明质酸酶局部注射，倍他米松或肤轻松软膏，夜间局部敷，用加塑胶包扎。一般需长期治疗，疗效不定，且易反复。

（八）Graves 病与妊娠

Graves 病与妊娠并存可见于以下 3 种情况：其一，妊娠前无 Graves 病，妊娠期间发生 Graves 病；其二，妊娠前已存在轻度 Graves 病，但在妊娠期间才首次被诊断出来；其三，妊娠前 Graves 病已被诊断，于治疗过程中妊娠。Graves 病与妊娠并存时，应注意两者间的相互影响，治疗对胎儿的影响及胎儿和新生儿的甲亢。

1. Graves 病对妊娠的影响

（1）包括 Graves 甲亢在内的甲亢女病人，可有月经紊乱、闭经和月经周期为无排卵性，故受孕机会较少。但不太严重的甲亢，尤其是接受治疗病情已控制的甲亢病人，仍可受孕。在妊娠妇女中，甲亢病人占 0.2%～4%，其中绝大多数为 Graves 病。

（2）未得到控制的甲亢，可使早产、流产、妊毒症、畸胎及死胎的发生率增高。

（3）Graves 病母亲的胎儿和新生儿可发生 Graves 甲亢。

2. 妊娠对 Graves 病的影响

（1）正常妊娠时，由于各种生理变化，孕妇可有代谢亢进和高动力学循环的症状，如心悸、怕热、多汗等。甲状腺轻度肿大也较常见，除与妊娠时垂体前叶生理性肥大和胎盘分泌 TSH 样物质有关外，还与妊娠期间肾脏清除碘增加，从而使血浆无机碘减少有关。正常妊娠时可有 BMR 升高及 FT_3、FT_4 增高，后者是由于妊娠时的高雌激素水平造成 TBG 增高所致。总之，正常妊娠时的一些生理变化特点酷似甲亢，故对妊娠妇女作出甲亢的诊断应十分慎重。当孕妇出现超过妊娠生理变化的临床表现，如休息时脉率持续大于 90 次/min、体重下降、甲状腺明显肿大并有杂音、突眼或胫前黏液性水肿等，应疑及甲亢和进行甲状腺功能检测。游离甲状腺激素水平升高是诊断甲亢的主要指标，尤其是 FT_4（或 FT_4I）增高更有价值，因为妊娠期间 FT_4 多有轻度下降的趋势（但不会降至甲状腺激素功能减退的范围）。TSH 水平异常减低、TSH 对 TRH 兴奋反应迟钝，以及甲状腺自身抗体尤其是（TRAb）阳性，是对 Graves 病诊断的有力支持。

（2）一般认为妊娠只加重甲亢病人的心血管负担，而不加重甲状腺毒症本身的病情。在甲亢控制不佳时，妊毒症或分娩可诱发甲状腺危象。妊娠为一免疫相对静止期，妊娠期间免疫反应趋于缓和，各种自身免疫疾病趋于缓解。Graves 病也不例外，妊娠期间 TRAb 水平有下降趋势，病情多减轻和趋于自然缓解，因此所需抗甲状腺药物剂量逐渐减少，甚至停用，此种情况约见于 40% 的病人。

3. 妊娠期 Graves 病的治疗

妊娠期 Graves 病的治疗原则是控制甲亢，而非终止妊娠，无特殊指征一般不需人工流产。治疗应兼顾母亲和胎儿，在治疗方案的选择及药物剂量大小等方面，既要使母亲的甲亢基本控制，又要确保胎儿的正常发育。

（1）禁用放射性碘治疗。放射性碘可通过胎盘进入胎儿，而胎儿妊娠 12 周始其甲状腺已有摄碘功能，而且接受放射性碘的能力较成年人大，放射性碘可破坏胎儿甲状腺，造成克汀病。

（2）可采用外科治疗，但非首选。若仅用较小剂量抗甲状腺药物即可控制甲亢，则以继续药物治疗为佳。当所需抗甲状腺药物剂量过大，或出现药物毒性反应时，才考虑外科手术治疗。手术时间以选择在妊娠中期（妊娠4～6月）最为适宜，但必要时在妊娠期的任何时间均可行甲状腺手术。术前须进行药物准备。一般采用抗甲状腺药物和碘剂（短期），使病情控制、甲状腺功能正常后方可手术。若对抗甲状腺药物有毒性反应，术前可应用心得安和碘剂做准备，后者仅能给予数日。术后应密切观察有无甲状腺功能减退发生，一旦发生TSH升高，即应给予甲状腺片替代治疗。

（3）抗甲状腺药物治疗为首选和最主要的治疗手段。最大的问题是：①抗甲状腺药物可通过胎盘，抑制胎儿甲状腺功能，造成胎儿甲状腺肿和难产，以及克汀病。为此，应采用最小的有效剂量，即能使孕妇甲亢得到基本控制（应考虑妊娠生理改变特点）的最小剂量，一般应为非妊娠病人药物剂量的1/2～2/3。妊娠前甲亢功能已控制到正常范围者，妊娠后可用小剂量维持；妊娠时甲亢未控制或妊娠期患甲亢者，先用较大剂量（丙硫氧嘧啶不超过300 mg/d、他巴唑不超过30 mg/d，分3次口服，每8小时一次）4～6周，控制后迅速减量，直至最小维持剂量。部分病人在妊娠最后1～2个月可停药。丙硫氧嘧啶不超过100 mg/d、他巴唑不超过10 mg/d，极少造成胎儿甲状腺肿。抗甲状腺药物治疗过程中，应每4～6周检测一次甲状腺功能，注意避免发生甲状腺功能减退。对联合应用甲状腺激素制剂防止胎儿甲状腺肿，目前尚存在争论。一些人认为甲状腺激素难以通过胎盘，给予外源性甲状腺激素仅能使母亲受益，而对胎儿无保护作用；另一些人主张联合应用甲状腺激素制剂，认为尽管通过胎盘的甲状腺激素很少，但已足以预防胎儿甲状腺肿和克汀病。②在抗甲状腺药物中，丙硫氧嘧啶通过胎盘最少，且无致畸之嫌，故为首选；一般认为他巴唑可致先天性皮肤发育不全，但也有资料显示他巴唑并无致畸作用。③过去曾有人主张妊娠时应慎用心得安等β受体阻滞剂，认为心得安可导致小胎盘、胎儿生长延迟和不耐受缺氧、新生儿心动过缓和低血糖、增加子宫活动和延迟宫颈扩张。但这种意见未被多数人接受。一般认为对妊娠期的甲亢治疗，使用心得安等β受体阻滞剂是安全和必要的。尤其妊娠后3个月为胎脑发育关键时期，应尽可能减少甲状腺药物剂量，若小剂量不能很好控制病情时，应加用β受体阻滞剂。在症状显著的病例可用心得安20～40 mg，2～4次/日，或氨酰心安50～100 mg/d，甲亢控制后减量，如有可能最终停用。④碘剂可通过胎盘，抑制胎儿甲状腺功能，造成胎儿甲状腺肿，故应避免使用。但抢救危象或术前准备时仍需应用，但要短期应用、快速准备。

4. Graves病患者的分娩与哺乳

（1）分娩方式与一般产科处理原则相同。对孕期用抗甲状腺药物治疗者，要注意胎头姿势，有无额先露和头盆不称。注意防治甲状腺危象。

（2）过去多认为凡用抗甲状腺药物治疗者，产后不能哺乳。因为该类药物可通过乳汁分泌，造成婴儿甲状腺功能减退。但现在不少人提出应对这种传统认识重新评价。许多资料表明，抗甲状腺药物进入乳汁的量极少（如丙硫氧嘧啶24小时排入乳汁的量仅是用药量的0.077%），若抗甲状腺药物用量不大（如丙硫氧嘧啶不超过150 mg/d或他巴唑不超过15 mg/d），则不会影响婴儿的甲状腺功能，故可以哺乳。

5. 新生儿Graves病

1910年首次报告，发病率不高，占Graves病孕妇新生儿的1%～1.4%。男女两性发病率相似。

（1）发病机制为Graves病孕妇循环中高水平的TRAb通过胎盘作用于胎儿甲状腺所致。具有浸润性突眼和胫前黏液性水肿者，其TRAb水平较高，故新生儿患Graves病的危险性增加。也有个别新生儿Graves病病例的母亲，过去曾患过Graves病，但现在是甲状腺功能减退，并需用甲状腺激素制剂替代治疗。

（2）对无论是现在还是既往患Graves病的母亲，均应警惕其新生儿患Graves病的可能。若分娩前胎儿生长发育落后于胎龄及无原因可解释的胎心率持续大于160次/分，则应疑及该病的诊断。病儿出生时一般均有甲亢表现，但若母亲的抗甲状腺药物治疗一直延续至分娩时，患儿出生后数小时至数日内可无明显异常。为此，应密切观察新生儿，及时发现迟发的新生儿Graves病。诊断主要依据临床表现：病儿出生体重低、易激惹、皮肤潮红、心动过速、心律失常、心衰、易饥多食、腹泻、多汗、体重不增或反而减低，多有甲状腺肿大和轻度眼病。甲状腺功能和TRAb测定可证实和确立诊断，但治疗不应等待实验室检查结果。

（3）治疗主要为抗甲状腺药物加碘剂，剂量为每日丙硫氧嘧啶 5 mg/kg 体重，或他巴唑 0.5 mg/kg 体重，分 3 次口服；甲状腺疾病中西医诊疗学 Lugol 氏液 1 滴，每日 3 次。如经上述两药治疗心率仍快，可再加用心得安 2～4 mg/d，分 3 次口服。新生儿 Graves 病十分严重，要求迅速控制病情。如甲状腺肿大明显，出现气管阻塞，应立即气管切开。

（4）绝大多数的新生儿 Graves 病是暂时性的，一般出生后 3～12 周，随着来自母亲的 TRAb 被婴儿循环清除掉，该病缓解。

（九）甲状腺功能正常的 Graves 病

甲状腺功能正常的 Graves 病系指临床上无甲亢表现，血清 TRAb 阳性及可能具有自身免疫性甲状腺疾病的其他体征（如 Graves 眼病）的病人。一些甲状腺功能正常的 Graves 病病人可无明显的眼征。病人的血清甲状腺激素水平正常，但 TRH 兴奋试验时 TSH 反应减低，抑制试验时甲状腺摄碘率不能被抑制。甲状腺功能正常的 Graves 病应注意与处于甲亢缓解期的 Graves 病相区别，除认真询问病史外，TRH 兴奋试验的 T_3 抑制试验有助于区分，前者的这些检查结果异常，而后者正常。具有突眼甲状腺功能正常的 Graves 病，还需与眶内肿瘤等其他原因所致突眼相区别，必要时应作头颅 CT 或 MRI（磁共振显像）。甲状腺功能正常的 Graves 病病人可一直保持甲状腺功能正常，也可发展为甲亢，或甚至于甲状腺功能减退。

（十）T_3 型甲亢和 T_4 型甲亢

1. T_3 型甲亢

大多数甲亢病人 T_3 的增加比 T_4 明显。其原因可能是甲状腺功能分泌 T_3 增加为主，或是 T_4 在外周过多地转变为 T_3，以前者的可能性最大。作为一个极端的例子，甲状腺仅分泌 T_3 增加，由此而造成的甲亢即为 T_3 型甲亢。T_3 型甲亢可以是一般甲亢的前驱表现，最终发展为 T_3、T_4 皆升高，但也可始终以 T_3 型甲亢的形式持续存在。T_3 型甲亢除可见于 Graves 病外，还可发生于毒性多结节性甲状腺肿及毒性甲状腺瘤。T_3 型甲亢的确切发病率不明，但多发生于缺碘地区以及年龄较大的甲亢病人。T_3 型甲亢的诊断包括甲亢临床表现，血清 T_4、FT_4 或 FT_4I 正常或减少，T_3、FT_3 增高及血清 TSH 水平被抑制。甲状腺肿大及甲状腺摄 ^{131}I 率正常或增高，可除外服用 T_3 所造成的甲亢。与一般甲亢相比，T_3 型甲亢经抗甲状腺药物治疗后，更有可能获得长期缓解。

2. T_4 型甲亢

T_4 型甲亢指血清 T_4 和 FT_4I 水平增高，但血清 T_3 水平正常或减低的甲亢。T_4 型甲亢多见于两种情况。一是碘甲亢。约 1/3 的碘甲亢病人血清 T_3 水平正常，可能是由于高碘导致的甲状腺激素合成或分泌增多，是高 T_4/T_3 比值的；二是伴有严重并发症的甲亢，包括 Graves 病。此种情况时 T_4 在外周转变为 T_3 减少或缺如，血清 T_3 主要或全部来自甲状腺的分泌，故尽管血清 T_4 增高，但 T_3 水平正常或减低。血清 γT_3 水平增高，且常非常显著。随着并发症的恢复，血清 γT_3 水平下降，而 T_3 水平上升至甲亢范围。T_4 型甲亢应与甲功正常的人患了其他严重疾病后所发生的低 T_3 综合征相区别。后者虽然也可出现血清 T_3 水平降低和 T_4 升高，但血清 TSH 水平却不似甲亢那样减低。

二、毒性多结节性甲状腺肿

毒性多结节性甲状腺肿是一种在多结节性甲状腺肿基础上发生的甲亢，发生甲亢前多结节性甲状腺肿常已存在多年。它是一种疾病，或是一个或多个致病因素导致的一种临床表现，尚不能肯定。应注意避免使用毒性结节性甲状腺肿一词，因为它包括毒性多结节性甲状腺肿和毒性甲状腺腺瘤两者。

（一）临床表现

本病是从非毒性多结节性甲状腺肿发展而来，但它在非毒性多结节性甲状腺肿中的确切发病率不明。它常发生于已有多结节性甲状腺肿多年的 50 岁以上的病人，女性数倍于男性。其临床表现与 Graves 病稍不同。本病大多起病较缓慢，病情较轻，常呈淡漠型甲亢。少数病人因服用碘剂而突然发生甲亢。可能由于病人年龄较大，心血管症状常见而突出，包括心动过速、房颤，可有心力衰竭，对地戈辛治疗反应欠佳。部分病人可有消瘦、多汗、颤抖。神经精神症状少见，但可有明显的情绪不稳定。乏力和肌肉消瘦较常见。甲状腺肿大多严重，常向胸骨后延伸，往往造成压迫症状，甲状腺可触及多个结节。病人无突眼，无胫前黏液性水肿。若病人有浸润性突眼，应考虑Graves病的发生。

（二）实验室检查

与Graves病相比，毒性多结节性甲状腺肿所造成的甲状腺激素分泌过多程度常较轻微，血清甲状腺激素水平仅轻度增高，尤其血清T_4可为正常高限。甲状腺摄^{131}I率增加不明显，甚至正常。T_3抑制试验或TRH兴奋试验的异常，有助于与非毒性多结节性甲状腺肿区别。血清TRAb阴性，但可有低滴度的TGAb和TMAb。甲状腺^{131}I扫描可见放射性碘呈不均匀的弥漫性分布，或集中于数个散在的结节上，结节外甲状腺组织吸碘功能受抑制。

（三）治疗

毒性多结节性甲状腺肿的治疗比较困难，虽然抗甲状腺药物、甲状腺次全切除术和放射性碘治疗均可酌情选用，但对大多数病人应选择放射性治疗。本病不能自动缓解，如用抗甲状腺药物治疗，需长期服用而不能停药。手术治疗复发率高，且因病人年老体弱而受限，但如甲状腺过大有局部压迫症状，则需手术治疗。术前准备采用抗甲状腺药物，慎用碘剂，以免可能加重甲亢。由于甲状腺体积较大，对^{131}I摄取率无明显增加，故所需放射性碘剂量比治疗Graves病时所采用的剂量大，一次放射性碘治疗很难使所有结节全部破坏，所以常需多次重复放射性碘治疗。放射性碘治疗前应予以抗甲状腺药物治疗，使病人达到正常代谢状态。放射性碘治疗前3~5天停用抗甲状腺药物，放射性碘治疗后7天恢复抗甲状腺药物治疗，经6~8周后逐渐减量至停药。如甲亢复发，再给予第两个疗程。

三、毒性甲状腺腺瘤

该病少见。通常为单一高功能腺瘤，偶尔为2个或更多具有相似特点的腺瘤。毒性甲状腺腺瘤不同于毒性多结节性甲状腺肿中的腺瘤样高功能区域，毒性腺瘤以外的甲状腺组织早期是正常的。毒性甲状腺腺瘤系滤泡性腺瘤，病因不明。该腺瘤功能自主，不受TSH调控，血中也不存在异常的甲状腺刺激物。自然过程缓慢，腺瘤逐渐增大，功能逐渐增高，历时多年方出现甲亢。早期仅为小结节，功能稍高，结节外的甲状腺组织功能基本正常。甲状腺^{131}I扫描显示结节吸碘较其他部位稍增加。T_3抑制试验时，周围组织吸碘功能受抑制，而结节吸碘不受抑制。以后结节渐增大，功能渐增高，结节外甲状腺组织的功能所受抑制渐明显。最后，结节外甲状腺组织萎缩，功能完全被抑制。此时甲状腺^{131}I扫描显示，仅腺瘤具有吸碘功能，呈"热结节"。一些毒性甲状腺腺瘤除分泌甲状腺激素外，甲状腺疾病还分泌碘化蛋白，致使血清蛋白结合碘与T_4不成比例。一些毒性甲状腺腺瘤引起T_3型甲亢。

（一）临床表现

发病年龄较毒性多结节性甲状腺肿为早，多为30~50岁。起病缓慢，病人常有存在多年、逐渐增大的颈部肿块史，若肿瘤直径小于3cm，很少引起甲亢。肿瘤偶尔可发生内部出血、坏死和钙化，导致甲亢缓解，肿瘤外的组织功能恢复。甲状腺腺瘤造成的甲亢较Graves病轻，无浸润性突眼和严重肌病，但心血管表现常突出。甲状腺检查可触及一圆形或卵圆形的结节，表面光滑、质地坚实，边界清楚，随吞咽移动。结节以外的甲状腺部分摸不到，甲状腺部位无血管杂音。

（二）实验室检查

该病所处的阶段不同，其实验室检查结果也不同。在早期，血中甲状腺激素水平多正常，但血清TSH可受到轻度抑制。以后，血清TSH受到较大程度的抑制，甲状腺扫描可见^{131}I浓集于可触及的结节处。随着结节增大，明显的甲亢发生，血清T_4、T_3浓度增高，有时反T_3增高，当结节较小时，甲状腺吸^{131}I率可正常，但不能被外源性T_3所正常地抑制。而结节外的甲状腺组织能被外源性T_3抑制。

（三）治疗

虽然高功能的甲状腺腺瘤最终多造成甲亢，但病程进度可相当缓慢，故对无症状病人的治疗应根据个人情况而定。对已发生甲亢者，应给予治疗。治疗方法有手术和放射性碘治疗两种。一般认为首选者为手术治疗，尤其是对症状较明显的大肿瘤或年龄小于20岁的病人。术前准备不必给予碘剂，因为甲状腺并无Graves病那样的弥漫性血供增加。若甲亢明显，术前应给予抗甲状腺药物，使代谢状态恢复正常。

腺瘤较小（直径小于 5 cm）或 40 岁以上的病人，可选择放射性碘治疗，^{131}I 剂量比治疗 Graves 病的剂量为大。由于 TSH 分泌受抑制，腺瘤周围的甲状腺组织很少摄取放射性碘。一般服 ^{131}I 后 3 个月，甲亢症状消失，肿瘤缩小。放射性碘治疗后应注意随访，有人报告 8 年后甲状腺功能减退的发生率达 36%，另有 54% 的病人结节仍可触及。

四、亚急性甲状腺炎

亚急性甲状腺炎又称肉芽肿性甲状腺炎或巨细胞性甲状腺炎。病因与甲状腺的病毒感染有关，该病常见于上呼吸道感染后。虽然在亚急性甲状腺炎活动期存在甲状腺自身免疫的证据，但该病经数周或数月后自动缓解，仅极少数病例进展为永久性甲状腺功能减退。该病不常见，但轻型病例有可能被误诊或漏诊。女性较男性多见，以 40～60 岁发病率较高。

亚急性甲状腺炎的主要病理改变是滤泡上皮细胞破坏，滤泡破裂和胶质外溢。随着胶质内甲状腺球蛋白逸入间质、进入血液循环，血清 T_4 和 T_3 浓度增高，病人常常出现甲亢临床表现。由于血清甲状腺激素水平升高、TSH 分泌受抑制，加上滤泡上皮细胞的破坏，病人的甲状腺功能实际上是减退的，^{131}I 摄取率减低，新合成的甲状腺激素减少。当以前被合成的贮存在滤泡胶质中的甲状腺激素释放耗竭后，血清 T_4 和 T_3 浓度减低，有时造成甲状腺功能减退，同时血清 TSH 水平升高。急性活动期过后，^{131}I 摄取率恢复正常，甚至可有一段时间高于正常范围。最后，甲状腺激素的合成和分泌、血清 T_4 和 T_3 浓度均恢复正常，血清 TSH 浓度也降至正常范围。

五、无痛性甲状腺炎和产后甲状腺炎

无痛性甲状腺炎又称静息性甲状腺炎（Silent Thyroiditis），病因与自身免疫有关，被认为是桥本甲状腺炎的一种变异型。其病理改变与淋巴细胞性甲状腺炎相似（有淋巴细胞浸润，但不严重），而与亚急性甲状腺炎不同（无巨细胞和肉芽肿改变）。无痛性或静息性甲状腺炎这一名称不能将本病与无痛变异型亚急性甲状腺炎明确区分，故有人建议使用"具有暂时性甲状腺毒症的慢性甲状腺炎"一词命名本病，近十年本病发病率增高，有人报告高达 20% 的甲亢新病例是由无痛性甲状腺炎所致。

无痛性甲状腺炎病人中女性与男性比为 2∶1，低于桥本甲状腺炎。自然病程类似于亚急性甲状腺炎。第一阶段为甲状腺毒症阶段，其特点是突然发病，甲亢临床表现较轻。甲状腺部位无疼痛和压痛，仅少数病人有甲状腺肿大，且程度较轻，也无甲状腺结节。没有发热、乏力等全身症状。血清 T_4 和 T_3 浓度增高，甲状腺 ^{131}I 摄取率减低，血沉和白细胞正常。采用敏感方法检测 TMAb，几乎全部病人均阳性；但用一般检测方法，仅能在约半数的病人中发现抗甲状腺抗体。此阶段持续 0.5～4 个月，平均 2 个月，甲状腺毒症自然缓解。然后，约 1/2 的病人进入甲状腺功能正常阶段，另外 1/2 的病人经历甲状腺功能减退阶段，2～9 个月，最终大多数病人甲状腺功能恢复正常，仅 5% 的病人成为永久性甲状腺功能减退。本病有复发倾向，甲状腺功能恢复正常后数月至数年，甲状腺毒症可复发，有些病人可多次复发。

无痛性甲状腺炎与 Graves 病的区别是前者吸 ^{131}I 率减低、无突眼和胫前黏液性水肿。与人为甲亢的区别是本症血清甲状腺球蛋白增多；与亚急性甲状腺炎的区别是本病无甲状腺痛、无全身症状、活检显示甲状腺的组织病理学改变不同。

无痛性甲状腺炎是一种自限性疾病，不应手术治疗。在甲状腺毒症阶段，可给予心得安及镇静、止痛药以缓解症状，酌情给予强的松可缩短甲状腺毒症持续的时间。甲状腺功能减退阶段若病情较重，或发展成永久性甲状腺功能减退，应给予甲状腺片治疗。

产后甲状腺炎综合征的病因、自然病程、临床表现及病理学改变均与无痛性甲状腺炎相同。暂时性甲状腺毒症常于产后 8 个月内发生，多经过一历时数月的甲状腺功能减退阶段，最后甲状腺功能恢复正常。少数病人甲状腺毒症阶段不明显，而仅以甲状腺功能减退为主要临床表现。日本的一个报告显示，在 500 名产后妇女中，本综合征发生率均为 5%，其中约 50% 的病人仅表现为暂时性甲状腺毒症，25% 的病人仅有暂时性甲状腺功能减退表现，其余病人先后经历这两个阶段。产后甲状腺炎综合征易复发，复发常发生于下次分娩后，也可发生在两次妊娠之间。产后甲状腺炎综合征病人的 TMAb 为阳性，但滴度一般较低。有Graves病病人产后发生该综合征的报道。该病之所以发生于产后，可能系妊娠期间受抑制的免疫活性在产后发生反跳之故。临床上应注意对有甲状腺功能异常临床表现的产后妇女进行甲状腺功能检查，以免被误认为精神因素所致或其他疾患。对患过产后甲状腺炎或与妊娠无关的一过性甲状腺毒症的生育年龄妇女，更应警惕产后甲状腺炎的发生。

六、碘性甲状腺功能亢进

碘性甲状腺功能亢进简称碘甲亢，又名碘性巴塞多氏病（Jodbasedow）。碘是能造成甲亢的唯一一种非激素物质。

地方性碘缺乏性甲状腺肿病人补充碘后，甲状腺激素产生过多，可导致碘甲亢。过去推测是由于碘缺乏致甲状腺激素合成不足，TSH代偿性分泌过多，补充碘后在TSH兴奋下，甲状腺激素合成、分泌过多。但按此假说，甲亢应为暂时性的而非持久性的，故不能圆满解释。实际上缺碘性甲状腺肿病人中仅有一小部分易发生碘甲亢，常见于两种情况，一种是结节性甲状腺肿内存在有自主功能区域，多为老年人，不存在类似于Graves病时所发现的异常甲状腺刺激物。另一种是具有弥漫性甲状腺肿的年轻人，病人的TSI阳性。以上这两种情况均为甲状腺功能不依赖TSH兴奋。

非缺碘地区也可发生碘甲亢。在碘摄入不太充足，但又无明显缺乏的地区，若病人有未被识别的自主性甲状腺结节，碘摄入的轻度增加即可引起甲亢。在碘摄入非常充裕的地区，大量碘的摄入也可造成甲亢。当给结节性甲状腺肿病人药理剂量的碘时（如乙胺碘呋酮等含碘药物或X线造影剂），应警惕引起碘甲亢的可能性。由于结节性甲状腺肿多见于老年人，故碘甲亢的发生有可能引起严重后果。

一般来说，碘甲亢仅发生在甲状腺功能不受TSH正常调控者。但甲状腺功能正常及垂体-甲状腺轴调节正常的人也可发生碘甲亢，机制不明。

病人血清总T_4和FT_4水平升高，T_3水平可升高或正常。病人摄入大量碘的证据是甲状腺^{131}I摄取率降低，尿碘排泄大大增加。碘甲亢的临床表现类似于Graves病，但无突眼，甲状腺无血管杂音。由于甲状腺内大量贮存碘，停碘后3个月甲亢才有可能缓解。此期间内可用心得安控制症状。抗甲状腺药物也可应用，但由于甲状腺内已贮存大量碘，故病人对抗甲状腺药物治疗相对抵抗。^{131}I治疗不能用于碘甲亢。必要时可手术切除功能亢进的结节。

七、TSH高分泌所致甲亢

TSH分泌过多所造成的甲亢很少见，TSH分泌过多可以由于存在垂体TSH分泌腺瘤，也可以由于继发性的TSH不适当高分泌。后者见于：①仅垂体对甲状腺激素抵抗；②TRH分泌过多；③TSH分泌的反馈控制阈值升高（可能是①和②导致的结果）。TSH分泌过多所造成的甲亢，病情可轻可重，一般都有弥漫性甲状腺肿大。病人无自家免疫性甲状腺疾病的特点。在所有造成甲状腺毒症的疾病中，仅本病的血清TSH浓度不受同时增高的甲状腺激素的抑制。如为垂体TSH分泌瘤，病人可有蝶鞍扩大和视野缺损等垂体占位性病变的表现，血清TSH游离α亚单位浓度升高，TRH兴奋试验时血清TSH浓度不增加。如为非肿瘤性垂体TSH高分泌，血清α亚单位浓度不高，TRH兴奋试验时TSH反应一般正常。如给予非常大剂量的甲状腺激素，部分病人TSH分泌可受抑制，不过这会加重甲状腺毒症。切除甲状腺当然可以控制甲亢，但血清TSH水平可能会进一步升高，令人担心的为是否最终会造成分泌TSH的垂体肿瘤发生。溴隐亭对抑制TSH分泌有一定疗效，可使病人的甲亢缓解。生长抑素类似物可抑制TSH分泌，已用于临床。对垂体TSH分泌瘤的治疗，主要为手术切除肿瘤。已有使用3，5，3′-三碘甲腺乙酸治疗本病的报道。

八、滋养层肿瘤所致甲亢

滋养层肿瘤如葡萄胎、绒毛膜癌及睾丸胚胎瘤可伴发甲亢。这些肿瘤合成、分泌大量具有一定TSH活性样的物质，兴奋甲状腺功能，造成甲亢。这种物质可能是绒毛膜促性腺激素，也可能是与绒毛膜促性腺激素密切相关的蛋白。病人大多只有甲亢的实验室证据，而无明显的临床表现；少数病人既有甲亢的实验室证据，也有明显的临床表现。病人的血清 FT_4 和/或 FT_3 浓度增加，而 TSH 浓度受抑制。临床与实验室指标不一致的原因尚不清楚，有人认为是由于外周组织对甲状腺激素的敏感性降低，有人假设可能上述肿瘤同时还分泌某种能对抗甲状腺激素的物质，还有人推测可能是由于甲状腺激素过多所持续的时间相对较短。治疗主要是针对滋养层疾病，随着滋养层疾病的有效治疗，伴发的甲亢消失。对患有甲亢的年轻妇女，应注意是否由于葡萄胎妊娠所致的可能性。

九、卵巢甲状腺肿所致甲亢

约 30% 的卵巢畸胎瘤和皮样囊肿含有甲状腺组织，通常无临床意义。当这些肿瘤以含甲状腺组织为主，或全部为甲状腺组织组成时，则称为卵巢甲状腺肿。少数卵巢甲状腺肿可引起甲状腺毒症。卵巢甲状腺肿病人常有腹水和/或胸水（不表示肿瘤为恶性），若甲亢病人有腹水和/或胸水，以及一个可触及的卵巢肿块（卵巢甲状腺肿大多为一侧性），则应考虑该病诊断的可能性。大多数患卵巢甲状腺肿和甲亢的病人同时有颈部甲状腺肿，后者为多结节性或弥漫性肿大。甲亢系由卵巢甲状腺肿与颈部甲状腺肿（毒性多结节性甲状腺肿或 Graves 病）共同造成。仅当卵巢甲状腺形成一自主性功能的腺瘤时，才可单独造成甲状腺毒症。骨盆的放射性碘扫描或卵巢的放射性碘摄取率测定，可确立诊断。治疗主要为手术切除卵巢肿瘤。

十、转移性甲状腺癌

绝大多数甲状腺癌的功能低于正常甲状腺组织，故原发性甲状腺癌引起甲亢十分罕见。但是甲状腺癌的转移病灶可以引起甲状腺毒症，临床上可见少数具有转移的甲状腺癌病人出现甲亢症状，无甲状腺肿大和突眼。血清 T_4 和 T_3 浓度增高，有时单纯 T_3 浓度增高，血清甲状腺球蛋白水平升高。能引起甲状腺毒症的转移性甲状腺癌一般多为滤泡状癌。甲状腺癌必须广泛转移，癌组织多到足以分泌较多的甲状腺激素，才能造成甲状腺毒症，因为癌肿组织合成、分泌甲状腺激素的功能并非特别亢进。病人一般都有甲状腺癌的病史，转移病灶常见于肺和骨。确诊依赖于放射性同位素碘的全身扫描，扫描显示肺和骨上有高摄 ^{131}I 能力的病灶。治疗包括暂时给予抗甲状腺药物和 β-受体阻断剂，以及放射性碘治疗。大剂量 ^{131}I 治疗对破坏甲状腺癌转移病灶和控制甲状腺毒症疗效较好，但常造成治疗后肺纤维化。

十一、人为的甲状腺毒症

该病是由于长期摄入过多的甲状腺激素所造成的甲状腺毒症。在国外，人为的甲状腺毒症并不少见。病人多为女性，常有潜在的精神、心理疾患，情绪不稳定，过度忧虑和害怕肥胖。病人知道自己在服用甲状腺素制剂，但坚决否认。病人有典型的有时甚至是严重的甲状腺毒症临床表现，甲状腺萎缩变小，无浸润性突眼，但可有凝视、向下看时上睑的下垂落后于眼球等单纯性突眼的体征。甲状腺 ^{131}I 摄取率明显减低，但给予 TSH 后可增高。血清 T_3 水平升高，T_4 水平一般升高，但若所服甲状腺素制剂为 T_3 时，血清 T_4 水平降低。血清甲状腺球蛋白浓度减低（而不是增高），提示甲状腺毒症系外源甲状腺激素所致，病人不存在甲状腺疾病的证据。治疗方法为停用甲状腺素制剂并给予精神、心理治疗。

第二节 甲状腺功能减退症

甲状腺功能减退症简称甲减，系由甲状腺激素合成、分泌或生物效应不足所致的全身性的内分泌病。

本病按传统分为原发性甲减与继发性甲减。原发性甲减系指病变在甲状腺本身，继发性甲减指病变不在甲状腺，而在垂体或下丘脑，也称中枢性甲减。

根据病变部位不同可分为：①原发性甲减：如甲状腺先天异常，甲状腺自身免疫性疾病、缺碘、甲状腺手术或放射治疗等造成的甲状腺功能减退。②垂体性甲减：垂体肿瘤、垂体手术或放疗后、席汉氏综合征、原因不明性等垂体疾病造成的甲状腺功能减退。③下丘脑性甲减：肿瘤、慢性炎症或肉芽肿、放疗后等造成的甲状腺功能减退。④周围性甲减：又称受体性甲减，系周围组织对甲状腺激素作用不敏感所致。

根据起病年龄可分为3型：①呆小症（克汀病），功能减退始于胎儿或新生儿，又分地方性克汀病及散在性克汀病。②幼年型甲减，功能减退始于性发育前儿童。③成年型甲减，功能减退始于成人。各型后期病情严重时均可表现为黏液性水肿。

根据病因可分为：①先天性甲减，指甲状腺先天发育异常或先天性甲状腺激素生成障碍，以及机体对甲状腺激素的先天性抗拒等原因引起的甲减。②后天性甲减，由于各种后天原因造成的甲状腺功能不足。③特发性甲减，可能是自身免疫性疾病的一种。

根据欧、美、日本、加拿大等国家的资料，先天性甲减经新生儿血清筛选，其发病率约为（1/5 000～1/3 000）。根据美国、芬兰、新西兰等国非缺碘地区的显性甲减的统计为0.6%～0.8%，其中因医源性造成甲状腺破坏（^{131}I治疗或手术切除）的占1/3。在这些国家中妇女每年自发性甲减发病率高达2‰。有人在945例内科病人中经TSH测定，发现亚临床型甲减为3.1%，轻型或显性甲减占1.37%，本病最常见于妇女，男、女的发病比例为1:10，虽然本病可发生于任何年龄，而成人甲减绝大多数患者在30～60岁之间，原发性甲减占绝大多数，继发性甲减罕见。

甲减在中医学中无专门病名，基于甲减临床主要表现为元气亏乏，气血不足，脏腑受损的症状，故多主张应归属于中医学"虚劳"的范畴，但也有的学者认为甲减由甲亢行甲状腺次全切除或进行碘治疗后所导致者，当属于"虚损"之列。究中医经典之病名，则有的学者认为甲减与《素问·奇病论》之"肾风"，及《灵枢·水胀篇》之"肤胀"相似，盖肾风者"有病庞然如有水状""肤胀者，寒气客皮肤之间，馨然不坚，腹大，身尽肿，皮厚"，皆颇似黏液性水肿之状。

本节除缺碘所致地方性甲状腺肿、地方性克汀病的甲减外，将甲状腺功能减退症有关内容介绍如下。

一、病因病理

（一）中医学认识

中医学认为，本病之病因多由先天禀赋不足，胎中失养，体质不强，肾阳亏虚；或久病不愈或失血过多，脾肾失养，阳气不足；或放疗以后，伤于气血，脾肾亏虚等等，诸多因素致使全身功能不足而发为本病，其病位重在脾肾。

肾为先天之本，水火之脏，内寄真阴真阳，主藏精，有温润五脏之功能，为人身精髓之源泉。主水液，与膀胱相表里，膀胱气化亦赖肾气之强盛。肾气虚衰，膀胱气化失职，发为肿满；脾为后天之本，化气生血之源泉，脾胃之气损伤，不能化气生血，气血亏虚，病邪内侵。脾虚不能运化水湿，水湿内停，泛滥于肌肤，发为浮肿。肾有赖后天脾胃的濡养，脾有赖肾的温煦，脾虚与肾虚互为影响。盖"脾胃之腐化，尤赖肾中之一点真阳蒸变"（张聿青），今肾阳亏乏，脾阳亦衰，从而呈现少气懒言、面色不华、畏寒肢冷，腰脊酸痛、毛发脱落，月经不调或闭经，纳呆腹胀，面肢肿胀等一系列临床表现。

1. 肾虚

肾为先天之本，甲减有始于胎儿期者，可见与肾虚关系密切。且其临床主症为元气亏乏，气血不足之神疲乏力、畏寒怯冷等，乃是一派虚寒之象，除此以外，尚可见记忆力减退、毛发脱落、性欲低下等症，也是肾阳虚的表现。据实验报告，凡阳虚证患者，血清中甲状腺素含量偏低，也反证了甲减患者必具阳虚之表现。但甲减所表现的虚寒征象乃是源于甲状腺激素的分泌不足，故本病实系肾之阴精不足，由"阴损及阳"，是现"无阴则阳无以生"的病理表现，肾阴虚乃是甲减内在之病理因素。

2. 脾虚

脾为后天之本。脾虚摄食量少，饮食不调，后天给养来源亏乏，更有损于机体功能发挥。且因肾虚，脾阴亦衰，脾虚与肾虚形成恶性循环。脾又主肌肉，四肢司统血之职，据观察，甲减患者肌无力者占61%，并伴有感觉障碍，手足麻木、肌肉痛、僵硬或痉挛，此为"脾主肌肉"之功能减退，且有32%～82%患者合并不同程度之贫血。同时，甲减妇女常有月经紊乱，严重时引起持续大量失血，均系脾不统血之征象。

3. 心虚

甲减患者以心动过缓脉沉迟缓为主要见症。此乃心阳不振之临床表现，乃因"肾命不能蒸运，心阳鼓动无能"所致，故病初虽不涉及心脏，但基于肾阳衰微，心阳不振，心肾阳虚而进一步加重临床阳虚之见症。

4. 痰浊

甲减病人临床以阳虚为主要表现，但在病情严重时可出现黏液性水肿是为痰浊之病理，此痰浊仍源于脾肾阳虚不能运化水湿聚而成痰。甲减患者部分可显现甲状腺肿大，"乃五脏瘀血、浊气、痰浊而成"。实验室检查甲减患者普遍存在血清胆固醇升高的现象，从中医而论，乃是"浊脂"，也属痰浊之范畴，故本病与痰浊关系密切。

甲减的主要病机是肾阳虚，肾阳是功能活动的动力，也是人体生命的源泉。人体生命活动与激素的调节是分不开的，由于甲状腺素的合成障碍，进而导致垂体前叶、性腺、胸腺、心、肝、脾等脏器组织的一系列病变，临床上产生相应的症状和体征，与肾阳虚证候相似。肾阳虚患者会出现全身功能低下并伴见寒象，这是由于肾中元阳衰微，阳气不运，气化失司，开阖不利，以致水湿、痰浊、瘀血等阴邪留滞，出现面色晦暗，精神委顿，甚则神志昏蒙、眩晕、尿少、全身浮肿、舌质晦暗等浊阴上逆证。甲减病人的心脏可具有病理性改变，主要是心肌间质黏液水肿，使心肌增大和扩张，临床以心动过缓、脉沉迟缓、心界扩大、心音低钝为主要症状。从中医学而论，此乃"肾命不能蒸运，心阳鼓动无权"。甚则脾肾阳虚，气滞血瘀，痰浊内停，蒙蔽心窍，而致神昏窍闭之危象。

综上所述，肾阳虚为导致甲减病的直接因素，随着病情的发展，还会出现脾肾阳虚与心肾阳虚及痰浊内停。肾阴阳两虚往往出现于甲减病的后期，正气大衰，阴阳两伤是病理变化的最后转归，在其病机演化过程中，最终导致肾气败绝，阴阳离绝之死候。治疗宜循"阴中求阳，阳中求阴"的治则，急挽重危之阴精与阳气。

（二）西医学认识

（1）自身免疫性甲状腺炎：桥本病等自身免疫性甲状腺疾病。存在甲状腺组织的淋巴细胞浸润，血液循环中可测出抗甲状腺自身抗体，有细胞免疫的异常改变。免疫反应造成甲状腺组织的广泛破坏，以及甲状腺抑制性抗体占优势时，甲状腺失去了正常的分泌功能，表现甲状腺功能减退。

（2）甲状腺手术或放射性破坏：甲状腺的储备功能较强，破坏95%以上时才出现功能低下。Graves病的甲状腺次全切除后可继发甲状腺功能减退。甲减的发生除与甲状腺组织切除过多有关外，还与甲状腺组织淋巴细胞浸润程度以及血液中甲状腺自身抗体滴度有显著关系。

Graves病放射性碘治疗后亦可继发甲减，甲减发生率与^{131}I剂量、甲状腺淋巴细胞浸润及血液循环中甲状腺自身抗体的水平均有显著相关性。颈部恶性肿瘤的外照射，有时亦可导致甲减。

（3）生甲状腺肿物质：生甲状腺肿物质可抑制甲状腺激素的合成造成甲减。生甲状腺肿物质较多，一般可分为药用化学品（如硫脲嘧啶、碘剂、过氯酸盐、硫氰酸盐等）、食用植物（如洋白菜、大豆制品、木薯等），以及微量元素（如氟、锂等），其中最常见的为Graves病使用抗甲状腺药物治疗过程中，由于药物剂量使用过大或时间过长，以致药物性甲减。

（4）亚急性甲状腺炎或其他甲状腺疾病：少数亚急性甲状腺炎亦可出现甲状腺功能减退。慢性纤维性甲状腺炎可引起甲减，但本病罕见；甲状腺恶性肿瘤、甲状腺转移癌、甲状腺结节等均可造成甲状腺组织的广泛破坏，而发生甲减。

（5）外周组织对甲状腺激素无反应：患者血浆甲状腺激素显著升高，但无结合蛋白异常，临床上无甲亢的临床表现，反而呈甲状腺功能正常或甲减，是由于靶器官对甲状腺激素无反应所致，其机制可能是甲状腺激素转运入细胞的过程缺陷，或是与细胞内的核受体的结合障碍。

（6）中枢性甲减：指下丘脑性和垂体性甲减。当垂体肿瘤、炎症、坏死、出血等所造成的全垂体或部分垂体功能低下时，常引起垂体前叶TSH分泌减少，使甲状腺功能活动障碍，形成甲减。

（7）甲状腺发育异常：这是先天性甲减的主要原因，甲状腺发育异常包括甲状腺不发育、发育不良和甲状腺原基不下降，甲状腺原基不下降和下降不良形成的异位甲状腺，均存在甲状腺发育不良。其发病机制尚未明确，可能与出生前母体供给甲状腺激素有关；亦有人认为母体存在甲状腺自身抗体和甲状腺组织细胞毒因子有关。

（8）患者甲状腺发育正常，但由于甲状腺激素合成的某一步骤发生障碍，造成甲状腺激素合成、分泌缺乏或不足，而形成甲减。本病属遗传性疾病，多见于近亲结婚的后代，常呈家族集中性。占先天性甲减的 25%～30%。

（9）甲状腺激素的转运缺陷：甲状腺激素在血液中绝大部分与蛋白质结合。起贮存和转运作用。当与甲状腺结合的蛋白质增多时，发挥生理作用的游离甲状腺激素减少，患者多数甲状腺功能虽属正常。但也可呈甲状腺功能减退，如先天性 TBG 过多症，患者 TBG 结合能力显著增高，常伴甲减。

（三）病理变化

1. 甲状腺

原发性甲减患者，甲状腺多萎缩，滤泡萎缩，上皮细胞扁平，胶质很少；间质可有淋巴细胞和浆细胞浸润及广泛的纤维化。抗甲状腺药物所致者，甲状腺多增大，滤泡上皮增生，胶质减少。继发性甲状腺功能减退者，甲状腺缩小，滤泡萎缩，上皮细胞扁平，腔内充满胶质。

2. 垂体

原发性甲减患者的垂体前叶增大，甚至呈结节样增生，这是由于甲状腺激素分泌减少以后，反馈至垂体前叶，过多的分泌 TSH 所致。有时可发生腺瘤，蝶鞍亦稍增大。垂体性甲减患者垂体萎缩或有肿瘤或肉芽肿等病变。

3. 黏液水肿

含有透明质酸，粘蛋白、黏多糖的液体在组织内浸润。皮下浸润致使皮肤肿胀，表皮萎缩、角化；肌纤维浸润引起骨骼肌及心肌退行性变，以致坏死；全身的组织细胞核酸与蛋白质合成、代谢及酶系统活力均减弱，各种浆膜腔有含蛋白很多的渗出液，脑细胞可有萎缩呈退行性变。这些改变随甲状腺激素缺乏的时间越长，病变就越显著。

二、临床表现

（一）成人甲状腺功能减退症

1. 症状

病人常觉易疲劳、畏寒、体重增加、便秘、月经不规则及肌肉痉挛。

2. 体征

皮肤苍白或呈橘黄色、发凉、干燥、颜面及手肿胀，毛发稀少、眉毛稀疏（外 1/3 脱落），声音粗而沙哑及腱反射迟钝。

3. 心血管系统变化

心跳慢而弱，心音低钝。心脏扩大和心包积液，但很少发生心包填塞。舒张压上升，脉压减小，动脉粥样硬化、冠心病发生率明显增高。心电图异常率 100%，主要为 T 波低平、低电压、Q-T 延长、窦性心动过缓等。少数呈现房室传导阻滞、束支传导阻滞、期前收缩。

4. 肺功能改变、呼吸浅而弱

对缺氧和高碳酸血症引起的换气反应减弱。肺功能改变可能是甲减者昏迷的主要因素。

5. 神经系统症状

轻者多无，常见智力减退，反应迟钝、记忆力下降、注意力、理解力和计算力、听力减弱。感光反应不灵敏，可有感觉异常、麻木、刺痛或灼痛。有嗜睡或失眠、眩晕、运动失调，有时见腱反射减弱。脑电图表现为波幅度减低、曲线平坦，严重者可出现黏液水肿性昏迷，死亡率极高，甲减病人精神多安静温和，有的可表现为抑郁或烦躁，称之为黏液水肿性躁狂症。

6. 消化与血液系统症状

病人食欲减退，腹胀，顽固性便秘，甚至发生肠梗阻。50% 病人有胃酸缺乏。有时可伴有腹腔积液。1/4 病人可有贫血，一般为正常红细胞型，有些可能是小细胞性或大细胞性贫血。白细胞计数可稍偏低、分类可有淋巴细胞增多。

7. 性功能紊乱

病人表现为性欲减退、阳痿。病人可表现为月经失调和不孕。有时可出现严重子宫功能性出血，为雌激素代谢障碍，FSH（滤泡刺激素）及LH（黄体生成激素）分泌异常所致。

8. 肾功能减退

肾小球滤过率减低，负荷排泄能力减弱，饮水过多可致水中毒。指甲变色（褐色、黑色）变硬，角化过度，凹凸不平，这种变化可能是因为指甲、皮肤、毛发类似。

9. 其他

或有肌肉酸痛，尤其晨起或冬季为重，少数病人出现肌肉肥大，亦可见有甲减－乳溢综合征，但血中泌乳素常不增高，估计甲减时乳腺感受性发生了变化，当甲减纠正后，即可停止。

（二）幼年型甲状腺功能减退症

幼年型甲减是发生在成熟前儿童期的甲状腺功能低下。其临床表现介于克汀病和成人甲减之间。发病越早越像克汀病，发病越晚越像成人型甲减。往往智力较低，学习成绩不良。儿童骨骼发育不良，生长延迟，身材矮小，有些有假性肌肥大，牙齿萌出和更换较晚，面容幼稚；可有多毛，尤其是肩、背、腰部、臂、股外侧部分布较多。性腺发育迟缓，偶有性早熟和乳汁分泌。较重的儿童可出现黏液水肿，称为幼年型黏液水肿。患者呈蜡样面容，表情滞呆、淡漠、少语、声细、少动、少食、怕惊、体重迅速增加，皮肤粗糙、脱屑。

（三）成人黏液性水肿

黏液性水肿患者具有明显的甲减症状并伴有各组织黏液性水肿病理变化者称为黏液性水肿。发生于成人的黏液性水肿称成人黏液性水肿。成人黏液性水肿以40岁以上的妇女较多见，男、女之比为（1∶5～1∶4）。其临床特点如下：

（1）皮肤压之较硬，韧性较大而不出现指压痕，通常形容为非凹陷性水肿。

（2）黏液性水肿于颜面，特别是眼睑和唇部最为明显，可见眼睑肿胀松软并起皱纹，半透明的上眼睑臃肿下垂，鼻宽唇厚；腕部尤其是踝部可以肿胀得发圆，伴行动笨拙。

（3）黏液水肿在组织间隙的移动性差，一般不随体位变更而坠积到低垂部位，如颜面水肿时并不因日间常取坐位或立位而到晚间减轻。

（4）黏液性水肿亦可发生于除皮下外的其他组织间隙。当发生于口腔黏膜，舌、悬雍垂、喉头黏膜、中耳等部位时，可出现语言缓慢、舌体肥大、声音嘶哑、吐字不清等症状。患者常有畏寒、体重增加、皮肤干燥脱屑、苍白发黄。甲减晚期，可出现凹陷性水肿。

（5）黏液性水肿侵袭骨骼肌、心肌、中枢神经系统及肾脏时，出现相关的临床表现。如心脏搏动减弱、心音低钝、心包积液等；反应迟钝、记忆力减退、嗜睡、头晕、耳鸣，甚至可呈神经质或发生幻觉、妄想、自杀企图等；严重者可发生明显的精神失常或痴呆、木僵、昏迷状态；可出现蛋白尿等。

（6）累及性腺发育或有功能障碍时，女性病人可有月经过多或闭经、不孕等；男性病人可有性欲减退、阳痿。

（四）黏液水肿性昏迷

黏液水肿性昏迷是甲状腺功能减退未能及时诊治，病情处于恶化阶段而表现的严重症群，临床少见，其发病率不高，一旦发生，预后危重，病死率较高。

（1）怕冷、乏力、行动迟缓、颜面浮肿、皮肤干冷、粗糙。

（2）神志改变，如表情淡漠加重、嗜睡、意识不清、四肢软弱无力、腱反射迟钝或消失，渐入昏迷状态。

（3）出现典型的六低表现。①低体温（多低于35℃）。②低心率（低于60次/分）。③低血压。④低通气功能（呼吸减慢）。⑤低血糖。⑥低钠血症。

（4）其他：部分患者有皮肤水疱、溃疡及出血、肌肉坏死等。

(五)甲减的轻中重分型

甲减由于甲状腺激素缺乏的严重程度不同,以及疾病的演变程度不一致,可分为以下4型。

1. 重度甲减

重度甲减患者都有乏力、怕冷、毛发皮肤干粗、声音嘶哑及典型黏液性水肿面容,患者可死于黏液性水肿昏迷,冠状动脉或脑动脉血栓形成。严重先天性甲减,如散发性先天性无甲状腺克汀病或严重地方性克汀病,除有典型黏液性水肿表现外,都有严重智力低下、身材发育障碍,并可伴有其他精神神经症状。

2. 轻度甲减

临床上如遇到有无力、脸部水肿等,应考虑到本病的可能;如果家族中有甲状腺疾病史包括慢性淋巴细胞性甲状腺炎、Graves病等,则均应作甲状腺功能检查。其中对原发性甲减最有意义的诊断是血清TSH水平升高。

3. 亚临床型甲减

这种类型是指甲状腺激素分泌不足,但由于代偿性TSH分泌增加而维持了甲状腺功能于正常状态。患者无甲减临床症状,故有人将其称为"代偿性甲状腺功能正常症"。亚临床甲减的实验室诊断依据为基础血清TSH水平升高,及(或)TRH兴奋试验过程中TSH呈持续性过度反应,并且患者甲状腺储备降低,对TSH兴奋试验反应减弱。

4. 暂时性甲减

临床上可出现暂时性甲减的情况很多,最常见的是甲亢在用抗甲状腺药物治疗过程中,没有及时根据临床好转调整抗甲状腺药物的剂量,以致药物过量。这类患者常表现为怕冷、甲状腺肿较前增大,下肢抽筋或浮肿,只要将抗甲状腺药物的剂量减少及(或)加用甲状腺激素后,药物过量所致的甲减即可在数周内自行消失。

三、实验室检查

(一)甲状腺功能检查

(1)基础代谢率降低,多低于-20%,常有-45%~-35%,有时可达-70%。

(2)吸^{131}I率低于正常,呈低平曲线,但受摄碘等影响较多,故少特异性,6小时小于15%。

(3)血清总甲状腺素(T_4)降低,血清总T_4降低而三碘甲腺原氨酸(T_3)正常,可作为早期诊断甲减的指标之一。另外,有严重疾患且甲状腺功能正常的病人及老年正常人中,血清T_3可降低,故T_4浓度在诊断上比T_3浓度更为重要。轻症患者总T_3浓度可在正常范围,而重症患者可以降低。游离T_3(FT_3)、游离T_4(FT_4)降低,血清rT_3常明显降低。周期性甲减可增高。

(4)血清促甲状腺激素(TSH)测定对甲减有重要意义,较T_4及T_3为大。如甲状腺本身破坏所致,TSH显著升高,且常先于T_4、T_3下降,是原发性甲减的最早表现;继发性加减TSH可正常、偏低或明显下降。如果T_3、T_4正常而TSH升高则可能为亚临床型甲减。

(5)血浆蛋白结合碘(PBI)常低于正常,多小于0.24μmol/L。

(二)TSH兴奋试验

TSH 10 U皮下注射,若甲状腺摄^{131}I率明显升高,可高达100%,提示甲减继发于下丘脑、垂体;如果摄^{131}I率不升高,则提示原发性甲减。

(三)TRH兴奋试验

TRH 200~500μg清晨静注,如果血清TSH延迟升高,提示病变在下丘脑;如果血清TSH无反应,提示病变在垂体;如果TSH原来较高,给予TRH后更高,提示为原发性甲减。

(四)甲状腺自身抗体检查

原发性甲减与自身免疫有关,血中常可检出甲状腺球蛋白抗体(TGA)、甲状腺微粒体抗体(TMA)。

(五)一般检查

(1)血红蛋白及红细胞减少,白细胞分类中淋巴细胞增多,常轻、中度贫血。血清铁降低,铁离子结合蛋白量减少。

（2）血糖正常或降低，口服葡萄糖耐量试验显示低平曲线，胰岛素反应延迟。

（3）原发性甲减病人血清胆固醇可增高；垂体和下丘脑性甲减者胆固醇正常或偏低。

（4）磷酸肌酸激酶（CPK）升高，乳酸脱氢酶升高，17-酮类固醇降低，17-羟皮质类固醇降低。血尿酸增高。尿酸清除率降低。

（六）脑电图

脑电图弥漫性异常，节律不齐，频率偏低。

（七）头颅X线

CT扫描，ECT、MRI检查可见下丘脑或垂体病灶，蝶鞍扩大。

四、诊断与鉴别诊断

（一）诊断

典型的甲状腺功能减退症具有怕冷、乏力、面容呆滞、皮肤粗糙、黏液水肿、智力减退、思维及反应迟钝等表现，这些对诊断有可靠的价值。既往有甲状腺疾病史、甲状腺手术或放射史、头部外伤或中枢神经系统炎症史等可供参考。对轻度甲状腺功能减退症患者，因临床表现少，而且缺乏特异性，诊断较困难，主要依靠实验室检查。基础代谢率测定、血清胆固醇测定、甲状腺摄 ^{131}I 率及血清 T_3、T_4、TSH 测定均有助于诊断。尤其 T_4 和 TSH 测定是诊断甲状腺功能减退症较可靠而敏感的两个指标，甲状腺功能减退症确诊后，必须进一步鉴别系原发性还是继发性甲状腺功能减退症。这一点对于治疗是必要的。

表4-4 甲状腺功能减退症的诊断要点

原发病变部位	原发性甲状腺功能减退症	继发性甲状腺功能减退症
常见原因	1.自身免疫性甲状腺病 2.甲状腺手术或放射治疗 3.服过量的抗甲状腺药物 4.缺碘	1.产后大出血或感染以及其他病所致垂体血管病变 2.垂体或垂体周围肿瘤 3.垂体的手术或放射治疗 4.颅脑外伤或肺炎 5.精神创伤
发病机制	甲状腺滤泡大量破坏,或甲状腺功能受到抑制,使甲状腺激素分泌减少	因血管栓塞或出血，垂体坏死或萎缩，功能丧失50%以上，TSH分泌减少。丘脑的炎症和损伤，使TRH分泌减少。
临床表现	主要表现为甲状腺功能低下	甲状腺功能低出现较晚
体温低	多见	少见
体重	增加或有黏液性水肿	多降低。黏液性水肿少见
皮肤	干、冷、厚、脱屑	多为光、薄、细，有黏液水肿者同左
毛发	脱落较轻	眉毛、腋毛、阴毛脱落较显著
心脏	多增大	多缩小
甲状腺肿大	有	无
性腺	性腺功能减退较轻	性腺功能减退出现较早、乳汁分泌减少或消失，月经紊乱，性腺萎缩，胡须脱落
肾上腺皮质功能	减退轻	减退较重，多有低血压、低血糖、低血钠
颅内压迫症状	无压迫症状	有压迫症状，视力减退，乳头水肿，颞侧偏盲，颅内压升高
实验室检查		
TSH	升高	降低
17-羟皮质醇	降低	明显降低
胆固醇	多升高	大多正常
TSH兴奋试验	不受兴奋	受兴奋，摄碘率升高25%~45%以上
抗甲状腺抗体	可为阳性	阳性
颅片	蝶鞍正常	蝶鞍可增大或有钙化

继发性甲减症系脑垂体前叶功能减退症的组成部分，绝大多数是由于产后大出血及休克或脑垂体肿瘤所致，如嫌色细胞瘤，颅咽管瘤。由于感染、颅脑创伤、浸润性病变以及自身免疫性垂体炎引起的都是少见的。诊断继发性甲减很重要，因垂体功能减退症引起危象的不少，其处理方法与原发性甲减危象不同。继发性甲减必须同时有肾上腺皮质及性腺功能减退存在，选择性TSH缺乏虽然也有过报道，但实属罕见。继发性甲减与原发性甲减都有尿17-酮类固醇及17-羟皮质类固醇排出减少，不过继发性甲减的减少在程度上严重。继发性甲减患者血清促性腺激素明显降低或完全缺乏，原发性甲减患者促性腺激素正常或轻度降低。最有价值的实验室检查为血清TSH及TRH兴奋试验，继发性甲减血清TSH水平低，TRH兴奋试验还可区别垂体性与下丘脑性继发性甲减。TSH兴奋试验也可区分之，继发性甲减患者的甲状腺吸 ^{131}I 率增高及血清PBI或 TT_4、TT_3，或 FT_4、FT_3 增加，但原发性甲减则无反应。不过，脑垂体前叶功能减退症的病程较长者可产生严重甲状腺萎缩，此时对TSH也有无反应。因此，TSH反应阳性，可以诊断为继发性甲减，但反应阴性者，则并不能完全排除诊断，几乎全部继发性甲减患者都有闭经，而在原发性甲减者则以月经过多为常见；对甲状腺激素治疗的疗效，两者也不相同。原发性甲减的疗效较继发性甲减者为好，在后者单独使用甲状腺激素，特别剂量较大及疗程较长时，可以导致肾上腺皮质功能衰竭。

（二）鉴别诊断

1. 贫血

本病常易误诊为恶性贫血、缺铁性贫血或再生障碍性贫血。两者均有皮肤苍黄、毛发干枯、面容虚肿、表情淡漠、胃酸缺乏等。但前者心率较快，脉压大和BMR偏高。甲减者对寒冷更为敏感，伴唇厚舌大，音调低沉，心率缓慢，BMR和 ^{131}I 率均降低等，可以帮助鉴别。

2. 肾性水肿

甲减与慢性肾脏疾患，均可有全身水肿、皮肤苍白、血清胆固醇升高，PBI和BMR降低。但后者水肿呈凹陷性，心率不慢，血压多偏高，可有视网膜渗出及出血。化验检查有蛋白尿、红细胞及管型，并伴有肾功能改变及酸中毒等，而无典型的畏寒、脱发及动作笨拙等表现，以资鉴别。

3. 肝性水肿

肝脏病变可导致甲状腺激素生理代谢紊乱，使 T_4 转向 T_3 减少，致 T_3 下降，rT_3 升高。肝性水肿患者肝功能改变多较显著，皮肤有色素沉着，蜘蛛痣，面容消瘦，心率正常或稍快，水肿为凹陷性。而黏液性水肿患者肝功能改变多较轻，皮肤苍白，面部臃肿，心率缓慢，水肿呈非凹陷性，查 T_4、rT_3 和BMR降低，一般可以与肝性水肿相鉴别。

4. 精神失常

严重的黏液性水肿可出现脑血流缓慢，氧和能量利用不足，导致中枢神经系统功能障碍和精神失常，表现为反应迟钝、幻觉妄想等，易误诊为精神分裂症及其他功能性精神病。以甲状腺功能检查可区别，且用甲状腺激素试验治疗，对一般精神失常者无效，但可改善黏液性水肿患者的精神状态。

五、治疗

（一）一般治疗

许多甲减，如地方性缺碘、手术、放疗等引起者均可加强防治而减少发病。如在缺碘地区要适量的补充碘化剂。由于药物、食物引起者，应停用或减量；继发性者应处理垂体瘤等。尚需对症治疗，有贫血者应补充铁剂，维生素 B_{12}、叶酸、肝制剂等，胃酸低者，口服稀盐酸。

（二）中医学治疗

1. 辨证治疗

甲状腺功能减退症临床表现繁杂，轻症患者临床表现不明显；重症者又常有并发症，给辨证增加困难，辨证分型也未一致，大致可分为以下几型论治。

（1）肾阳虚证

主症：畏寒、面色㿠白，腰膝酸冷，小便清长或遗尿，浮肿，腰以下为甚，阳痿滑精，女子带下清冷，宫寒不孕，舌淡苔白，尺脉沉细或沉迟。

治法：温肾助阳。

方药：济生肾气丸加减。常用药物：鹿角胶、熟地、山药、枸杞子、菟丝子、茯苓、牛膝、补骨脂、巴戟天、狗脊等。

（2）脾肾阳虚

主症：形寒肢冷，面色㿠白，消瘦神疲，少腹冷痛，腰酸膝冷，小便频数，余沥不尽，夜尿频繁，或小便不利，面浮肢肿，甚或阳痿，或妇女宫寒不孕，带下清稀，舌质淡胖，边有齿痕，脉沉迟而弱。

治法：温肾健脾，补益气血。

方药：理中汤合肾气丸加减，常用药物：人参、干姜、白术、附子、甘草、山药、山萸肉、肉桂、砂仁、苍术、益智仁、菟丝子、杜仲、当归。

加减：腰痛甚者，可加杜仲、怀牛膝、续断等；面部及四肢肿胀明显者，加车前子、泽兰、益母草等。

（3）心肾阳虚

主症：形寒肢冷，心悸怔忡，尿少身肿，身倦欲寐，唇甲青紫，舌质淡暗或紫，苔白滑，脉沉微。

治则：温补心肾，利水消肿。

方药：真武汤合保元汤加减。常用药物：肉桂、黄芪、人参、甘草、干姜、附子、薤白、桂枝、仙灵脾。

加减：腰痛甚者，可加杜仲、怀牛膝、续断等；身肿甚者，加茯苓、苡仁、车前子等。

（4）阳虚湿盛型

主症：除具有脾肾阳虚之证候外，又见周身浮肿，以双下肢为甚，小便量少；胸腹满闷、周身沉重、酸软乏力；舌体胖大而淡嫩、苔白腻、脉沉迟无力。

治法：温阳益气、化气行水。

方药：真武汤、五苓散加减。常用药物：黄芪、白术、茯苓、猪苓、泽泻、干姜、附子、仙灵脾、炙甘草。

加减：身肿甚者，加苡仁、车前子等。胸腹胀满者，加砂仁、陈皮、大腹皮等。

（5）气血两虚型

主症：神疲乏力，少气懒言，反应迟钝、面色萎黄、纳呆、便溏、手足欠温、月经量少或闭经；舌淡、苔薄、脉细弱。

治法：益气养血。

方药：十全大补汤加减。党参、白术、茯苓、甘草、熟地、白芍、当归、川芎，黄芪、肉桂、丹参，砂仁、山药。

加减：便溏肢冷明显者，加补骨脂、淫羊藿等；脘腹胀满者，加砂仁、陈皮、厚朴等。

（6）水邪凌心型

主症：除阳虚证候外，伴胸闷憋气、心悸怔忡、咳嗽气喘、动则加重；双下肢肿甚、小便短少；舌淡，苔白、脉沉、迟、细弱。

治法：健脾温肾，补益心阳，化气行水。

方药：真武汤与生脉散加减。常用药物：黄芪、人参、白术、桂枝、茯苓、干姜、茯苓皮、红花、熟附子、炙甘草。

加减：便溏肢冷明显者，加补骨脂、淫羊藿等；喘促甚者，可加苏子、椒目；脘腹胀满者，加砂仁、陈皮、厚朴等；下肢肿甚者，加车前子、猪苓、泽泻等。

（7）痰血瘀阻型

主症：除具有阳虚证候外，兼见皮肤粗糙、肢体麻木，女子闭经；舌质紫黯，或有瘀斑；脉沉、迟、涩。

治法：温阳益气、活血化瘀、化痰行水。

方药：肾气丸与血府逐瘀汤加减。常用药物：熟地、车前子、肉桂、附子、益母草、川芎、泽兰等。

加减：便溏肢冷明显者，加补骨脂、淫羊藿等；脘腹胀满者，加砂仁、陈皮、厚朴等；肢体麻木者，加鸡血藤、地龙等。

2. 单方验方

（1）桂枝10g、川椒2g，冬葵子12g，共研细末，分8次开水送服。

（2）鹿茸30g，浸泡黄酒500mg内，3个月后服用。

3. 古今方选

（1）肾气丸（《金匮要略》）：温补肾阳。治肾阳不足，腰痛脚软，下半身冷感，少腹拘急，小便不利，或小便反多，尺脉沉细，舌质淡而胖。干地黄八两，薯蓣四两，山茱萸四两，泽泻三两，茯苓三两，牡丹皮三两，桂枝一两，附子一两（炮）。用法：上八味，末子，炼蜜为丸，梧子大，酒下十丸，加至二十五丸，日再服。或混合研细，炼蜜和丸，每丸至15g，早晚各服一丸，开水送下。

（2）济生肾气丸（《济生方》）：温补肾阳，利水消肿，肾阳不足。腰重脚肿，小便不利，畏寒肢冷，痰饮咳喘、舌淡胖嫩而有齿印，苔白滑，脉沉弦。熟地黄半两，炒山药一两，山萸肉一两，泽泻一两，茯苓一两，牡丹皮一两，官桂半两，炮附子二个，川牛膝半两，车前子（酒蒸）一两。用法：上药研为细末，炼蜜为丸，如梧桐子大；每服七十丸，空心米饮下。现代剂型以上十味，粉碎成细粉，过筛，混匀。每100g粉末加炼蜜35～50g与水适量，泛丸，干燥，制成水蜜丸；或加炼蜜90～110g制成小蜜丸或大蜜丸即得。

（3）右归丸（《景岳全书》）：温补肾阳，填精补血。主治肾阳不足，命门火衰。久病气衰神疲，畏寒肢冷；或阳痿遗精；或阳衰无子；或大便不实，甚则完谷不化；或小便自遗；或腰膝软弱，下肢浮肿等。大怀熟地八两，山药（炒）四两，山茱萸（微炒）三两，枸杞（微炒）四两，鹿角胶（炒）四两，菟丝子（制）四两，杜仲（姜汁炒）四两，当归三两，肉桂二两，渐可加至四两，制附子自二两渐可加至五、六两。用法：上方将熟地蒸烂杵膏，加炼蜜丸，桐子大，或丸如弹大，每嚼服二三丸，以滚白汤送下，其效尤速。现代用法：配作蜜丸服，每丸约重15g，早晚各服一丸，开水送下。或按原方用量比例酌情增减，水煎服。

（4）斑龙丸（《是斋百一选方》卷四）：补益元阳。主治肾亏，真阳不足。症见腰膝冷痛，阳痿早泄，或小便增多，耳鸣，体倦心烦，或老年阳虚，时常畏寒，气力衰微，常服益寿延年。鹿角胶（以酒浸胶数日，煮糊丸众药）、鹿角霜（碾为细末）、菟丝子（净洗，酒浸两宿，蒸，研）、柏子仁（净者，另研）、熟地黄（好者，酒浸两宿，蒸，焙，余酒入在胶内）各十两组成。上五味，先焙鹿角胶、菟丝子、地黄，研为细末，方入柏子仁在众药内研，却将鹿角胶酒约三、四升，煮作糊，于石臼内杵二千下，令熟，丸如梧桐子大，早晚空心五十丸至一百丸止，逐日早晚服，盐汤或酒任下。

（5）真武汤（《伤寒论·辨太阳病脉证并治中》）：温阳利水。主治肾阳衰微，水气内停，小便不利，四肢沉重疼痛，恶寒腹痛，下利，或肢体浮肿，苔白不渴，脉沉者；太阳病发汗，汗出不解，其人仍发热，心下悸，头眩，身瞤动，振振欲擗地者。茯苓、芍药、生姜（切）各三两，白术二两，附子（炮，去皮，破八片）一枚组成。上五味，以水八升，煮取三升，去滓，温服七合，日三服。

（6）半硫丸（《太平惠民和剂局方》卷六）：温阳开秘。主治体虚者、老人虚冷便秘。半夏（汤浸七次，焙干，为细末）、硫黄（明净好者，研令极细，用柳木松子杀过）各等分组成。以生姜自然汁同熬，入干蒸饼末搅和匀，入臼内杵数百下，丸如梧桐子大，每服十五丸至二十丸，空腹温酒送下，妇人醋汤送下。

（7）温阳抗衰汤（《全国第四届中医甲状腺疾病学术会议论文集1995》）：主治甲状腺功能减退症症见面色萎黄，浮肿、虚胖、头昏、心悸、腰酸、神倦、四肢软冷伴麻痛，女子闭经、男子阳痿。药物组成：肉苁蓉30g、淫羊藿30g、淡附片15g、山萸肉15g、肉桂8g、鹿角胶12g、怀山药30g、茯苓30g、黄芪30g、党参30g、炙甘草8g、龙眼肉12g，每日1剂，水煎，早晚服，10天为1疗程，可连服3～5个疗程。加减：浮肿严重加猪苓、车前子；闭经加泽兰、当归；四肢麻痛加桑寄生、鸡血藤；阳痿者加海狗肾1条。

本方治疗甲状腺功能减退症44例，显效23例，良效14例，进步5例，无效2例，总有效率为95.4%。取效时间最短15天，最长20天。

4. 老中医经验

祝谌予教授认为甲减从临床症状辨证，系阳气虚衰到一定程度，阳损及阴，造成阴阳俱虚。临床上无热象者，为阳气虚型，症见畏寒、纳呆、浮肿、神情呆滞、精神萎靡、体温偏低、头昏嗜睡、乏力气短等，可选用"补中益气汤"加减，如畏寒便秘，则加重当归用量到30 g，加肉苁蓉60 g；浮肿甚者可配五苓散，阳虚明显者可配用真武汤。阴阳俱虚型，症见：皮肤干燥、腹胀便秘、乏力少神，头发稀疏、口干思凉饮等，可选用肾气丸为主方进行加减。此病在临床还可见到血瘀征象，如舌下瘀、唇发绀、肢麻等，祝老在临床中酌加活血药，习用抗免疫Ⅰ号方（广木香、当归、益母草、白芍、川芎）或选用王清任的血府逐瘀汤。

丁光迪认为本病当属中医学"虚劳"。重视手、足少阳和心脾诸经，运用温补方药，尤其温润药，出入于斑龙丸、补中益气汤、定志丸、半硫丸等。温补命门是治疗本病的重要一招。用斑龙丸为主方，补命门、固奇经。用鹿角胶、全鹿丸为佳。此时一定要与香砂六君同用，以防呆滞。甲状腺在阳明，少阳经上行于颈颌的部位，故用补中益气汤，取其引升阳明、少阳的清气上升之功。如精神委顿、纳差便秘，半硫丸最佳；对于黏液性水肿，利水药无效，忌用活血化瘀药，仍以温阳益气、补益奇经为主。

王修身认为本病中医辨证多属脾肾阳虚，痰湿内停之证。而脾肾阳虚，尤以肾阳虚为主。治疗此病，以温补肾阳为主，兼以健脾，常用方药如下：附子、仙灵脾、仙茅、熟地、肉苁蓉、鹿含草、马钱子、鹿角胶、菟丝子、黄芪、人参、白术；水肿甚者加茯苓、车前子；心率太慢者，加麻黄；痰湿内盛纳呆者，加半夏、陈皮、白芥子；女子闭经者，加当归、莪术。上方酌配滋补肾阴之品，以防温燥伤阴之弊，佐以少量甲状腺素片收效较快。痰湿表现明显，早服上方，晚服二陈汤加白术、桂枝、党参、生姜，以健脾、化痰、除湿，两方合用，标本兼治。

张闽珍认为本症中医辨证多为脾肾两虚型。治疗多以温中健脾、扶阳补肾为主。处方为：附子6 g、干姜3 g、肉桂2.1 g、党参15 g、茯苓9 g、白术9 g、炙甘草4.5 g。腹胀者加砂仁4.5 g；水肿加车前子9 g、赤小豆24 g、泽泻9 g；便秘者加黄芪9 g、火麻仁15 g；若为肝旺脾虚型，则治以健脾利湿平肝，组方为柴胡6～10 g、白芍15 g、党参15 g、白术10 g、茯苓15 g、甘草3 g。水肿甚者加车前子10 g、泽泻10 g；口苦、失眠、烦躁加丹皮6～9 g，龙胆草9 g，绵茵陈9 g，栀子10 g，腹胀加陈皮5 g，砂仁5 g；便秘加瓜蒌15 g，火麻仁15 g；口干加玄参15 g，生地30 g。同时加用小剂量甲状腺片（每日60～100 mg）及降血压、降血脂药物，待症状消失后，再长期用小剂量甲状腺片（每日15～60 mg）巩固疗效。

王杏伯治疗1例甲减患者结合临床辨证为"水肿"。其病因为盲目长期服用抑制性药物，导致药源性调节失误，使人体阴阳失衡，阴盛阳虚，火不制水，水气泛滥于肌肤，发为水肿。阴阳失衡归咎于肾，从肾论治，以补肾温阳，化瘀利水为原则，方用：熟地、山萸肉、丹皮、大腹皮、车前子（包）各10 g、茯苓、泽泻、附子（先煎）、益母草各15 g，山药、丹参各30 g，肉桂6 g，连服20余贴，水肿渐消。药证合指，丝丝入扣，疗效显著。

肖佐桃认为甲减属中医"虚劳"范畴，辨证多为肾阳不足，命门火衰之候，法以补火壮阳，益气养血为主，拟方右归丸加减；肉桂（焗）、制附子各5 g、菟丝子、枸杞子、巴戟天、当归、党参各10 g、黄芪15 g。疗效佳。

（三）西医治疗

甲状腺激素替代治疗，补充甲减的甲状腺激素合成或分泌不足。替代疗法是治疗甲减的重要措施，临床疗效显著，永久性者需终身服用。

1. 药物种类

（1）甲状腺片，是甲状腺干制剂。

（2）人工合成的左旋甲状腺素钠盐（L-T_4）、（L-T_3）。

（3）T_4和T_3的混合制剂。

（4）甲状腺提取物和纯化的猪甲状腺球蛋白。

2. 用法及用量

甲减患者应用甲状腺激素的原则是以最小的剂量，获得最佳的治疗效果。

甲状腺片从小剂量开始，每晨15～30 mg，以后每2～3周逐渐加至需要的维持量。最终剂量约为120～240 mg。如果见效，症状逐渐改善者，应将剂量逐渐减少至适合长期应用的适当维持量。如果每日剂量已达240 mg仍不见效，应注意诊断是否正确，是否是周围性甲减。

$L-T_4$从小剂量开始，25 μg，每日2次，每1～2周增加50 μg，最终剂量为200～300 μg，一般每日维持量约100～200 μg，平均为150 μg。$L-T_4$ 100 μg相当于甲状腺片60 mg，$L-T_4$作用缓慢、持久、稳定，为甲减治疗首选。$L-T_3$每日剂量约为60～100 μg，$L-T_3$ 20 μg相当于甲状腺片60 mg。$L-T_3$作用比$L-T_4$和干甲状腺制剂快而强，维持时间短，故多应用在黏液水肿昏迷的抢救。T_3和T_4的混合制剂：一般主张$L-T_3$ 20 μg加$L-T_4$ 100 μg。有主张将T_4和T_3按4∶1的比例配成合剂或片剂。其优点是与内生性甲状腺激素的作用相近似。

甲状腺提取物和纯化的猪甲状腺球蛋白已用于临床。

（四）黏液性水肿昏迷的治疗

本病属危急重症，病死率极高。在排除其他昏迷原因后，诊断一旦建立，无须等待实验室结果应立即开始有效救治。

1. 甲状腺激素替代治疗

尽早使血中甲状腺激素恢复正常，如何正确投药，尚无一致意见。口服给药吸收不肯定，一般静脉给药较理想。静脉注射第一天用左旋甲状腺激素300～500 μg（可在24 h内使血中T_4升至正常水平）；或200 μg/kg静脉慢滴；第二天100 μg，第三天以后50 μg，直至病情好转改为口服，以后再减至平时维持量。也有主张一开始静脉注射左旋甲状腺素500 μg，同时或随后给三碘甲状腺原氨酸10 μg，同时进行心电监护。也有主张必须同时投给T_4和T_3，开始静注$L-T_4$ 200 μg及$L-T_3$ 50 μg，随后每日可给$L-T_4$ 100 μg和$L-T_3$ 25 μg，以保证激素的吸收并提供生物活性激素T_3。

2. 肾上腺皮质激素治疗

如疑为下丘脑垂体原因所致继发性甲减，或为原发性甲减患者，肾上腺皮质功能储备功能也差，为避免肾上腺危象的发生，用甲状腺激素治疗前或同时，早期使用肾上腺皮质激素（如氢化可的松100～300 mg）静注，然后25 mg/6 h持续静滴，神志清醒、血压纠正后，可逐渐减少用量。

3. 加温

低体温者在用甲状腺激素治疗同时，可加毛毯或棉被保温或升高室温，一般不必直接加温保暖，因后者可使周围血管扩张，增加耗氧，反而导致循环衰竭，甚至死亡。

4. 其他治疗

监测生命体征及血气分析；常翻身有利于胸廓扩张和刺激呼吸；给予广谱抗生素；避免应用镇静剂和呼吸抑制剂，可诱发昏迷。可静滴高渗葡萄糖，同时给予一定量的ATP、维生素B、维生素C。但不要滥用胰岛素，因患者对胰岛素敏感，易造成低血糖昏迷。总液体量的补充不宜过多，因为其代谢率低，液体需要量较正常人少。其心脏储备力低，过量的液体易造成脑水肿和心力衰竭。一般每天补充500～1 000 mL即可满足机体的需要。根据实验室指标适当补充钠钾等电解质，患者常有稀释性低钠血症，因此除非有明显电解质不足外，一般不宜补充钠盐，随着黏液水肿的纠正，低钠状态会纠正。

第三节 甲状腺炎

一、急性化脓性甲状腺炎

急性化脓性甲状腺（AST）系指甲状腺为化脓性致病菌等侵袭所引起的甲状腺组织炎症性改变。本病临床极为少见，多发于儿童。通常只累及甲状腺的一部分。

本病文献报道较少，其发病率无可靠统计。1940年Young报道4例，1958年Hendrick报道6例。

1983年钱礼总结其临床40年经验仅发现4例。近期郝氏等报道本病占同期外科甲状腺手术病人的0.21%。

（一）病因病理

1. 中医学认识

本病属中医学"颈痈"范畴，又叫"夹喉痈"，俗名"痰毒"，痈早在《内经》中就有类似相关记载："痈者，其皮上薄以泽，此其候也。"明代汪机《外科理例》说："痈者，初生红肿突起，阔三、四寸，发热恶寒，烦渴或不热，抽掣疼痛，四、五日后按之微软。"该文对本病的症状描述颇深。而《景岳全书》则指出了本病的病因症状及转归，曰："痈者，热壅于外，阳毒之气也，其肿高，其色赤，其来速者，其愈亦速"。清代高锦庭论述最具体详细："颈痈生于颈之两旁，多因风湿痰热而发。盖风湿外袭，必鼓动其肝木，而相火亦因之俱动，相火上逆，脾中痰热随之。颈为少阳络脉循行之地，其循经之邪至此而结，故发痈也。"

本病多由外感六淫，或嗜食厚味，内蕴湿热火毒；也可由穿刺检查、外伤而感受毒气。颈为少阳络脉循行之处，邪毒循经至此而壅聚，致使营卫失和，经络阻塞，气血凝滞而为本病。

2. 西医学认识

本病多为细菌感染所致，常见的致病菌有葡萄球菌、链球菌、肺炎球菌、大肠杆菌，另外还有产气杆菌、真菌、放线菌等。其感染途径可经血液、淋巴或邻近组织的化脓性病灶直接蔓延至甲状腺而引起。外伤及甲状腺穿刺检查有时也可引起感染。近来有报道细菌可通过第四肋囊的左侧梨状窝瘘管侵犯甲状腺导致感染。

病变早期有嗜中性多核白细胞和淋巴细胞浸润。以后组织发生坏死可形成甲状腺脓肿。预后有纤维组织增生。

（二）临床表现

局部可见甲状腺表面皮肤红肿热痛，或甲状腺部出现肿块，压疼明显。如有脓肿形成则按之有波动感。病人颈部活动受限，吞咽、说话可使疼痛加剧。部分患者有寒战、发热、乏力、全身不适等感染症状。

（三）实验室检查

1. 血常规检查

白细胞计数增高，中性粒细胞百分比增高。但厌氧菌感染引起者，血象可正常。

2. 甲状腺功能检查

TT_3、TT_4及TSH一般正常，但病变范围较大时，也可出现TT_3、TT_4降低，TSH升高。TGA、TMA等抗体检查阴性。

3. 甲状腺放射性核素显像

本病早期甲状腺放射性核素显像检查在炎症部位显影减淡，但甲状腺放射碘摄取率正常。化脓后常表现为不显像。

4. 甲状腺穿刺活检

早期可见炎性细胞，化脓后可抽吸出脓液。

（四）诊断与鉴别诊断

本病的诊断可根据甲状腺部位红肿热痛及全身发热等临床表现作出。必要可行甲状腺穿刺抽出脓液而确诊。本病应与下列疾病鉴别。

1. 亚急性甲状腺炎

甲状腺部疼痛及压痛轻微，血沉增快，TT_3、TT_4增高、甲状腺摄^{131}I率降低。一般无全身高热、寒战症状，白细胞计数不高，抗生素治疗无效。

2. 急性扁桃体炎、咽喉炎

以上两病初起症状与本病类似，喉科检查可见扁桃体肿大及咽喉部炎症性改变，无甲状腺部压痛。

3. 颈部急性蜂窝组织炎

全身症状与本病类似，白细胞计数及嗜中性粒细胞均增高，但同位素扫描检查示甲状腺形态正常。

(五)治疗

1. 一般治疗

病人应注意休息,摄入足量蛋白质、热量和维生素,鼓励多饮水。发热、甲状腺部疼可选用解热止痛药复方阿司匹林、去痛片等。对咽喉肿痛明显者,可予以喉片含化或给予雾化吸入以减轻症状。

2. 辨证治疗

(1)初期

主症:甲状腺部出现肿块,疼痛,灼热,皮肤微红,压痛明显,全身恶寒、发热、头痛、舌苔薄黄、脉数。

治法:疏风清热,化毒消肿。

方药:银翘散加减。常用药物:双花、连翘、薄荷、鲜竹叶、蒲公英、板蓝根、野菊花、生甘草等。

加减:局部红肿疼痛明显者,加用赤芍、桃仁、丹皮;发热明显者,加黄芩、黄连、石膏、知母。

(2)成脓期

主症:肿块逐渐增大,皮肤发红,有剧烈疼痛,触痛感明显,肿块中央变软,按之有波动感。伴壮热、口渴、小便黄,大便干,舌苔黄,脉浮数。

治法:清热解毒,托里透脓。

方药:透脓散加减。常用药物:金银花、蒲公英、紫花地丁、野菊花、当归、炒山甲、川芎、皂角刺等。

加减:发热者,加黄芩、黄连、石膏、知母。便结者,加大黄。溲赤者,加车前草、木通。

(3)溃后期

主症:肿退痛减,发热渐退,全身症状逐渐消失,舌苔转白,脉趋平。

治法:排脓托毒,清解余热。

方药:托里消毒散加减。常用药物:生黄芪、当归、白芍、党参、金银花、生地、紫花地丁、皂角刺等。

加减:口渴阴伤者,加石斛、花粉、芦根;纳差者,加生谷芽、生麦芽。

3. 局部治疗

初起局部可以热敷、理疗。或用黄连9 g,当归9 g,黄柏9 g,生地30 g,姜黄9 g,麻油适量。上药浸入麻油内,1天后,用文火煎煮至药枯。去渣滤清,再加入适量黄蜡,文火徐徐收膏。摊于纱布上,外敷患处。也可用仙人掌、鲜公英捣烂外敷。成脓后宜迅速切开排脓,防止感染向纵隔、气管扩散。溃后用九一丹或八二丹药线引流,外盖金黄膏或红油膏。脓尽用生肌散收口。

4. 西医治疗

一般诊断明确后应立即开始抗生素治疗,不应等待细菌培养结果。首选青霉素,轻者240万U,每日3次,肌注。重者640万~1 000万U,静脉滴注。对青霉素过敏者可用头孢菌素或大环内酯类抗生素。重症可同时并用氨基甙类抗生素。

5. 手术治疗

一旦局部液波明显而已形成脓肿,则应立即切开引流。不然脓腔可破裂到气管、食管、颈部蜂窝组织、纵隔等处。穿刺排脓虽可使患者免于手术,但应慎重使用,尤其对儿童,极易使其破入气管、食管。急性期过后若遗留有梨状窝瘘者应行瘘管切除术。术中应谨慎操作以免损伤喉返神经。

二、亚急性甲状腺炎

亚急性甲状腺炎是可自行缓解的非化脓性炎症性疾患,又称急性非化脓性甲状腺炎、巨细胞性甲状腺炎、肉芽肿性甲状腺炎。1904年De Quer Vain对本病作了详细的描述,因此又称De Quer Vain's病。因其病程较急性甲状腺炎长,而又不及慢性淋巴性甲状腺炎那样迁延不愈,故称之为亚急性甲状腺炎。

对本病的发病率没有准确权威的统计数字。国外有报道约占甲状腺病的0.5%~6.2%。据已报道的亚急性甲状腺炎发病中,各种年龄均有发病,但多见于20~60岁,40岁左右最为常见。女性较男性多，男女之比约为 1：5。

（一）病因病理

1. 中医学的认识

中医学没有亚急性甲状腺炎的病名。根据其临床表现及特点，应归于中医学"瘿病""外感热病"范畴。关于本病的论述，古代论述甚少，但也可以见到相类似记载。宋《三因方》明确指出本病为外感六淫侵袭所致："此乃外因寒、热、风、湿所成也"。现代医者冯建华认为：本病的发病与外感风湿、疫毒之邪和内伤七情有关。由于风湿、疫毒之邪侵入肺卫，致卫表不和，肺失宣肃，而见发热、恶寒、咳嗽、咽喉肿痛、汗出、头痛、周身酸楚。风温夹痰结毒，壅滞于颈前，则见瘿肿而痛，结聚日久以致气血阻滞而不畅，导致痰瘀毒邪互结，则见瘿肿坚硬而痛。情志内伤，肝气郁结，气郁化火，肝火上炎，扰乱心神，可见心悸、心烦、失眠、肝阳上亢、阳亢风动可见双手颤抖、急躁易怒等。肝失疏泄，冲任失调，故女子可见月经不调，经量稀少等。若反复不愈，病程日久者，可出现阴盛阳衰之证，如怕冷、神疲懒动、多寐、声低懒言、虚浮等症。

本病的病因为风湿或风热，其基本病理变化为气滞血瘀痰凝。风热或风湿外袭，客于脾胃或肝胆，循经上达，止于颈部，阻碍气血津液正常运行。肝经气滞化火，外热内火相合，可形成肝脏实热证。若气滞化火或风热炼液为痰，则形成痰热之证。气滞化火或热邪伤津，又可形成阴虚火旺之证。气滞则血运不畅，又可形成气滞血瘀之证。气滞则津液输布不畅，可形成气滞痰凝之证。本病病因为风热或风湿之邪，病机为气滞血瘀痰凝，病变脏腑涉及肝胆脾胃。

2. 西医学认识

本病的病因至今尚无肯定结论，目前大多数学者认为本病系病毒感染所致。本病常在呼吸道感染或腮腺炎后并发，发病时有发热、畏寒、全身不适，白细胞计数不高。有时在流行性腮腺炎的发病季节有亚甲炎的流行，有些学者在亚甲炎患者的甲状腺组织内培养出了流行性腮腺炎的病毒。一些亚甲炎病人之腮腺炎病毒抗体滴度升高。另外大部分患者在其发病高峰时，还可在其血清中检测出高滴度的抗腺病毒、抗流感病毒、抗柯萨奇病毒等抗体。以上这些均说明亚甲炎的发生与病毒感染有关。但这并不能说明所有的亚甲炎均为病毒感染所致，因不少亚甲炎患者，并不能培养出病毒和检测出高滴度抗病毒抗体。因此，本病也可能为某种变态反应或免疫反应所致。

3. 病理变化

病变的甲状腺明显肿大，多数仅一叶或一叶的某一部分病变特别显著。少数对称地累及两叶。病变组织水肿明显，稍有充血，切面淡黄或灰白。病变累及包膜时，腺体同被膜和肌肉发生粘连，与周围正常甲状腺组织分界不明显，有时会误认为癌组织。镜下可见亚急性、慢性和肉芽性炎症表现，并伴有腺体实质的破坏和纤维组织的增生。病变早期滤泡上皮细胞呈退行性变，坏死细胞膜落入滤泡腔内。滤泡腔及其周围有中性粒细胞及大单核细胞浸润。滤泡破裂，胶质溢入周围间质，引起肉芽肿性炎症，此时可见到胶质周围有巨细胞及结缔组织反应，所以本病又称甲状腺肉芽肿或巨细胞性甲状腺炎（De Quer Vain's 病）。后期腺体内有较多的纤维组织形成，质地较硬。电镜下：甲状腺滤泡内基膜明显增厚，一些上皮细胞呈柱状，粗面内质网扩张。甲状腺滤泡上皮细胞内可见脂肪包涵体，有些细胞相互融合成合体细胞，其中心有脂肪小滴及细胞碎片。

（二）临床表现

亚急性甲状腺炎发病较急。疾病的初期表现为咽痛或上呼吸道感染症状，往往先出现头疼、全身乏力，有轻度或中度发热，个别可高达39℃以上。甲状腺部位疼痛，可向下颌、耳、牙床及枕骨部放射，可因咳嗽、吞咽、转头使疼痛加剧。触诊有明显压痛。病变可先累及一叶或一叶的一部分，此时甲状腺呈结节性肿大，常位于甲状腺一侧的上部。一般为轻度肿大，少数中度肿大，质地硬，表面光滑，活动良好，局部皮肤无充血，周围淋巴结无肿大。数日或数周后其体征部分消失，另一叶再发病。病情可自行消散或治后缓解，2～3周后又告复发，可能反复数次。整个病程3～6周，少数病人可达半年或更长时间。

典型病例可分为四期。第一期：甲状腺毒症期。第二期：正常甲状腺期。第三期：甲状腺功能减退期。第四期：恢复期。甲状腺毒症期是由于甲状腺滤泡破坏，甲状腺激素突然大量释放入血液引起甲亢，出现神经紧张、心悸、多汗、怕热、手抖、消瘦等症状。正常甲状腺期：随着释放入血中的甲状腺激素被代谢，又由于反馈作用使新生甲状腺激素减少。临床上可出现 1～3 周的甲状腺功能正常期，上述症状逐渐缓解消失。甲状腺功能减退期：部分病人可由于甲状腺滤泡上皮细胞的过度破坏出现短暂的甲状腺功能减退。恢复期：由于甲状腺组织的再生及胶质的贮存，甲状腺功能逐渐恢复至正常。很少遗留有甲状腺功能低下症状。

不典型的病例可能完全没有全身症状而仅有甲状腺的局部肿大。虽然病变的甲状腺一般都有显著的压痛和特殊的硬度，但有时压痛可以不明显，甚至无压痛。

（三）实验室检查

血白细胞计数正常或稍低，也可轻度升高。最明显的是血红细胞沉降率常显著增加，有时 1 小时可达 100 mm 以上。清蛋白可下降，球蛋白含量升高。早期由于甲状腺滤泡破坏，甲状腺激素大量进入血液，血清 T_3、T_4 增高，TSH 下降，甲状腺摄 ^{131}I 率降低或完全缺如，清蛋白结合碘浓度正常或升高。这种清蛋白结合碘和甲状腺摄 ^{131}I 率相分离现象是亚急性甲状腺炎急性期的重要特征。甲状腺扫描显示冷结节或分布稀疏，甚至完全不显影。部分患者出现短暂的 TGA、TMA 低阳性结果。缓解期 T_3、T_4 可恢复正常或轻度下降，TSH 和摄 ^{131}I 率升高。

（四）诊断与鉴别诊断

亚甲炎的诊断较容易，患者有上呼吸道感染，甲状腺肿大和压痛，典型者伴甲亢症状。血清蛋白结合碘升高或正常，而甲状腺摄 ^{131}I 率降低。甲状腺扫描有冷结节和分布稀疏，甚至完全缺如。临床上，亚甲炎需与下列疾病相鉴别。

1. 上呼吸道感染

上呼吸道感染发热、咽痛、头痛、全身不适等症状似亚甲炎，但缺乏甲状腺局部病症和体征，甲状腺功能检查及甲状腺核素扫描均正常。

2. 急性化脓性甲状腺炎

其发热、甲状腺肿疼等症状似亚甲炎，但急性化脓性甲状腺炎全身症状重，白细胞计数升高。甲状腺区红、肿、热、疼，化脓者有波动感。不似亚甲炎全身症状轻，局部皮色不变。再者急性化脓性甲状腺炎病程短，后者病程长。

3. 甲状腺癌

其甲状腺触诊较硬、放射性核素显像呈冷结节似亚甲炎。但甲状腺发病隐匿，缺乏全身急性中毒症状，附近淋巴结可肿大。不似亚甲炎起症急，局部压痛明显，血沉加快，特别是亚甲炎糖皮质激素治疗有效。

4. 慢性淋巴细胞性甲状腺炎

其甲状腺触诊较硬，部分甲状腺肿疼者很似亚甲炎。但慢性淋巴细胞性甲状腺炎发病慢，一般伴全身症状，甲状腺为弥漫性肿大，大多数无甲状腺疼痛。实验室检查 TGA、TMA 阳性。对于少数难以鉴别者可做组织学或甲状腺穿刺抽吸细胞学等检查。

5. Graves 病

其心悸、怕热、多汗等甲亢症状及 T_3、T_4 增高，TSH 下降，似亚甲炎甲状腺毒症期。Graves 病甲状腺肿大质地较软，无压痛，伴血管杂音，突眼明显，放射性核素扫描呈热结节。

（五）治疗

1. 一般治疗

一般轻症患者无特殊禁忌。重症应注意休息，增加营养，吃易消化食物。

2. 中医药治疗

（1）辨证治疗

外感风热证

主症：甲状腺肿胀，疼痛，向耳部、枕部、下颌部放射。畏寒发热，头痛咽痛，小便黄，大便干，舌质红，苔薄黄，脉浮数。

治法：疏风清热，消肿止痛。

方药：银翘散加减。常用药物：金银花、连翘、黄芩、板蓝根、大青叶、鲜芦根、生甘草等。

加减：局部疼痛明显者，加赤芍、乳香、没药；畏寒发热者，加防风、白芷。

肝郁蕴热

主症：畏寒发热，多汗、口苦咽干，渴而欲饮，心悸手抖，急躁易怒，多食易饥，颈部肿胀疼痛，压痛明显，小便黄，大便干。舌质红，苔薄黄，脉弦数。

治法：清肝泄热，活血止痛。

方药：丹栀逍遥散加减。常用药物：丹皮、栀子、柴胡、黄芩、知母、夏枯草、连翘、板蓝根、生甘草。

加减：局部疼痛明显者，加赤芍、乳香、没药；兼有痰热者，加知母、山慈姑、海浮石。

阴虚火旺

主症：甲状腺肿痛，伴虚烦不寐，面部烧热，怕热多汗，舌红，脉细数。

治法：养阴清热，消肿止痛。

方药：补心丹与一贯煎加减。常用药物：生地、麦冬、牡蛎、玄参、鳖甲、地骨皮、青蒿、知母、贝母、生甘草。

加减：局部肿痛者，加赤芍、桃仁、丹参；兼有痰热者，加贝母、山慈姑、海浮石。

阳虚痰凝型

主症：甲状腺肿，疼痛不甚，畏寒肢冷，面色少华，小便清长，大便溏薄，舌苔白腻，脉沉紧。

治法：温阳化痰，消肿散结。

方药：阳和汤加减。常用药物：熟地、肉桂、干姜、当归、白芥子、鹿角片、麻黄、党参、甘草。

加减：局部肿痛者，加郁金、延胡索、赤芍；夹痰者，加猫爪草、瓜蒌皮、贝母。

（2）单方验方：①雷公藤片：每次2片，每天3次，病预后可继服10～30天。②龙胆解毒汤：龙胆草15 g，黄芩10 g，栀子10 g，柴胡10 g，郁金10 g，川楝子10 g，合欢花10 g，连翘10 g，金银花10 g，鱼腥草30 g。③猫白消瘿汤：猫爪草30 g，白头翁15 g，海浮石15 g，丹参15 g，赤芍15 g，柴胡9 g，甘草9 g，炒山栀9 g，枳实6 g。

（3）古今方选：①黄连二母丸：黄连、黄芩、知母、贝母、川芎、当归、白芍、生地、熟地、蒲黄、羚羊角、地骨皮各等份，甘草减半。上为末，侧柏叶煎汤，打寒食面为丸如桐子大，每服七十丸，灯心汤送下，或作煎剂服之亦效。②清肝汤：川芎、当归、白芍、生地、柴胡、黄芩、栀子、花粉、防风、连翘、牛蒡子、甘草等分。用水二盅，煎八分，食远服。③毒内消散：麝香6 g，冰片6 g，白及12 g，南星9 g，姜黄9 g，炒甲片12 g，樟脑12 g，轻粉9 g，胆矾9 g，铜绿12 g，青黛6 g。研极细末，掺膏药内敷贴。

（4）针刺治疗：选穴：人迎、大椎、风池、合谷、足三里、阳陵泉、肿块周围。针法：用泻法，中度刺激，留针10～20分钟。

（5）局部治疗：局部可冷敷或热敷，以减轻疼痛。有报道用芙蓉膏外敷治疗本病。方法：芙蓉叶、藤黄、天南星粉、冬绿油、薄荷、麝香草脑等研末加适量凡士林调制成膏，外敷颈前肿块处。一般每日更换1次，病情好转后隔日更换1次。至局部无压痛时停用。还有用局部注射治疗本病者，方法：消痔灵注射液与利多卡因注射液以1∶1.5混合配成药液Ⅰ，强的松龙、林可霉素、病毒唑以2∶1∶1混合配成药液Ⅱ。先抽取药液Ⅰ 4 mL，在肿块外侧1～1.5 cm处进针直达肿块，注射于肿块及其周围。2分钟后，再将药液Ⅱ 10～14 mL以同样方法注入。为防止转换发病，即使单侧发病，也进行双侧注射。每周1次，大多数患者注射2～3次，一般不超过4次。

（6）老中医经验：北京中日友好医院老中医伍锐敏将本病分三期治疗。①初期：属外感风热，肝胃郁热型，治则散风透邪，常用药物为苏梗、藿梗、柴胡、黄连、菊花。②中期：属脾阳不振，气不化水型，治则温运脾阳，行气利水，常用药物为附子、干姜、大腹皮、猪苓、茯苓。③恢复期：属气郁痰凝型，治则理气化痰散结，常用药物为夏枯草、陈皮、郁金、牡蛎、贝母。

朱晨介绍江苏省中医院许芝银老中医治疗本病经验，后者认为亚甲炎初期多为甲状腺功能亢进期，病机为热毒痰瘀交阻，壅聚颈靥，表现以邪实为主，治疗上采用"急则治其标"的原则，以清热解毒、化痰散瘀为治疗大法，再根据临床伴随症状不同，随证加减，权衡用药。本病中、后期多属甲状腺功能减退期，大多表现为阳气虚弱，阴寒内盛的证候，本着"缓则治本"的原则，以益气散寒作为基本治法。具体治疗，病初方选银翘散化裁，药用金银花、连翘、十大功劳叶、桔梗、夏枯草、丹皮、赤芍、川芎、三棱、莪术、生牡蛎。病久方选四君子汤合阳和汤加减，药用党参、太子参、白术、甘草、鹿角片、炙麻黄、白芥子、半夏、丹参、熟地、当归。

3. 西医治疗

轻症可选阿司匹林 0.5～1.0 g，每日 3 次，口服，或消炎痛 25 mg，每次 3 次。疗程 1～2 周。伴甲亢症状者可给予心得安 10～20 mg，每日 3 次，口服。在恢复期，少数病人伴甲减者，可不予处理。若症状明显，可适当给予甲状腺制剂。目前尚未见到应用抗生素药物的报道，以不用为宜。伴明显感染者，可合用抗生素。

针对症状较重者，可采用肾上腺糖皮质激素治疗，具有非特异性抗感染作用，能迅速消除亚甲炎的各种症状体征，收效甚快，是治疗本症最常用也是最有效的药物。具体用法是：强的松 20～40 mg/d，分次口服。或氢化可的松 100～200 mg/d，静脉滴注。用药 1～2 周后可逐渐减量，疗程一般为 1～2 个月。本法的缺点是停药后易复发，其复发率为 20%。且易致免疫功能低下而引起上呼吸道感染，后者又是本病的诱因，形成反复发作。

4. 并发症的诊断与治疗

（1）亚急性甲状腺炎所致甲亢：亚急性甲状腺炎（亚甲炎）引起的甲亢指甲亢表现由亚甲炎所引起，主要由于亚甲炎导致甲状腺滤泡破坏，甲状腺激素过多释放入血所致。亚甲炎之病因与病毒感染有密切关系，临床表现主要有发热、甲状腺肿痛及甲状腺功能异常。甲状腺功能变化典型病例表现为 4 个期，即甲亢期、正常期、甲减期及痊愈期。甲亢期是由于炎症破坏甲状腺组织使甲状腺激素大量入血所致，正常期是由于高甲状腺激素逐渐代谢降至正常水平的结果，甲减期源于正常甲状腺激素继续代谢至正常以下水平而甲状腺细胞尚未恢复正常功能，痊愈期是因为甲状腺炎症消失，甲状腺细胞恢复正常功能。本节主要介绍亚甲炎的甲亢期的临床表现、诊断、鉴别诊断及处理。

临床表现：亚甲炎起病较急，在发热及甲状腺肿痛的同时即要出现甲亢的一系列高代谢症状，如怕热、多汗、心悸、食欲亢进及情绪急躁等，甲亢症状一般持续 2～6 周，然后由于高甲状腺激素代谢清除，甲亢症状逐渐减轻或消失。甲状腺肿大呈单侧或双侧结节性肿大，质地中等或坚硬，有明显的自觉疼痛和触压疼痛，无甲状腺震颤和血管杂音。一般无甲亢眼征，少数较重病人由于高甲状腺激素血症导致眼睑平滑肌兴奋而有一些轻度的眼征，但不会出现浸润性突眼。

外周血白细胞轻度增高，血沉明显增快，一般大于 50 mm/h。TT_3、TT_4、FT_3、FT_4 均增高，TSH 减低。TGA、TMA 及 TRAb 为阴性。甲状腺摄 ^{131}I 率明显减低，各时相均呈低值，一般均小于 5%。甲状腺活检示甲状腺组织有大量巨细胞浸润，肉芽肿形成及大量滤泡破坏。

诊断及鉴别诊断：起病前 1～2 周有病毒感染（如上呼吸道感染等）的病史，起病较急，发热、甲状腺肿痛、血沉明显增快，高甲状腺激素血症和低甲状腺摄 ^{131}I 率，甲状腺自身抗体阴性，甲状腺组织学示巨细胞浸润和肉芽肿形成。

本病与 Graves 病的鉴别，鉴别要点有：①甲状腺肿：本病为结节性肿大，质地坚硬，疼痛明显；Graves 为弥漫性肿大，质地较软，无疼痛。②发热：本病常有发热，Graves 无发热。③血沉：本病血沉明显增快，Graves 一般无血沉增快。④甲状腺激素和甲状腺摄碘率：本病呈一高一低（高甲状腺激素血症与低甲状腺 ^{131}I 摄取率）；Graves 为双高（高甲状腺激素血症和高甲状腺 ^{131}I 摄取率）。⑤甲状腺自身抗体：本病一般为阴性，Graves 为阳性。⑥甲亢时间：本病为阶段性（暂时性），Graves 为长期性（持续性）。

本病与无痛性甲状腺炎的鉴别，两病相同的表现有：均可表现阶段性甲亢和高甲状腺激素血症和低甲状腺 ^{131}I 摄取率。两者鉴别的要点有：①甲状腺肿：本病多为结节性肿大，有明显疼痛；无痛甲炎多为弥漫性肿大。②发热：本病常有发热，无痛甲炎无发热。③血沉：本病血沉常大于 50 mm/h，无痛甲炎血沉常小于 50 mm/h。④甲状腺自身抗体：本病阴性，无痛甲炎常为阳性。⑤甲状腺组织学征象：本病为巨细胞浸润，无痛甲炎为淋巴细胞浸润。

本病与桥本病的鉴别：鉴别要点有：①甲状腺肿：两病均可表现结节性肿大，但本病甲状腺疼痛明显，而桥本病甲状腺无疼痛。②发热：本病常有发热，桥本病一般无发热。③血沉：本病血沉明显增快，桥本病血沉无明显增快。④甲状腺激素及甲状腺 ^{131}I 摄取率：甲亢期本病呈高甲状腺激素血症和低甲状腺 ^{131}I 摄取率，桥本病两者均增高。⑤甲亢时间：本病持续时间较短，桥本病甲亢持续时间较长。⑥甲状腺自身抗体：本病为阴性，桥本病为阳性。⑦甲状腺组织学征象：本病为巨细胞浸润及肉芽肿形成，桥本病为淋巴细胞浸润及生长中心形成。

治疗：亚甲炎引起的甲亢采用抑制炎症反应和对症处理的方法，一般不用抑制甲状腺激素合成的抗甲状腺药物治疗，这是因为亚甲炎引起的甲亢是甲状腺组织被破坏，甲状腺激素释放入血所致，并非是由于甲状腺细胞功能亢进的缘故。亚甲炎引起的甲亢，大多短暂呈一过性现象，可不用抗甲状腺药物，如果甲亢症状明显者，可进行对症处理，或给予小剂量抗甲状腺药物。

亚急性甲状腺炎合并甲亢，首先是抑制炎症反应，治疗主要采用糖皮质激素，糖皮质激素可以迅速减轻甲状腺炎症反应使甲状腺肿迅速缩小和疼痛消失，并可在一定程度抑制甲状腺激素的释放，对阻止甲状腺激素的释放入血有一定作用。常用药物有强的松和地塞米松，起始剂量强的松每日 20 ~ 30 mg，分 2 ~ 3 次口服，或地塞米松每日 3 ~ 4.5 mg，分 2 ~ 3 次口服。甲状腺疼痛消失，肿块消失及血沉降至正常后逐渐减少剂量，直到停用，总疗程一般 6 ~ 10 周。经治疗后，50% ~ 60% 的病人甲状腺肿痛及甲亢完全消失，其后直接过渡到甲状腺功能痊愈期，随后亦不出现复发，30% ~ 40% 的病人甲亢消失后出现 3 个期（即正常期、甲减期及痊愈期），最终痊愈，10% 的病人反复发作甲状腺肿痛和甲状腺功能异常。

对症处理主要采用 β 受体阻滞剂，对减轻高代谢症状有一定效果，可选用心得安或倍他乐克，心得安 10 ~ 20 mg，每日 3 ~ 4 次，或倍他乐克 25 ~ 75 mg，每日 1 ~ 2 次。

亚急性甲状腺炎合并甲亢：常发生在亚甲炎的急性期，由于大量的甲状腺滤泡破坏，过多的甲状腺激素释放入血液循环所致。其临床表现为：①发热、头痛、咽痛、全身乏力等。②甲状腺肿疼，疼痛向下颌、耳、枕骨放射，吞咽、转头，甚至说话时疼痛加剧。触痛明显，但颈部淋巴结不大。③心悸、怕热、多汗、手抖、消瘦，但心律增快与体温升高不成比例；而且无突眼。④实验室检查：血沉增快，T_3、T_4 增高，TSH 降低。甲状腺摄 ^{131}I 率下降，甚或无摄碘功能。甲状腺放射性核素显像呈放射性分布稀疏，甚至不显影，本病的甲亢症状为一过性，不必使用抗甲状腺药物治疗。甲亢症状较重者，可给予 β 受体阻滞剂以减轻症状。常用有心得安、美托洛尔等，具体用法：心得安 10 ~ 20 mg，每日 3 次，口服，症状缓解后停服或减量后逐渐停药；美托洛尔，25 ~ 50 mg，每日 1 ~ 2 次，口服，症状缓解后停服或减量后逐渐停药。使用抗甲状腺药物，丙基硫氧嘧啶 50 ~ 150 mg/d 或甲巯咪唑 5 ~ 15 mg/d，甲亢症状消失时，停服抗甲状腺药物。

（2）亚急性甲状腺炎合并甲减：常发生在亚甲炎的恢复期。其发生原因有二：其一是甲状腺滤泡的破坏使合成甲状腺激素的正常甲状腺细胞减少；其二是急性期大量甲状腺激素的释放使 TSH 分泌减少，抑制了甲状腺激素的合成与释放。其临床表现为：一段时间的发热、头痛、咽痛、全身不适，甲状腺肿痛，甚则伴甲亢症状之后出现表情迟钝、言语缓慢、淡漠嗜睡、食欲不佳、颜面肿胀等。实验室检查 T_3、T_4 降低，TSH 增高。随着甲状腺滤泡上皮细胞的再生，甲状腺功能可逐渐恢复正常。本病的甲减症状为一过性，一般不必治疗。甲减症状较重者，可给予甲状腺激素制剂。常用甲状腺素片 20 ~ 120 mg，每日 1 ~ 3 次，口服。针对亚甲炎的治疗同前。

三、慢性淋巴细胞性甲状腺炎

慢性淋巴细胞性甲状腺炎（CLT）亦即淋巴性甲状腺肿。由日本桥本策（Hashimoto）于 1912 年首先报道，因此又称桥本氏病或桥本氏甲状腺炎（HT）。因其发病与自身免疫机制密切相关，也称自身免疫性甲状腺炎，为自身免疫性甲状腺疾病中的一种。

据日本厚生省桥本氏病研究室统计，HT约占甲状腺疾病的20.5%，仅次于甲亢，总人口发病率达到40.7/10万，95%为30～50岁的中年妇女，且呈不断上升的趋势。

早在1911年Papazolu便报告甲状腺功能亢进患者的血清可与毒性甲状腺的浸出液发生阳性补体结合反应。1912年桥本策根据组织学的特征，在德意志文献上发表了4例甲状腺淋巴肉芽肿报道。1942年Lerman用人体甲状腺球蛋白进行家兔免疫后，兔血清中的抗体可与人或兔的甲状腺球蛋白发生反应。1956年Roitt和Doniach在患者血清中检出了抗甲状腺抗体，即甲状腺球蛋白抗体（TGA）和甲状腺微粒体抗体（TMA）。也是1956年Witebsky和Rose采用甲状腺匀浆制作了在组织学上类似于桥本氏病的实验性甲状腺炎。Witehsky和Roitt分别在1957年和1958年用实验证明甲状腺自身抗体有器官特异性和种特异性。1963年Mackay将桥本氏病列为6种特发性甲状腺炎中的第一种。Doniach依组织学表现将其分为青少年型、嗜酸细胞型与纤维化型。Wooler则将甲状腺的病变呈弥散性的称为弥散性甲状腺炎，呈局灶性的称为散在性甲状腺炎；以及滤泡上皮增殖特别显著的称为伴有上皮增殖的甲状腺炎。

（一）病因病理

1. 中医学认识

隋代巢元方在《诸病源候论·瘿候》中指出瘿病的病因主要是忧思气结及水土因素，谓"瘿者由忧患气结所生，亦曰饮沙水，沙随气入于脉，搏颈下而成之"。明代陈实功在《外科正宗·瘿瘤论》指出瘿之发病是气、痰、瘀壅结的观点，"夫人生瘿瘤之症，非阴阳正气结肿，乃五脏瘀血、浊气、痰滞而成"。清代沈金鳌《杂病源流犀烛·瘿瘤》说："瘿瘤者，气血凝滞，年数深远，渐长渐大之症。"明确提出瘿病的发生与气血凝滞有关，其症皆隶五脏，其源皆由肝火。因此，慢性淋巴细胞性甲状腺炎的病因就有以下几方面。

（1）素体因素：有先天禀赋不足（如胸腺功能不全）者，复因精神抑郁或猝然恼怒过度，以至肝气疏泄不及，气机阻滞，停津为痰，聚于颈部而成本病。因此正气不足是本病发生的内在依据。通常女性的经、孕、产、乳过程与肝经气血密切相关。在致病因素作用下，易引起气郁痰结，气滞血瘀等病理变化，故女性较易患瘿病。

（2）情志因素：长期忧思抑郁或恼怒气结，既影响肝之疏泄而气机不畅，又损伤脾之运化，使气机郁滞，气不行津，凝聚成痰，壅结于颈前，则成瘿病。久之血行受滞，瘿肿加甚，并可随情志消长，病久甚则损气伤阳，出现肝郁气虚，脾肾亏虚之象。

（3）感受外邪：人生天地间，有无名疫毒由表入里，郁于肝脾，气血运行不畅，郁结颈前则发病，久则脾气虚弱，肾气亦亏损，致成虚劳之疾。

由上可知，本病主要由于素体因素及内伤七情，致使肝气郁结，条达不畅，气滞、痰凝、血瘀，交阻于颈前部，而成斯疾。若肝木疏泄太过，则致肝火，肝阳过亢，甚至有的心火亦亢，表现机体代谢功能亢进，产生心悸、手颤、心烦易怒、消谷善饥、消瘦等一系列证候。若肝木疏泄不及，可致脾肾功能减弱，甚则脾肾亏虚，产生机体代谢功能减低，表现有肢体肿胀、面色萎黄、肢体寒冷、恶食等一系列症状。肝郁气滞，血行不畅，可致血瘀，脾肾不足，水湿运化失常，可形成痰浊。所以三者又常互为因果，由实致虚，以至成为虚实夹杂之证。

本病的表现与肝脏的功能一致，且肝脉的循行为"起于足大趾，上行绕阴器，过少腹，挟胃，属肝络胆，贯膈布胁肋，循喉咙之后，上颃颡，系目系，上出额，与督脉交于巅"。本病之病位在肝经循行部位。肝主疏泄，疏泄情志与气机，甲状腺为肝经所络属，因此本病病位即为肝经循行之部位，影响可及心脾肾。

2. 西医学认识

目前认为，本病是典型的器官特异性自身免疫性疾病。主要依据是：大部分患者的血清中含有多种抗甲状腺抗体，尤其是TGA与TMA滴度较高；甲状腺组织中有大量淋巴细胞与浆细胞浸润，或有淋巴滤泡形成，以及纤维组织增生，淋巴细胞还对甲状腺上皮细胞具有毒性作用，在体外与甲状腺抗原组织接触后，可产生白细胞移动抑制因子；患者常合并其他自身免疫性疾病，如糖尿病、干燥综合征、系统性红斑狼疮等。所谓自身免疫性疾病就是机体对自身组织的识别功能或耐受性发生改变，形成针对自身抗原的特殊抗体及致敏的淋巴细胞，而形成的免疫反应性疾病。

CLT 的发病原因还不十分明确，但大量的研究已经表明，下列因素与其发生关系密切。

（1）遗传因素：在 CLT 患者的家族成员，自身免疫性疾病患者较多，甲状腺疾病和甲状腺抗体阳性率都高于普通人群，说明可能由于遗传缺陷，机体免疫功能先天不足，不能有效支持保护自身组织，而致自身免疫过程。

（2）感染因素：对具备 CLT 遗传基因的患者，一旦感染病毒，可以间接诱发甲状腺细胞出现 HLA-DR，从而引发一系列的抗原产生、抗体形成和细胞破坏。此外，某些革兰氏阴性球菌感染也会伴有甲状腺自身抗体产生。

（3）环境因素：环境因素对 CLT 的形成也有作用。物理（冷、热、电离辐射）、化学（试剂、药品）、生物因素接触可改变组织的抗原性；而煤等有机物污染（包括酚、疏氰酸盐、间苯二酚），接触这些污染物的人群常出现甲状腺自身抗体明显升高。而在工业区和碘缺乏国家，则表现为对碘敏感而发生临床 CLT 流行性上升。

（4）精神因素：许多患者就诊时常有因情绪刺激而使甲状腺肿大加重的叙述。每逢夏季烦躁之时，CLT 的发病率均高于平常，病情程度也较重。因此，各种精神刺激和创伤都可成为本病的诱发因素。

本病的发病机制，可能是因免疫检测系统的遗传性缺陷，T 淋巴细胞"控制器"功能普遍丧失，不能正常阻止 B 淋巴细胞形成自身抗体。形成甲状腺自身抗体后，抗原—抗体复合物沉着于细胞基底膜上，激活 K 细胞的毒性作用，破坏甲状腺上皮细胞，形成自身免疫性甲状腺炎。

在本病的发病过程中，许多研究工作提示遗传因素起着重要作用，而且主要与 HLA-Ⅱ类抗原相关。动物实验证实，抗 MHC-Ⅱ类分子的抗体能阻断好几种自发性自身免疫病的发生。HT 的发生与 HLA-DR_3 和 HLA-DR_5 有关，但其具体的分子作用机制有待研究。MHC-Ⅱ类分子参与 CD_4^+T 细胞的选择和激活，在调节机体对蛋白抗原（包括自身抗原）的免疫应答中起关键作用。此外 MHC-Ⅲ类基因 C_2、C_4 和 TNF 也与自身免疫病有相关性。还有 TCR 基因、免疫球蛋白基因或者病毒受体的基因也可影响机体对自身免疫病的易感性。

环境因素对 HT 的形成也有作用，在于改变组织的抗原性，是机体的免疫系统将之视为"非己"物质而予以排斥。正常时甲状腺球蛋白极微量存在于血浆中，引起机体对之发生低耐受，不能辅助 B 细胞产生自身抗体。若甲状腺受到刺激使甲状腺球蛋白的入血量增多，其浓度超过了"低剂量耐受"的限度，相应 Th 细胞耐受消失，就能辅助相应 B 细胞产生抗甲状腺球蛋白抗体而引起自身免疫性甲状腺炎。

相关免疫细胞活性变坏在 HT 患者也是常见的。自身免疫反应都为胸腺依赖性，因此 HT 患者的胸腺多增大。Ts 细胞是维持免疫耐受的重要因素之一。无论是抗原特异性或非特异性 Ts 细胞的缺陷（如量的减少、完全缺如或功能受抑制），均可导致耐受终止，引起自身免疫。

有实验表明，细胞因子产生失调导致的局部炎症反应可引起自身免疫反应。可能机制是 MHC-Ⅱ类抗原异常表达或表达增加，或通过增加黏附分子而增强抗原提呈细胞对 T 细胞的亲和力，使以前不反应的细胞对抗原发生反应。如在 r-干扰素的诱导下，细胞中编码 MHC-Ⅱ类抗原的基因发生阻遏时，可异常表达 MHC-Ⅲ类抗原，并进而将自身抗原提早给 Th 细胞而导致自身免疫反应。甲状腺免疫反应通过抗原单独与 B 细胞结合，抗原与 HLA-Ⅰ型 CD_8^+（抑制性）细胞以及抗原与 HLA-Ⅱ CD_4^+ 细胞（辅助性）结合而开始，经过细胞内的加工后，抗原与巨噬细胞表面的 HLA 分子结合，激活 T 细胞、B 细胞或甲状腺细胞，再通过细胞活素（干扰素等），诱发 HLA 表达的甲状腺细胞，细胞表面的抗原-HLA 复合物与 CD_8^+ 或 CD_4^+ 细胞上的受体依次结合，启动 B 细胞抗体产生 TGA 与 TMA，与细胞毒素一起共同介导 CD_8^+ 细胞对非淋巴组织的细胞毒或抑制作用，并激活 NK 与 K 细胞的毒性作用。TMA 还可抑制酶的活性。Davisis 等发现，HT 病人甲状腺组织分离的 T 细胞，其抗原受体 α 链的易变区基因表达受极大限制，比从外周血分离的 T 细胞明显。因此甲状腺内的 T 细胞比外周血的 T 细胞变化少，所以在与加工处理过的细胞或甲状腺细胞的抗原-HLA 复合物反应好。

此外，感染源可以复制出甲状腺组织的某些结构成分，这些成分通过某种方式改变了甲状腺抗原，使之更具免疫性；或激活非依赖抗原的 T 细胞而引起 CLT。情绪等应激刺激，从理论上讲可以导致细激肽产物对神经内分泌的刺激，从而引起甲状腺细胞上的 HLA 表达及非依赖抗原的 T 细胞活化。

自身免疫病的病理损伤是由自身免疫应答的产物包括自身抗体和（或）自身致敏淋巴细胞引起的，其造成病理损伤的机制与各型超敏反应相同。在 CLT 中，自身免疫应答产物是抗甲状腺滤泡上皮细胞的致敏 T 淋巴细胞，攻击甲状腺组织，造成局部炎症，Tc 及 Th 细胞都可造成组织损伤，Tc 细胞可直接攻击靶组织，而 Th 细胞则通过辅助 Tc 细胞及释放细胞毒性淋巴因子（如 TNF-β），或释放促进其他炎性细胞（如 MΦ）聚集和激活的淋巴因子，直接或间接造成组织损伤。

NK 细胞与 K 细胞在自身免疫反应中，ADCC 等作用造成靶组织损伤。HT 患者在甲状腺内含有大量甲状腺球蛋白抗体，与甲状腺球蛋白形成抗原-抗体复合物，并沉积于甲状腺上皮细胞上。抗体的 Fc 段与邻近 K 细胞的 Fc 受体结合，K 细胞被激活而损伤甲状腺组织。

3. 病理学变化

在病理情况下，甲状腺呈轻度或中度弥漫性肿大，少数亦可呈局限性、结节性肿大，质地韧硬，边缘清晰无粘连，包膜完整，色淡黄或呈灰白色。显微镜下观察可见间质内有不同程度的淋巴细胞和浆细胞浸润以及纤维化，大多数病例可形成具有生发中心的淋巴样滤泡。而在疾病不同时期，甲状腺滤泡上皮细胞破坏程度不一致。起病初期，少数甲状腺滤泡上皮细胞增生呈柱状，内含胶质，周边可见吸收空泡，此时病变为轻度；随着病情发展，滤泡开始萎缩，数目逐渐减少，腔内胶质及空泡渐趋消失，上皮细胞嗜酸性变，体积肿胀变大，胞浆增多，称 Askenazy 细胞，病情属中度。发展到后期，甲状腺可萎缩变性，有广泛纤维化与淋巴细胞浸润，约 3/4 以上滤泡结构破坏，甲状腺细胞变形，胞浆内含空泡，核深染，微嗜酸性，边界不清，此时患者病情较重，临床多出现甲状腺功能减退症状。

电镜下 CLT 的典型表现为甲状腺滤泡上皮顶部微绒毛脱落，核膜碎裂，可见较多的张力原纤维，胞浆中线粒体增大呈圆形、卵圆形或形状不规则。线粒体间有残余的粗面内质网，管腔闭锁，其他细胞器稀少，未见高尔基体。而淋巴细胞胞膜有突起，核圆居中，染色质凝集呈块状，无核仁。胞浆少，细胞器少，仅见散在的小竿状线粒体及松散的核糖体、可见到其胞浆突起与上皮细胞胞浆相接触，接触区的胞膜模糊或消失。

（二）临床表现

本病常见于中年女性，是男性的 15~20 倍。起病隐匿，发展过程缓慢。其突出的临床表现是甲状腺肿大，呈对称性弥漫性，往往峡部更明显，状如马蹄。轮廓清楚，不与周围组织粘连，可随吞咽动作活动。表面光滑，质地坚韧如橡皮。亦有两侧不对称，少数病例为单侧叶肿大，偶可扪及结节。锥体叶也常肿大。腺体如有多量纤维化则可坚硬如石，呈结节状。偶可出现压迫症状，如呼吸或吞咽困难等。甲状腺局部一般无疼痛，少数可发生局部疼痛并向下颌部放射。部分患者甲状腺肿大较快。

早期患者的甲状腺功能尚在正常范围，但也可出现一过性代谢亢进的症状，随着病情的发展，甲状腺储备功能逐渐降低，甲状腺破坏到一定程度，逐渐出现甲状腺功能减退的表现，如容易疲劳、记忆力减退，感觉迟钝、浮肿等。约 15% 的患者会有黏液性水肿。也有部分患者甲状腺不肿大反而缩小，主要表现为甲状腺功能减退，少数病人可伴有突眼，但一般程度较轻。

本病组织学的特征是淋巴细胞和浆细胞浸润、淋巴滤泡形成和上皮细胞变性。Wooler 据此将甲状腺的病变呈弥散性的称为弥散性甲状腺炎；呈局灶性的称为散在性甲状腺炎；以及把滤泡上皮增殖特别显著的，称为伴有上皮增殖的甲状腺炎。并观察散在性甲状腺炎最多见于 20~30 岁的年龄组，弥散性甲状腺炎青年也占相当数量。通常散在性甲状腺炎的甲状腺多数较弥漫性甲状腺炎的甲状腺为软。

Doniach 等依本病的组织学表现又将其分为以下 3 型。

（1）青少年淋巴细胞型：多发于 11~13 岁的青少年。甲状腺轻度肿大，质稍韧，光滑无结节，不疼痛。甲状腺抗体含量低。组织学检查见中度淋巴细胞浸润，有局灶性甲状腺细胞增生，未见 Askanazy 细胞。可自行缓解，或进一步发展，用甲状腺素治疗效果好。临床常见的儿童慢性淋巴细胞性甲状腺炎多见此种变化。

（2）嗜酸细胞型：本型主要见于 30~50 岁的妇女，且男女性别比近 1：20。患者甲状腺中等肿大，质韧硬，呈不规则马蹄形，边界清楚，无明显结节，偶有疼痛及压迫症状。甲状腺功能正常。TMA

呈高效价，TGA 大部分为阳性。镜下见有大量淋巴细胞浸润，有生发中心形成，嗜酸细胞化生，少量纤维化，有一些巨细胞。用 T_4 治疗少部分无反应，约一半以上患者甲状腺功能减低。

（3）纤维化型：患病者多为中老年，甲状腺中等肿大或稍小，质偏硬，可为马蹄形，也可不对称。多可触及结节或颗粒状，无局部疼痛。甲状腺功能往往减低。TGA 与 TMA 均呈强阳性，TMA 效价很高。病检时浆细胞浸润为主，可见 Askanazy 细胞，显著纤维化，甲状腺小叶结构消失。少数患者 T_4 治疗无反应，大部分患者甲状腺功能丧失。

根据病理学及形态计量学研究，以上三型又分为 CLT 的早期（或称淋巴细胞浸润期）、中期（或称甲状腺滤泡萎缩期）、后期即纤维化期。

1. 并发症表现

（1）合并甲亢：亦称桥本氏甲亢，可出现高代谢证候群，如体重减轻、神经过敏、大便增多、月经减少或闭经，或轻度突眼和胫前黏液性水肿等，可一过性出现也可反复出现。

（2）合并甲状腺肿瘤：如甲状腺腺瘤或甲状腺癌等，即表现为孤立的甲状腺结节，其余部分腺体较韧，甲状腺抗体滴度较高。病理检查见结节部位为甲状腺瘤或甲状腺癌的病理改变，其余部分为慢性淋巴细胞性甲状腺炎表现。

（3）合并地方性甲状腺肿：这种情况的发生率较高，尤以合并结节性甲状腺肿者为多，但炎性病变往往分布不均匀，多分布在结节部分周围的甲状腺组织中。

（4）合并亚急性甲状腺炎：亚甲炎发病早期多见发热疼痛，甲状腺肿块不固定，查甲状腺功能可有一过性升高，血沉增快。需要糖皮质激素类药物治疗。

（5）合并甲状腺恶性淋巴瘤：研究表明 CLT 患者的甲状腺淋巴瘤发病危险增加了 67 倍。鉴于 CLT 流行性的日益增加，对经过适当治疗甲状腺仍持续肿大的病例应警惕淋巴瘤的可能。其诊断是通过甲状腺针刺抽吸细胞学检查而确定，必要时更需切开取活组织检查，并应用免疫组织化学检查。Coombs´试验阳性则表明患淋巴瘤时存在红细胞抗体，可发生自身免疫性溶血性贫血。治疗宜采用放疗和化疗。

（6）合并干燥综合征（Sjogren Syndrom，SS）：在 CLT 中，SS 的发病率远高于正常人群，尽管它们是两种不同靶器官的器官特异性自身免疫性疾病，但两者在组织学、血清学、与遗传学上有共同的特征，由于遗传的缺陷和免疫的不稳定性，以致机体免疫功能紊乱，而发生免疫之间的重叠现象。因此甲状腺抗体阳性的 SS 患者，应追踪观察甲状腺的功能状态，以便预防与早期治疗。治疗多用皮质激素类药物，可通过抑制抗体形成与减轻甲状腺淋巴浸润两方面起作用。

CLT 患者血清中常可检出 RF、ANA、SMA、抗 DNA、抗 RNP 及抗 SS-A 等多种自身抗体，而表现为器官非特异性的免疫异常。甚或本病还可与其他一些自身免疫性疾病合并出现：如恶性贫血、慢性活动性肝炎、系统性红斑狼疮、原发性肾上腺皮质功能减退、类风湿性关节炎等。患者当此之时，除出现以上各种并发症的临床表现外，血清中不但有较高滴度的甲状腺抗体，还常检测出针对其他相应组织的自身抗体。

2. 特殊临床类型

（1）儿童 CLT：患儿年龄以 9～12 岁为多见，女性为主，临床以无症状甲状腺肿与 TGA、TMA 阳性为最主要特征可存在不同甲状腺功能状态。诊断不明确者可作有关甲状腺功能试验或显像以助之。大部分儿童 CLT 预后良好，甲状腺炎所致甲功受损并非均为永久性，部分患儿甲状腺功能可恢复正常。除甲状腺肿明显者外，甲状腺功能正常患儿一般无须治疗。CLT 伴甲减是甲状腺激素补充治疗的应用指征，在甲功恢复正常后可停药。伴甲亢的 CLT 称"桥本氏毒症"，与炎症导致贮存于甲状腺滤泡内激素释放入血液循环有关，故呈一过性出现，无须用抗甲状腺药物治疗。

（2）孕产期 CLT：CLT 是女性青春期甲状腺肿的常见原因之一，且在孕期和产后的变化有一定的规律。孕前无甲状腺肿大或甲低者，孕时也无任何症状。孕前有甲状腺肿大或伴甲低者，孕期未经治疗肿大的甲状腺逐渐缩小至未扪及，甲低也自行缓解。妊娠后期抗甲状腺抗体滴度降至正常水平。无论孕前有无甲状腺肿大，产后 1～5 月甲状腺均呈弥漫性非对称性肿大，且较孕前明显，质地中等或硬，表面不平，个别有压痛，后甲状腺逐渐缩小，以孕前无甲状腺肿大，产后又无甲低者缩小较满意，但都未恢复到正常大小和正常质地。

CLT 患者有体液免疫与细胞免疫的异常，孕期外周血淋巴细胞总数和 K 细胞绝对计数降低从而减轻对甲状腺细胞的破坏，也可能是孕妇血清中有来源于胎儿胎盘单位的免疫抑制因子。以及胎儿供给的抑制 T 淋巴细胞，可抑制母体淋巴细胞表面受体，降低母体淋巴细胞的增殖和活性，尤其 T 和 B 淋巴细胞的功能，致使细胞免疫降低，母体淋巴细胞产生抗体减少，孕期抗体滴度降至正常，病情缓解。

产后免疫抑制消失，免疫反应一过性增强，类似停止免疫抑制剂糖皮质激素治疗后的反跳现象，外周血 B 和 K 淋巴细胞增加。由于甲状腺组织破坏，甲状腺激素释放而表现出一过性甲亢。继之为低甲状腺激素水平、高血清 TSH 值的产后甲低。

孕前无甲状腺肿或甲低者，产后才出现者不必急于治疗，孕前甲状腺肿大时间长或伴甲低者，产后甲低多需治疗，采用短期或是终身替代治疗，须视甲低纠正情况而定。总之，CLT 患者的孕期应选择在纠正甲低后为宜，并且在早孕期和产后仍需以适当维持量治疗一段时间，以防胎儿畸形或产后严重甲低。

（三）实验室检查

1. 抗体测定

患者的血清中存在某些特殊的抗体，特别是甲状腺微粒体（过氧化物酶）抗体（TMA）与甲状腺球蛋白抗体（TGA），可根据情况运用血凝法、补体结合法、酶联免疫法、放射免疫法测定。可呈一过性升高，但绝大多数都持续升高较长时间。通常情况下 TMA 较 TGA 升高明显，两者联合测定对本病的诊断有较高价值。

2. 甲状腺激素水平

疾病发展中 T_3、T_4 多正常。早期合并甲亢者，T_3、T_4 可升高，TSH 降低；轻度甲低者，T_3 值多属正常偏低，T_4 低于正常，TSH 是升高的；明显甲低患者降低而 TSH 升高。FT_3、FT_4 也随病情的发展愈重降低程度越大，FT_4 降低较 FT_3 更明显。

3. 甲状腺吸 ^{131}I 率

早期多在正常范围或一过性升高，且易受外源性 T_3 抑制，这一点不同于 Graves 病。疾病后期甲状腺储备功能明显下降，吸碘率降低，即使甲状腺兴奋试验也不能使其升高。

4. 血浆蛋白结合碘（PBI）

往往降低，但有些患者甲状腺可以产生一种异常的碘化蛋白质，可以使血 PBI 升高。

5. 基础代谢率（BMR）

早期患者多正常，少数合并甲亢的患者可表现升高，有些病例开始即降低，疾病发展至后期，患者的代谢率多数降低。

6. 过氯酸盐释放实验

由于患者甲状腺摄取的碘化物与酪氨酸结合障碍，导致游离碘增多，服用过氯酸盐后抑制甲状腺主动摄取碘化物，使碘离子释放增加、释放率会超过 10%，用静脉注射法其阳性率更高。

7. 甲状腺扫描

HT 患者甲状腺扫描其形态呈均匀分布，有不规则的外形，显示"冷结节"。或因甲状腺局部破坏，淋巴与纤维组织增生而致密度不均，有片状稀疏区。

8. 超声检查

B 超除可反映甲状腺肿的大小，在某种程度上还可估计该病时的甲状腺功能。甲状腺回声减低是一项提示甲状腺功能减低和严重的甲状腺滤泡蜕变的征象。

9. 甲状腺细针抽吸活检

许多研究表明 FNAB 与血清学的诊断一致，总能见到大量淋巴细胞和淋巴母细胞样细胞的浸润，这是具有特征性的现象。此外，还能见到相当于 Askanazy 细胞的上皮细胞。甲状腺滤泡变小，滤泡内胶质减少甚至消失。如见到成堆的淋巴细胞即可诊断为桥本氏病，并排除甲状腺癌或甲状腺腺瘤。

10. 组织活检

对于 FNAB 有疑问者，可做手术活检。形态特点为正常甲状腺组织结构破坏，腺泡萎缩或脱落。或有嗜酸性变，弥漫性淋巴细胞、浆细胞浸润；甲状腺间质小血管丰富，内皮细胞增生使管腔变小。

麝香草酚浊度试验、锌浊度试验、脑磷脂胆固醇絮状反应呈阳性。血清蛋白电泳丙种球蛋白增高，血细胞沉降率可加快。

（四）诊断与鉴别诊断

依据临床表现与实验室检查，本病的诊断不难确定。凡中年妇女出现弥漫性甲状腺肿或结节性甲状腺肿，质地坚韧，排除其他甲状腺肿大的因素，不论其甲状腺功能如何均应考虑本病的可能性，由于血清甲状腺抗体，尤其是 TMA 与 HT 的诊断符合率较高。如 TGA 与 TMA 明显增高，已基本可确诊。需进一步明确诊断者，可行穿刺细胞学检查（FNAB），个别不典型病例可做活体组织检查，以证实诊断。过氯酸盐释放试验呈阳性也有助于本病的诊断。若实验室条件不足者，可利用甲状腺激素试验治疗帮助确诊，即试验性服用甲状腺片 1～2 周后，甲状腺肿明显缩小，症状缓解者，基本可确诊 HT。

此外，也可参考 1975 年 Fisher 提出诊断本病的 5 项指标。

（1）甲状腺弥漫性肿大、质韧；或有结节而表面不平。

（2）甲状腺球蛋白抗体和微粒体抗体阳性，此两抗体滴度在 1∶32 以上。

（3）血清 TSH 升高，超过 20 微单位 /mL。

（4）甲状腺扫描有不规则点状浓集或稀疏区。

（5）过氯酸盐释放实验阳性。

Fisher 认为，上述指标中有两项符合者即可拟诊，具备 4 项或 5 项者即可确诊。有人认为这一标准误诊率高，提出诊断本病除了体检时发现有弥漫性橡皮样甲状腺肿外，确诊本病最主要的指标是：①血清 TGA 与 TMA 检测；② FNAB；③过氯酸盐释放试验检查。其他实验室检查可作为次要或辅助指标。

本病宜与以下疾病鉴别。

（1）Graves 病：本病患者多有不同程度的甲状腺肿，常伴有甲状腺功能亢进的表现，如神经过敏、体重减轻、明显乏力、肌肉萎缩等。突眼征是本病的典型体征。胫前黏液性水肿也是本病的特征之一，但较少见。实验室检查总 T_4 与游离 T_4 均增高；甲状腺摄 ^{131}I 功能不能被抑制。而甲状腺微粒体抗体、甲状腺球蛋白抗体检测很少为阳性，即使检测到了，滴度也是相当低的。

（2）地方性甲状腺肿：患者除了呈弥漫性肿大外，往往无自觉症状。病程越长，甲状腺肿大越显著，并可出现多个结节，其诊断主要依靠流行病学资料。患者甲状腺功能多在正常范围，甲状腺摄 ^{131}I 率增高，但可被 T_3 抑制，尿碘减少。HT 患者的甲状腺也呈弥漫性肿大，但血清 TGA、TMA 效价增高，红细胞沉降率加速，血丙种球蛋白增高，都可以资鉴别。必要时还可作甲状腺活体组织检查帮助确诊。

（3）甲状腺癌：慢性甲状腺炎患者的甲状腺可出现多个结节，质地较硬，应与甲状腺癌鉴别。后者结节较硬，在短期内明显增大，可转移至附近淋巴结，常与周围组织固定，并可压迫喉返神经引起声音嘶哑，甲状腺扫描常显示"冷结节"，但血清甲状腺抗体多为阴性。必要时作甲状腺针刺活体组织检查即可鉴别。

（4）甲状腺腺瘤：甲状腺腺瘤也是一种常见病，多见于青年及中老年女性，单发结节居多，边缘清楚，生长缓慢有时突然增大疼痛，见于囊内出血。

（5）亚急性甲状腺炎：慢性淋巴细胞性甲状腺炎有时起病较急，偶可见甲状腺局部疼痛与压痛，与亚甲炎不同之处在于甲状腺常呈弥漫性肿大，甲状腺摄碘率无明显降低，一般无发热等全身症状。在病理方面，CLT 的甲状腺质地硬，呈结节状，切面灰白色，与周围很少有粘连，这与亚甲炎相似，但亚甲炎常出现一侧甲状腺结节性肿大，后又转移至另一侧，呈交替发作。甲状腺摄碘率常明显降低，但多可自行缓解，而甲状腺功能一般不受影响，也无自身抗体出现。

（6）硬化性甲状腺炎：以纤维硬化为主要特征，镜下除可见大量成纤维细胞浸润外，还可有胶原的沉积，偶有淋巴和单核细胞浸润。临床表现为甲状腺呈进行性纤维硬化，质地硬如石。

（7）无痛性甲状腺炎：轻至中度的甲状腺功能亢进，甲状腺大小正常或仅轻度肿大，血清 T_3、T_6 均升高，甲状腺吸 ^{131}I 率下降，一般在 2～10 个月病情可以自行缓解。甲状腺活检常常为弥漫性或局灶性淋巴性甲状腺炎，因其甲状腺不痛亦无压痛，又称为安静性甲状腺炎，无痛性甲状腺炎，亚急性非化脓性甲状腺炎。

（8）产后甲状腺炎：产后半年内出现无痛性甲状腺肿，伴有可自发缓解的甲亢和/或甲减，^{131}I摄取率减低，TMA阳性，即称为产后甲状腺炎。

（五）治疗

1. 一般治疗

慢性淋巴性甲状腺炎无特殊治疗方法，临床确诊后，视甲状腺大小及有无症状而决定是否进行治疗。如甲状腺较小，又无明显压迫症状者可随诊观察，暂不治疗。对甲状腺肿大明显并有压迫症状者，可采用甲状腺制剂等治疗。一般疗效较满意，病程较长者或合并甲状腺功能减退者，常需终身治疗。

2. 中医治疗

（1）辨证分型

气郁痰阻型

主症：颈部肿大，局部胀感不适，触之质软，未及明显肿块，伴胸胁胀满不适，乳房胀痛，舌质淡红，苔薄白，脉弦。

治法：理气舒郁，化痰消瘿。

方药：柴胡疏肝散合四海舒郁丸加减。常用药物：柴胡、陈皮、香附、郁金、海浮石、夏枯草、浙贝母、瓜蒌皮等。

加减：咽部不适可加桔梗、牛蒡子、射干利咽消肿。局部甲状腺肿大不消者，可加橘核、荔枝核等。

肝郁脾虚型

主症：颈部正中肿块，质地不坚，胸闷嗳气，伴体倦乏力，大便溏薄，舌苔白腻，脉弦滑。

治法：疏肝健脾，行气化痰。

方药：逍遥散加减。常用药物：柴胡、白芍、当归、茯苓、海浮石、玄参、夏枯草、生牡蛎等。

加减：肝郁化热，热象较甚者，可用丹皮、山栀；肿块较硬为瘀象显露，可加赤芍、丹参等。

痰结血瘀型

主症：颈部肿大，可扪及肿块，肿块可偏于一侧或两侧均有；质地较韧或较硬，可伴有局部压痛或胀痛不适，胸脘痞闷，苔白或薄腻，脉弦或滑。

治法：化痰祛瘀，消瘿散结。

方药：桃红四物汤合二陈汤加减，常用药物：青皮、陈皮、半夏、桃仁、红花、赤芍、生牡蛎、当归、川芎等。

加减：胸闷不舒加郁金、香附；局部肿甚加黄药子、丹参等；烦热甚加丹皮、夏枯草等。

心肝火旺型

主症：颈部肿大，质韧光滑，心烦易怒，失眠烦躁，口苦，或目睛外突，面部烘热，舌尖红，苔薄黄，脉弦数。

治法：清热泻火，化痰消瘿。

方药：龙胆泻肝汤合藻药散加减。常用药物：柴胡、龙胆草、栀子、丹皮、黄药子、夏枯草、生石决等。

加减：若口渴多饮，可泽泻、车前子等。

气阴两虚型

主症：颈部呈弥漫性肿大，质地较软，伴有自汗或多汗，乏力，手抖，心悸，腰膝软，易疲劳，舌质红，脉细或细数。

治法：益气养阴。

方药：生脉散合二至丸加减。常用药物：太子参、麦冬、五味子、女贞子、旱莲草、玄参、生牡蛎等。

加减：夹痰者可加浙贝、瓜蒌皮等；气虚甚还可加生黄芪、生白术；虚风内动而手颤者加钩藤、白芍等。

肝肾阴虚型

主症：瘿肿或大或小，质稍韧，伴腰膝酸软，两目干涩，或烦热盗汗，头昏眩晕，舌质偏红，苔少，脉弦细。

治法：滋养肝肾为主。

方药：杞菊地黄丸加减。常用药物：枸杞子、生地、山药、菊花、泽泻、丹皮、白芍、玄参、夏枯草等。

加减：耳鸣甚加生石决、代赭石；有痰瘀者加瓜蒌皮、僵蚕、猫爪草、鬼箭羽等。

脾肾阳虚型

主症：颈部肿大或有肿块，伴有畏寒肢冷，面色萎黄，肢体虚肿，食少纳呆，舌苔白，脉沉细。

治法：益气健脾，温阳补肾。

方药：右归饮或右归丸加减。常用药物：附子、桂枝、鹿角片、山药、黄芪、白术、熟地、车前子、夏枯草等。

加减：水肿甚加车前子、泽泻、生姜皮；颈前肿块坚硬属瘀血内停，可加赤芍、三棱、莪术、益母草、丹参。

以上证型并非孤立的，常互相关联且间夹出现，如气阴两虚型可间有气瘀痰凝或痰结血瘀之证；心肝火旺常与肝肾阴虚并见。同时证型之间可以相互转化，如气瘀痰阻型可以转化为痰结血瘀等。临床上应从患者的局部病变结合全身症状着手，一面分型治疗，一面具体情况具体分析，灵活加减用药。

（2）单方验方：①孟氏用昆明山海棠片配合甲状腺片治疗 HT，TGA 与 TMA 显著下降，与单纯甲状腺片治疗组有显著差异。所以山海棠片对 HT 有较好效果。用量为 2.25～3.75 g/d，分 3 次口服。②雷公藤多甙片（江苏省泰州制药厂生产，每片 10 mg）每日 3 次，每次 1 片，饭后服，疗程为 3～4 个月。雷公藤有清热解毒、活血化瘀、消肿散结之功效。程氏等选用雷公藤多甙片加小剂量甲状腺片治疗桥本氏病，有效率达 100%。甲状腺肿大变小，质软，结节疼痛减轻或消失，甲状腺抗体滴度降低。③《千金要方》《外台秘要》均记载，用猪、牛、羊靥焙干研粉，每次 2 g 吞服，每天 2 次。④以川椒 3～6 g，或与小茴香等量，微炒后，研细末，蜜调服用，一日 1～2 次，有温补脾肾之功。⑤单用肉苁蓉 30～60 g，水煎服，亦可以开水冲泡代茶饮，有培补肾阳，益精血之功。

（3）古今方选：①扶正消瘿汤：主治自身免疫性甲状腺炎。药物组成：党参 15 g，茯苓、丹参、赤芍各 10 g；青皮、陈皮、法夏、炙甘草各 6 g。加减：表现为甲亢者加天冬、麦冬各 12 g，五味子 10 g，生地 15 g。甲减者加桂枝 6 g，鹿角（霜）片、仙灵脾各 10 g，甲状腺肿硬加三棱、莪术各 10 g。上方水煎服，1 日 1 剂。3 个月为 1 疗程。②理气滋肾散：疏肝、理气、滋肾。主治桥本甲状腺炎。药物组成：香附、木香、川芎、柴胡各 10 g，郁金 15 g，加减：阴虚者加服新六味地黄丸（黄精 40 g、生山药 30 g、茯苓、枸杞各 25 g、泽泻、丹皮各 15 g）；阳虚者加服金匮肾气丸，基本方药共研细末，每日 3 次，每次 3 g，内服，最小用量 315 g，最大用量 1 800 g。加减方药常规炮制成蜜丸，每丸 10 g，每日 3 次，每次 2 丸。连续服药 35～40 天为 1 疗程，休息 1 周后，继续第 2 疗程，最长 4 个疗程。

（4）针灸治疗：①体针疗法：取穴内关、合谷、脾俞、肾俞、关元、气海、足三里、三阴交，隔日针刺 1 次，每次留针 30 分钟。②灸法：将以上体穴分为腹部、腰背部、四肢穴位，分别施灸，每日灸治 1 次，交替运用。通常腰背部穴位施灸时，时间可长些，壮数可多些；灸法，取穴为两组，一组是膻中、中脘、关元，另一组是大椎、肾俞、命门，根据患者病情，可在附子饼下加温阳中药粉末，或加益气温阳与活血化瘀中药粉末。两组穴位交替使用，每次每穴灸 5 壮，50 次 1 疗程。也可在体针疗法的腰背部及腹部穴位采用隔姜灸或附子灸，加强温补脾肾的作用；耳针疗法，取穴可用甲状腺与内分泌，每次留针 30～60 分钟，每隔 10 分钟捻转 1 次，以加强刺激。耳壳有炎症或冻伤，应忌针刺。

（5）局部治疗：①局部敷贴：张氏以川乌、草乌等中药外敷甲状腺结节处，有明显疗效。伍氏自拟消瘿膏贴敷甲状腺局部，药物组成：川乌 60 g，草乌 50 g，乳香面 50 g，没药面 60 g，急性子 60 g，三七 30 g，麻黄 30 g，肉桂 30 g，土鳖虫 30 g，白芷 60 g，川芎 30 g，生马钱子 30 g，丁香面 30 g，紫草 30 g，制成膏药后贴于颈前患处，5～7 日换药 1 次，以冬、春、秋季用之为宜。有温通活血，软坚散结之功效。本药无明显副作用，但颈前皮肤有破损，感染者禁用。②局部注射：用"注射用蜂毒针"作肌肉注射，首次使用取 0.05 mg 作皮内注射，如无不良反应，隔日递增 0.2～0.5 mg，以后隔日肌注 2 mg，总剂量 50 mg 为一疗程，个别病人对蜂毒过敏者禁用。蜂毒针既能提高抗病能力，即"扶正"，又有激素样作用，抑制抗体产生，即"消瘿"。因此，不失为 HT 的新疗法；对于伴有结节的患者，最近推荐采用超声（US）指导下经皮注射酒精（PEI）治疗自主功能性甲状腺结节（AFTN）。以其安全有效、价廉而受到普遍接受。患者首先经超声检查确有实质性甲状腺结节，细针穿刺（FNAB）排除恶性病变。治疗时在实时超声导向下向结节内注入 95% 酒精 0.5～10 mL/次，每周 1～2 次，在四周内根据结节大小给予 4～8 次注射，缓慢注射，快速拔针，观察病人 30 分钟。治疗前、中、后均反复多次测定血清 FT_3、FT_4、T_3、T_4、Tg、TMA、TGA、TSH 等。

(6) 老中医经验：陈如泉教授认为，本病病位在肝经，病机以气滞、痰凝、血瘀为主，可分为以下 4 型论治：①气郁痰阻型，以柴胡疏肝散合四海舒郁丸加减；②痰结血瘀型，自拟活血消瘿汤（经验方）化裁，药味包括柴胡、郁金、香附、青皮、瓜蒌皮、山慈菇、土贝母、三棱、莪术、蜣螂虫、自然铜等，若甲状腺肿硬不消加蜈蚣、全蝎、土鳖虫等，若质软不显可用荔枝核、橘核、瓦楞子破气化瘀；③气阴两虚型，常合并有甲亢，以生脉散合二至丸加减为主，酌情配伍疏肝、化痰、活血之品；④脾肾阳虚型，以温补脾肾为主，以右归饮或右归丸加减，同样需配伍疏肝、化痰、活血之品。北京伍氏将辨病与辨证相结合，首先明确甲状腺功能状况，再辨证使用不同方剂。凡诊断桥本氏甲亢，气阴两虚型服用甲亢 1 号（党参、麦冬、五味子等）；阴虚胃热型服用甲亢 2 号（生石膏、知母、玉竹等）；肝阳上亢型服用甲亢 3 号（柴胡、川楝子、牡蛎、夏枯草）。对于桥本氏甲减，以面色萎黄、喜太息为主者服用甲减 1 号（郁金、香附、当归等）；以畏寒喜暖、嗜睡、浮肿为主者，服甲减 2 号（当归、仙灵脾、菟丝子等）。若仅有甲状腺肿大明显者服消瘿丸（姜半夏、乳香、夏枯草等），以上所用均为丸药。

3. 西医治疗

(1) 甲状腺制剂：当患者出现甲状腺功能不足，即使症状不很明显，也应给予甲状腺制剂治疗，可以抑制过高的 TSH 对甲状腺的刺激，阻断甲状腺抗体所致的甲状腺损害。由于大量使用会增加心血管系统的负担，因此应从小剂量开始，甲状腺片 20 mg/d，左旋甲状腺素片（L-T_4）为 25～50 μg/d，也可选用二碘甲状腺素 25～100 μg/d，分 3 次饭后口服。一段时间后，甲状腺肿有不同程度的缩小，局部压迫症状与甲状腺功能低下症状也能见到改善，TSH 降至正常。副作用一般不多，可以长期使用，但有时可引起胃肠道反应、碘过敏和精神神经症状。

(2) 糖皮质激素：由于糖皮质激素有一定副作用，且停药后易复发，一般不提倡使用，但它可使甲状腺肿缩小及降低甲状腺抗体滴度。但当甲状腺肿大迅速或伴有发热疼痛、突眼、压迫症状明显时，可适当选用糖皮质激素以较快缓解症状。用强的松 20～40 mg/d，或强的松龙 30 mg/d，分次口服，症状缓解后逐渐减量，可用 1～2 个月，病情稳定后停药。

(3) 免疫抑制剂：总的来说关于免疫抑制剂的效果尚无确切的结论。但有人试将消炎痛和甲状腺激素合用能抑制免疫反应，每日 75 mg 左右。也有报道说环磷酰胺、雷公藤多甙片有降低甲状腺抗体滴度作用。

(4) 手术治疗：慢性淋巴细胞性甲状腺炎患者的甲状腺肿不宜做外科手术治疗，因为它可以导致甲状腺功能减退。但如有下列情况时仍可考虑手术治疗：①有明显压迫症状，如气管压迫，呼吸吞咽困难等；②用甲状腺激素或对症药物治疗后，甲状腺肿不缩小，甲状腺疼痛无明显减轻，或甲状腺肿持续增大者；③怀疑有甲状腺癌变的病人，可做手术探查。

手术方法多采用部分或大部分甲状腺切除术。包括一叶或双叶部分切除和次全切除术、一侧腺叶切除术、一侧腺叶连同峡部切除术等，而较少用甲状腺全切除术。如能恰当地行腺体病灶切除（每侧保留 5～6 g），对 CLT 的治疗也是安全有效的。患者手术后应长期坚持甲状腺制剂替代治疗。^{131}I 和 X 线疗法均可导致甲状腺功能减退，故不采用。

第四节 甲状腺结节

甲状腺结节是指甲状腺出现的局限性肿块。它是多种甲状腺疾病的体征之一,有时是甲状腺疾患的首要甚或唯一临床表现。甲状腺结节在人群中的患病率为5%~50%。在美国成年人中甲状腺结节患病率为4%~7%。一般而言,女性患病率高于男性,男女之比,从1:1.2到1:4.3不等。甲状腺结节的患病率随年龄增长逐步上升。B超检查检出甲状腺结节率更高。超过80岁以上的老人几乎均存在甲状腺微小结节。有报告820例尸检中,甲状腺无结节者仅占26%,甲状腺腺瘤占33%,结节性甲状腺肿占32%,甲状腺癌占2.1%。甲状腺结节可以单发,也可以多发。常见的是单纯性结节性甲状腺肿、甲状腺腺瘤、甲状腺囊肿、亚急性甲状腺炎、慢性淋巴性甲状腺炎和甲状腺癌等,甲状腺结核和硬化性甲状腺炎较少见。部分结节可具有自主功能,或形成结节性甲状腺肿伴甲亢。不同性质的结节其处理原则不同。因此,判断结节的性质是十分重要的,以免造成误诊,给患者带来不必要的痛苦。

结节性甲状腺肿,亦称腺瘤样甲状腺肿。实际上是指地方性甲状腺肿和散发性甲状腺肿晚期所形成的多发结节。由于结节仅是一种形态表现,故临床上把单发和多发甲状腺腺瘤或腺癌伴单纯性甲状腺肿,以及Graves病病程较久而形成的结节也称为结节性甲状腺肿,但不是真正的结节性甲状腺肿。

一、病因和病理

结节性甲状腺肿是由于患者长期处于缺碘或相对缺碘以及生甲状腺肿物质的环境中,引起甲状腺弥漫性肿大,病程较长后,滤泡上皮由普遍性增生转变为局灶性增生。有的部分则出现退行性变,最后由于长期的增生性病变和退行性病变反复交替,腺体内出现不同发展阶段的结节而形成结节性甲状腺肿。

早期甲状腺呈组织增生的病理改变,滤泡增大,滤泡上皮增生呈立方状或扁平状,滤泡腔扩大,充满胶质。晚期含较多胶质的滤泡聚集形成大小不等的结节,结节与周围组织无明显界限,且组织形态亦无明显差别。有时可有轻度增生现象,一般不具包膜,但由于对周围组织的压迫,可有少量纤维组织构成的假包膜,多不完整。结节内常可见滤泡相互融合形成的胶性囊肿。有的结节可发生出血、软化、坏死或钙化。

结节性甲状腺肿患者,部分结节可出现功能自主性而产生甲亢,称毒性多结节性甲状腺肿或Plammer病有些结节性甲状腺肿,由于上皮细胞的过度增生,可以形成胚胎性癌或乳头状腺瘤,并可进一步恶化成甲状腺癌。此时与甲状腺腺瘤或癌合并单纯性甲状腺肿难于区别。其临床和病理特征,以及处理原则均同甲状腺肿瘤。

Graves病早期,甲状腺弥漫性肿大,病程较长者可出现结节性肿。结节多为滤泡上皮细胞局灶性过度增生所致。偶可见结节出血、坏死、钙化和囊性变。

二、临床表现

患者有长期单纯性甲状腺肿的病史,青少年很少有结节的形成,随着年龄增长,发病率逐渐增加,50岁左右达高峰。女性多于男性,男女比例1:7~9。患者多数无自觉不适,肿大明显者可有压迫症状,出现呼吸困难、吞咽困难和声嘶等。甲状腺呈普遍性增大,质地不均匀,呈小叶状,或见表面大小不等的圆形突起,结节或肿块的边界不清,无典型的孤立结节,此是与腺瘤的鉴别要点;结节性甲状腺肿病情进展缓慢,结节的大小、数量和形态可在相当一段时间内维持不变。结节性甲状腺肿发展为Plammer病时,可出现甲亢症状,结节内血管破裂出血,可造成甲状腺突然增大,伴明显的局部疼痛和压痛,结节迅速增大,出现周围器官压迫症状和淋巴结肿大时,应考虑恶性变的可能。

三、诊断和鉴别诊断

(一)鉴别甲状腺结节的性质

主要依靠病史、体查、化验检查、放射性核素扫描及B超等影像检查以及病理学检查。一般非肿瘤性结节通过详细地询问病史和认真的颈部检查，结合有关实验室和影像学资料等，常可以初步明确诊断，根据肿块对药物治疗的反应等，可进一步帮助诊断；而肿瘤质的良、恶性鉴别则要困难得多，因此要特别注意以下诊断步骤，掌握不同表现甲状腺病特点。

（1）病史：认真询问病史，结合患者体征，确定是否为炎症性改变，其中主要是亚急性甲状腺炎。其特点是常有上呼吸道感染诱因，结节有自觉疼痛或触痛，而且伴发烧、乏力、多汗、烦躁等症状。在非急性期虽然不一定仍存在上述症状。但病程中有甲状腺结节伴上述症状的病史。进一步鉴别，可检查是否有血清蛋白结合碘升高和甲状腺摄 ^{131}I 率下降的特征表现。放射线接触史，尤其是颈部和上纵隔曾接受过放射治疗者出现的甲状腺肿块，要警惕恶性肿瘤的可能，尤其是儿童和幼儿期疾病。甲状腺癌术后残留腺体的再发肿块，首先应考虑甲癌复发。

（2）家族史：散发结节性甲状腺肿和甲状腺腺瘤无明显家族发病倾向，但甲亢和甲状腺癌尤其是髓样癌，则有一定的家族遗传倾向。此外家族人员的饮食卫生习惯，尤其是食物和药物摄入等，也可能在其中起一定作用。

（3）年龄：年龄是影响甲状腺癌的重要因素；20岁以下与60岁以上甲状腺结节患病者，更可能患甲状腺癌。虽然女性甲状腺结节患病率远高于男性，但男性甲状腺癌的患病率比女性高出 2～3 倍。据文献报告，15岁以下儿童甲状腺肿块恶性率达50%左右。一般资料显示：年轻人甲状腺癌的分化较好，而中老年人的甲状腺癌分化程度较低，特别是未分化癌，大多发生在60岁以上的老人。

（4）性别：性别与甲状腺癌发生率和恶性程度密切相关。尽管甲状腺癌的人群发病率在女性明显高于男性，但男性甲状腺单发肿块中癌的发生率为女性的 3～6 倍，而且以髓样和未分化癌较多，一般生长较快，病史较短；而女性甲状腺癌多为分化型，发展缓慢，病史较长。

（5）肿块生长情况：如既往甲状腺正常，突然发现甲状腺肿块，或存在多年的甲状腺肿块短期内迅速增长，则应考虑癌的可能性。甲瘤内出血也可短期内明显增大，但常有剧烈咳嗽或重体力劳动等诱因，且常伴病变部位胀痛不适。

（6）甲状腺肿块伴发症状：甲状腺肿块同时伴有腹泻、心悸和面部潮红、血钙降低等表现，特别是有甲状腺癌或其他类型综合征家族史者，应警惕髓样癌可能。

（7）甲状腺结节伴明确的或亚临床（sTSH降低）甲亢常提示结节为良性。但也有 Graves 病甲亢伴随甲状腺癌的报告，罕见，常为冷结节。淋巴细胞性（桥本氏）甲状腺炎虽可发展为甲状腺淋巴瘤，但很罕见，多见于老年妇女，甲状腺突然迅速增大，常伴有局部压迫症状。

（二）体格检查

甲状腺肿块常是甲状腺疾患的首先临床表现。但也有少数甲状腺癌的病人甲状腺肿块并不明显，而以颈淋巴结、肺、骨骼等的转移癌为突出表现。因此，当颈部、肺部、骨骼等有原发灶不明的转移癌存在时，应仔细检查甲状腺。

体查触诊甲状腺肿块时，如肿块光滑、有弹性、肿块在手指下轻快滑移，且滑动度较大者，常为良性肿瘤；而恶性肿瘤则一般质硬而且不均匀，呈结节感，形态不规则，固定、吞咽时上下活动度差，或者伴有侵犯周围结构的表现，如侵犯喉返神经引起声音嘶哑，侵犯或压迫颈交感神经结引起霍纳综合征，致耳、枕、肩等部位疼痛，或者局部伴有硬而固定的淋巴结等。但这些伴随表现多发生于晚期，须注意的是慢性甲状腺炎也可压迫气管、食管等周围结构，引起轻度呼吸困难或吞咽障碍，但其甲状腺肿大一般为弥漫性，多为双侧对称性，也可为单侧，质地常坚硬如石，边界清楚，轮廓分明，TGA、TMA 等可明显异常；至于伴有钙化或囊内出血的甲状腺结节或甲状腺瘤，有时与甲状腺癌无法鉴别，此时需进一步依赖影像学，特别是组织学资料判断鉴别。

（三）影像学资料

随着科学的进步，各种影像学材料的改进以及图像处理技术的提高，使影像学资料在甲状腺肿块的鉴别诊断中的作用越来越显重要，目前临床上常用的影像学检查有以下几种。

1. 放射性核素扫描

放射性 ^{131}I 扫描是最常用的核素扫描之一，它对甲状腺肿块的定性作用仅表示该肿块有无摄碘和浓集碘的功能，根据肿块的不同摄碘状态，将其分为热结节、温结节、凉结节、冷结节。尽管在各类"结节"中甲状腺癌的发生率各家报道不尽一致，但由热到冷，癌的发生率逐渐增加。"热结节"几乎均为良性病变，可见于甲状腺腺瘤和部分结节性甲状腺肿，有报告温结节甲癌的发生率约为2%；而冷结节和凉结节两者均可见于甲状腺囊肿、甲状腺腺瘤、甲状腺囊性腺瘤、甲状腺癌、结节性甲状腺肿以及甲状腺炎性病变等。一般认为，单发的甲状腺"冷结节"恶性可能性大，通常为20%左右。

（1）甲状腺放射性核素血管显影（RNA）：当"冷结节"经RNA显示无血供或血供很差，则为囊性或腺瘤囊性变；相反，若血供丰富，尤其当"结节"放射性强度高于颈动脉，结节又为细胞丰富的实质性肿块时，则多为恶性。有资料显示：经RNA显示血供丰富的"冷结节"的恶性变概率为55%。

（2）亲肿瘤显像剂如Se、Cs、Ga等扫描：这几种核素对甲状腺癌并无特异的亲和力，但由于良性肿瘤常有退行性变、囊性变、中心栓塞或出血等改变，致使Se等核素不被浓聚，而细胞丰富的恶性肿瘤则表现为核素浓聚。

（3）荧光甲状腺扫描：甲状腺荧光扫描图反映的是甲状腺组织中稳定性碘的分布，因此，当放射性核素 ^{131}I 等显像为"冷结节"，而荧光扫描的碘填充，则良性可能性大，反之，如仍为冷结节，则提示恶性可能性大。

2. B超检查

在超声诊断应用于临床之前，核素扫描一直是评价甲状腺形态及功能的主要方法。1962年Fujinloto等首次报告有关甲状腺疾病的超声诊断研究结果以后，超声检查在临床上得到广泛应用，并积累了大量的临床经验。通常B超对诊断甲状腺肿块囊性、实质性及混合性等性状具有指定价值。此外甲状腺B超检查还可探测甲状腺肿块的部位、大小、数目和临近组织的关系、淋巴转移等。甲状腺肿块的囊、实性对甲状腺肿块的良、恶性判断有一定帮助。

实性结节较囊性结节的发生率高。一般认为，实性结节中恶性者为20%左右，而囊性结节为2%~3%。甲状腺肿块数目对鉴别良、恶性有一定参考价值。通常认为孤立结节的恶性概率高，为10%左右，而多发性结节仅2%左右。B超对甲状腺肿块钙化和包膜情况的检测准确率也较高。甲状腺肿块在超声图像上表现出的质地、边界、形态特征及包膜、钙化情况等是鉴别良恶性的主要依据。一般认为，良性肿瘤主要表现为均质性（大部分）、低回声或等回声肿块，因其为非浸润性生长，故边缘整齐有完整包膜（但可厚薄不一），肿瘤可呈实质性、囊性或混合性，可伴发片状或环状钙化；而恶性肿瘤主要表现为非均质、低回声，因其呈浸润性生长，故常可无包膜回声或部分无包膜，且肿瘤边界不清，可见蟹足样浸润，有时也可见到不规则液性区（液性区内也可有不规则突起）和钙化灶（常为细小散在钙化灶）。有报告甲状腺乳头状腺癌组织内囊腔形成者可达45%甚至60%（囊性腺癌），占甲癌的30%~50%。1980年，Hammer报告48例甲状腺癌中有35例病理发现囊腔在1 cm以上。1986年，Rosent报告60例甲状腺囊性结节中，恶性病变占32%。甲癌中钙化形成者亦可达46%。鉴于甲状腺肿块继发性改变较多，声像图表现多种多样，故甲状腺肿块的B超误诊率较高。据报道，B超检查良性肿瘤符合率较高可达80%~90%，而甲状腺癌的误诊率可高达40%~60%。湖南医科大学附属湘雅医院B超室统计近年33例经手术病理证实的甲状腺癌，术前B超定位准确率，物理性质准确率均为100%；而对病理性质确诊率仅为42%，病理性质待定约18%，误诊率达40%。

3. X线摄片与甲状腺淋巴管造影

颈部X线摄片除可了解肿块与周围器官如气管、食管的关系外，重点应注意甲状腺内有无钙化及钙化的特点。甲状腺肿块内如有钙化，而且钙化影边界清楚、边缘锐利、密度较高且均匀，呈斑片状、弧形或环形，说明肿块内有囊性变，多为良性肿块。而恶性病变的钙化影较淡薄，呈云雾状或细小颗粒状，边界模糊不清、不规则，且主要见于分化良好的乳头腺癌和滤泡状癌。

甲状腺腺体内有丰富的毛细淋巴管网，其管壁通透性大于毛细血管。因此，当造影剂注入甲状腺实质内后，大部分由淋巴管吸收，而使甲状腺显影。通常甲状腺腺瘤表现为圆形或卵圆形充盈缺损，轮廓清晰、边缘整齐、与正常甲状腺组织间有一透亮带，在甲状腺囊肿或甲状腺腺瘤囊性变者，尚可见到薄而光滑的液平面；结节性甲状腺肿可见到多个大小不等的充盈缺损，并可伴以"气泡样"改变；而甲状腺癌的轮廓不整齐，充盈缺损呈不规则性。边缘毛糙如虫蚀状，缺损区呈"毛玻璃样"或"羽毛状"样改变，有时可见到"小岛状"造影剂渗入，正常的淋巴网结构消失。甲状腺癌由于缺乏特征性临床表现及影像学改变，术前正确诊断较为困难，文献报告术前误诊率高达33.4%～45.8%，为进一步明确诊断，需借助穿刺组织学或细胞学以及快速切片等病理检查。

4. 组织细胞学检查

（1）穿刺组织学或细针抽吸细胞学（FNA）检查：历史上，同位素扫描曾作为甲状腺结节的首选检查。冷结节增加恶性病变的危险。热结节可排除癌。然而，大量材料表明冷结节中仅有10%～15%可能是恶性，而温结节中也有10%的可能为恶性，热结节并不能绝对排除恶性。同位素扫描缺少特异性和精确性，不能很好地鉴别结节的病变性质。同时，同位素扫描使病人接受相当量的放射性物质。因此，近年来国外已用FNA取代同位素扫描，作为首选检查。经皮肤甲状腺肿块穿刺组织细胞学检查，操作简便，损伤小，术后不留疤痕，阳性结果有肯定意义，诊断符合率高。但阴性结果并不能完全排除甲癌的可能，因穿刺组织细胞学受取材部位的准确性及组织形态、数量等的影响，漏诊机会仍较大，有报告假阴性率为10%～20%。根据各家报告，FNA的精确性平均为95%（85%～100%），特异性平均为92%（72%～100%），敏感性平均为83%（65%～98%），假阴性平均为5%（1%～11%）。多数作者报告FNA没有假阳性，但也有个别报告高达3%。但在B超、CT引导下进行穿刺活检，以及有经验的病理医师的检查，无疑会有助于提高诊断的水平。

各家报告FNA失败率为5%～15%。即上皮细胞数量太少，不能作出诊断。一张良好涂片至少含有4组质量良好的细胞群，每群至少有10个细胞。细针插入甲状腺后，必上下（若病人卧位）或前后（若病人座位）穿刺2～4次，不要急于抽吸；不允许向侧面穿刺；若在针头接头处见血，立即拔出针头，停止操作；若针头接头处未见任何东西，方可缓缓抽吸。失败的原因常是抽吸过早、太快，或者忘记了FNA是一项需要耐心、实践和技巧的操作。据Gharib的经验，FNA失败的病例，重复再次穿刺抽吸，可使50%的病例获得足够诊断的细胞；若仍然不能获得足够的细胞，他主张在超声指导下将针刺入结节的实质性部分，做第三次FNA，Cochand-Prillet等报告用超声指导作FNA，使失败率降到3.8%。

若FNA的细胞学报告为良性，予以内科处理，包括单纯观察随访或给予左旋甲状腺素抑制治疗。若FNA的细胞学报告为恶性或可疑、应予手术治疗。根据手术切除标本病理学检查结果，再决定做甲状腺全切、次全切或单侧和峡部切除。当细胞学报告为滤泡细胞肿瘤时，测定sTSH，对指导进一步治疗有帮助。若sTSH低于正常，提示为功能自主性腺瘤，进一步要做同位素扫描，证实是否为热结节。

（2）术中快速冷冻切片及术后石蜡切片病理检查：鉴于甲状腺癌的术前诊断困难，而且甲状腺癌可与各类甲状腺疾病并存，如甲状腺腺瘤的恶变率为5%～25%；桥本氏甲状腺炎的甲癌发生率为5%～17%；结节伴甲状腺肿的恶变率为5%～10%。因此，对于需手术治疗的甲状腺肿块不论术前诊断为良性或恶性病变，有条件者均应常规术中快速切片检查，以确定病理性质，指导手术方式，术中快速切片可了解完整切除的甲状腺肿块，较准确判定良恶性病变，但冷冻快速切叶也可因切片质量以及甲状腺癌组织表现差异等的影响，而出现一定的假阴性（一般低于5%，也有报告高达29.8%者）。因此，除术中冷冻切片、快速病检之外，术后还须做常规石蜡切片。以进一步明确诊断，防止漏诊。

（四）伴功能亢进的结节性甲状腺疾病的鉴别

患者的共同特点是有甲亢的临床表现和甲亢的实验室检查改变。临床上较容易确诊。

1. 毒性甲状腺腺瘤

多见于中老年患者，甲亢症状较轻且不典型，多表现为心动过速，心律失常，消瘦或腹泻等。结节为单发，偶见多发，质中等、边界清楚，放射性核素显像为"热结节"，周围甲状腺组织不显像。

2. Plummer病

患者有多年单纯性甲状腺肿的病史，甲亢表现亦不典型，常有心律失常、心力衰竭、消瘦等。甲状腺弥漫性肿大，触及多个结节，边界不清，甲状腺无血管杂音。摄^{131}I率正常或升高，放射性核素显像为弥漫性显影，有多个局灶性浓集，TSH兴奋和甲状腺激素抑制，对甲状腺显像无影响。

3. Graves 病

病程较长者，亦可出现多结节性甲状腺肿，患者有典型甲亢症状，常伴有突眼，甲状腺弥漫性肿大，触及多个边界不清的结节，甲状腺可闻及血管杂音，甲状腺自身抗体阳性，摄 ^{131}I 率增加，放射性核素显像为弥漫性肿大，放射性分布不均匀。

（五）炎症性结节性甲状腺疾病的鉴别

最常见为：

1. 亚急性甲状腺炎

该病多继发于上呼吸道感染后起病，患者有发热、多汗、心悸、烦躁等症状，甲状腺局限性肿大，呈结节状。结节具多变性，此消彼长，结节有自觉痛及触痛，血沉增快，TT_3、TT_4 升高，摄 ^{131}I 率下降，放射性核素显像放射性分布不均，糖皮质激素治疗效果显著。

2. 桥本病

该病多见于中青年女性，起病缓慢，早期可呈轻度甲亢症状，晚期常表现为甲减，甲状腺多为弥漫性肿大，质地韧而有弹性感，表面光滑或颗粒状，有时呈小叶状，偶可触及结节。TGA 和 TMA 阳性，且滴度较高。组织学上有大量的淋巴细胞浸润。

3. 硬化性甲状腺炎

该病临床罕见，发病缓慢，病变可限于一叶或整个甲状腺，病变部分坚硬如石，表面不平，常与周围组织粘连而固定，并产生压迫症状，如呼吸困难、吞咽困难、声嘶等，组织学上为致密纤维组织增生。

（六）结节性甲状腺肿和多发甲状腺肿瘤的鉴别

结节性甲状腺肿，患者年龄较大，病史较长，甲状腺弥漫性肿大，呈小叶状或多个大小不等的圆形突起，边界不清。甲状腺制剂治疗，腺体呈对称性缩小。多发甲状腺肿瘤，甲状腺呈非对称性肿大，可触及多个孤立性结节。如合并单纯性甲状腺肿，腺瘤结节边界亦较清楚，质地较周围组织略坚韧，甲状腺制剂治疗，腺体组织缩小，结节反而更加突出。

（七）孤立性结节的鉴别

孤立性结节是指界限清楚的结节，可单发或多发。常见于甲状腺腺瘤、甲状腺囊肿或甲状腺癌。甲状腺囊肿经超声波检查，即能明确诊断。而甲状腺腺瘤和甲状腺癌所引起的结节，鉴别极为困难，临床表现和辅助检查仅起提示作用，最后的确诊往往需要手术后组织学检查。

提示结节为甲状腺腺瘤：①病史较长，结节生长缓慢。②结节呈圆形、椭圆形，表面光滑，边界清楚，质地较正常甲状腺组织略坚韧，无压痛。③常出现退行性变。④无侵袭症状，无颈淋巴结肿大。⑤放射性核素显像多为"温结节"，也可为"凉结节"。⑥淋巴造影见边缘规则的充盈缺损，周围淋巴结显影。

提示结节为甲状腺癌：①头颈部和上胸部有放射线照射史。②结节形状不规则，边缘不清，表面不平，质地较硬，肿块活动受限，基底固定。③结节增大较快，或有长期甲状腺肿大，近期迅速增大变硬。④伴有侵袭症状，如声嘶、呼吸困难、吞咽困难。⑤有颈部淋巴结肿大。⑥甲状腺放射性核素显像为"冷结节"，而硒蛋氨酸扫描阳性。⑦淋巴造影见边缘粗糙的充盈缺损，颈淋巴结不显影。⑧超声波检查结节无明显包膜，边界不清，内部呈实质性衰减暗区。⑨长期腹泻，无脓血便，常伴面部潮红或多发性黏膜神经瘤，阵发性高血压，血清降钙素、血清素升高，血钙降低，提示甲状腺髓样癌。

结节性甲状腺疾病的计量鉴别诊断法临床上表现为结节性甲状腺肿而不具功能亢进的甲状腺疾病主要有结节性甲状腺肿、淋巴性甲状腺炎、甲状腺腺瘤和甲状腺癌。根据病史和甲状腺局部表现，以及甲状腺放射性核素显像、淋巴造影和超声波检查等，多数患者都可以作出合理诊断。但由于上述临床表现和辅助检查无特异性，不少病人仍难于确诊。为帮助临床医师提高诊断的正确性，章森棍于 1982 年分析已经病理检查确诊的甲状腺癌 12 例，单纯性甲状腺肿 121 例，甲状腺腺瘤 126 例和淋巴性甲状腺炎 16 例。经数学方法处理，制成甲状腺肿的计量诊断指数。并对上述 385 例甲状腺疾病进行分析，其计量诊断结果较术前的临床诊断率均有明显提高。计量诊断方法是将某一具体病例的各个证候在指数表中找出所对应的诊断指数，各指数量加起来，最大者即为可能性最大的诊断。

结节性甲状腺肿患者，其结节属单纯结节还是腺瘤或恶性肿瘤，临床上难于鉴别。边界清楚，只能提示腺瘤的可能性大。结节性甲状腺疾病的正确诊断，主要根据详细的病史，体格检查和实验室检查，必要时需手术探查行开放性组织活检，才能作出最后诊断。

四、治疗

实质性单结节对于良性单结节的处理，意见分歧，从用甲状腺素抑制治疗，到每 6～12 个月再做一次 FNA 及单纯观察随访。对应用甲状腺素（T_4）抑制治疗，文献上有争论。多数人认为 T_4 治疗不能有效地使结节缩小。Burch 报告甲状腺缩小者不到 20%，而 50% 的病人可自发地缩小，因此，难以鉴别 T_4 的效果。同时，长期 T_4 抑制治疗可引起亚临床甲亢，对心脏有不利影响，如心动过速、房性心律失常、心脏增大、心脏舒张期缩短等，还可促进骨质疏松。因此，不主张用 T_4 作为常规治疗。若用 T_4 随访治疗，要使 sTSH 控制在 0.1～0.5 mIU/L 之间。

多结节甲状腺肿传统上认为发生癌的机会要比单结节的少（有人报告为 5%～13% 比 9%～25%）。现在用高分辨力的超声检查发现许多初诊为单结节者实际上是多结节，如 Tan 等报告在 151 例初诊为单结节者，用超声检查约半数至少另外还有一个结节，这种扪不到的结节直径常小于 1.5 mm。临床上多结节甲状腺肿的手术概率要比单结节少得多。因此，现在认为两者间癌的发生率没有多少差别。

对多结节甲状腺肿的处理首先要排除恶性，分析甲状腺功能，测定甲状腺大小和评价局部症状。sTSH 降低提示甲亢。扫描或 CT 可明确甲状腺的大小。要选突出的、生长快的、硬的或固定的结节作 FNA 细胞学检查，如为恶性或可疑，应于手术。若为良性，应每年随访 1 次。若有甲亢或局部压迫症状或影响美容宜选手术治疗。小的非毒性的多结节甲状腺肿用内科治疗，但老人、sTSH < 1.0 mIU/L 者不宜用 T_4。Plummer 病也可用 ^{131}I 治疗。

功能自主性结节（热结节）临床上大多数甲状腺功能是正常的，25% 为甲亢，可选手术、^{131}I 治疗。近来有人在超声指导下局部注射无水酒精治疗 429 例（毒性 242 例，非毒性 187 例），每 2～12 周注射 1 次（中位数 4 周），共注射 2～50 nd（中位数 16 mL），每次 1～8 mL。12 个月后，74% 的病人生化正常。治愈率 90%（结节变小，容量小于 15 mL），无甲亢复发，副作用有局部疼痛、高热、血肿、声带麻痹。

放射结节：头颈部接受放射治疗者易发生甲状腺癌，放射后早至 5 年、晚至 30 年都可发生。常为多中心，90% 以上为乳头状或滤泡细胞混合癌。头颈部接受放疗的人多数不引发甲状腺癌，也有发生良性病变的。因此，若颈部触诊无异常，仅需随访观察，甲状腺出现结节，先作 FNA。恶性和可疑恶性者手术。良性或弥漫性肿大者主张用 T_4。手术后终生用 T_4，要求 sTSH 降到 0.05～0.1 mIU/L。

囊肿良性或恶性退行性变皆可形成囊肿，纯甲状腺囊肿罕见。由于囊液很难得到足够的细胞，因此许多作者主张凡持续或复发的混合性囊肿应予切除，囊肿直径大于 3 cm 者癌的机会更大，用 T_4 抑制治疗对囊肿无效。有人主张用注射酒精等硬化剂治疗，有人反对，认为只会延误对恶性病变囊样退行变认识的时机。

摸不到的结节（意外结节）近年来由于影像学（B 超、CT、MRI）的进展，在做其他检查时，意外地发现了小的摸不到的甲状腺结节，因此叫"甲状腺意外瘤"，一般直径小于 1 cm，偶尔因位于深部或甲状腺后面，直径 2 cm，但摸不到，多见于老年人，一般无甲状腺病史，也无甲状腺癌的危险因素，性质为良性。结节小于 1.5 cm，又无甲状腺癌危险因素者，只需随访观察。若大于 1.5 cm，或有颈部放射史或超声检查怀疑恶性，在超声指导下作 FNA，后根据细胞学结果，再进一步处理。据报道在这种非放射性的"意外瘤"中，无症状的恶性结为 0.45%～13%（平均 4.0%）。

一般结节性甲状腺肿恶变率较低，5%～10%，手术后常造成永久性甲减，放多数主张非手术治疗，可选用中医药辨证治疗、中药局部外敷及局部硬化剂注射治疗；口服甲状腺制剂，以抑制 TSH 的分泌，减少它对甲状腺的刺激，使结节性甲状腺肿停止发展并缩小。对于非手术治疗效果不佳者，则应行手术治疗。手术指征：①结节性甲状腺肿较大，非手术治疗不佳或有压迫症状者。②结节迅速增大，或有颈淋巴结肿大，疑恶变者。③年龄愈轻，恶变机会愈多，特别是在非甲状腺肿流行区，应尽早手术。④合并甲状腺功能亢进者。

第五节 甲状腺腺瘤

一、概况

甲状腺腺瘤相当常见，多为非毒性腺瘤，女性多于男性，两者之比是（5～6）：1。多发生在30～50岁之间，以40～50岁更为常见。患者多在无意中发现颈部肿物。受累甲状腺叶呈不均匀性肿大，肿物边界清楚，表面光滑，质地柔软，中等硬度，随吞咽运动而上下移动。生长缓慢，有出血时可迅速长大。一般无特殊不适感觉，不痛，部分病人可有压迫症状和吞咽异常的感觉。当腺瘤发生恶变或因瘤内出血致张力增高或有钙化时，质地变硬。一般药物治疗无效，故多采用手术切除治疗。甲状腺腺瘤很少引起甲状腺功能亢进，若伴有甲亢症状（甲状腺毒症）时称毒性腺瘤，但不伴发突眼，同位素扫描显示"热结节"。此种腺瘤需待甲亢症状缓解稳定后，方可考虑手术切除，否则易引起甲亢危象。也有人主张采用 ^{131}I 治疗，可使甲亢症状缓解，但结节不缩小，仍需再做手术治疗。

甲状腺腺瘤和结节性甲状腺肿在临床上都表现为甲状腺结节，很难鉴别。腺瘤一般单发，而结节性甲状腺肿为多发，且多是在弥漫性肿大的甲状腺基础上，形成大小不等的结节。毒性腺瘤和毒性结节也常互相混淆，难以区分，但在治疗上无多大区别。

二、病理变化

（一）滤泡型腺瘤

绝大多数甲状腺腺瘤是从滤泡上皮发生的，称为滤泡型腺瘤。

1. 肉眼观察

肿瘤常为单发，也可多发。直径一般为1～5 cm，大者可达10 cm或如拳头大小，圆形或椭圆形，位于甲状腺中，包膜完整，与周围组织境界清楚。质较韧有弹性。切面、包膜常较薄，有时也较厚。实性，可含多少不等的胶样物质。瘤体中心部出现水肿、出血、软化，星芒状灰白色纤维化或瘢痕，还可见钙化、骨化。有些腺瘤形成大小不等的囊腔（囊性变）等继发改变，囊腔内多为黄褐色、淡黄色或紫色液体，囊壁为透明变性的结缔组织，常伴钙化。有时由于瘤细胞过度分泌，形成较大囊腔，腔内为淡黄色或棕褐色透明胶质，囊腔壁内侧衬以甲状腺滤泡上皮，称为囊腺瘤。

2. 镜下

根据瘤组织结构不同，可分为以下几种类型：

（1）单纯性腺瘤：较少见。肿瘤组织由大量中等大小的滤泡构成，分化好，其滤泡的大小和形状与正常人滤泡相似。

（2）胶性腺瘤：又称大滤泡性腺瘤或称巨滤泡型腺瘤。肿瘤组织由大小极不相等的甲状腺滤泡构成。有些似正常人滤泡，但多数融合为大滤泡，腔内充满稠厚的胶质。衬覆滤泡的上皮细胞较小，呈立方形或扁平形，偶成低柱状。胞核无异型，无核分裂象。约1/4的胶性腺瘤瘤细胞呈乳头状增生，形成短而简单1～2级分支的小乳头，突入滤泡中。被覆乳头上的上皮细胞为单层、无异型、间质少。若多数或许多滤泡融合，使腺瘤呈大囊腔，腔内充满胶质，则称为囊腺瘤。

（3）胎儿性腺瘤：又称小滤泡腺瘤。是最常见的滤泡型腺瘤。瘤细胞形成许多小滤泡，衬以立方上皮，胶质少或无。或构成实性上皮细胞团或呈小梁状排列，偶可见形成较大的滤泡。滤泡彼此相距很远，疏松散在。间质常为疏松水肿样纤维组织，常伴出血。瘤组织的结构类似胎儿期3、4月的甲状腺。

（4）胚胎性腺瘤：又称梁状腺瘤。为滤泡性腺瘤中分化最差的一型。瘤细胞体积不大，多呈立方形或小圆形。大小较一致。胞浆少，淡粉染，胞核与一般正常甲状腺上皮细胞相似，居中，罕见核分裂。瘤细胞常形成多数小滤泡，但见不到胶质，或呈条索状、小梁状结构。肿瘤边缘处滤泡或小梁结构排列紧密，而靠中央部则逐渐稀疏，肿瘤间质较少。瘤组织的结构类似胚胎6～8周的甲状腺。虽然此型是滤泡性腺瘤中分化最差的类型，但见不到滤泡共壁及侵犯脉管、神经和包膜。

（5）嗜酸细胞腺瘤：又称许特莱氏细胞瘤，占腺瘤的5%。瘤组织由嗜酸性细胞组成，瘤细胞大，多角形，胞浆丰富，充满嗜酸性颗粒。胞核大小形状都不太一致，染色质丰富，略深染，不整形，核分裂罕见（称之为许特莱氏细胞）。瘤细胞呈条索状、小梁状、片块状排列或形成境界不清的滤泡结构。胶质极少或形成小乳头状结构。电镜下证实，嗜酸性细胞胞浆中的嗜酸性颗粒是丰富的扩张的线粒体，肿瘤间质少。

（6）不典型腺瘤：少见，仅占滤泡性腺瘤的2%～5%。瘤细胞比较密集，其形态、大小轻度不整，为梭形或小圆形。胞浆丰富，淡染或透明。核深染不规则，有一定的异型性，可呈奇形怪状，但染色质不粗，核仁不明显，核分裂象偶见，每平方厘米少于10个。瘤细胞呈实性条索，片块、巢状或囊状排列，一般不形成滤泡结构，或仅形成流产型无腔滤泡。无乳头结构，可见共壁现象。偶尔肿瘤由透明细胞或类似滤泡旁细胞样的淡染细胞组成。肿瘤间质少，无水肿。不见侵犯包膜和血管。亦不发生转移和复发。

（7）毒性腺瘤：又称毒性结节。临床出现甲亢症状，但无突眼。肿瘤由中、小滤泡构成。滤泡上皮肥大，增生，并呈乳头状突入腔内或形成小滤泡，胶质少。瘤细胞产生过多的甲状腺激素。

（二）乳头状腺瘤

该病少见，占腺瘤的0.5%。

1. 肉眼

肿瘤体积小，直径数毫米至1～2 cm。有完整包膜，常形成单个或多个大囊腔，称为乳头状囊腺瘤。腔内含黄褐色、棕红色液体或胶质。囊壁内表面可见颗粒状或乳头状突起伸向囊腔。

2. 镜下

瘤组织为乳头状结构。乳头粗大，由囊壁向腔内生长，为一级或二级分支。乳头在切面上呈长形或略圆形，边缘钝，乳头间质内常含小滤泡，内含胶质。衬覆囊壁和被覆乳头的瘤细胞为单层，排列整齐，形态似正常甲状腺滤泡上皮，为立方形或高立方形，大小一致。胞浆淡染，较透明。胞核圆形，核浆比例小，无异型，核分裂相对少见。瘤细胞排列疏松。乳头中央为纤维血管束。

三、鉴别诊断

（一）甲状腺腺瘤

与结节性甲状腺肿两种疾病是病理及临床诊断中的一个难题。一般甲状腺腺瘤多为单发，有完整较厚的包膜，瘤细胞形态单一，由于腺瘤不断增大而挤压周围组织，并与周围组织中甲状腺形态不同，而结节性甲状腺肿则相反。

（二）乳头状癌

乳头状瘤无浸润，乳头分支少而简单，上皮无异型，排列稀疏，无毛玻璃样核，无砂粒体，核分裂相对少或无。而有上皮在乳头处堆集，细胞大小排列不规则，核大小及染色不一致，有砂粒体存在，即使无明显浸润，也能诊断分化好的乳头状腺癌。

四、甲状腺腺瘤的中医治疗

本病的症状特点相当于中医五瘿中的"肉瘿"，一般认为其发病多与情志有关，由于忧思郁怒，肝郁不达，脾失健运，以致气滞痰凝而成。故中医治疗多从理气化痰、活血散结入手，采用针药并用、内治外敷等方法治疗。

本病多因肝经郁火，或情志内伤，肝气郁结而引发。其发病机制与经、孕、产、乳等生理功能失调及体质因素等有一定关系，体内阴阳乖戾，气滞痰凝，壅结颈前是基本病变，若迁延日久，引起血脉瘀阻则由气、痰、瘀三者合而交结为患，本病初起多实，病久则由实转虚，或虚实夹杂。

（一）痰热互结，气血壅滞

由于肝气久郁化火，灼液成痰，痰热互结，气机失畅，血脉不行，则血滞为瘀，久则痰瘀互结，凝于颈部，发为瘿肿。

（二）脾虚湿停，痰湿凝聚

由于患者平素脾肾阳虚，运化失司，体内多痰多湿，阳虚则内寒，水湿之邪停留体内，无以温化，则寒痰水湿互结，凝聚不散，聚于颈下，成为瘿肿。

本病多因肝郁气滞，血络瘀阻，气不布津，聚生痰浊，结于颈部所致，结者当散之，瘀者宜行之，故治疗当以破瘀散结为主。

肿块乃有形之物，消散化解需长期服药，久用攻散，必耗正气，故有人提出应当注意扶正，或攻之后补之，或攻补兼施。临床可参考如下两型辨证施治，初起多实可攻，日久多虚宜攻中寓补。

1. 痰热互结，气血壅滞

主症：颈部肿块，随吞咽动作移动，肿物表面光滑，中等硬度，咽中梗梗不舒，痰液黏稠而多，口苦咽干，胸闷，胁肋部及乳房胀满疼痛，舌红，苔黄腻，边有瘀斑，脉弦滑。

治则：理气活血，化痰散结。

方剂举例：海藻玉壶汤加减。

常用药物：海藻15 g、夏枯草15 g、青皮10 g、陈皮10 g、柴胡10 g、连翘10 g、丹皮10 g、沙参15 g、川芎15 g、郁金15 g、三棱10 g、莪术10 g、生牡蛎30 g、石菖蒲15 g、泽漆10 g、制南星10 g、象贝母10 g、海藻10 g、昆布15 g、山慈菇15 g等。

随症加减：便秘而且痰多咽痛者加牛蒡子；肝郁胁胀者，甲状腺疾病中西医诊疗学加枳壳、白芍；痰黏不去者，加瓜蒌、竹茹；咽干口苦者，加龙胆草、栀子；胸闷气促者，加黄芩；咽梗不舒者，加鱼腥草、桔梗、首乌藤。

2. 脾虚湿停，痰湿凝聚

主症：颈部粗大日久，咽中梗梗不畅，进餐时尤甚，面色㿠白，消瘦乏力，畏寒肢冷，腰膝酸软，纳谷不香，大便微溏，舌淡、苔白腻、脉沉细而涩。

治则：温肾健脾，化痰软坚。

方剂举例：通气散坚丸加减。

常用药物：肉苁蓉10 g、山慈菇15 g、党参15 g、桂枝15 g、白术15 g、青皮10 g、陈皮10 g、川芎12 g、桔梗10 g、枳实15 g、制南星10 g、半夏10 g、石菖蒲15 g、浙贝母10 g。

随症加减：肾虚腰酸者，加山萸肉、桑寄生；脾虚湿盛者加木香、槟榔、苍术、厚朴；肿块较硬者，加海浮石、生牡蛎、海藻、昆布；便溏乏力较甚者，加莲子、芡实。

第六节 甲状腺癌

甲状腺癌是最常见的内分泌系统恶性肿瘤，约占全身恶性肿瘤的1.3%。约占甲状腺原发性上皮性肿瘤的1/3。其中女性约占73%，男性约占27%。近年来统计资料显示，男性发病逐渐上升，可能与外源性射线有关。甲状腺癌与其他癌相比，有更多引起争论的问题。大多数争论的中心是甲状腺癌应切除多少甲状腺组织，辅助治疗（包括放射性碘）的作用等。虽然甲状腺癌是可以致命的，但一般地讲，甲状腺癌预后较好。因此，要得到满意的疾病全部资料，需要进行长期的随访。

绝大多数甲状腺癌来自甲状腺滤泡上皮。其中70%～90%是分化性乳头状癌和滤泡癌。乳头状癌占55%～60%（包括乳头状和滤泡状混合性癌，文献报道认为两者有相同的生物学特性）；滤泡癌约占25%（包括嗜酸性细胞癌和透明细胞癌）。未分化癌或称不典型癌占5%～15%，根据其癌细胞形态不同，又分为巨细胞癌和梭形细胞癌，此型癌预后最差。

甲状腺滤泡旁细胞来源的恶性肿瘤是甲状腺髓样癌。约占甲状腺恶性肿瘤的5%，其中20%有家庭史，常伴有多发性内分泌肿瘤（MEN）。多数为多发性内分泌肿瘤Ⅱa型（MEN Ⅱa）；很少数为多发性内分泌肿瘤Ⅱb型（MEN Ⅱb）。而另外80%在临床上则表现为孤立性病变。

甲状腺混合性滤泡-滤泡旁细胞癌近年来逐渐受到重视。一般认为是来源于胚胎期多潜能的后腮干细胞，是一种分化型甲状腺癌。

甲状腺的少见恶性肿瘤包括恶性淋巴瘤（常见为非何杰金病）和软组织恶性肿瘤。过去在甲状腺恶性淋巴瘤和非典型腺癌之间存在许多模糊概念，用近年发展的新技术便可很清楚地将两者分开。两者有着完全不同的预后。

甲状腺是血管极为丰富的器官。经常见到身体其他部位如肾脏、乳腺、肺、恶性黑色素瘤等恶性肿瘤的甲状腺转移。偶可见甲状腺转移癌切除后长期幸存的患者。

一、甲状腺乳头状癌

（一）概述

甲状腺乳头状癌占原发性甲状腺恶性肿瘤的55%～65%，可发生在任何年龄，但以40岁以下多见。女性与男性的比例为（2～4）:1。乳头状癌恶性度较低，五年生存率为73%～93%；10年生存率为60%～83%。有的病程可长达35年。乳头状癌与乳头状滤泡状混合型癌有相似的预后，一般视两者为一类肿瘤。

（二）病因学

已有充分的证据证实人或动物的甲状腺乳头状癌与射线有关。特别是颈部有外源性放射线照射的历史，虽然不多见，却有重要的临床意义。致甲状腺肿物质在实验动物中可诱发甲状腺癌，可能由于持续性TSH刺激甲状腺滤泡上皮细胞所致。临床上这样的情况很少见。对碘缺乏地区甲状腺发病率高的说法也有很大争论。还有人认为自身免疫性甲状腺疾病可能也是甲状腺癌发生的原因。在桥本甲状腺炎与甲状腺癌的关系方面也存在争论。有人证实大约25%的桥本甲状腺炎患者的甲状腺中出现孤立性冷结节，而弥漫性或无明显结节患者的甲状腺乳头状癌的发病率不升高。有文献报道，桥本甲状腺炎的甲状腺间质弥漫性局灶性淋巴细胞浸润超过50%的患者易伴发甲状腺乳头状癌。还有人从甲状腺乳头状癌患者血清中测到自身免疫的血清学证据。另有人的随访材料指出桥本甲状腺炎伴发甲状腺癌的预后较好，提示自身免疫机制在其中发挥着作用。

（三）病理学

乳头状癌可发生于甲状腺的任何部位。大者直径可达数厘米，小者只有在显微镜下方能见到，称为小癌（或称隐匿型癌），其直径一般小于1 cm，组织学形态以乳头状癌为主。这个概念仅用于因为其他疾病（不是癌）而切除甲状腺时偶然发现的癌病变。癌肿的直径越大，预后越差。术后复发率为10%～20%。约50%的患者在甲状腺癌的第一次手术时，显微镜下发现局部淋巴结转移。

1. 肉眼

癌肿大多为孤立性结节，无包膜，边界不清。有些可因肿瘤缓慢生长，压迫周围组织形成假包膜。20%～80%的患者的癌肿是多灶性的，特别见于由于射线引起的癌肿。根据癌肿所在部位，分为甲状腺内和甲状腺外两大类癌。后者癌组织侵犯甲状腺外软组织、周围器官、淋巴结及远隔部位的转移。肿物切面灰白或棕黄色，粗糙或绒毛状，质地硬，中央有纤维化（由不规则致密瘢痕构成），还可见骨化、钙化及囊腔形成。淋巴结转移病灶中也常见到囊性变。

2. 镜下

癌组织以乳头状结构为特点。乳头中央为纤维血管束，外围以立方形癌细胞。乳头分支多在2～3级以上。常见细乳头伸入周围的甲状腺组织。生长活跃的肿瘤组织，其乳头密集，几乎分不出乳头结构。许多癌肿中可见多少不等的滤泡癌成分。癌细胞呈单层或多层分布，立方形、柱状、高柱状或多祥。胞浆丰富，淡粉染，均质。核大，常染色质丰富，异染色质边集于核膜下，形成毛玻璃样核。核膜折叠，使核形不规则和形成不规则的核沟（此形态高频率出现，是本病的形态特征）。核膜向核内套叠，将胞浆卷入核内形成巨大的核内包涵体（亦为本病的形态特征）。癌组织的间质中可见钙化和砂粒体及丰富的结缔组织。

（四）临床表现

甲状腺乳头状癌通常表现为孤立的甲状腺结节。无症状。当周围组织结构如喉返神经、气管、颈部肌肉或食管有浸润的1临床证据时，应考虑此结节是恶性的。虽然在显微镜下可见到淋巴结转移，但是可触到的肿大淋巴结是不多见的。已确诊的甲状腺癌的远隔转移包括肺、骨、肝或大脑。偶尔可见到已发生远隔部位转移，而原发灶直径仅1 cm。甲状腺良性病变也可表现为局部结节或肿块，此时可采用超声检查和更为客观的病理检查，甲状腺癌患者的甲状腺功能多为正常，少数可出现甲亢，此种情况提示伴有滤泡癌。

（五）治疗及预后

年轻人很少死于乳头状癌，而年龄大的患者危险相当大。65岁以上的男性，癌肿直径大于4 cm，预后很差。女性预后好于男性。死亡的危险性与癌肿的直径大小直接有关，直径是2 cm或更小者，几乎不发生死亡。直径小于1.5 cm，预后较好，手术切除后不需要长期治疗。有周围组织侵犯或有远隔部位转移者，预后最差。对甲状腺乳头状癌最根本的处理是手术切除。

（六）外科治疗

目前一致认为甲状腺乳头状癌的最根本的治疗方案是手术切除。目前在手术治疗方面有不同的方案，包括：单纯切除癌肿；切除含癌的甲状腺叶；切除含癌的甲状腺叶和峡部；切除含癌的甲状腺叶、峡部和对侧部分甲状腺组织，直至切除全部甲状腺。赞成全切甲状腺方案的根据是：甲状腺乳头状癌中80%是多灶性的。而切除含癌的甲状腺叶，术后配合放射性碘治疗方案的论据是：这种方案与全切甲状腺相比没有复发的危险性。但也有人持相反观点，认为有复发的危险性。因此，决定最适宜的手术方案依据是术后的并发症、复发率、生存率和死亡率。

Mazzaferi分析693例患者发现，癌肿直径小于1.5 cm者，手术程度不影响后果；癌肿直径大于1.5 cm，全切甲状腺较次全切甲状腺的复发率低（前者为11.3%，后者为22%），而甲状旁腺功能减退并发症的发生率高（前者为9.2%，后者为0）。为了改善复发率，有学者指出，甲状腺乳头状癌肿直径不小于1.5 cm者，应采用全甲状腺切除。还有人研究706例的资料（其中81.3%为乳头状癌，18.7%为滤泡癌），结果表明行全甲状腺切除较次全甲状腺切除或含癌甲状腺叶切除的复发率低，三者依次为15%、28%和25%。在全切甲状腺患者中，7%出现单侧声带的麻痹，12.8%出现甲状旁腺功能减退。支持上述观点的学者还指出：全切甲状腺手术适用于小于7岁的患儿和超过40岁的而且病变扩展到双侧或者远隔转移的患者。Hay等人随访了859例经外科治疗的甲状腺癌患者后指出。选择含癌侧甲状腺叶全切和对侧叶次全切除的手术方案是适宜的。当然这种方案可产生一些并发症，但却减少了复发率。而主张次全甲状腺切除、术后采用放射性碘治疗方案的学者则认为：该方案既可以减少复发率、死亡率，又可减少并发症。

手术前或做冷冻切片病理检查前，用细针行甲状腺结节穿刺后做细胞学检查，可使外科医生较早认识甲状腺结节的性质并制定手术方案。如果在淋巴结中见到甲状腺组织，应采用同侧全切和对侧次全切甲状腺的手术方案。在影响复发率、生存率和死亡率的诸多因素如年龄、性别、癌肿直径大小、甲状腺外扩散和远隔转移等中，最重要的因素是年龄，而不是淋巴结转移。

总而言之，目前较一致的观点是采用患侧全切、对侧次全切甲状腺是甲状腺乳头状癌最合适的手术方案。而患者年龄小于45岁，单侧甲状腺内癌肿直径小于3 cm，采用患侧全切和峡部切除是合适的手术方案。

二、甲状腺滤泡癌

（一）概述

占甲状腺癌的15%~20%。常见于中年人。平均年龄较乳头状癌大10岁。女性与男性的比例为（2~3）：1。其恶性度界于乳头状癌和未分化癌之间，复发率为22%左右。

（二）病因学

甲状腺滤泡癌很少与放射线有关，而明显地与多结节甲状腺肿有关。美国的统计资料显示，食物中碘的增加降低了甲状腺滤泡癌的发病，但乳头状癌的发病却呈上升的趋势。

（三）病理学

甲状腺滤泡癌可发生在甲状腺的任何部位，但发生在峡部者较罕见。

1. 肉眼

癌肿呈孤立性结节或多结节。圆形、椭圆形或分叶状。直径 1～15 cm，常为 3～4 cm。质硬，包膜完整但常侵犯包膜或扩展到甲状腺外，引起压迫症状。切面实性，粉红色或灰白色。边界清，常见包膜。中央常见星芒状瘢痕及出血、坏死和囊性变。常见侵犯甲状腺周围组织和静脉。

2. 镜下

常由小滤泡构成，伴少量胶质。没有乳头结构和砂粒体。根据滤泡的分化程度不同，可分为以下几种类型：

（1）高分化腺癌：癌组织中见不规则滤泡结构，呈圆形、椭圆形、狭长形或不规则形。滤泡可背靠背或共壁。癌细胞单层或多层，不形成乳头。癌细胞的典型特征是核亦呈毛玻璃样，这种形态表现可称为乳头状癌的滤泡变异。确切地从形态上区别某些高分化腺癌与正常甲状腺及不典型腺瘤是很困难的，这些滤泡癌仅表现为滤泡上皮细胞略大、排列较密。确切诊断很大程度上取决于是否有包膜和血管侵犯，或有明确的转移证据时，才能作出滤泡癌的诊断。

（2）中、低分化型滤泡癌：又称梁状型滤泡癌。此型生长较快，侵袭力较强。癌细胞呈不规则小梁状或巢状。小梁互相靠紧，梁内可见微小滤泡腔或不完全实性结构。不见分化成熟的滤泡结构、癌细胞体积小，但较正常甲状腺滤泡上皮大。胞浆较少，核比例增大，圆形或椭圆形，较一致，可见双核、巨核和毛玻璃样核，易见核分裂象。区分高、中、低分化的滤泡癌对预后有着重要意义。纯滤泡癌与乳头状癌相比更易于侵犯包膜和经血道转移至肺、骨、肝、脑等，而很少沿淋巴道转移到局部淋巴结。

（3）嗜酸细胞性滤泡癌：或称许特莱氏细胞癌是滤泡癌的一种变异，癌组织是由嗜酸性癌细胞构成实性、片块、梁状或巢状结构，仍可见成熟滤泡密集和乳头状排列的区域。癌细胞肥大、多形、胞浆丰富，充满嗜酸性颗粒。电镜下胞浆中含丰富的线粒体。癌细胞核大，不规则，可见怪异核。此种细胞还可出现在桥本甲状腺炎、突眼性甲状腺肿、甲状腺腺癌的甲状腺组织中。有人统称含嗜酸性细胞的肿瘤为嗜酸细胞肿瘤，认为是一种交界性肿瘤。如有明确的侵犯、转移或肿瘤直径大于 5 cm，可诊断为甲状腺嗜酸细胞腺癌。本癌发病年龄较典型滤泡癌大，平均为 55.5 岁，女性与男性之比为 2：1，并更倾向于发生局部扩散。

（4）透明细胞性滤泡癌：或称甲状腺透明细胞癌。此癌罕见，预后差。癌细胞由透明的癌细胞构成实体性癌巢或片块。癌细胞大，多角形，胞浆丰富，水样透明，境界清楚，核深染。与甲状旁腺腺瘤或肾透明细胞癌的癌细胞很相似。用抗甲状腺球蛋白抗体行免疫组织化学染色，便可确定癌组织的甲状腺起源。另外，甲状腺透明细胞癌的癌细胞呈 PAS 阴性、油红 O 阴性，而肾透明细胞癌均为阳性，也可帮助鉴别诊断。癌组织间质是纤维组织间隔，有些癌组织中仍可见中分化的滤泡癌的结构。

（四）临床表现

甲状腺滤泡癌通常表现为甲状腺结节。甲状腺扫描时为"冷结节"。临床上 10%～25% 的甲状腺单发结节证实为癌瘤。甲状腺滤泡癌中女性占 65%～80%，平均发病年龄为 45～50 岁。大多甲状腺癌患者临床表现为正常甲状腺激素功能或甲低，少数患者由于广泛癌转移而分泌过多的甲状腺激素或由于癌肿的体积很大而引起甲状腺激素的过度分泌，造成甲亢症状和压迫症状。此型癌易发生血道转移。如癌细胞侵犯并沿颈部大血管生长，则引起上腔静脉综合征。

（五）治疗

甲状腺滤泡癌的主要治疗方式是外科手术切除。一般采用接近全切甲状腺的方案。剩余甲状腺可采用放射性碘治疗。在这方面目前仍没有一致的观点。如果确切的经病理证实的血管或包膜侵犯的甲状腺滤泡癌，术后剩余有甲状腺应该采用 75～100 mCi ^{131}I 治疗。如果以后再出现转移，则应重复使用治疗剂量的 ^{131}I 治疗。通常治疗转移病例的剂量是 150～200 mCi，但也有人主张应给予更大的剂量。少数伴有甲亢的滤泡癌患者，在使用放射性碘治疗前，应预先常规服用抗甲状腺药物，以防止甲状腺激素水平突然升高。使用放射性碘治疗或使用化学治疗的原则与进展期乳头状癌的治疗方案相似。

对甲状腺嗜酸细胞性滤泡癌没有令人满意的治疗方案。恶性病变的性质确定之后，多主张采用接近全甲状腺切除，术后给予甲状腺激素治疗的方案。因为很少有证据证实放射性碘能被转移灶吸收，故甲状腺嗜酸细胞性滤泡癌的治疗不主张使用放射性碘。如有局部复发则多采用再次手术的方案。如果出现症状的远隔转移时，该患者如没有严重并发症和转移灶能被切除时，同样主张采用手术疗法。此型癌预后较坏的指征是淋巴结转移、癌细胞的低分化和局部侵犯。

甲状腺透明细胞性滤泡癌如果能早期得到诊断，亦多采取近全切甲状腺的手术方案。对已发生转移的病例，采用放射性碘还是采用化学疗法的治疗方案，决定于扩散的位置和范围。

甲状腺乳头状癌或滤泡癌也可发生在甲状腺舌管。约90%为乳头状癌，其中10%在诊断时已发生局部淋巴结转移。但临床上常忽视这一点，因为行甲状舌囊肿的手术时，并不常规检查局部淋巴结。一般女性发病较高，平均发病年龄为30～60岁，预后较好。一般采用的治疗方案是肿物切除。有人推荐术后给予一定剂量的甲状腺素，以抑制TSH。此外，甲状腺分化型癌还可见于卵巢畸胎瘤中。通常不是在术前发现，而是由病理学家诊断的。大约5%的卵巢畸胎瘤中含甲状腺组织，通常是良性的。极少数恶性畸胎瘤中的甲状腺癌组织可引起甲亢症状和腹水，散在个别病例报道还可发生骨转移，引起脊髓压迫症状。治疗原则与原发于甲状腺的腺癌相似，首先切除病灶，如果发现有转移灶存在，应加用200 mCi两个剂量，其间隔为一年的放射性碘治疗。该患者的甲状腺即使没有原发灶的存在也应切除。

三、甲状腺未分化癌

（一）概述

此型癌罕见，是所有甲状腺癌中恶性度最高的一种类型。病程短，迅速转移，预后不良，常在初次病理诊断后6个月至1年内死亡，3年生存率为13%。在美国，其发病率占全部甲状腺癌的5%～15%，在欧洲发病率稍高些。发病年龄多在50岁以上。

（二）病因学

长期的甲状腺肿是未分化癌的常见发病因素。外源性射线或 ^{131}I 在甲状腺未分化癌发病中的作用仍有争论。有人认为放射线不但可导致此型癌的发生，而且可促使分化型癌向未分化型癌的转变。持相反意见的大数量未分化癌研究者指出多数患者从未接触过放射线，而有些分化型甲状腺癌是在没有射线存在的情况下转变为未分化癌；^{131}I 使分化型甲状腺癌向未分化型癌的转变率不足5%。因此，这些学者认为射线可毁坏癌组织，未分化癌是由没被毁坏的剩余甲状腺组织发生的。

（三）病理学

1. 肉眼

癌肿质地硬，实性。边界不清，较大的肿瘤无包膜，常侵犯周围组织。

2. 镜下

癌分两型，即巨细胞型（或称梭形细胞巨细胞型）和小细胞型。巨细胞型未分化癌的癌细胞大，呈梭形或多边形，弥漫散在。癌细胞明显异型，可见癌巨细胞，病理核分裂易见。癌组织中不见乳头结构和完整滤泡，仔细寻找可见形成滤泡的倾向。小细胞型未分化癌的癌细胞弥漫散在，圆形、椭圆形或多边形，胞浆少。核染色质颗粒状，病理核分裂易见，可见异形核。有时仍可找到排列成滤泡的倾向。过去归类于小细胞未分化癌的病例，经回顾性研究发现，其中包括许多恶性淋巴瘤、不含淀粉样变的甲状腺髓样癌等疾病。由于错误地诊断，得出此型癌预后较好的结论。事实上，此型癌异型较大，恶性度高，预后很差。用抗甲状腺球蛋白抗体进行免疫组织化学染色便可相当准确地确定癌细胞的来源。但是分化很低的未分化癌细胞也不产生甲状腺球蛋白，此时采用超微结构观察，癌细胞含桥粒结构和微绒毛等上皮细胞特征，则有助于此型癌的诊断。

（四）临床表现

甲状腺未分化癌多见于女性，发病年龄大多数超过60岁，临床症状包括迅速增大的颈部肿块及三D症状，即咽下困难、呼吸困难和发音困难。早期淋巴结转移是相当常见的，约占80%。大约50%的患者出现远隔部位的转移，病变早期便可扩散到中线器官。由于症状典型，临床医生在疾病早期便可作出相当准确的诊断。但是有时临床医生没有怀疑癌的病变。此时癌组织较小，而且局部切除完全，患者便可幸运地存活许多年。一般情况下，未分化癌因生长迅速，患者体质迅速减弱，出现消瘦、乏力、明显衰弱等恶病质状态。术后复发率高达65%。

（五）治疗和预后

因为甲状腺未分化型癌迅速的进展和可怕的预后，早期进行病理学诊断是重要的。早期伴有喘鸣的甲状腺肿大患者，进行扫描和超声检查无大帮助。胸部X光照相只能帮助观察是否有气管和肺转移。而颈部、胸部CT检查可清楚地观察甲状腺病变的范围，有助于诊断，必要时可以采用。

此型癌的最佳治疗方案是手术切除，可达到长期生存的效果，而放射性碘治疗则无效。一般认为平均生存期为5.4年。伴有进展期的患者平均生存期为40个月。许多患者在第一次就医时，已有局部和/或远隔部位的转移。一般有转移的患者可幸存2年或稍长。

一般认为，对已发生转移的甲状腺未分化癌应该采用大剂量放射性碘加化学疗法。放射性碘的推荐剂量是5 000～6 000 rad。可采用不同的用药方案，如每天200 rad或160 rad，每天2次或100 rad，每天4次。化学疗法主要应用Adriamycin（阿霉素），已证实此药是最有效的。也可与Cis-Platinum（顺铂）联合用药。即使这样治疗，预后仍然是可怕的。Aldinger等人报道了14例手术、放射线和化学疗法联合治疗的方案，有4例成功；16例单纯手术治疗，仅一例成功；7例用手术加放疗联合治疗，有一例成功；7例用手术加化学疗法治疗，无一例成功。尽管使用化学疗法的早期可使癌肿缩小，但以后癌组织继续生长可发生局部浸润而引起死亡。偶尔有人采取先用化学疗法治疗使原发癌组织体积缩小，后再进一步采用手术治疗切除肿物。

四、甲状腺髓样癌

（一）概述

本型癌来源于甲状腺滤泡旁细胞，占原发性甲状腺癌的5%～10%。其发病率有逐年上升趋势。1959年，Hazard等人首次证实此型癌为独立性疾病，并描述了21例。在此以前，本型癌被归类为未分化癌，两者有着完全不同的预后（未分化癌在诊断后数个月便引起不可避免的死亡）。Williams于1967年首次证实甲状腺髓样癌分泌降钙素，以后陆续研究证实还可分泌5-羟色胺、组织胺、前列腺素、胃泌素、促黑激素（MSH）及促肾上腺皮质激素等物质。本型癌可发生在任何年龄，但散发病例多见于40～50岁之间，家族性病例多见于15～30岁之间，男女发病差异不大。癌肿生长缓慢，可长达数年，术后复发率为38%左右。

甲状腺髓样癌可散在发生（约占80%）或有家族史（约占20%）。家族性髓样癌分为三型，即多发内分泌肿瘤Ⅱa型（MEN Ⅱa）；多发内分泌肿瘤Ⅱb型（MEN Ⅱb）和家族性无多发内分泌肿瘤的髓样癌。MEN Ⅱa型包括甲状腺髓样癌、嗜铬细胞瘤和甲状旁腺功能亢进，被命名为Sipple综合征。MEN Ⅱb型包括甲状腺髓样癌、嗜铬细胞癌伴多发性黏膜神经瘤及特征性面部表现（嘴唇肥厚、宽鼻梁、睑外翻等）。有的患者表现为马凡样特征体型即身材细长、脊柱畸形、蜘蛛样手足或足趾外翻畸形等。MEN Ⅱa和Ⅱb型患者有时存在有嗜铬细胞瘤。这些患者中50%的肾上腺肿瘤为双侧性，也可见肾上腺髓质增生的病例。而患嗜铬细胞瘤的患者也同时存在有C细胞的增生。家族性无多发内分泌肿瘤的甲状腺髓样癌没有特殊表现。此型均为常染色体显性遗传。

（二）病理变化

甲状腺髓样癌起源于甲状腺滤泡旁细胞或称C细胞。正常情况下这些C细胞分布在甲状腺滤泡间，C细胞不与滤泡上皮细胞相邻，没有微绒毛，胞浆中含分泌颗粒。甲状腺C细胞来源于神经外胚层，在胚胎发育过程中，神经外胚层细胞移行至终鳃体，甲状腺始基与终鳃体接触合并而成。这些C细胞可从细胞外摄取胺或胺的前体，细胞内含有多量的氨基酸脱羧酶，能使胺前体脱羧形成相应的胺（如多巴胺、5-羟色胺等）和多肽激素的细胞系即APUD系统。

肉眼：甲状腺髓样癌常位于甲状腺上2/3，一个或多个病灶，居两叶深部呈圆形或分叶状。少数有包膜，直径2～3 cm（大者可达10 cm），其中5%的病灶直径小于1.5 cm。切面实性，灰白色或灰红色，少数为鱼肉样。常见出血、坏死和钙化，并侵犯包膜，但无瘢痕形成。

镜下：癌细胞构成实性结构，不形成滤泡和乳头结构。癌细胞可为梭形、上皮样，呈不规则束状、团块状、条索状、腺管或腺泡状或弥漫片块状排列。上皮样癌细胞胞浆丰富，嗜酸，核圆形，染色质呈网状。偶见双核。梭形癌细胞穿插在上皮样癌细胞群之间。这些不同形态的癌细胞，以各自的排列方式混杂在一起，构成癌组织的实质成分，用银染可显示癌细胞胞浆中含嗜银颗粒；用免疫组织化学染色，癌细胞可呈降钙素（Calcitonin，CT）、5-羟色胺（5-HT）、促肾上腺皮质激素（ACTH）等阳性。电镜下癌细胞胞浆中含大量分泌颗粒。癌组织的间质成分为大量的淀粉样物质，可发生钙化。这些亦是甲状腺体样癌的特征性病变。淀粉样物质与降钙素的氨基酸相同，均在 9～19 之间，均是由癌细胞分泌的。这些淀粉样物质呈刚果红或甲基紫染色阳性。但分化较低的甲状腺体样癌组织的间质不含淀粉样物质。

约 20% 的散发病例和约 90% 的家族性病例是多灶性的癌病变。患者中 50%～80% 可发生淋巴道转移。发生在甲状腺中心部的癌较发生在两侧的更常见淋巴转移。20%～30% 的患者在第一次手术时已发现有纵隔淋巴结转移。血道转移常见于肺、肝和骨，其他脏器的累及较罕见。

（三）临床表现

甲状腺髓样癌表现为甲状腺结节，边界不清，中等硬度，无压痛。除有局部压迫症状外，无特异性局部表现。病变早期便可出现转移性结节，常见为颈部、气管旁、食管旁淋巴结肿大和其周围软组织的癌结节形成。外科常诊以冷结节而行手术治疗。因此提倡术前甲状腺结节的针吸活检，以确定甲状腺结节的性质。甲状腺髓样癌最理想的治疗方案是手术治疗，一般采用全甲状腺切除。降钙素可作为患者的血清学标志，不但用于检测癌的存在，还可用于检测外科手术成功与否及复发。在家族性病例中，用激发试验可进行早期诊断，可观察到从 C 细胞增生到确切癌变的完整谱系，而散发病例则不见这个谱系的存在。

约 30% 的患者出现顽固性腹泻综合征，表现为水样便伴肠鸣、头晕乏力、心动过速、气短、紧张、阵发性面部潮红、血压下降、心力衰竭等类癌综合征的症状。腹泻是由于癌细胞分泌降钙素（CT）、5-羟色胺（5-HT）、组织胺（Histamina）、前列腺素（PG）、癌胚抗原（CEA）、血管活性肠肽（VIP）、促肾上腺皮质激素（ACTH）、ACTH 释放因子和其他血管活性物质所致。但一般医院不能常规检测这些物质。若患者出现上述症状且在甲状腺触到结节，临床医生则应考虑到髓样癌的可能性。有些家族性病例中，由于伴发嗜铬细胞瘤，MEN Ⅱ型，可出现高血压的症状。

（四）实验室检查

1. 降钙素

降钙素是 32 个氨基酸的肽类，分子量为 3 400，降钙素是有价值的肿瘤标志，可作为髓样癌的诊断指标，也可作为治疗反应的指征。但检测降钙素也存在一些欠缺。首先，检测方法不是特别敏感的，在正常和低异常值之间有交叉，因此可出现假阴性结果。其次是某些非髓样癌病例如乳腺和胰腺部位的癌也可产生降钙素。第三，降钙素含量从正常到明显异常波动相当大。因此，如果患者有静脉血的降钙素升高，还应做其他试验以除外嗜铬细胞瘤的存在。如果降钙素水平正常，应做激发试验。对无症状的疾病家族性成员应进行检测，以期尽早地发现无症状的髓样癌。

激发试验一般采用 2 mg/kg 降钙素迅速静脉注射或 3 mg/kg 缓慢（大于 10min）注射。于注射后 15min 采集血标本。或选用 5-胃泌素静脉注射，剂量为 0.5 μg/kg。于注射后 1、2、3 和 10 分钟抽取血标本。髓样癌患者激发后血中降钙素水平超过正常的 5～36 倍。试验的副作用是一些患者在注射 5-胃泌素后有短暂的上腹部或胸骨下不舒服。这种试验也不是十分完美的，因为文献中有甲状腺体样癌患者激发试验出现假阴性的报道。因此有人认为本试验阴性而临床仍怀疑髓样癌的诊断，应再做其他试验，以克服假阴性造成的误诊。还有人推荐注射 5-胃泌素 0.5 μg/kg 后，随即注射降钙素（2 mg/kg），15 min 后取血标本检测。

2. 影像检查

已经发现一些放射性药物可定位原发性和转移性甲状腺髓样癌。铊-201 是首先于 1980 年认识到的属此类的放射性药物。用氯化亚铊（^{201}Tl）2.0 mCi 静脉内注射，10 min 后便可显示整体影像。^{201}Tl 的主要作用是在持续降钙素升高的患者体内搜寻癌。

放射性碘化的间位碘苄胍（MIBG）在嗜铬细胞瘤影像诊断方面是很成功的，而且已被使用在治疗转移性病灶。偶然发现此剂也可定位甲状腺髓样癌。以后陆续报道，这种制剂只能定位部分病变而不是所有的甲状腺体样癌，而且有出现假阴性结果的可能。对不能用手术切除的病灶可考虑采用 ^{131}I-MIBG 治疗，剂量为 100 mCi。

5 价的 ^{99m}Tc 二巯基丁二酸酯于 1984 年首先用于显示甲状腺髓样癌影像。以后在这方面的报道均持赞扬态度。此种放射性药物的作用与 ^{201}Tl 相似。5～10 mCi 静脉内注射，2 h 后整体显影。

有人提议用降钙素的特异性单克隆抗体诊断和治疗甲状腺体样癌，但目前仍有一些争议。另外，胸部 X 线照片、CT、肝和骨扫描和胸部 NMRI 均可用于甲状腺体样癌及转移病灶的诊断。

（五）治疗

一般采用全甲状腺切除的治疗方案。如果在癌诊断以前已切除一叶甲状腺，则应进一步全部切除剩余的甲状腺。从舌骨到无名骨中心部的淋巴结也应同时切除，因为这些淋巴结是最易受累的部位。如果在手术时发现颈部侧面淋巴结受累，应考虑采用改良的根治手术方案。通常第一次手术治疗的方案是决定患者幸存期和预后的重要因素之一。一些病例在手术治疗后，再采用放射治疗，对有小癌肿残留或剩余甲状腺组织将产生较好的效果。一般剂量为 4 500～5 000 rad，历时 4～6 周以上。

关于 ^{131}I 治疗甲状腺髓样癌仅有个例报道。癌细胞不吸收碘，但癌周围的甲状腺组织可以吸收足够的放射性 ^{131}I，因此用于术后有残留甲状腺组织的患者。但也有报道，术后用放射性碘治疗，其复发率和死亡率并不减低。

若术前已经确诊为甲状腺体样癌，则应进一步测量尿中的儿茶酚胺，以筛选是否存在嗜铬细胞瘤。如果这两种肿瘤同时存在于同一患者体内，应首先治疗嗜铬细胞瘤。考虑到有出现肾上腺危象的可能性，术前、术中均应采取特殊护理。在去除嗜铬细胞瘤之后，再行甲状腺髓样癌的切除。

对甲状腺体样癌患者出现的顽固性腹泻可在采用常规可待因、Lomotil 和高岭土等药物治疗无效时，试用肉豆（为前列腺素的抑制剂）。对广泛转移的病例，应考虑采用系统性化学疗法，但有些报道认为疗效不显著。放射性标记的特异性抗体治疗被认为是有前途的疗法，在筛选和治疗癌变方面可能会有帮助，但对有转移的病例可能帮助不大。

（六）预后

甲状腺髓样癌的预后决定于癌的分期、手术治疗方案、癌肿是否有扩散、是否为家族性发病以及患者的年龄（年轻患者生存期较长）。伴有 MEN Ⅱ a 型的患者预后较好，而有扩散、转移的病例及伴有罕见的 MEN Ⅱ b 型的患者预后最差。对两组大系统病例的随访显示，10 年幸存率分别为 67% 和 61%，平均存活 4.1 年。

五、甲状腺恶性淋巴瘤

（一）概述

确定甲状腺恶性淋巴瘤在甲状腺恶性肿瘤中的确切百分比是困难的。因为大多数文献中很少讨论，所见到的仅是作出甲状腺恶性淋巴瘤的诊断。Hamberger 等人从 4 200 例甲状腺结节的 389 例恶性肿瘤中发现 30 例恶性淋巴瘤，占 7.7%。如果这个材料作为代表，那么其发病率与甲状腺体样癌、未分化癌等的百分比相近。

（二）临床表现

甲状腺恶性淋巴瘤的临床特征是甲状腺可触及硬的肿块，无触痛和波动，与周围组织紧密粘连并固定，并伴肿块体积迅速增大。发病年龄平均为 60 岁，女性与男性之比是 3∶1。大多数患者甲状腺功能正常，如果整个甲状腺受累，则表现为甲状腺功能低下。恶性淋巴瘤破坏甲状腺滤泡，使过多的甲状腺素释放到血液中而产生甲亢症状。嘶哑症状的出现率高于未分化癌，为 10%～66%。咽下困难的发病率也较高，为 14%～36%。若患者有上述症状还伴喘鸣，则提示甲状腺恶性淋巴瘤或未分化癌。

甲状腺孤立结节用针吸活检细胞学检查来区别慢性淋巴细胞性甲状腺炎和恶性淋巴瘤是困难的。有人提议用单克隆抗淋巴细胞抗体在吸出的组织上进行染色，以观察淋巴细胞是单克隆还是多克隆，有助于诊断，如果仍不能确诊病变性质，则应采取手术活检，以期得到确切的诊断。此外，甲状腺扫描和超声波检查也有一定帮助。如果通过针吸活检作出恶性淋巴瘤的诊断，应再进一步判断疾病的分期程度，67 Ga 的整体扫描是有帮助的。另外，常规检查还包括胸部 X 线照片、胸部和腹部 CT、淋巴管和骨髓穿刺物的检查及皮肤检查等，这些检查对确定原发病灶和疾病的分期、制定适宜的治疗方案也是有帮助的。在疾病的第 1、2 期推荐的治疗方法是外部的放射治疗，剂量为 400 rad，第 3、4 期采用化疗或化疗与放疗联合治疗。

甲状腺原发性恶性肿瘤除上述几种类型外，还可以是鳞状细胞癌、腺棘皮癌、黏液表皮样癌和黏液腺癌。甲状腺间叶组织来源的恶性肿瘤包括纤维肉瘤等。还可见甲状腺癌和肉瘤两种成分混合的甲状腺恶性混合瘤，或称癌肉瘤。

六、甲状腺转移性恶性肿瘤

尸体解剖发现 1.9%～26.4% 的甲状腺内有来自其他器官的转移性恶性肿瘤。

甲状腺转移性恶性肿瘤多数是偶然发现的，没有临床症状。Mc Cabe 等人在参阅文献中发现，这些转移性恶性肿瘤中 77% 来自 5 个原发部位，即乳腺、肺、恶性黑色素瘤、肾或胃肠道。这些材料多是来自尸检，而在临床实践中发现转移性恶性肿瘤多见于两种情况：①已经知道患有原发性恶性肿瘤的患者；②不知道有癌病变的患者，其甲状腺出现孤立性结节。在第一种情况中，当病人出现甲状腺结节时，了解患者的病史是十分重要的。多数发病年龄是 50 岁以上，有些发现甲状腺转移灶的同时找到了原发病灶，少数转移灶发现后几个月仍未找到原发灶。这些多是靠外科活检标本诊断的，而细针穿刺物阳性率不乐观。这些病人的预后很差。即使广泛切除甲状腺转移病灶，也不能改善预后，大多数病人在发现甲状腺转移病灶后的一年内死亡。

来自肾脏透明细胞性腺癌的甲状腺转移癌与甲状腺透明细胞型滤泡癌很难鉴别。脂肪染色可以排除滤泡癌的诊断，而用甲状腺球蛋白标记阳性可鉴别甲状腺滤泡癌。有报道，切除肾腺癌的甲状腺转移病灶，可使患者长期生存。

七、甲状腺癌的中医治疗

甲状腺癌是甲状腺肿瘤中的一种恶性病变，临床较为少见。其主要病变特点为：颈部肿块突然迅速增大，按之质地坚硬如石，表现凹凸不平，推之固定不移。是一种波及周围其他组织的恶性肿瘤，常可危及生命。本病属于中医"石瘿"的范畴。

对癌瘤的治疗，目前多主张手术治疗，但术后常有部分患者复发或转移。因癌肿患者术后气血损耗，正气亏虚，免疫功能下降，极易使残余癌细胞复发或转移，故应及时配合中药调理。根据病情，补虚、抗癌兼顾治疗，以巩固并提高疗效，延长生存期。临床有报道，对本病术后患者 12 例长期服用中药治疗，全部存活 4 年以上，其中存活 10 年以上者有 6 例。这充分验证了中药的抗癌功效。

（一）病因病机

本病的发生主要由于情志内伤，肝脾气逆，痰浊内生。气郁、痰浊凝聚不散，气血壅滞，血随气滞而成瘀，久瘀酿毒，气滞、痰浊、瘀毒瘤结而成癌肿。病之初起以邪实为主，表现为气血凝滞为主的病理变化。后期正气渐衰，诸脏受损，则以气血不足、正虚邪实的危重病变为主。具体可分为以下两种情况：

1. 气滞痰凝，痰瘀交阻

患者因七情所伤，肝气郁结，疏泄失司，则气滞痰凝，痰气郁结，上逆，凝聚于颈部而成肿块，久则入络，阻脉滞血，使血行失畅，聚而成瘀，酿生毒邪，瘀毒瘤结，则肿块坚硬如石，气血阻隔不通。

2. 病久邪深，气血不足

由于颈下肿块长期不愈，耗气伤血，阴血暗耗，正气大虚，无力抗邪，而痰瘀邪毒陷之愈深，瘤结愈坚，阻隔气血，损及脏腑，诸脏失养，功能失司，而成全身虚弱、邪毒日盛之重证。

（二）辨证论治

本病早期以邪实为主，晚期以正亏为主，故治疗时应分清主次，抓住时机。早期以行血破结、解毒抗癌为主，晚期以补养气血、增强机体抗病能力为主，适时适当地运用抗癌解毒药物。治疗中还应注意时时顾护正气，不可克伐太过，以扶正祛邪为治疗之宗旨，根据临床病理发展的不同阶段可分如下两型辨证：

1. 气滞痰凝，瘀毒交阻（早期）

主症：病情处于癌肿初期，或良恶性转化阶段，正气尚强，邪结不深。颈部肿块迅速增大，坚硬如石，凹凸不平，吞咽动作时，肿块上下移动度减小，渐至固定不移，可有胸闷、吞咽不适等症状，全身症状尚不明显，或见有长期低热，舌苔薄白或腻，脉弦滑。

治则：化痰软坚，行瘀解毒。

方剂举例：海藻玉壶汤加减。

常用药物：夏枯草30 g、昆布30 g、海藻30 g、当归15 g、赤芍15 g，红花10 g、三棱10 g、莪术10 g、白花蛇舌草30 g、凤尾草15 g、蜂房10 g、石见穿10 g、陈皮10 g、浙贝10 g、土茯苓10 g、海蛤壳30 g。

随症加减：热象明显者，加栀子、黄芩；阴虚症状明显者，加沙参、元参；痰多胸闷者，加僵蚕、薏苡仁；肿块坚硬难消者，加穿山甲、皂刺；厌食脘闷者，加山楂、谷芽。

2. 病久邪深，气血不足（晚期）

主症：病情发展至后期，正气渐虚，邪深病重，或进行手术切除后，以全身虚弱症状为主，见全身乏力，形体消瘦，精神不振，声音嘶哑，口干渴饮，胸闷纳差，吞咽及呼吸困难或有咯血，浮肿，局部疼痛剧烈，并可波及耳枕部及肩部，舌淡嫩，苔薄白，脉沉细弱。

治则：补气养血，益阴温阳。

方剂举例：八珍汤加减。

常用药物：人参10 g、白术10 g、茯苓10 g、甘草6 g、当归15 g、川芎15 g、白芍10 g、赤芍10 g、生地15 g、玄参15 g、生黄芪30 g、蒲公英15 g、蜂房15 g、双花15 g、白花蛇舌草30 g、半枝莲15 g、鹿角片15 g、补骨脂15 g、夏枯草30 g、草河车10 g。

随症加减：疼痛较甚者，加延胡索粉吞服，或加徐长卿；骨质松脆者，加续断、狗脊、菟丝子；咯血者，加艾叶、侧柏叶、伏龙肝；浮肿重者，加车前子、薏苡仁；声嘶者，加马勃、桔梗、蝉衣；纳差厌食者，加山楂、白术、槟榔；阴亏口干者，加石斛、天门冬。

第五章 甲状旁腺和钙磷代谢疾病

第一节 原发性甲状旁腺功能亢进症

原发性甲状旁腺功能亢进症（primary hyperparathyroidism，PHPT，原发性甲旁亢）是由于甲状旁腺本身病变引起的甲状旁腺素（parathyroid hormone，PTH）合成、分泌过多导致的钙、磷和骨代谢紊乱的一种全身性疾病，表现为骨吸收增加所致的骨骼病变、肾结石、高钙血症和低磷血症等。本病在欧美多见，我国自然发病率无确切数据。

PHPT典型临床表现主要包括骨骼系统、泌尿系统、胃肠道及神经肌肉系统的特征性症状或体征，还可具有一些神经精神系统、心血管系统等非特征性的表现。近期研究提示高钙血症及高PTH血症是此类患者心血管疾病发病率和病死率的独立危险因素；也有多项研究均提示在PHPT患者中糖脂代谢异常、胰岛素抵抗及肥胖的发生率增高，这些亦为心血管疾病（尤其是缺血性心脏病）的危险因素，可能也参与了心血管疾病的发生。

一、分类

甲状旁腺功能亢进症（hyperparathyroidism）可分为原发性、继发性、散发性和假性4种。

原发性甲状旁腺功能亢进症（甲旁亢，primary hyperparathyrodism，PHPT）是由于甲状旁腺本身病变引起的甲状旁腺素（parathyroid hormone，PTH）合成、分泌过多。

继发性甲状旁腺功能亢进症是由于各种原因所致的低钙血症，刺激甲状旁腺，使之增生肥大，分泌过多的PTH，见于肾功能不全、骨质软化症和小肠吸收不良等。

散发性甲状旁腺功能亢进症是在继发性甲状旁腺功能亢进症的基础上，由于腺体受到持久和强烈的刺激，部分增生组织转变为腺瘤，自主地分泌过多的PTH，见于肾脏移植后。

假性甲状旁腺功能亢进症是由于某些器官，如肺、肾和卵巢等的恶性肿瘤，分泌类似甲状旁腺素的多肽物质，致血钙升高。

二、流行病学

PHPT在欧美多见，20世纪70年代以来随着血清钙水平筛查的广泛进行，PHPT的发现率明显增加，目前在内分泌疾病中仅次于糖尿病和甲状腺功能亢进症。美国的一项流行病学调查资料显示PHPT的年发病率为20.8/100 000，北美地区每1 000例门诊患者中即有1例PHPT患者。意大利Adami等报道在55~75岁的妇女中PHPT患病率为21/1 000，整个人群患病率为3/1 000。

我国自然发病率无确切数据，国内对进行健康体检的中老年人群进行流行病学调查，显示北京地区中老年（50岁以上）高于人群中PHPT的患病率为0.204%，考虑到该调查中男性比例（82.9%）显著高于一般人群，而PHPT以女性受累居多，整体人群及女性患病率实际更高，提示本病实际并不少见。

PHPT的发病率随年龄增长而增加，多见于中年人，儿童及青少年少见。成年患者中以女性居多，男女之比为 1:(2~4)。

三、分子生物学

甲状旁腺和钙磷代谢疾病

大部分 PHPT 为散发性(sporadic PHPT)内分泌疾病,少数(国外文献报道 < 10%)病例为家族性(familial PHPT)或综合征性(syndromic PHPT),即有家族史或作为某种遗传性肿瘤综合征的一部分。家族性 PHPT 多为单基因病变,致病基因相对明确;散发性甲状旁腺腺瘤或腺癌为单克隆性的肿瘤,其发生的分子生物学机制也可能与原癌基因过度表达和(或)抑癌基因功能丧失有关。

1. 家族性 PHPT 目前已证实的与家族性 PHPT 相关的遗传综合征包括:①多发性内分泌腺瘤病 1 型(multiple endocrine neoplasia typeI,MEN-1);②多发性内分泌腺瘤病 2A 型(multiple endocrine neoplasiatype 2A,MEN-2A);③家族性低尿钙性高钙血症(familial hypocalciuric hypercalcemia,FHH)/新生儿重症甲状旁腺功能亢进症(neonatal severe hyperparathyroidism,NSHPT)/新生儿甲状旁腺功能亢进症(neonatal hyperparahyroidism,NHPT)/常染色体显性甲状旁腺功能亢进症(autosomal dominant moderate hyperparathyroidism,ADMH);④甲状旁腺功能亢进症-颌骨肿瘤综合征(hyperparathvroidism -jaw tumors syndrome,HPT -JT);⑤家族性孤立性原发性甲状旁腺功能亢进症(familial isolated primary hyperparathyroidism,FIHPT)。上述综合征近 10 年来多数已找到明确的致病基因(表 5-1)。

表 5-1 家族性 PHPT 的致病基因

综合征(OMIM)	基因突变率(%)	染色体定位	致病基因	编码蛋白	突变类型
MEN-1(131 100)	90	11q13	MEN1	Menin	失活
MEN-2A(171 400)	98	10q11.1	RET	RET	激活
FHH/NSHPT/NHPT(145980,239 200)	10~18	3q13.3-q21	CaSR	CaSR	失活
ADMH(601 199)	100	3q13.3 -q21	CaSR	CaSR	不典型失活
HPT-JT(145 001)	60	1q25-q31	HRPT2	Parafibromin	失活
FIHPT(145 000)		11q13,1q25-31,3q13.3-q21/2p13,3-14,未知位置	CaSR HRPT2,MEN1		失活

(1)MEN 相关 PHPT: PHPT 是 MEN-1 型中最常见的内分泌腺体功能异常,国外文献报道 MEN-1 型中 90% 以上发现 PHPT,其他常累及胃肠胰腺及垂体前叶;MEN-2A 型中 20%~30% 发生 PHPT,其他常见病变为甲状腺髓样癌及嗜铬细胞瘤。与散发性 PHPT 相比,MEN 相关 PHPT 累及多个甲状旁腺较为常见,临床症状相对隐匿、程度较轻。由于 MEN 相关 PHPT 常累及多个甲状旁腺,因此与散发性 PHPT 手术方式不同,常采用 3 个或全部腺体切除加或不加自体移植,并需长期随访。

目前已在 1 000 多个家系中报告了 1 300 余种 MEN1 基因突变,70% 以上导致产生截短的 menin 蛋白,4% 为大片段的缺失,未发现明确的突变热点及基因型-表型之间的相关性,绝大部分突变可通过 MEN -1 基因测序检出。不同于 MEN -1 型,RET 基因的激活性突变类型与其临床表型密切相关,95% 以上病例突变发生在第 10、11、13、14、15 和 16 外显子,因此可先对热点外显子进行筛查。无论对 MEN 1 型还是 2 型,基因检测均有助于不典型病例的确诊及手术方式的选择,在症状出现前筛查高危亲属,有利于早期基因诊断改善预后。

(2)FHH/NSHPT/NHPT 及 ADMH:钙敏感受体(calcium -sensing receptor,CaSR)在钙稳态的调节中有重要作用,在甲状旁腺及肾小管均有表达,通过感受细胞外液钙离子浓度调节 PTH 的分泌。上述综合征均与 CaSR 基因突变有关,FHH 为常染色体显性遗传,由 CaSR 基因的杂合失活性突变引起。NSHPT 由 CaSR 基因的纯合失活性突变引起。ADMH 目前仅有 Carling 等报道的一个 20 名成员的大家系,表现为高钙血症、低尿钙伴高 PTH 血症及高镁血症,同时并发肾结石,DNA 检测证实受累个体在 CaSR 胞质内尾部区域存在不典型的失活性突变。

目前共报告了200余种CaSR基因突变,大部分为错义突变,少数无义突变,1个剪切位点突变及1个大片段重排。目前最大系列的CaSR基因突变研究纳入150例有家族史的、尿钙排泄减少或手术后复发的高钙血症患者(除外MEN1、RET及HRPT2基因突变),52例有阳性突变,手术不成功病例中15%存在突变。

(3) HPT-JT综合征:为少见的常染色体显性遗传疾病,主要累及甲状旁腺、颌骨及肾脏,可表现为PHPT、颌骨骨化纤维瘤、多囊肾、肾脏畸胎瘤、Wilms瘤等。该综合征中甲状旁腺腺癌的比例(15%)显著高于一般人群及其他家族性PHPT。其致病基因为HRPT2基因,编码蛋白的羧基端约200个氨基酸与出芽的酵母菌Pafl复合物的组分Cdc73部分同源,Pafl复合物为RNA聚合酶Ⅱ复合物的一部分,在基因表达通路的多个环节具有关键作用,在多种调节细胞周期、蛋白合成、脂质及核酸代谢相关基因的表达中均需该复合物的参与。研究证实parafibromin的过表达可抑制癌细胞的生长,使其中止在G_1期,并可阻断细胞周期蛋白D1的表达;而应用RNAi技术或转染失活性突变的质粒可促进细胞进入S期,均证实了该蛋白抑制肿瘤生长的作用。

目前国外报告了约30个HPT-JT家系,在其HRPT2基因的外显子及外显子—内含子交界区域发现了近20种HRPT2基因的失活性胚系突变,部分肿瘤组织中证实同时存在其杂合缺失(Loss of heterozygosity, LOH)。

甲状旁腺癌是PHPT中的少见病理类型,近期研究发现HRPT2基因还可能参与了甲状旁腺癌的发病机制。Shattuck、Howell及Cetani等报道67%~100%的甲状旁腺腺癌组织中存在HRPT2基因突变,而Krebs、Carpten、Howell及Cetani等共对167例甲状旁腺腺瘤组织进行检测,仅在3例标本中检测到该基因的突变。免疫组化研究结果显示parafibromin表达的减少在确诊的甲状旁腺癌组织中诊断敏感性及特异性分别为96%和99%。

(4) FIHPT:为罕见的常染色体显性遗传性疾病,表现为单个或多个甲状旁腺功能亢进,但不伴有其他内分泌腺体病变,目前认为可能为其他家族性PHPT的特殊表现,已证实的基因突变包括:MEN1占20%~23%,CaSR占14%~18%,还有3种HRPT2基因突变。

2. 散发性PHPT

(1) 细胞周期蛋白D1(cyclin D1,或PRAD1)基因:是最早被确认的甲状旁腺原癌基因,位于人类染色体1q13。在部分腺瘤中细胞周期蛋白DL与PTH基因发生重排(gene rearrangement)。该重排将细胞周期蛋白D1基因插入PTH基因上游调节区域中的肿瘤特异的增强子元件中,激活细胞周期蛋白D1的转录及过度表达。细胞周期蛋白D1基因编码一个35 kDa的蛋白,是细胞周期从G_1期(位于有丝分裂期之后)向S期(与DNA合成有关)转化的重要调节因子,在许多恶性肿瘤中发生突变或扩增。在不同的甲状旁腺腺瘤中,染色体11q13上的插入点可位于细胞周期蛋白D1基因内或其上游300kb甚至更远的区域。插入位点如此大的变异性意味着基因重排很容易被传统的检测方法遗漏,因此尚缺少甲状旁腺腺瘤中具有细胞周期蛋白D1激活性重排的确切比例。文献报道有20%~40%的甲状旁腺腺瘤中证实有细胞周期蛋白D1的过度表达,其中的20%~40%发现了细胞周期蛋白D1的基因重排。因此很可能有其他的分子生物学机制引起细胞周期蛋白D1过度表达,如基因扩增、与甲状旁腺细胞中其他的增强子/启动子重排,或转录活化,从而使细胞获得选择性优势。通过将细胞周期蛋白D1基因转基因至PTH调节区域模拟人类DNA重排引起的细胞周期蛋白D1过度表达,由此构建的转基因小鼠模型(PTH-细胞周期蛋白D1小鼠)中,细胞周期蛋白D1的过度表达确实能够刺激甲状旁腺细胞的过度增殖,动物表型与原发性甲状旁腺功能亢进症患者非常类似。

(2) RET基因:属于原癌基因,其胚系突变引起的MEN2A患者具有甲状旁腺功能亢进的易感性,但在散发性甲状旁腺肿瘤中未发现RET基因的体细胞突变。

(3) MEN1肿瘤抑制基因:MEN1是经典的肿瘤抑制基因,通过突变或大片段丢失引起的完全失活导致细胞的选择优势。在12%~20%的散发性甲状旁腺腺瘤中发现了MEN1的双等位基因失活性缺失,但存在染色体11q等位基因缺失的腺瘤约为上述数值的2倍,因此可能在11q上存在其他的肿瘤抑制基因。MEN1 的体细胞突变不仅见于散发性甲状旁腺肿瘤，也可见于散发性的胃泌素瘤、胰岛素瘤、肺类癌、血管纤维瘤等。MENI 基因产物 menin 为 610 个氨基酸构成的蛋白，参与转录调节，与 TGF-β 通路中的 Smad3、NF-KB 蛋白等相互作用。menin 可抑制 NF-KB 蛋白的转录活性，而后者可与细胞周期蛋白 D1 启动子结合增强其转录活性。

（4）Rb 基因：是定位于染色体 13q14 的一种抑癌基因，最早发现与视网膜母细胞瘤发生相关，随后发现也参与许多其他肿瘤，包括甲状旁腺癌的发生。在所有被检的甲状旁腺癌组织中均证实存在 Rb 基因等位基因的缺失（推测另一等位基因存在点突变），其蛋白产物也有异常染色。另外在 10% 的甲状旁腺腺瘤中也发现存在该等位基因缺失，但未见 Rb 蛋白异常染色。但是许多学者也提出 Rb 基因缺失并不是甲状旁腺癌的特异性改变。Shat-tuck 等人在甲状旁腺癌中并未检测出 Rb 基因编码区和启动子区的微缺失、插入或者点突变。

四、病理学

正常甲状旁腺分上下 2 对，共 4 个腺体。在胚胎发育期由第 3 和第 4 对咽囊与咽部分离下降而成。第 3 对咽囊随胸腺下降为下甲状旁腺，第 4 对咽囊发育为上甲状旁腺。腺体的数量、重量和部位可有不同。

甲状旁腺功能亢进症（甲旁亢）的病变甲状旁腺病理类型有腺瘤、增生和腺癌 3 种。

1. 腺瘤　近期国内文献报道占 78%～92%，大多单个腺体受累，少数有 2 个或 2 个以上腺瘤。瘤体一般较小，肿瘤重量 0.4～60 g。

2. 增生　一般 4 个腺体都增生肥大，也有以 1 个增大为主，主细胞或水样透明细胞增生，有间质脂肪、细胞内基质的量增多，与正常甲状旁腺组织移行，常保存小叶结构，但尚没有公认的区分腺瘤和增生形态的标准。

3. 腺癌　少见，国外文献报道不足 1%，国内文献报道占 3%～6%，一般瘤体较腺瘤大，生长较慢，颈部检查时常可以扪及，切除后可再生长，细胞核大深染，有核分裂，有包膜和血管的浸润、局部淋巴结和远处转移，转移以肺部最常见，其次为肝脏和骨骼。3%～10% 的病例系多发性内分泌腺瘤。

五、病理生理

甲状旁腺功能亢进症的主要病理生理改变是甲状旁腺分泌 PTH 过多，PTH 与骨和肾脏的细胞表面受体结合，骨钙溶解释放入血，肾小管重吸收钙的能力增强，并增加肾脏 1,25(OH)$_2$D$_3$-活性维生素 D 的合成，后者作用于肠道，增加饮食钙的吸收，导致血钙升高。当血钙上升超过正常水平时，从肾小球滤过的钙增多，致使尿钙排量增多。PTH 可抑制磷在近端和远端小管的重吸收，对近端小管的抑制作用更为明显。尿磷排出增多，血磷水平随之降低。临床上表现为高血钙、高尿钙、低血磷和高尿磷。

PTH 过多加速骨的吸收和破坏，长期进展可发生纤维性囊性骨炎的病理改变，伴随破骨细胞的活动增加，成骨细胞活性也增加，故血碱性磷酸酶水平增高。骨骼病变以骨吸收、骨溶解增加为主，也可呈现骨质疏松或同时伴有骨软化/佝偻病，后者的发生可能与钙和维生素 D 摄入不足有关。由于尿钙和尿磷排出增加，磷酸钙和草酸钙盐沉积而形成肾结石、肾钙化，易有尿路感染、肾功能损害，晚期发展为尿毒症，此时血磷水平升高。血钙过高导致迁移性钙化，钙在软组织沉积，引起关节痛等症状。高浓度钙离子可刺激胃泌素分泌，胃壁细胞分泌胃酸增加，形成高胃酸性多发性胃十二指肠溃疡；激活胰腺管内胰蛋白酶原，引起自身消化，导致急性胰腺炎。

PTH 还可抑制肾小管重吸收碳酸氢盐，使尿呈碱性，不仅可促进肾结石的形成，还可引起高氯性酸中毒，后者可增加骨盐的溶解，加重骨吸收。

六、临床表现

1. 症状　欧美国家血钙水平筛查普及后，无症状的高钙血症患者被早期发现，PHPT 的临床谱发生了较大变化，国内文献报道大多数原发性甲旁亢患者均有明显的临床表现。其临床表现主要包括高血钙、骨骼病变及泌尿系统病变等三组症状。国内文献报道以骨骼病变受累为主者占 52%～61%，以泌尿系统受累为主者占 2%～12%，骨骼系统与泌尿系统均受累者占 28%～36%。

（1）高血钙症状：血钙水平增高引起的症状可影响多个系统。神经肌肉系统的表现包括淡漠、嗜睡、性格改变、智力迟钝、记忆力减退、肌张力减低、易疲劳、四肢肌肉（尤其是近端肌肉）乏力等。消化系统方面，高血钙使神经肌肉兴奋性降低，胃肠道平滑肌张力减低，胃肠蠕动减慢，表现为食欲缺乏、恶心、呕吐、腹胀腹痛、便秘、反酸等；高血钙刺激胃泌素分泌，胃酸分泌增多，可引起消化性溃疡；高血钙可激活胰蛋白酶，引起急、慢性胰腺炎。

（2）骨骼病变：临床上主要表现为广泛的骨关节疼痛及压痛，多从下肢和腰部开始，逐渐发展至全身，可出现活动受限、卧床不起。骨密度减低，严重者可有骨畸形，如肩关节下垂、驼背、身高变矮、肋骨和骨盆塌陷伴"鸡胸"及骨盆三叶草畸形。

（3）泌尿系统症状：长期高血钙可影响肾小管的浓缩功能，尿钙和尿磷排出增多，患者常可出现多饮、多尿。发生反复的泌尿系统结石或肾脏钙化，表现为肾绞痛、血尿、尿砂石等，易并发泌尿系统感染，病程较长不能得到及时正确诊断的患儿可发生肾功能不全。

（4）其他：软组织钙化影响肌腱、软骨等处，可引起非特异性关节痛，累及手指关节，有时主要在近端指间关节。皮肤钙盐沉积可引起皮肤瘙痒。重症患者可出现贫血，可能是由于 PTH 介导的骨髓纤维化以及促红细胞生成素合成的减少所致。还可具有一些神经精神系统、心血管系统等非特征性的表现。近期研究提示高钙血症及高 PTH 血症是此类患者心血管疾病发病率和病死率的独立危险因素，也有多项研究均提示在 PHPT 患者中糖脂代谢异常、胰岛素抵抗及肥胖的发生率增高，亦为心血管疾病（尤其是缺血性心脏病）的危险因素。

2. 体格检查　少数患者颈部可触及肿物。骨骼有压痛、畸形、局部隆起，可有身材缩短等。心电图示心动过速，Q-T 间期缩短，有时伴心律失常。肾脏受损者可并发继发性高血压。

七、辅助检查

1. 生化指标

（1）血清钙：正常人血清总钙值为 2.2～2.7 mmol/L（8.8～10.9 mg/dL），血游离钙值为（1.18±0.05）mmol/L。甲旁亢时血清总钙值持续性或波动性增高，少数人可正常，需要多测几次；血游离钙水平测定更为敏感和准确。

（2）血清磷：甲旁亢时血磷水平降低，肾功能不全时血清磷水平可正常或增高。

（3）血清碱性磷酸酶：成年人正常值为 34～120 U/L，儿童骨骼生长活跃，其正常值较成年人高 2～3 倍。原发性甲旁亢时，排除肝胆系统病变后，血碱性磷酸酶增高反映骨骼病变的存在，骨骼病变愈严重，血清碱性磷酸酶水平愈高。

（4）血清甲状旁腺素（PTH）：测定血 PTH 水平可直接了解甲状旁腺功能，目前多采用测定全分子 PTH（1～84）的免疫放射法或免疫化学发光法。原发性甲旁亢患者血 PTH 水平增高，血 PTH 升高的程度与血钙浓度、肿瘤大小相平行。

（5）24 h 尿钙排量：原发性甲旁亢患者尿钙排出增加，儿童患者 24h 尿钙大于 0.1 mmol/kg（4～6 mg/kg）。

（6）24 h 尿磷排量：增高，但受饮食因素影响较大。

（7）骨转换指标：反映骨吸收的指标包括血清Ⅰ型胶原羧基末端肽、抗酒石酸酸性磷酸酶、尿Ⅰ型胶原氨基末端肽、吡啶啉、脱氧吡啶啉和羟脯氨酸排泄量等。由于 PTH 促进骨的吸收，骨转换增加，上述骨转换指标水平可增高。

2. X 线检查　表现为普遍性骨量减少、骨质稀疏，常为全身性，以胸腰椎、扁骨、掌骨和肋骨最常见，显示密度减低，小梁稀疏粗糙；特征性的骨膜下骨吸收，以指骨桡侧最为常见，外侧骨膜下皮质呈不规则锯齿样，可进展为广泛的皮质吸收；骨囊性变，常为多发，内含棕色浆液或黏液，易发生在掌骨、肋骨骨干的中央髓腔部分或骨盆，可进展并破坏表面的皮质；"棕色瘤（brown tumor）"，由大量多核破骨细胞（"巨细胞"）混杂基质细胞、基质组成，常发生在颌骨、长骨、肋骨的小梁部分；以及病理性骨折。颅骨在影像上可表现为有细小斑点的、"砂粒样"改变，内外板界限消失。典型的齿槽相表现为牙槽板由于骨膜下骨吸收而受侵蚀或消失，经常发展至邻近的下颌骨。

3. 骨密度测定　原发性甲旁亢是引起继发性骨质疏松的重要原因之一。PTH 持续性大量分泌对皮质骨有强的促进骨吸收的作用，如桡骨远端 1/3 处；当 PTH 间歇性轻度分泌增多时对于小梁骨为主的部位还有一定的促进合成的作用，如腰椎和髋部。因此在原发性甲旁亢患者中桡骨远端 1/3 部位的骨密度降低较腰椎和髋部更为明显。部分原发性甲旁亢患者可仅有骨密度的减低。常用的骨密度测量方法有单光子吸收法、双能 X 线吸收法、定量计算机断层扫描测量法等。

4. 定位检查

（1）颈部超声检查：简便快速，无创伤。

（2）放射性核素检查：采用 ^{99m}Tc-MIBI（^{99m}Tc 甲氧基异丁基异腈）甲状旁腺扫描，可检出直径 1 cm 以上病变。

（3）颈部和纵隔 CT 扫描：对颈部的病变甲状旁腺定位意义不大，对手术失败的病例可用于除外纵隔病变。

（4）选择性甲状腺静脉取血测 PTH：血 PTH 峰值点反映病变甲状旁腺的位置，增生和位于纵隔的病变则双侧甲状腺上中下静脉的 PTH 值常无明显差异。此方法有创伤，费用高，仅在临床高度怀疑、其他定位诊断技术结果阴性才被采用。

八、诊断及鉴别诊断

原发性甲旁亢诊断分定性诊断和定位诊断两个步骤。具有骨骼病变、泌尿系统结石、高血钙的临床表现，血钙、PTH 及碱性磷酸酶水平升高，血磷水平降低，尿钙和尿磷排出增多，X 线片提示骨吸收增加等均支持甲状旁腺功能亢进的诊断。典型的原发性甲旁亢临床诊断不难，轻型早期病例需测定血游离钙、钙负荷甲状旁腺功能抑制试验和骨密度等。定性诊断明确后，可通过超声、放射性核素扫描等有关定位检查了解病变甲状旁腺的部位。

鉴别诊断包括：

1. 多发性骨髓瘤　该病可有局部和全身骨痛、骨质破坏、高钙血症，有特异性的免疫球蛋白增高、血沉增快、血尿轻链增高、尿本周蛋白阳性、骨髓象可找到瘤细胞，血碱性磷酸酶正常或轻度升高，血 PTH 水平正常或降低。

2. 恶性肿瘤引起的高钙血症　该病可见于肺、肝、甲状腺、肾、肾上腺、前列腺、乳腺和卵巢肿瘤。恶性肿瘤通过骨转移破坏或分泌体液因素（包括 PTH 相关蛋白、前列腺素和破骨细胞刺激因子等）引起高血钙，临床上有原发肿瘤的特征性表现，血 PTH 水平正常或降低。

3. 结节病　该病有高血钙、高尿钙、低血磷和碱性磷酸酶增高，但无普遍性脱钙，有血浆球蛋白增高，血清血管紧张素转化酶水平升高，胸部 X 线片有相应改变，血 PTH 水平正常或降低。

4. 维生素 A、维生素 D 过量　有明确用药史，皮质醇抑制试验有助于鉴别。

5. 甲状腺功能亢进　过多的甲状腺激素使骨吸收增加，20% 的患者可有轻度高钙血症，尿钙增多，伴骨质疏松。临床上有甲状腺功能亢进的相应表现，血 PTH 水平正常或降低。

6. 原发性骨质疏松症　血清钙、磷及碱性磷酸酶水平正常，X 线无甲旁亢特征性的骨吸收增加的改变。

7. 佝偻病　血钙、磷正常或降低，血碱性磷酸酶、PTH 水平增高，尿钙磷排量减少。X 线片在儿童有尺桡骨远端干骺端增宽、杯口状、边缘不齐呈毛刷样改变，成年人有椎体双凹变形、假骨折或骨盆变形等特征性表现。

8. 肾性骨营养不良　骨骼病变有纤维性囊性骨炎、骨硬化、骨软化和骨质疏松 4 种，血钙水平降低或正常，血磷水平增高，尿钙排量减少或正常，有肾功能损害。

九、治疗

1. 手术治疗　对于血钙水平明显升高或曾有危及生命的高钙血症病史、有症状或并发症的患者应考虑手术治疗。国外学者认为年龄在 50 岁以下的无症状患者也应考虑手术。病变甲状旁腺病理大部分为腺瘤,多数为单个,少数为 2 个或 2 个以上,少数患者为增生,可累及 4 个甲状旁腺。因此在手术中应探查所有的甲状旁腺,对于腺瘤可仅切除腺瘤,如为增生则主张切除 3+1/2 个腺体,也有采用切除所有 4 个腺体 + 甲状旁腺自体移植。90% 的原发性甲旁亢患者可通过成功的手术切除病变的甲状旁腺而有效地缓解症状,降低血钙及 PTH 水平。由于手术遗漏、病变甲状旁腺异位、甲状旁腺增生切除不足或甲状旁腺癌而复发或不缓解者约 10%,需要再次手术。

术后可出现低钙血症,表现为口周和肢体麻木、手足搐搦等,引起低钙血症的原因包括:①骨饥饿和骨修复;②剩余的甲状旁腺组织由于长期高血钙抑制而功能减退,多为暂时性;③部分骨骼或肾脏对 PTH 作用抵抗,见于并发肾衰竭、维生素 D 缺乏、肠吸收不良或严重的低镁血症。低钙血症的症状可开始于术后 24 h 内,血钙最低值出现在手术后 4~20 d。对于低钙血症的治疗,需要给予补充钙剂和维生素 D 或活性维生素 D。一般可在出现症状时口服钙剂,如手足搐搦明显也可静脉缓慢推注 10% 葡萄糖酸钙 10~20 ml。

2. 药物治疗 对于血钙水平升高程度较轻的无症状患者或不能耐受手术的患者需要进行随访,至少半年一次,随访过程中应监测症状或体征、血压、血钙水平、血肌酐水平及肌酐清除率等。进行非手术治疗的患者必须注意保持足够的水化,避免使用噻嗪类利尿药,避免长期制动,伴随明显呕吐或腹泻时进行积极的处理。饮食钙摄入量以中等度合适,应避免高钙饮食,尤其在血清 1,25(OH)$_2$D$_3$ 水平增高的患者,可出现血清钙及尿钙水平的升高;低钙饮食可刺激甲状旁腺素的分泌。

(1)口服磷:可将血钙水平降低约 1 mg/dL,但由于其胃肠道反应、刺激 PTH 分泌的作用以及长期应用可能引起软组织钙化等不良反应,目前已不再推荐用于原发性甲旁亢患者。

(2)雌激素:患原发性甲旁亢的绝经后妇女应用雌激素可将血钙水平降低 0.5~1 mg/dL,并可增加腰椎和股骨颈部位的骨密度,但还缺乏长期应用的资料,不良反应包括增加乳腺癌、血栓栓塞性疾病的危险,应用过程中需考虑风险 / 益处比值。

(3)选择性雌激素受体调节剂:雷诺昔芬对骨骼的作用与雌激素类似,对于乳腺和子宫有拮抗雌激素的作用。国外报道 16 例绝经后原发性甲旁亢妇女应用雷诺昔芬治疗 8 周,血钙水平、骨转换指标均显著下降,PTH 水平无变化。其致乳腺癌的风险显著少于雌激素,血栓栓塞的危险性与之类似。

(4)双磷酸盐:为骨吸收抑制药,能够降低骨转换,虽然不直接影响 PTH 的分泌,但可以降低血清和尿钙的水平。静脉应用双磷酸盐已被成功用于原发性甲旁亢所致高钙血症的急诊处理。现多用帕米磷酸盐,其常用剂量为每次 0.5~1 mg/kg 体重,静脉滴注 4~6 h,能够有效地降低血钙水平。在原发性甲旁亢的长期药物治疗中,作用较强的第二代以后的双磷酸盐(如利塞磷酸盐、阿仑磷酸钠等)目前正在研究中。两项关于阿仑磷酸钠的为期 1 年的研究均证实其可以显著增加腰椎和髋部的骨密度,血清和尿钙水平以及血 PTH 水平无显著变化。

(5)钙类似物(Calcimimetics):能通过模拟钙离子的作用影响钙敏感受体,从而减少 PTH 的分泌,随之降低血钙水平。第一代钙类似物 R-568 被证实可抑制绝经后原发性甲旁亢妇女的 PTH 分泌并降低血钙水平。对作用更强的 AMG-073 的研究显示,PTH 水平在用药后 2~4 h 显著下降,血钙水平可降至正常,较长时间的用药(4 周)可使血钙水平在较长时间内保持正常,其变化与 PTH 水平的降低一致。

十、预后

手术切除病变的甲状旁腺后高钙血症及高 PTH 血症即被纠正。骨吸收指标的水平在手术后迅速下降,而骨形成指标的水平下降较为缓慢,表明在甲旁亢手术后骨吸收和骨形成之间的偶联向成骨方向偏移。术后 1~2 周骨痛开始减轻,6~12 个月明显改善。术前活动受限者多于术后 1~2 年可以正常活动并恢复工作。骨密度在术后显著增加,以在术后第 1 年内增加最为明显。文献报道成功的甲旁亢手术后泌尿系统结石的发生率可减少 90%,而剩余 5%~10% 的结石复发的患者可能存在原发性甲旁亢以外的引起解释的因素。已形成的结石不会消失,已造成的肾功能损害和高血压也不易恢复。

十一、小结

过去认为原发性甲状旁腺功能亢进症在中国人群中发病率低，属于少见病，但近期流行病学调查显示本病并不少见。随着血钙筛查的普及，无症状或轻症 PHPT 比例逐渐增加。除了其典型的骨骼系统、泌尿系统等症状外，近年研究显示，PHPT 是心血管疾病发病率和病死率增高的危险因素。因此内分泌医师应提高对本病的认识，缩短患者首发症状至确诊的时间，减少误诊、漏诊的发生，使我国相关患者能够得到早期诊断和正确治疗，降低致残致死率。

第二节 甲状旁腺功能减退症

甲状旁腺功能减退症是指甲状旁腺素分泌过少和（或）效应不足引起的一组临床综合征。其特点是手足抽搐、癫痫样发作、低钙血症和高磷血症。临床常见类型有特发性甲状旁腺功能减退症、继发性甲状旁腺功能减退症、低血镁性甲状旁腺功能减退症，少见类型包括假性甲状旁腺功能减退症等。

一、病因

1. 继发性　该病因较为常见。最多见者为甲状腺手术时误将甲状旁腺切除或损伤所致。如腺体大部或全部被切除，常发生永久性甲状旁腺功能减退症，占甲状腺手术的 1%～1.7%。甲状旁腺增生切除腺体过多也可引起本病。至于因甲状腺炎症，甲状腺功能亢进症接受放射性碘治疗后或因恶性肿瘤侵及甲状旁腺所致者较少见。

2. 特发性　该病因较少见。系自身免疫性疾病。可同时并发甲状腺和肾上腺皮质功能减退、糖尿病，如多发性内分泌腺功能减退症；有的患者血中尚可检出抗胃壁细胞、甲状旁腺、肾上腺皮质和甲状腺的自身抗体。

3. 假性甲状旁腺功能减退症　如假性甲状旁腺功能减退症Ⅰa、Ⅰb型和Ⅱ型以及假-假性甲状旁腺功能减退症。

二、病理生理

PTH 生成和分泌不足造成低血钙、高血磷、尿钙和磷排量降低。PTH 不足，破骨作用减弱，骨钙动员和释放减少。PTH 不足致 1,25-$(OH)_2D_3$ 生成减少；同时肾排磷减少，血磷增高，也使 1,25-$(OH)_2D_3$ 生成减少，肠钙吸收下降。肾小管对钙的重吸收减少。通过以上多途径导致低钙血症。由于低血钙故尿钙排量减少。PTH 不足，肾小管对磷的重吸收增加，故血磷升高，尿磷减少。低钙血症和碱中毒达到一定程度时，神经肌肉兴奋性增加，出现手足搐搦。病程较长者常伴有视盘水肿、颅内压增高、皮肤粗糙、指甲干裂、毛发稀少和心电图异常。

三、临床表现

主要由于长期血钙过低伴阵发性加剧引起症状。低钙血症症状和体征是由血清钙的水平、发病年龄、发病缓急、血清磷的水平及并发的酸碱平衡紊乱程度等所决定的。主要的临床表现是由神经肌肉的兴奋性增加（手足搐搦，感觉异常，癫痫发作，器质性脑综合征）和钙在软组织的沉积（白内障，基底节钙化）所致。

1. 神经肌肉系统表现　临床上，严重低钙血症的标志是搐搦。搐搦是自发性强直性肌肉收缩的一种状态。明显的搐搦常以手指及口周麻木为先兆，但搐搦的最经典肌肉组成是手足痉挛。手足搐搦是低钙血症的典型表现之一。通常首先是拇指内收，接着是掌指关节的屈曲，指间关节的伸展和腕关节的屈曲，形成"助产士"手。这些非随意肌的收缩是伴有疼痛的。搐搦还可发生在其他肌群，包括威胁生命的喉肌痉挛。在肌电图上，搐搦表现为典型的反复性的运动神经元放电。搐搦也可发生在低镁血症和代谢性碱中毒，如通气过度所致的呼吸性碱中毒。

轻度的神经肌肉兴奋产生的隐匿性搐搦，可由面神经叩击征（Chvostek 征）和束臂征试验（Trousseau 征）引出。面神经叩击征通过轻叩耳前 2～3 cm 处，即颧弓下的面神经分支处引出，阳性反应轻度仅表现为口角抽搐重度可有半侧面肌痉挛。该试验的特异性低，大约有 25% 的正常人面神经叩击征弱阳性，小儿更为多见。束臂征通过血压计气囊在收缩压上 10 mmHg 处加压在上臂，持续 2～3 min 引出，阳性反应为引发腕部痉挛。束臂征比面神经叩击征特异性高，但仍有 1%～4% 的正常人束臂征阳性。

低钙血症易导致癫痫局灶性或全身发作。其他对中枢神经系统的影响包括视盘水肿、意识障碍、疲倦和器质性脑综合征等。大约 20% 慢性低血钙儿童发展为智力低下。长期甲状旁腺功能减退症或假性甲状旁腺功能减退症的患者基底节常发生钙化，通常是无症状的，但也可导致一系列的运动失调。

2. 低钙血症的其他表现

（1）对心脏的影响：心室复极化延迟，QT 间期延长。兴奋收缩偶尔可能受损，尤其在有潜在心脏疾病的患者中，有时可见顽固性的充血性心力衰竭。

（2）对眼部的影响：白内障在慢性低钙血症患者中常见，其严重程度和低钙血症的持续时间和血钙水平相关。

（3）对皮肤的影响：皮肤干燥剥脱，指甲脆而易碎。一种被称为疱疹样脓疱病或脓疱性牛皮癣的皮炎为低钙血症所特有。

（4）对牙齿的影响：可引起牙釉质发育不全和恒牙不出。

（5）对血液系统的影响：低钙血症使维生素 B_{12} 与内因子结合欠佳，可发生大细胞性贫血。

四、辅助检查

多次测定血清钙，若小于 2.2 mmol/L 者，存在低血钙。有症状者，血清总钙一般小于 1.88 mmol/L。主要是钙离子浓度的降低。血钙过低者宜同时测定血浆蛋白，以除外因蛋白浓度低下而引起的钙总量减低。多数成年患者血清无机磷上升，幼年患者中，浓度更高。血清碱性磷酸酶常正常或稍低。血清甲状旁腺素水平在不同类型中可降低或增高。尿钙、尿磷排出量减少。

五、诊断

本病常有手足搐搦反复发作史。Chvostek 征和 Trousseau 征阳性。辅助检查，如有血钙降低、血磷升高，且能排除肾功能不全者，诊断基本可确定。如血清 PTH 测定结果明显降低或不能测得，诊断可以肯定。特发性甲状旁腺功能减退症的患者，临床上常无明显病因可发现，可有家族史。手术后甲状旁腺功能减退症常见于甲状腺或甲状旁腺手术后。

六、鉴别诊断

特发性甲状旁腺功能减退症尚需与假性甲状旁腺功能减退症、严重的低镁血症等相鉴别。

七、治疗

治疗的目的：①控制症状，包括终止手足搐搦发作，使血清钙正常或接近正常。②减少甲状旁腺功能减退症并发症的发生。③避免维生素 D 中毒。

1. 急性低钙血症　发生手足抽搐、喉痉挛、癫痫发作的患者需要静脉补钙，常用制剂有氯化钙（5%，每 10 mL 含元素钙 90 mg），葡萄糖酸钙（10%，每 10 mL 含元素钙 90 mg）。可先缓慢静脉注射葡萄糖酸钙或氯化钙 10～20 mL，必要时 1～2 h 后重复给药。同时给予口服钙和维生素 D 制剂。若抽搐严重难以缓解，可持续静脉滴注补钙，但速度不宜超过每小时 4 mg 元素钙/kg 体重。24 h 可静脉输注元素钙 400～1 000 mg，直至口服治疗起效。治疗同时需注意患者有无喘鸣及保持气道通畅，并定期严密监测血清钙水平。静脉补钙对静脉有刺激。使用洋地黄的患者由于钙的输注易导致洋地黄中毒，故补充钙时需谨慎。

2. 慢性低钙血症　在慢性低钙血症所致疾病中，要根本解决低钙血症需治疗原发病。治疗目标是使患者无症状，血钙水平维持在 2.075～2.3 mmol/L（8.5～9.2 mg/dL）。更低的血钙水平使患者不仅会产生低血钙的症状，长期还易导致白内障。但当血钙浓度在正常上限时，可有明显的高尿钙，这是由于 PTH 降低尿钙的作用丧失所致。这易导致肾结石、肾钙质沉着和慢性肾功能不全。

治疗上以钙和维生素 D 及衍生物为主。静脉使用钙剂已在急性低钙血症中叙述。口服可予剂量为每天 1~1.5 g 元素钙，分为 3~4 次口服效果较好。维生素 D 及其衍生物的疗效受很多因素的影响。维生素 D_2 或 D_3 首先在肝脏经 25 羟化酶的作用转化为 25-$(OH)D_3$，然后在肾脏经 1α 羟化酶的作用再转变为 1, 25-$(OH)_2D_3$。因此，如患者有肝肾疾病，维生素 D 的作用减弱。如患者 PTH 完全缺乏，由于 1α 羟化酶作用有赖于 PTH，维生素 D_2 或 D_3 将无法最终转化成 1, 25-$(OH)_2D_3$。各种维生素 D 衍生物对钙磷代谢的效果强弱，取决于肠的吸收功能、肾的排泄功能和骨的再吸收功能的总和，且每个患者的生理功能各不相同，因此，维生素 D 的治疗剂量须在治疗中逐渐调整以达到最终的治疗目的。常用的制剂有：①长效制剂如维生素 D_2（麦角骨化醇）或维生素 D_3（胆骨化醇）使用后储存于脂肪组织和肝脏，缓慢释放发生作用。优点是价廉且容易保持血钙稳定，缺点是会缓慢蓄积产生迟发的维生素 D 中毒。②双氢速固醇（AT10）治疗较为方便有效，一般每日 0.5~1 mg 口服，2~3d 可见疗效，10 d 之内血钙应上升至正常水平，以后一般以每日 0.2~1 mg 维持，定期复查血尿钙水平。③维生素 D 短效制剂 1α, 25-$(OH)_2D_3$（骨化三醇）、25-$(OH)D_3$ 和 $1\alpha(OH)D_3$（阿法骨化醇）均可使用。在治疗低钙血症的同时其他影响钙代谢的药物需慎用。例如，噻嗪类利尿药有降低尿钙的作用，通过减少尿钙排出会导致严重的高钙血症。用大剂量维生素 D 维持治疗的患者，可导致严重的高钙血症。短效制剂比长效制剂产生高钙血症的倾向小，但需更频繁地监测血钙水平，且治疗费用昂贵很多。

第三节　骨质疏松症

骨质疏松症（osteoporosis，OP）是一种以骨量减少、骨组织微结构（microarchitecture）破坏、骨脆性增加和易于骨折为特征的代谢性骨病。但是，该定义没有涉及骨微结构破坏的病理特征；从病理角度看，虽然 OP 和骨质软化（osteomalacia）都存在骨量减少、骨折风险增加和骨微结构破坏，但骨质软化的矿物质与骨基质比例是下降的，而 OP 不伴骨矿物质与骨基质的比例明显改变。

OP 可分为原发性（primary）和继发性（secondary）两型，前者又可分为绝经后骨质疏松症（postmenopausal osteoporosis，PMOP，Ⅰ型 OP 症）和老年性骨质疏松症（senile osteoporosis，SOP，Ⅱ型 OP）两种。也有人将上述的Ⅰ型和Ⅱ型 OP 统称为退行性 OP（degenerative osteoporosis）。

PMOP 是 OP 的最常见临床类型（80% 以上），其发病与雌激素缺乏直接相关。继发性 OP 是指可以找到明确病因的一类 OP，临床上以内分泌代谢病、结缔组织病、肾脏疾病、消化道疾病和药物所致者多见。本节重点介绍 PMOP。

一、流行病学

OP 广泛流行于世界各地，在美国、英国和瑞士，OP 占老年人口的 60%，PMOP 的骨折率约为正常人的 4 倍。OP 对患者、家庭和社会造成沉重的经济负担。据统计，中国目前有老龄人口（年龄大于 50 岁）3.5 亿，其中并发髋部骨折（hip fracture）者约 660 万，占 1.9%；每年大约有 160 万人死于髋部骨折。至 2025 年，OP 的流行将移至中东、亚洲、拉美和非洲，OP 患者及其所致的骨折人数将成倍增加。

二、发病率

OP 的发病率随着年龄的增长迅速升高，在女性绝经后早期，骨丢失达 3%~5%/年，至 80 岁时，髋部 Ward's 三角骨丢失达 60%。北京市 50 岁以上年髋部骨折发病率为 97/10 万（男）和 88/10 万（女）；女性一生可丢失骨量的 40%~50%（男性 30%）；50 岁以上妇女的椎体骨折（vertebral fracture）发病率 15%，OP 患病率 25%；75 岁以上老年男女有 50% 以上患有 OP。

全世界每年的 OP 骨折（osteoporotic fractures）患者约 150 万。在英国，OP 所致髋部骨折占骨科患者的 20%，其中 80% 是老年妇女。由于生活不能自理，活动受限，加上肺部感染，营养不良和加速的失用性 OP，患者多在数月至 2 年内死亡。椎体压缩性骨折的致残致死率也很高，5 年存活率约 2/3；年龄越大，死亡率越高。OP 性骨折已成为目前很多国家的严重社会问题和医疗问题。50 年后，全球的 OP 性骨折患病人数平均增加 3～4 倍，最高的美洲可能增加超过 12 倍，亚洲也至少增加 5 倍以上。

美国白种人妇女 50 岁以上者的椎体压缩性骨折发生率为每年 18‰，显著高于髋部骨折发生率（每年 6.2‰），女性椎体压缩性骨折约为男性的 2 倍，女性高于男性，农村高于城市。OP 还可导致前臂远端骨折、肱骨、骨盆、尺骨等部位的骨折。人群中这些部位的骨折发生率亦随年龄增长而升高，女性约占 3/4。

三、病因

PMOP 的病因主要是雌激素缺乏，但发病机制尚未阐明。导致 PMOP 的危险因素很多，这些因素作用于成骨和破骨的某些阶段，最终使骨量丢失。显然，单纯的雌激素缺乏只是其中的重要原因而非全部。OP 的危险因素（risk factors）包括不可控制因素和可控制因素两个方面。不可控制因素主要包括人种（白种人和黄种人患 OP 的危险高于黑人）、老龄、女性绝经、母系家族史等，可控制因素包括低体重、性激素缺乏、吸烟、过度饮酒、体力活动不足、钙和维生素 D（VD）缺乏及药物。

1. 主要作用于骨吸收的因素

（1）妊娠期和哺乳期骨吸收增强：骨吸收导致骨小梁变细、变薄甚至断裂，骨微结构有明显变化。

妊娠期：妇女对钙磷的需要量较非妊娠妇女增加 1 倍，尤其是妊娠中期以后，胎儿发育需要的钙量大，随着孕周延续，母体缺钙易出现腓肠肌痉挛、腰腿痛等表现。虽然正常妊娠对母亲的骨代谢有明显影响，但一般通过代偿而不至于发生严重骨丢失；但如多次妊娠加上营养素、钙和维生素 D 等的摄入不足或其他一些原因，可成为 PMOP 的高危对象。如妊娠中后期出现骨痛，DXA 检查发现 BMD 下降，应视为异常，并需长期追踪。

哺乳期：催产素刺激成骨细胞分化、骨矿化和破骨细胞形成，因此，催产素是一种促进骨形成激素，哺乳期催产素升高在预防过度骨丢失与促进骨形成方面起了重要作用。根据以上分析，人们提出了垂体 - 骨轴（pituitary -bone axis）的概念。出生后哺乳需再动用 80 g 骨钙，因此，骨吸收明显增强。但此后骨形成加速可使骨量基本恢复正常。如骨形成不足，则引起妊娠相关性和哺乳相关性 OP（pregnancy -associated and lactation -associated osteoporosis）。

（2）雌激素缺乏导致骨吸收增强：性腺类固醇激素（gonadal steroid hormones）为青春期骨骼突发生长（growth spurt）的始动因子，生长发育延迟可致 PMOP。雌激素（estrogens）和雄激素（andro-gens）对成骨细胞和骨细胞的作用主要来源于"核受体"功能，但还存在雌激素膜受体，并与细胞外信号调节激酶的信号转导、MAPK 及 Src/Shc 途径（位于胞质内的小泡中）有关。雌激素缺乏使非核受体作用减弱，破骨细胞和成骨细胞生成均增加，骨重建速率增高。加上成骨细胞和骨细胞凋亡，导致骨形成和骨吸收失去平衡，骨吸收多于骨形成。

绝经是雌激素和孕激素同时缺乏的状态，孕激素受体（progesterone receptor，PR）有 A、B 两种异构体，两者的基因相同而转录所需要的启动子不同，但两种启动子均可被雌激素诱导活化，一般 B 型（PR-B）异构体的转录活性强于 PR-A，而 PR-A 可下调 PR-B 和其他类固醇激素受体（尤其是雌激素受体，estrogen receptor，ER）的转录活性。在许多情况下，可能存在雌激素和孕激素受体的对话（cross -talk）现象。因此，雌激素对骨代谢的一些作用可能是通过 PR 介导的。在临床上，存在卵巢黄体期功能缺陷者均易发生 OP，而使用孕激素后骨量增加。

（3）脱氢表雄酮和雄烯二酮不足导致骨吸收增强：雄激素通过调节骨微环境中的细胞因子、生长因子（包括 IL-6、IGF、TGFβ 和 FGF 等）的产生调控骨代谢。女性的雄激素来源于卵巢、肾上腺和脂肪组织；卵巢生成睾酮和二氢睾酮，肾上腺生成和分泌脱氢表雄酮及其硫酸盐和雄烯二酮。绝经后妇女的血睾酮及其他雄性类固醇激素均明显下降，血脱氢表雄酮硫酸盐与腰椎、股骨颈和桡骨 BMD 呈正相关。

（4）VD 缺乏导致骨吸收增强：$1,25-(OH)_2D_3$ 可加速小肠绒毛细胞成熟，促进钙结合蛋白（Calcium-binding protein，CaBP）生成，增加肠钙吸收。VD 对骨组织具有两重性，生理量的 $1,25-$

（OH）$_2$D$_3$ 刺激成骨细胞活性，促进骨形成；但大剂量可激活破骨细胞，增强破骨细胞的骨吸收作用。VD 缺乏导致继发性甲状旁腺功能亢进症，出现佝偻病（rickets）或骨软化症（osteomalacia）。成骨细胞表达 VDR，而 VD 可调节成骨细胞中许多靶基因表达。另一方面，24-羟化后的代谢产物 24,25-（OH）$_2$D$_3$ 曾被认为是 VD 的降解产物。但近年发现这种维生素 D 衍生物仍有骨代谢调节作用，还可促进骨折愈合。

2. 主要作用于骨形成的因素　骨形成主要由成骨细胞介导。在成骨过程中，向基质分泌胶原蛋白和其他基质物质，为矿物质的沉积提供纤维网架，然后类骨质被矿化为正常骨组织。

人类约在 30 岁达到一生的骨量最高值（骨峰值，peak bone mass，PBM）。青春发育期是人体骨量增加最快的时期，如因各种原因导致骨骼发育和成熟障碍致 PBM 降低，成年后发生 OP 的可能性增加，发病年龄提前。故 PBM 越高，发生 OP 的可能性越小或发生的时间越晚。因此，影响人体骨量的另一因素是增龄性骨丢失前的 PBM。PBM 年龄以后，OP 主要取决于骨丢失的量和速度。PBM 主要由遗传素质决定，但营养、生活方式和全身性疾病等对 PBM 也有明显影响。

（1）峰值骨量与 OP 的发病相关：PBM 是遗传因素和环境因素共同作用的结果，一般自幼体、具有健康体质的个体和青春期发育正常者 PBM 较高。出生时的体重、生活习惯、健康状态、体力活动为主要的影响因素，而男、女性的 PBM 的影响因素又有所不同。后天性不利于获得较高 PBM 的因素多是可以预防的。例如，保证钙的摄入量和加强体育运动有助于获得更高的 PBM。

决定 PBM 和 BMD 的遗传因素：主要包括：①受体基因（VD 核受体、雌激素受体、降钙素受体、β3-肾上腺素能受体、糖皮质激素受体）等。②细胞因子、生长因子、激素和基质蛋白基因（TGF-β1/IL-6、IL-1、PTH、IGF-1、Ⅰ型胶原、α2-HS-糖蛋白、骨钙素等）。③OP 易感基因所在的染色体区段（11q12-13、11q、1p36、2p23-24、4q32-34 等）。④其他基因（载脂蛋白 E、HLA 标志物等）。遗传因素决定了 70%~80% 的峰值骨量和个体的 BMD 值，不同的 VD 受体等位基因决定了骨量和骨重建差异、峰值骨量、骨的韧性与强度，但所涉及的基因数目、染色体定位、影响程度及相互作用方式尚未确定。

胎儿的生长发育受遗传因素和环境因素的影响，遗传素质、母亲吸烟和体力活动均对胎儿的骨发育有影响，其中新生儿低体重与 BMD 的关系最密切。

BMD 仅是决定骨生物质量的一个方面，骨基质的质和量对 OP 及其骨折的发生也起着重要作用。腕部骨折很难用全身或局部的 BMD 下降来解释，Ⅰ型胶原的 α-1 基因（COL1A1）的第一号内含子的 Sp1 结合位点多态性与腕部骨折有关。COL1A1 基因多态性可能有较大的种族差异，该基因对 BMD 和 OP 的影响尚需在不同人群中进一步研究。

决定股骨颈几何形态的遗传因素：由遗传因素决定的股骨颈部的几何形状（geometry）和生物质量（bioquality）存在种族差异，股骨颈骨折与其他骨折不同，在同等外力作用下，股骨颈是否骨折与其长度、宽度、直径、Ward's 三角形状等有关。因而，预测股骨颈骨折危险性时，除考虑 BMD 外，还应将该部位的几何形态参数作为预测因素。

（2）环境因素与 OP 的发病相关

①钙摄入不足：钙是骨矿物质中主要成分，钙摄入不足必然影响骨矿化。在骨的生长发育期和钙需要量增加时（妊娠、哺乳等），摄入钙不足将影响 PBM 和骨形成。增加钙摄入量有助于防治 OP，降低骨折风险。

②不良生活方式：吸烟、酗酒、高蛋白、高盐饮食、VD 摄入不足和光照减少等均为 OP 的易感因素。吸烟通过干扰骨骼肌功能而引起骨丢失。烟草中的苯并芘（benzopyrene，BAP）和 7,12-二甲基苯蒽（7,12-dimethyl benzanthracene，DMBA）均为多环芳香烃化合物（polycyclic aromatic hydrocar-bons，PAH）。BAP 和 DMBA 存在于污染的大气、汽车尾气和液化石油气中，长期接触者易发生 OP。长期饮酒对骨代谢不利，慢性乙醇中毒可伴有严重的骨丢失。除肝功能不全、脂代谢紊乱和蛋白质缺乏等因素外，乙醇对骨组织也有某种直接作用。肥胖与骨代谢的关系复杂。一定范围内的超重或轻度肥胖是 OP 的保护因素，而低体重是 OP 的危险因素；但是，OP 和肥胖均为发病率剧增的常见病，均有明显的遗传背景，而脂肪细胞和骨细胞来源于共同的干细胞。增龄性肥胖后，骨髓中的脂肪细胞增多，破骨细胞活性增强，

而成骨细胞功能减退。另一方面，糖尿病、糖皮质激素或制动（immobilization）引起的OP伴有骨髓脂肪沉积（bone marrow lipidosis）。研究提示，骨髓脂肪沉积与OP相关。

③肌量减少：个体在达到PBM后，一生中要减少20%~30%的骨骼肌组织，这一情况称为肌量减少（sarcopenia）。随着增龄而骨骼肌量减少的原因是多种多样的，并伴有低骨量或OP，两者互为因果。肌量下降使活动能力降低，而体力活动下降、食欲缺乏和平衡能力差又进一步加重肌肉消耗，形成肌量减少和骨丢失之间的恶性循环。

④体力活动不足：成骨细胞和骨细胞具有接受应力、负重等力学机械刺激的接受体（acceptor），足够的体力活动有助于提高PBM和维持骨量，故成年后的体力活动是刺激成骨细胞的基本方式，活动过少者易于发生OP。此外，由于主动或被动原因使机体制动，骨骼失去机械应力刺激，成骨细胞活性被抑制，而破骨细胞活性增强，导致"失用性OP（disuse osteoporosis）"。这种OP的特点是发生于经常负重的骨骼部位。长期卧床（long-term bed）和失重也常导致OP。

⑤药物与放疗：可导致OP的药物很多，最常见的是糖皮质激素、抗凝药、抗惊厥药和抗癌药，各种药物引起OP的作用机制不同。放射性骨坏死（OS-teoradionecrosis）是骨组织放射治疗中的严重并发症，表现为骨愈合能力衰竭和自发性骨坏死。组织学上，开始表现为骨形成缺陷伴破骨性骨溶解，继而出现骨纤维化。

3. 主要作用于骨代谢的因素

（1）内分泌激素分泌紊乱导致骨丢失：内分泌激素分泌紊乱导致绝经后妇女骨丢失见于雌激素、VD和脱氢表雄酮/雄烯二酮缺乏以及PTH和FSH分泌增多。

雌激素、VD和脱氢表雄酮/雄烯二酮缺乏：雌激素、VD和脱氢表雄酮/雄烯二酮是促进骨形成的必需激素，增龄引起VD缺乏和脱氢表雄酮/雄烯二酮不足，因卵巢功能衰竭出现雌激素缺乏，并进而引起骨形成不足与骨吸收增强，骨重建耦联失常，骨丢失增多（见前述）。

FSH升高：绝经期FSH升高与骨丢失增多相关，绝经后5年内，骨丢失量占绝经后骨丢失总量的50%以上。FSH通过Gi2α-偶联的FSH受体直接刺激破骨细胞形成和骨吸收，促进受体下游的RANKL激酶磷酸化（尤其是Erk和Akt），抑制NF-κB与IκB。以上3条途径均诱导骨吸收。FSH也刺激骨髓巨噬细胞释放TNF-α，导致骨丢失。

PTH增多：绝经后，部分患者血PTH和血钙轻度升高（游离钙升高为主），骨吸收指标明显升高，出现原发性甲状旁腺功能亢进症样表现，符合"绝经后原发性甲状旁腺功能亢进症"（postmeno-pausalprimary hyperparathyroidism，PPHPT）的诊断。一般认为，PPHPT是PMOP中的特殊亚型，但也有人认为是独立于PMOP的原发性甲状旁腺功能亢进症类型，因为PPHPT与甲状旁腺主细胞增生所致的原发性甲状旁腺功能亢进症无本质区别。

（2）局部调节网络功能紊乱导致骨丢失：在大多数PMOP患者中，调节钙磷代谢的内分泌激素，如PTH、降钙素、VD和排磷素（phosphorin，FGF23）均无显著变化，所以骨丢失不是（或不主要是）这些内分泌激素调节紊乱引起的。IL-6为一种多功能细胞因子，可促进破骨细胞的分化和活性，刺激骨吸收。单核细胞和巨噬细胞可分泌IL-6，而IL-6可促进前体破骨细胞向成熟破骨细胞转换。TGF-β和TNF亦促进骨吸收，加速骨丢失。另一方面，随着年龄增长，成骨细胞的OPG表达能力下降，骨丢失加速。局部调节网络功能紊乱导致骨丢失的其他依据有：①钙摄入不足、阳光照射少和消化功能减退引起血钙下降，导致轻度继发性甲状旁腺功能亢进症；②细胞因子使骨组织对PTH的反应敏感性降低；③GH脉冲性分泌消失，血清IGF-1下降。

四、临床表现

PMOP（也包括其他类型OP）患者未经积极的预防和治疗，其临床转归的一般规律是：一个或多个OP风险因素→骨量减少→OP→严重OP。严重OP时，患者丧失劳动力甚至生活自理能力，多在数月至2年内死于慢性衰竭或心肺功能不全。OP性椎体压缩性骨折的致残致死率也很高，5年存活率约2/3，年龄越大，死亡率越高。

1. **临床无症状或存在慢性腰背疼痛与乏力** 轻者无任何不适。较重者有腰背疼痛或全身骨痛主诉，以腰痛最突出，约67%为局限性腰背疼痛，9%为腰背痛伴四肢放射痛，10%为条带状疼痛，4%有四肢麻木。由于负重能力减弱，活动后导致肌肉劳损和肌痉挛，使疼痛加重。骨痛常于劳累或活动后加重，负重能力下降或不能负重。肌肉疼痛常见于肌肉萎缩、肌无力者。

2. **骨折后出现顽固性骨痛/身材变矮/骨畸形** 脆性骨折（fragile fracture）是OP的典型表现，常于轻度外伤或日常活动后发生；一般发生一次脆性骨折后，再次骨折的风险明显增加。

（1）椎体压缩性骨折：常见于PMOP患者，可单发或多发，有或无诱因；椎体骨折的数量与骨密度相关，骨矿物质丢失越多，椎体压缩骨折发生率越高。身材变矮，上部量（头颅至耻骨联合上缘）小于下部量（耻骨联合上缘至足底）。严重者出现脊柱前屈和驼背（kyphosis），部分出现脊柱后侧凸或胸廓畸形，可伴有胸闷、气短、呼吸困难甚至发绀，肺活量、肺最大换气量下降，极易并发上呼吸道和肺部感染。胸廓严重畸形使心排血量下降。

（2）髋部骨折：通常摔倒或挤压后发生，骨折部位多在股骨颈部（股骨颈骨折）。髋部骨折的特点是：①骨折后1年内的死亡率高：一般达50%，幸存者伴活动受限，生活自理能力丧失。长期卧床加重骨质丢失，常因并发感染、心血管病或慢性衰竭而死亡。②骨坏死率及不愈合率高：股骨颈囊内骨折由于解剖学的原因，骨折部位承受的扭转及剪切应力大，影响骨折复位的稳定性，不愈合率高；骨折后易造成股骨头缺血坏死。③致畸致残率高：髋部转子间骨折常留有髋内翻、下肢外旋、缩短等畸形，影响下肢功能。④康复缓慢：高龄患者体能恢复差，对康复和护理有较高要求。

（3）其他部位骨折：跟骨、胫腓骨、桡骨、尺骨、肱骨、胸骨、骨盆和肋骨亦可发生骨折。

五、辅助检查

从慢性腰背疼痛/脆性骨折/性激素缺乏患者中筛选OP。出现下列临床情况时，提示OP可能：①绝经后和双侧卵巢切除后或并发性激素缺乏；②不明原因的慢性腰背疼痛；③低体重；④身材变矮或脊椎畸形；⑤长期应用某些药物（抗惊厥药、抗酸药、排钙利尿药、糖皮质激素等）；⑥脆性骨折史或脆性骨折家族史。

1. **X线摄片** 可观察骨组织的形态结构，是对骨折进行定性和定位诊断及鉴别的常用方法。摄片部位包括椎体、髋部、腕部、掌骨、跟骨和管状骨等。用X线摄片法诊断OP的敏感性和准确性低，只有当骨量下降30%以上才有所显现。早期OP表现为非应力部分的骨小梁变细、减少、稀疏，而承力骨小梁代偿性增粗，与关节面垂直的承力纵向骨小梁更为明显。随后，承力骨小梁亦受累。表现为纵向骨小梁数量减少、稀疏，部分区域可见散在分布的点状透光区。骨皮质变薄、分层、疏松化。椎体骨小梁减少多始于椎体的中央区域，随后向椎体四周扩展。

2. **BMD测定** BMD测定的临床对象是：①无OP危险因素的65岁以上女性和70岁以上男性；②伴有一个或多个OP危险因素的65岁以下女性和70岁以下男性；③脆性骨折史或脆性骨折家族史者；④性激素水平低下者；⑤药物疗效监测者；⑥其他需要了解BMD变化者。

3. **其他影像检查** CT/MRI对微细骨折部位、类型、移位方向和程度有重要价值。CT三维成像能显示关节内或关节周围骨折，而MRI对鉴别新鲜和陈旧性椎体骨折有较大意义。

六、诊断

1. **根据WHO标准确立诊断** 非典型OP的诊断需根据BMD测定结果，首先确定是骨量减少（osteopenia，低于同性别正常人群的峰值骨量的1~2.5SD）、OP（低于同性别正常人群的峰值骨量的2.5SD以上）或严重OP（OP伴一处或多处自发性骨折），然后再明确是原发性或继发性OP及其病因。

用双能X线吸收法（dual energy X-ray absorptiometry, DXA）测定的BMD受骨组织退变、损伤、软组织钙化、体位、仪器的精确度及操作的规范程度的影响，因此，要严格质量控制。常用的测量部位是$L_{1~4}$和股骨颈。不同DXA的灵敏度、精密度、准确度以及测量绝对值存在差异，仪器之间的数据不能互用，但可用回归方程进行数据校正，得出标准化参考值。数据换算的公式分别为：BMD: Hologic值

=0.802×Lunar 值 +0.318（r=0.991；P < 0.001；SEE=0.03 g/cm²）；BMC:Hologic 值 =1.20×Lunar 值 +1.685（r=0.984；P < 0.001；SEE=0.816 g）；骨面积（bone area，BA）：Hologic 值 =1.414×Lunar 值 –1.647（r=0.972；P < 0.001；SEE=0.520 cm²）。

2. 根据 BMD/ 遗传因素 / 生化标志物评估骨折风险

（1）BMD: 如 BMD 低于骨峰值平均值 1 个标准差以上，即可列为高危人群。髋部 BMD 预测髋部骨折危险的强度最高，而年龄增强其预测性。

（2）骨折风险评估计算法（fracture risk –assessment calculator, FRAX）：为了实施对 OP 骨折风险的分层干预，WHO 提出了 FRAX 系统，使用风险因素计分法评估 10 年内的髋部与其他部位骨折发生概率，患者可以在网上下载，根据父母骨折史、年龄、性别、体重指数、种族、吸烟、饮酒、糖皮质激素应用、类风湿关节炎和继发性 OP（有人建议加入经常摔倒一项）进行自我测算，该系统适用于未治疗的绝经后妇女和 40～90 岁的男性。

（3）骨代谢生化标志物：测定不能用于 OP 诊断，但对骨转换率的评价十分重要。随着增龄，骨代谢生化标志物与 BMD 的相关性越来越明显。一般在绝经 30 年后，骨转换率对 BMD 的贡献率达 50%，骨转换率增加是预测骨折风险的主要指标。血和尿 I 型胶原羧基末端肽（CTX）和尿 I 型胶原氨基末端肽（NTX）可作为判断骨吸收的标志物，而血骨钙素和 I 型胶原前肽（PINP）可作为骨形成的标志物。标志物每升高 1 个标准差，快速骨丢失风险增加 2 倍，骨丢失较低转换率者快 6 倍。

七、鉴别诊断

通常采用排他法鉴别各种类型的原发性与继发性 OP（表 5-2）。

表 5-2 继发性 OP 的病因

内分泌性	药物
甲状旁腺功能亢进症或甲状旁腺功能减退症	糖皮质激素
Cushing 综合征	肝素
性腺功能减退症	抗惊厥药
甲状腺功能亢进症或甲状腺功能减退症	甲氨蝶呤、环孢素
泌乳素瘤和高泌乳素血症	LHRH 激动药和 GnRH 拮抗药
糖尿病	含铝抗酸药
肢端肥大症或生长激素缺乏症	制动
妊娠或哺乳	肾脏疾病
血液病	慢性肾衰竭
浆细胞病（浆细胞瘤或巨球蛋白血症）	肾小管性酸中毒
系统性肥大细胞增多症	营养性疾病和胃肠道病
白血病和淋巴瘤	吸收不良综合征
镰状红细胞贫血和轻型珠蛋白生成再生障碍性贫血	静脉营养支持（肠外营养）治疗
戈谢（Gaucher）病	胃切除术后
骨髓增殖综合征	肝胆疾病
	慢性低磷血症
结缔组织病	其他
成骨不全	家族性自主神经功能障碍
Eblers-Danlos 综合征	反射性交感性营养不良症
Marfan 综合征	氟中毒
同型胱氨酸尿症和赖氨酸尿症	卵巢切除
Menke 综合征	肿瘤
坏血症（维生素 C 缺乏症）	

（1）内分泌与代谢疾病：主要包括：①甲状旁腺功能亢进症或甲状旁腺功能减退症；② Cushing 综合征；③甲状旁腺功能亢进症或甲状旁腺功能减退症；④性腺功能减退症；⑤高 PRL 血症；⑥糖尿病；

⑦GH瘤或生长激素缺乏；⑧妊娠。甲状旁腺功能亢进症者的骨骼改变主要为纤维囊性骨炎，早期可仅有OP表现，测定血PTH_{1-84}/PTH-C比值、血钙、血离子钙和血磷一般可予排除，仍有困难者行特殊影像检查或动态试验。其他内分泌疾病因原发病表现较明显，鉴别不难。

（2）血液系统疾病：多发性骨髓瘤是一种以骨髓中单克隆浆细胞大量增生为特征的恶性疾病。临床症状以贫血、骨骼疼痛或溶骨性骨质破坏、高钙血症和肾功能不全为特征。其他血液系统疾病主要包括系统性肥大细胞增多症、白血病、淋巴瘤、Gaucher病等。局限性骨病变伴骨吸收指标明显升高时，要想到血液系统疾病可能。血液系统肿瘤的骨损害有时酷似甲状旁腺功能减退症，此时有赖于检测血PTH及其组分和PTH相关蛋白（PTHrP）、肿瘤特异标志物加以鉴别。

（3）结缔组织疾病：①成骨不全；②Ehlers-Danlos综合征；③Marfan综合征；④同型半胱氨酸血症和赖氨酸血症；⑤Menkes综合征。成骨不全的骨损害特征是骨脆性增加，多由于Ⅰ型胶原基因缺陷所致，其临床表现依缺陷的类型和程度而异。轻者可仅表现为OP而无明显骨折，必要时要借助生化或分子生物学方法鉴别。此外，患者有蓝色巩膜时有重要鉴别意义。

（4）其他继发性OP：肾脏疾病主要包括慢性肾功能不全；肾小管酸中毒。药物引起的OP主要包括，糖皮质激素；肝素；抗惊厥药物；环孢素；GnRH类；抗肿瘤药物。制动和失用性OP主要包括，肢体瘫痪；手术后长期制动；关节功能障碍。营养不良和胃肠疾病主要包括吸收不良综合征；不经肠营养；胃切除；肝胆疾病。

八、治疗

一旦发生骨折，生存质量急剧下降，可致残甚至致死，因此，OP的预防比治疗更为重要，也具有更高的经济效益；况且，OP是可以预防的。OP的初级预防对象是未发生骨折但有OP危险因素或已有骨量减少者。预防的目的是避免发生第一次骨折。OP的二级预防和治疗是针对已有OP或已发生过骨折者，其预防和治疗的目的是避免再次骨折。

1. 基础治疗和对症治疗

（1）补充钙剂和VD是防治的基本措施：进食富含钙、低盐和适量蛋白质的均衡膳食。适当增加户外活动。避免嗜烟、酗酒和慎用影响骨代谢的药物等。采取防止跌倒的各种措施，加强自身和环境的保护措施等。

①钙剂：不论何种OP均应补充适量钙剂。补充钙剂对PMOP和老年性OP尤为重要。中国人饮食钙偏低，在防治PMOP时钙剂应作为基础药物。给予VD，促进钙吸收。一般可每天口服0.4~0.6 g元素钙。碳酸钙（$CaCO_3$）的钙含量为40%，每日补充1~1.5 g。

②VD：如缺乏阳光照射，每天摄入VD_3 5μg（200U）即可满足生理需要，但预防OP和继发性甲状旁腺功能亢进症则宜增加用量。如日照充足，皮肤可合成足够（相当于25μg或1 000 U/d）的VD。水下作业者需补充20~50μg（800~2 000 U/d），维持血25-(OH)D_3在100~150 nmol/L。钙尔奇-D（caltrate-D）和凯思立D（calcichew D_3）为VD-碳酸钙合剂，每日口服1~2片。

（2）对症治疗可减轻症状。

①镇痛：有疼痛者给予适量非甾体类镇痛药，如阿司匹林（乙酰水杨酸）片，每次0.3~0.6 g，每日不超过3次；或吲哚美辛（消炎痛）片，每次25 mg，每日3次；或桂美辛（吲哚拉辛）每次150 mg，每天3次。塞来昔布（celecoxib，celebrex，西乐葆）可特异性抑制COX-2，阻止炎性前列腺素类物质生成，对炎症性OP和OP性疼痛有镇痛作用，每次100~200 mg，每日1~2次。顽固性疼痛时，可考虑短期应用降钙素制剂。如鳗鱼降钙素（elcatonin，益盖宁，elcitonin）20 U，每周肌内注射1次，连用3~4周。

②改善营养状况：老年人由于蛋白质摄入不足常导致营养不良，补给足够蛋白质有助于治疗。

2. 药物治疗　要遵守下列基本原则：①不过分强调某一治疗措施而排斥另外的防治方法；②强调早期预防和早期治疗；③治疗方法、疗程的选择应考虑疗效、费用和不良反应等因素，尤其要注意治疗终点（减少骨折发生率）评价；④服药依从性是决定疗效的重要因素，应尽量选择长效制剂（每周1次、每月1次、每半年1次或每年1次）。

（1）双磷酸盐：双磷酸盐是OP的一线治疗药物根据各种制剂的特点选用，严格遵照正确的用药方法（如阿仑磷酸钠应在早晨空腹时以200 mL清水送服，进药后30 min内避免平卧和进食）。有食管炎、活动性胃及十二指肠溃疡、反流性食管炎者慎用。目前临床上应用的阿仑磷酸钠有每片10 mg（每日1次）和每片70 mg（每周1次）两种，后者服用更方便，对消化道刺激更小。每年使用1次的唑来磷酸盐（zole-dronate）进一步提高了依从性。

作用原理：双磷酸盐是一类与钙有高亲和力的人工合成化合物，其作用机制未完全阐明。

适应证和禁忌证：双磷酸盐主要用于治疗骨吸收明显增强的代谢性骨病，如变形性骨炎、多发性骨髓瘤、甲状旁腺功能亢进症、肿瘤性高钙血症、骨纤维结构不良症、成骨不全、系统性肥大细胞增多症等；亦可用于治疗原发性和继发性OP，主要适应于高转换型者，尤其适应于高转换型PMOP又不宜用雌激素治疗者，对类固醇性OP也有良效。此外，双磷酸盐可抑制骨肿瘤转换，减轻骨痛，抑制骨吸收，降低血钙水平，对防治骨肿瘤性骨折有一定作用。骨转换率正常或降低者不宜单独用双磷酸盐治疗。

制剂和用量：目前已有10多种双磷酸盐制剂可供选用。帕米磷酸钠（pamidronate, aredia, 3-氨基-1羟基乙磷酸钠）注射液用前用注射用水稀释成3 mg/mL浓度后，加入生理盐水中缓慢静脉滴注（≥6 h），每月注射1次，连用3次，此后改为每3个月注射1次或改为口服制剂。本药的用量要根据血钙和病情而定，一般每次用量为20~90 mg，2次给药的间隔时间不少于1周。阿仑磷酸钠（alendr-onate, fosamax, 4-氨基-1羟丁基乙磷酸钠）常用量10 mg/d，服药期间无须间歇；新的口服制剂为每片70mg，每周1片。其他新型二磷酸盐制剂有唑来磷酸钠（zoledronate），每年使用1次（5 mg），明显提高了患者的依从性。

不良反应：近年有应用含氮双磷酸盐（amino bisphosphate）出现下颌骨坏死（Osteonecrosis of thejaw）的报道。一般发生率为0.001%，肿瘤患者为0.5%~4%。长期用含氮双磷酸盐治疗还可减少破骨细胞的骨吸收活力，破骨细胞刷状缘消失或裂变，细胞核积聚，寿命延长，并出现细胞凋亡信号逸脱现象，表现为破骨细胞过度核化，细胞巨大，对巨噬细胞的清除有抵抗。巨大多核破骨细胞还可见于甲状旁腺功能亢进症、变形性骨炎、巨细胞瘤（giant cell tumor）或纤维增殖不良症（fibrous dysplasia），应注意鉴别。

（2）降钙素：预防骨丢失并增加骨量。

适应证和禁忌证：降钙素为骨吸收抑制药，主要适用于高转换型OP患者或OP伴或不伴骨折者，其镇痛效果好。

制剂与剂量：①鲑鱼降钙素（salmon-calcitonin，密盖息，mLacalclc）为人工合成的降钙素，抑制破骨细胞的活性为人或猪天然降钙素的20~40倍。每日皮下或肌内注射50~100 U，有效后减量。如需长期使用，可每周注射2次，每次50~100 U。②鳗鱼降钙素（elcatonin，益盖宁，elcitonin）每周肌内注射2次，每次20 U，或根据病情酌情增减。③鲑鱼降钙素鼻喷剂，100 U/d，其疗效与注射剂相同。

注意事项：应用降钙素制药前需补充数日钙剂和VD。有过敏史者慎用或禁用。降钙素可通过胎盘，孕妇禁用，以防止胎儿低钙血症和继发性甲状旁腺功能亢进症。长期应用易发生"脱逸"现象，其原因未明。

（3）PTH和锶盐：增加骨量并降低骨折率。

PTH：可升高BMD，降低骨折率。对老年性OP、雌激素缺乏的年轻妇女、男性OP和糖皮质激素所致的OP有治疗作用。PTH可单独或与雌激素、降钙素、双磷酸盐、VD联合应用；PTH和降钙素循环治疗也取得良好效果。疗程6~24个月。间歇用药时，为防止皮质骨"偷盗"（总BMD增加，皮质骨BMD下降）现象，必须加用其他药物（如双磷酸盐）。

锶盐：雷奈酸锶由2个稳定锶原子和一个雷奈酸分子组成，2 g锶的绝对生物利用度为25%，3~5 h达峰，2周达稳态，半衰期60 h；通过肾、肠清除；本药的疗效确切，并可促进骨形成，长期耐受性佳，中度肝肾损害者无须调整剂量，但不推荐重度肾损害者使用。一般每日2 g口服。不良反应为恶心和腹泻，但较轻且短暂。超敏反应罕见，一般发生于治疗开始后3~6周，表现为嗜酸性粒细胞增高和药物疹。出现此种情况必须立即停药并且不能再次使用本品。

（4）雌激素补充治疗（estrogen replacement therapy, ERT）：适应于早期预防或性激素缺乏者，应视为实现缺乏雌激素女性健康生活方式的一种基本措施。在 WHI 有关 ERT 增加冠心病、卒中和血栓栓塞性风险的报告发表后，ERT 的应用越来越少。对该项研究进行的再分析结果值得关注：①研究对象为老年女性，其平均年龄为 63 岁；年龄越大，其冠心病、卒中和血栓栓塞性风险也越高；②平均 BMI 为 28.5，肥胖容易并发冠心病、卒中和血栓栓塞性病变；③吸烟者占 49.9%，而吸烟是这些疾病的独立危险因素。因此，对于 ERT 应该有如下的基本观点，在动脉粥样硬化形成前，ERT 对血管无明确不良影响，可能还有保护作用；而在动脉粥样硬化形成后，ERT 可能促进其发展，因此，ERT 的临床应用时间窗应该在绝经早期。ERT 导致子宫内膜癌是个事实，但加用孕激素可以预防；ERT 与乳腺癌的关系仍有争议，但风险居于罕见水平（0.1%/年），出于安全考虑，乳腺癌应列为 ERT 的禁忌证。

适应证和禁忌证：建议激素补充治疗适应于有绝经期症状（潮热、出汗等）及 OP 或 OP 危险因素妇女，尤其提倡绝经早期应用。禁忌用于雌激素依赖性肿瘤（乳腺癌与子宫内膜癌）患者。不宜或暂不宜使用雌激素制剂的其他情况有：①子宫内膜异位；②不明原因阴道出血；③活动性肝炎或其他肝病伴肝功能明显异常；④系统性红斑狼疮；⑤活动性血栓栓塞性病变。

方法与剂量：建议给予生理剂量或低剂量。主要制剂有：①倍美力（premarin）0.3～0.625 mg/d；② 17β-雌二醇或戊酸雌二醇 1～2 mg/d；③炔雌醇 10～20 μg/d；④利维爱（livial）1.25～2.5 mg/d；⑤尼尔雌醇（雌三醇衍化物）每周 1～2 mg；⑥雌二醇皮贴剂 0.05～0.1 mg/d；⑦雌二醇凝胶 2.5 g/d（含 E_2 60 mg/100 g，1.5 g/2.5 g）；⑧替勃龙（tibolone）1.25～2.5 mg/d，其作用与雌二醇相似，但阴道出血和乳腺胀痛不良反应较大；⑨ E_2 皮埋剂，4～6 个月埋植 1 次。

PMOP 亦可用雌激素加小剂量双磷酸盐治疗，如每天用 2mg 的雌二醇加 5～10 mg 的阿仑磷酸钠。戊酸雌二醇（2 mg）和地若孕素（dienogest，每片 2 mg）为口服雌孕激素制剂，其药理特点是具有 17-去甲睾酮和黄体酮作用，对黄体酮受体有中度亲和性，但具有较明显的抗增殖和抗雄激素活性，可使子宫内膜的分泌期细胞转型。戊酸雌二醇为 17β-雌二醇的脂化衍生物，子宫出血使患者的依从性降低。

不良反应：主要有乳腺胀痛、腹胀、恶心、呕吐、头痛、体重增加、水肿、子宫出血等。

（5）选择性雌激素受体调节药（selective estrogen receptor modulator，SERM）：该药是防治的有效药物，对骨组织表现为雌激素激动剂而对乳腺和子宫内膜则表现为拮抗雌激素的作用，因此，SERM 避免了雌激素对乳腺和子宫内膜的不良作用。

盐酸雷诺昔芬（raloxifene，易维特）：属于苯丙噻吩类化合物（benzothiophene），能防止绝经后妇女骨丢失，降低椎体骨折发生率，对脂代谢也有良好作用，能降低总胆固醇和低密度脂蛋白胆固醇（LDL-C）水平和心血管事件风险。主要适应于治疗无更年期症状、无血栓栓塞性疾病的 PMOP 患者。60 mg/d 使椎体骨折发生率下降约 50%。

拉索昔芬（lasofoxifene）和巴多昔芬（bazedoxifene）：对骨的作用更强而不良反应更低。

（6）根据需要选择其他药物：依普拉芬：对乳腺癌、前列腺癌、绝经期综合征、心血管病和 OP 有一定预防作用。

GH 和 IGF-1：GH 直接刺激骨转换，并通过对成骨细胞的作用增加骨内膜面的生长，增加肌量，促进肠钙吸收，间接增加骨量。IGF-1 可使骨形成和骨吸收增加，提高骨的代谢转换率。

促合成类固醇类药物：可作为男性患者的辅助用药。女性缺乏雄激素同样导致 OP，但由于雄激素的致雄性化作用而限制了使用。

钙受体拮抗药：可促进内源性 PTH 分泌和骨形成，增加 BMD。

组织蛋白酶 K（Cathepsin K）抑制药：可降低骨吸收（80%），选择性组织蛋白酶-K 多肽酸抑制药可预防骨丢失。

Src 酪氨酸激酶抑制药：抑制骨吸收，有望成为治疗 OP 的新药。

（7）不同类型 OP 的治疗：具有特殊性。

老年性 OP（senile osteoporosis，SOP）：注重饮食治疗和体力锻炼。基础药物治疗应包括补充钙剂和 VD。低钠、高钾、高钙饮食不但适合于 OP 的防治，对高血压、冠心病也有益处。体力活动和锻炼的重点应放在提高耐受力和平衡能力上，药物治疗的原则和方法与绝经后 OP 基本相同，但用量要低，并严密观察不良反应。不宜长期使用抗骨吸收制药（如双磷酸盐类），必要时应与 PTH 合用或单独使用 PTH。活性 VD 对增强肌力，提高平衡能力和防止摔倒有一定作用。男性老年性 OP 伴明显性腺功能减退者应加用雄激素，但可引起前列腺增生，采用经皮制剂（testim）或雄激素受体调节药（selective androgen receptor modulator，SARM）可能有更好的治疗作用。

青少年 OP（juvenile osteoporosis）：或是指发生于青少年的不明原因性 OP，病因未明。多数具有自限性特点，少数的病情为进行性的，并导致多发性骨折。当骨代谢转换率升高时，首选双磷酸盐治疗，但儿童和少年患者慎用，并严密观察病情变化和该类药物的不良反应。抗感染镇痛药对青少年型特发性 OP 有一定作用。

男性 OP（male osteoporosis）：主要是恢复肌力和增加 BMD，包括加强肌力锻炼，提高耐力和机体抵抗力，降低血压和胰岛素抵抗，消除腹部脂肪和肥胖，减少摔倒和骨折风险。基础药物治疗与绝经后 OP 相同，双磷酸盐、降钙素、锶盐和选择性雄激素受体调节剂是男性 OP 的治疗药物，用睾酮和（或）脱氢表雄酮（DHEA）维持老年男性骨量、肌肉量和提高生活质量仍有争议。口服雷奈酸锶者注意防治超敏反应。

糖皮质激素所致的 OP（glucocorticoid–induced osteoporosis，GIOP）：是常见的继发性 OP。如女性患者原有性腺功能减退症，主张早期应用雌激素或 SERM。男性患者则应用雄激素制剂，在糖皮质激素应用期间要尽量使性腺类固醇水平维持在正常范围内。SARM 可望应用于男性 GIOP 伴性腺功能减退的治疗。由于在应用糖皮质激素的极早期即出现骨丢失（骨量丢失急性相），所以早期应用双磷酸盐制剂可起到防止骨丢失作用。双磷酸盐亦可与雌激素、降钙素等联合应用。降钙素可增加椎体 BMD。PTH 尚缺乏对降低骨折危险性疗效的数据。

3. 骨质疏松性骨折的治疗

（1）复位/固定/功能锻炼/药物是治疗基本原则：理想的骨折治疗是将四者有机地结合起来，不加重局部损伤而将骨折整复，骨折固定应尽可能不妨碍肢体活动。早期功能锻炼以及配合用药，使骨折愈合和功能恢复达到理想的结果。

骨折的整复和固定有手术和非手术两种方法，应根据骨折的具体部位，损伤程度和患者的全身状况决定。无论选择哪种治疗方法都应以不影响骨折愈合为前提。对老年人骨折的整复和固定应以方法简便、安全、有效为原则。应选择创伤小、关节功能影响小，尽早恢复伤前生存质量为目的，在具体方法上不应强求骨折的解剖复位，而应着重于功能恢复和组织修复，降低死亡率，减少并发症及致残率。由于老年人骨折的自身修复能力降低，并存疾病较多，手术耐受性差，增加了手术治疗的风险。应权衡手术与非手术治疗利弊，做出合理选择。除了防治骨折局部并发症外，对高龄患者还需积极防治下肢深静脉血栓形成、脂肪栓塞综合征、坠积性肺炎、泌尿系统感染和褥疮等并发症。

椎体骨折有手术和非手术两种治疗方法，应根据病情合理选择。由于胸腰段脊柱活动度大，又是脊柱应力集中的部位，应根据病情合理选择。有脊髓、神经根压迫和严重压缩性骨折时，考虑手术减压，并依据骨质量酌情选用内固定术，同时积极抗 OP 治疗。脊柱微创–经皮椎体成形术（vertebral–plasty）和后凸成形术（kyphoplasty）适用于新鲜而不伴脊髓或神经根症状、疼痛严重的椎体压缩性骨折。

髋部骨折的治疗除骨折本身外，还应针对并发症和伴随疾病进行处理。可根据患者情况，对骨折采取手术治疗或非手术治疗。手术治疗包括内固定、人工关节置换和外固定器等。同时治疗 OP。

老年人 OP 性桡尺骨远端骨折多为粉碎性骨折，且累及关节面，骨折愈合后易残留畸形，常造成腕关节和手指功能障碍。治疗方法一般采用手法复位，可用夹板或石膏固定，或外固定器固定。对于少数不稳定的骨折可考虑手术处理，包括复位、固定、功能锻炼和抗 OP 治疗。

（2）非手术治疗措施应是综合性的：外科治疗同时积极治疗 OP，改善骨质量，防止再次发生骨折，但长骨骨折后 1 个月内慎用抗骨吸收药物。如为非急救手术，应在手术前加强营养，合理使用药物，提高 BMD 和骨质量。一般应针对病因和骨代谢转换率状况，选用 1~2 种药物。但到手术前的 1~2 周内，应停用抗骨吸收药物，以防对破骨细胞的过度抑制而影响骨痂形成。OP 患者骨科手术后是否立即进行抗骨吸收药物治疗的意见不一，为慎重起见，可在手术 1 个月后开始治疗。手术后的抗 OP 治疗应是综合性的，在使用药物的同时需特别重视运动和营养、钙剂和维生素 D 的补充。

第六章 肾上腺疾病

第一节 先天性肾上腺皮质增生症

肾上腺皮质是人体内一个重要的内分泌腺体，分泌的激素主要有皮质醇、醛固酮和雄激素。肾上腺皮质分泌皮质醇和雄激素受下丘脑－垂体－肾上腺皮质轴调节，促肾上腺皮质激素（ACTH）促使肾上腺皮质分泌皮质醇和雄激素，ACTH还有一个非常重要的功能即促进肾上腺皮质生长。醛固酮的分泌受肾素－血管紧张素系统调节，血管紧张素能刺激醛固酮的分泌。

合成肾上腺皮质激素的原料是胆固醇，它主要来自血液中的低密度脂蛋白（LDL），ACTH能增加肾上腺皮质细胞膜上的LDL受体，从而促进对胆固醇的摄取。肾上腺皮质激素合成的具体步骤见图6-1。

参与皮质醇合成的酶有先天性缺陷时，皮质醇分泌不足，垂体前叶ACTH分泌增加，从而导致肾上腺皮质增生，这些由皮质醇合成酶缺陷引起的疾病就被称为先天性肾上腺皮质增生症（CAH）。由于皮质醇合成途径与雄激素合成途径有重叠，因此皮质醇合成酶有缺陷时可伴有雄激素分泌异常。临床上，许多CAH患者因此有性分化异常或性发育异常，男性和女性均可发生CAH。

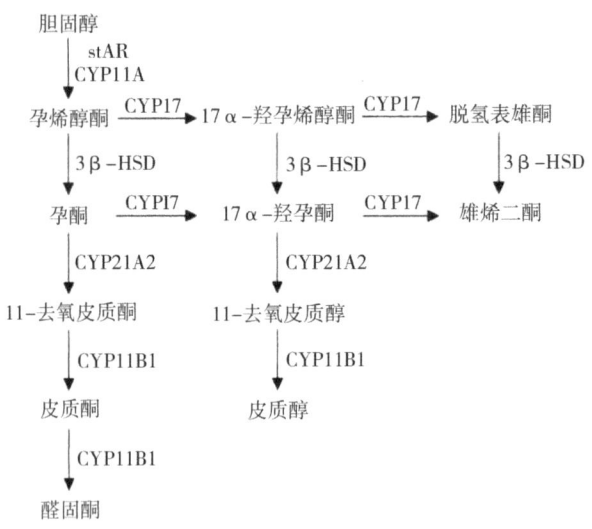

图6-1 肾上腺类固醇皮质激素的合成途径

一、21-羟化酶缺陷

21-羟化酶缺陷（21-hydroxylase deficiency）是最常见的先天性肾上腺皮质增生症，占CAH总数的90%～95%。21-羟化酶缺陷既影响皮质醇的合成，也影响醛固酮的合成。由于21-羟化酶缺陷者的肾上腺皮质可分泌大量的雄激素，因此女性患者表现为性分化或性发育异常。21-羟化酶缺陷是最常见的女性假两性畸形，根据临床表现可分为3种类型：①失盐性肾上腺皮质增生症；②单纯男性化型肾上腺皮质增生症；③非典型肾上腺皮质增生症，又被称为迟发性肾上腺皮质增生症。

（一）发病机制

21-羟化酶（cytochrome P450 21-hydroxylase，CYP21）基因位于人类 6 号染色体的短臂上，由无活性的 CYP21P（假基因）和有活性的 CYP21（真基因）组成，它们均由 10 个外显子组成，真假基因的外显子和内含子的同源性分别达到 98% 和 95%。当 CYP21 基因发生突变时，就会引起 21-羟化酶缺陷。

CYP21 的作用是把 17-羟孕酮（17-hydroxyprogesterone）和黄体酮分别转化成 qu 氧皮质醇和脱氧皮质酮，CYP21 有缺陷时，皮质醇和皮质酮生成受阻（图 6-2）。因此，患者会出现糖皮质激素功能低下和盐皮质激素功能低下的表现。由于皮质醇对下丘脑-垂体-肾上腺皮质轴的负反馈抑制作用减弱，垂体前叶会分泌大量的 ACTH。在过多的 ACTH 作用下，肾上腺皮质增生并分泌大量的 17-羟孕酮和雄激素。

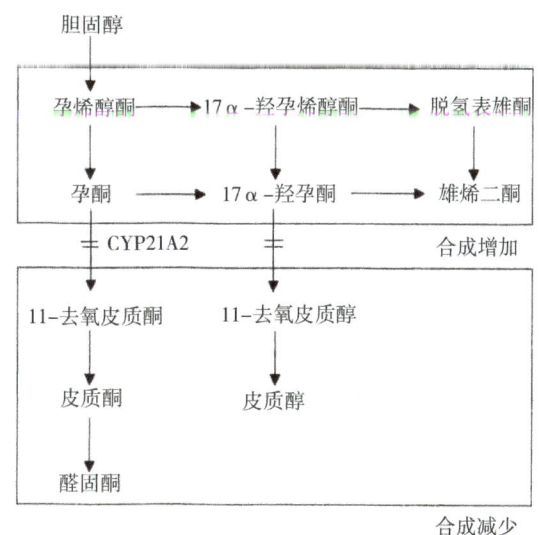

图 6-2 21-羟化酶缺陷者肾上腺类固醇皮质激素合成变化

由于女性外阴的分化发生在孕 20 周前，因此如果在孕 20 周前发病，患者会出现严重的外阴男性化；如果在孕 20 周后发病，患者仅出现轻度外阴男性化。

（二）临床表现

21-羟化酶缺陷的临床表现差别很大，一般来说，21-羟化酶缺陷的表现与其基因异常有关，基因突变越严重，酶活性受损越大，临床表现也越重。根据疾病的严重程度，21-羟化酶缺陷分为以下 3 种。

1. 失盐型

患者的酶缺陷非常严重，体内严重缺少糖皮质激素和盐皮质激素。女婴出生时已有外阴男性化，表现为尿道下裂。患儿在出生后不久就会出现脱水、体重下降、血钠降低和血钾升高，需要及时抢救。目前能在患儿出生后 1～2 天内明确诊断，进一步的治疗在儿科和内分泌科进行。

2. 单纯男性化型

21-羟化酶缺陷较轻的女性患者，如果在胎儿期发病，表现为性发育异常，临床上称为单纯男性化型。

（1）外阴男性化：临床上一般采用 Prader 方法对外生殖器男性化进行分型：Ⅰ型，阴蒂稍大，阴道与尿道口正常；Ⅱ型，阴蒂增大，阴道口变小，但阴道与尿道口仍分开；Ⅲ型，阴蒂显著增大，阴道与尿道开口于一个共同的尿生殖窦；Ⅳ型表现为尿道下裂；Ⅴ型，阴蒂似正常男性。

（2）其他男性化体征：患者身材矮壮、皮肤粗糙且有较多油脂分泌、四肢有较多毛发、声音低沉、有喉结、乳房小。

（3）体格发育：儿童期过高的雄激素水平可以促进骨骼迅速生长，骨骺提前闭合，因此患者的最终身高较矮。许多患者往往是因为原发性闭经来妇产科就诊，此时她们的骨骺已经闭合，因此任何治疗对改善身高都没有意义。

（4）妇科检查：由于雄激素的干扰，患者有排卵障碍，表现为原发性闭经。另外，由于雄激素对抗雌激素的作用，乳房往往不发育或乳房发育不良。Prader Ⅰ 型和 Ⅱ 型很容易看到阴道，Prader Ⅲ 型可通过尿生殖窦发现阴道。Prader Ⅳ 型和 Ⅴ 型在检查时会发现阴囊空虚，阴囊和腹股沟均扪及不到性腺。肛门检查可在盆腔内扪及偏小的子宫。

3. 迟发型

迟发型 21- 羟化酶缺陷在青春期启动后发病，青春期启动后患者出现多毛、痤疮、肥胖、月经稀发、继发性闭经和多囊卵巢等表现，易与多囊卵巢综合征相混淆。

（三）内分泌激素测定

1. 单纯男性化型

患者的促性腺激素在正常卵泡早期范围。黄体酮、睾酮、硫酸脱氢表雄酮（DHEAS）和 17- 羟孕酮（17-OHP）均升高。其中最有意义的是 17- 羟孕酮的升高。正常女性血 17- 羟孕酮水平不超过 2 ng/mL，单纯男性化型 21- 羟化酶缺陷者体内的血 17- 羟孕酮水平往往升高数百倍，甚至数千倍。

2. 迟发型

FSH 水平正常、LH 和 DHEAS 水平升高、睾酮水平轻度升高。部分患者的 17- 羟孕酮水平明显升高，这对诊断有帮助。但是也有一些患者的 17- 羟孕酮水平升高不明显（小于 10 ng/mL），这就需要做 ACTH 试验。静脉注射 ACTH 60 min 后，迟发型 21- 羟化酶缺陷患者体内的血 17- 羟孕酮水平将超过 10 ng/mL（图 6-3）。

通过前面的介绍，可以看出迟发型 21- 羟化酶缺陷与多囊卵巢综合征的临床表现几乎完全一致，因此临床上经常把迟发型 21- 羟化酶缺陷误诊为多囊卵巢综合征。

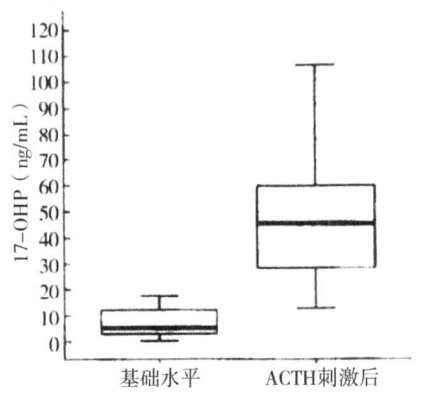

图 6-3　迟发型 21- 羟化酶缺陷者的基础 17- 羟孕酮水平和 ACTH 刺激后的水平

（四）诊断和鉴别诊断

根据临床表现，体格、妇科和超声检查，内分泌激素测定和染色体分析，女性单纯男性化型 21- 羟化酶缺陷不难诊断。女性单纯男性化型 21- 羟化酶缺陷最容易与 11β- 羟化酶缺陷相混淆，后者也有 17- 羟孕酮水平的升高。11β- 羟化酶缺陷者体内的脱氧皮质酮水平升高，因此临床上表现为高血压，而单纯男性化型 21- 羟化酶缺陷者没有高血压。

迟发型 21- 羟化酶缺陷需要与多囊卵巢综合征相鉴别。患者初次就诊时，医生一般不诊断为迟发型 21- 羟化酶缺陷，而是诊断为多囊卵巢综合征。对难治性的多囊卵巢综合征要考虑误诊的可能，此时需要测定 17- 羟孕酮。如果 17- 羟孕酮大于 10 ng/mL，就可诊断为迟发型 21- 羟化酶缺陷；如果 17- 羟孕酮小于 10 ng/mL，还需进一步做 ACTH 试验。如果静脉注射 ACTH 60 min 后，17- 羟孕酮大于 10 ng/mL 就可诊断为迟发型 21- 羟化酶缺陷。

（五）单纯男性化型 21- 羟化酶缺陷的治疗

1. 治疗时机的选择

应尽可能早地治疗单纯男性化型 21- 羟化酶缺陷。肾上腺皮质分泌过多的雄激素可加速骨骺愈合，因此治疗越晚，患者的最终身高就越矮。另外，早期治疗还可避免男性化体征加重。

2. 药物治疗

糖皮质激素是治疗 21- 羟化酶缺陷的特效药。补充糖皮质激素可以负反馈地抑制 ACTH 的分泌，从而降低血 17- 羟孕酮、DHEAS 和睾酮水平。

（1）糖皮质激素：常用的糖皮质激素有氢化可的松、泼尼松和地塞米松。儿童一般使用氢化可的松，剂量为每天 10 ~ 20 mg/m^2，分 2 ~ 3 次服用，最大剂量一般不超过每天 25 mg/m^2。由于泼尼松和地塞米松抑制生长作用较强，因此一般不建议儿童使用。成人使用氢化可的松 37.5 mg/d，分 2 ~ 3 次服用；泼尼松 7.5 mg/d，分 2 次服用；或者地塞米松 0.4 ~ 0.75 mg/d，每晚睡觉前服用 1 次。

在应激情况下，需要把皮质醇的剂量增加 1 ~ 2 倍。在手术或外伤时，如果患者不能口服，就改为肌肉或静脉给药。应激情况具体用药见表 6-1。

表 6-1 不同年龄段患者在应激情况下的用药方案

年龄段（岁）	应激情况下用药方案（氢化可的松）
≤ 3	先静脉注射 25 mg，然后 25 mg/d，静脉滴注
3 ~ 12	先静脉注射 50 mg，然后 50 mg/d，静脉滴注
青春期及成人	先静脉注射 100 mg，然后 100 mg/d，静脉滴注

患者怀孕后应继续使用糖皮质激素，此时一般建议患者使用氢化可的松或泼尼松，根据患者的血雄激素水平进行剂量调整，一般将雄激素水平控制在正常范围的上限。如患者曾行外阴整形术，分娩时应选择剖宫产，这样可以避免外阴损伤。分娩前后应该按应激状态补充糖皮质激素。

本症需要终身服药。开始治疗时可采用大剂量的药物，在 17- 羟孕酮水平下降后逐步减量到最小维持量。不同的患者，最小维持量不同。

（2）盐皮质激素：单纯男性化型 21- 羟化酶缺陷患者一般不需要补充盐皮质激素。对需要补充盐皮质激素的失盐型患者，使用氟氢可的松（fludrocortisone），儿童期剂量为 0.05 ~ 0.2 mg/d。在使用氟氢可的松的同时，还需补充 NaCl。

（3）定期随访：治疗期间随访体重、血压、骨密度和血 17- 羟孕酮、雄烯二酮及睾酮水平。儿童期一般每 3 个月复查一次，成人可 6 ~ 12 个月复查一次。对 21- 羟化酶缺陷来说，最主要的随访指标是 17- 羟孕酮和睾酮水平，目前的观点是并不需要把 17- 羟孕酮水平抑制到正常人群的水平。事实上，也很难把 17- 羟孕酮水平抑制到正常范围（表 6-2）。

表 6-2 长期皮质醇治疗后患者的 17- 羟孕酮和睾酮水平

项目	结果
糖皮质激素治疗时间（年）	23.0（16.4 ~ 28.5）
氢化可的松剂量（mg/m^2）	19.4±1.0
血 17- 羟孕酮（ng/mL）	13.4（2.4 ~ 272.0）
血睾酮（ng/mL）	0.2（0.1 ~ 3.2）

（4）糖皮质激素的不良反应及解决策略：长期使用超生理剂量的糖皮质激素可以造成 Cushing 综合征、骨质疏松和抵抗力低下等并发症（表 6-3），而剂量不足则无法消除高雄激素血症。为解决上述矛盾，可在使用生理剂量糖皮质激素的同时，加用抗雄激素的药物，如螺内酯、环丙孕酮/炔雌醇和非那雄胺等。

螺内酯有抗雄激素的活性，所以可用于治疗 21- 羟化酶缺陷。螺内酯 20 mg。每天 3 次，口服。在使用螺内酯时应注意电解质代谢情况。

由于环丙孕酮/炔雌醇中所含有的环丙孕酮具有很强的抗雄激素活性，因此环丙孕酮/炔雌醇可用于治疗 21- 羟化酶缺陷。治疗方案：从月经周期的第 3 ~ 5 天开始每天服用 1 片环丙孕酮/炔雌醇，连服 21 天后等待月经的来潮。

表 6-3 长期使用皮质激素治疗的 21- 羟化酶缺陷者与正常人群的骨密度比较

骨密度	失盐型	单纯男性化型	正常对照
脊柱骨密度	0.96	1.04	1.13
总骨密度	1.05	1.18	1.20

非那雄胺是美国默克公司于 20 世纪 90 年代研制开发的新一类 Ⅱ 型 5α- 还原酶抑制剂，其结构与睾酮相似，临床上主要用于治疗前列腺疾病，近年来也开始用于治疗女性高雄激素血症。非那雄胺每片 5 mg，治疗前列腺增生时的剂量为 5 mg/d，女性用药的剂量较低。目前尚无成熟的治疗经验，需要进一步摸索。

（5）其他治疗：尽可能早地发现 21- 羟化酶缺陷并给予糖皮质激素治疗是改善患者最终身高的最佳方法。近年有学者发现在使用糖皮质激素的同时，加用 GnRH-a 和生长激素都能更有效地改善患者的身高（图 6-4）。

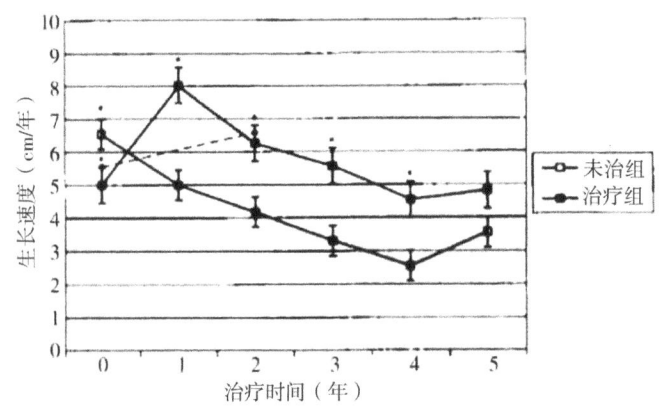

图 6-4 GnRH-a 和生长激素对 21- 羟化酶缺陷患者身高的影响

3. 手术治疗

女性 21- 羟化酶缺陷患者不存在性别选择的问题，均应视为女性。外生殖器异常者可通过手术纠正。手术的目的是使阴蒂缩小，阴道口扩大、通畅。阴蒂头有丰富的神经末梢，对保持性愉悦感非常重要，因此应做阴蒂体切除术，以保留阴蒂头及其血管和神经（图 6-5）。

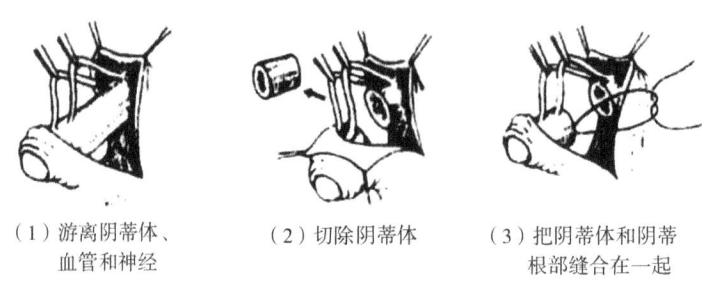

（1）游离阴蒂体、血管和神经　　（2）切除阴蒂体　　（3）把阴蒂体和阴蒂根部缝合在一起

图 6-5 阴蒂体切除术

4. 生育问题

多数患者经糖皮质激素治疗后，可恢复正常排卵，因此可以正常受孕。对女性患者来说，需终身服药，怀孕期间也不可停药。如果孕期不治疗，即使怀孕的女性胎儿没有 21- 羟化酶缺陷，依然会发生女性外阴男性化。经糖皮质激素治疗后，如果患者没有恢复排卵，可以使用氯米芬、HMG 和 HCG 诱发排卵。

（六）迟发型 21- 羟化酶缺陷的治疗

迟发型 21- 羟化酶缺陷的治疗为对症治疗，一般根据患者的年龄、临床表现和有无生育要求选择治疗方案。

1. 年轻、无生育要求者

如果患者没有多毛、痤疮、睾酮水平升高等高雄激素血症表现，可以给予孕激素治疗，目的是保护子宫内膜，定期有月经来潮。方法：甲羟孕酮 6 ~ 10 mg，每天 1 次，连用 5 ~ 10 天；或者甲地孕酮 6 ~ 10 mg，每天 1 次，连用 5 ~ 10 天。停药 3 ~ 7 天后有月经来潮，一般让患者每 30 ~ 45 天来一次月经。

如果停药 10 天以上还没有月经来潮，应排除怀孕可能。如果患者没有怀孕，那么应考虑患者体内的雌激素水平偏低，此时改用雌、孕激素序贯治疗或联合治疗，一般多选用复方口服避孕药做雌、孕激素联合治疗。

2. 有高雄激素血症但无生育要求者

选择抗雄激素治疗。单用复方口服避孕药（包括环丙孕酮/炔雌醇）或螺内酯可能效果不好，因为过多的雄激素主要来自肾上腺皮质，因此可加用泼尼松或地塞米松。如环丙孕酮/炔雌醇 1#/d+ 泼尼松 2.5 ~ 5 mg/d，或者环丙孕酮/炔雌醇 1#/d+ 地塞米松 0.4 ~ 0.75 mg/d。

3. 有生育要求者

往往先给予抗雄激素治疗，使血睾酮水平恢复正常，然后应用氯米芬促排卵治疗。

4. 年龄大、无生育要求者

给予孕激素治疗，目的是保护子宫内膜，定期有月经来潮。方法：甲羟孕酮 6 ~ 10 mg，每天 1 次，连用 5 ~ 10 天；或者甲地孕酮 6 ~ 10 mg，每天 1 次，连用 5 ~ 10 天。

二、11β-羟化酶缺陷

11β-羟化酶（CYP11B1）缺陷也会引起先天性肾上腺皮质增生症，但是其发病率很低，约为 21-羟化酶缺陷发病率的 5%。

（一）发病机制

CYP11B1 基因位于 8 号染色体的长臂上，与编码醛固酮合成酶的基因（CYP11B2）相邻。CYP11β1 的生理作用是把 11-脱氧皮质醇转化成皮质醇，把 11-去氧皮质酮转化成皮质酮。当 CYP11B1 存在缺陷时，皮质醇合成受阻，ACTH 分泌增加，结果肾上腺皮质增生，雄激素分泌增加（图 6-6）。

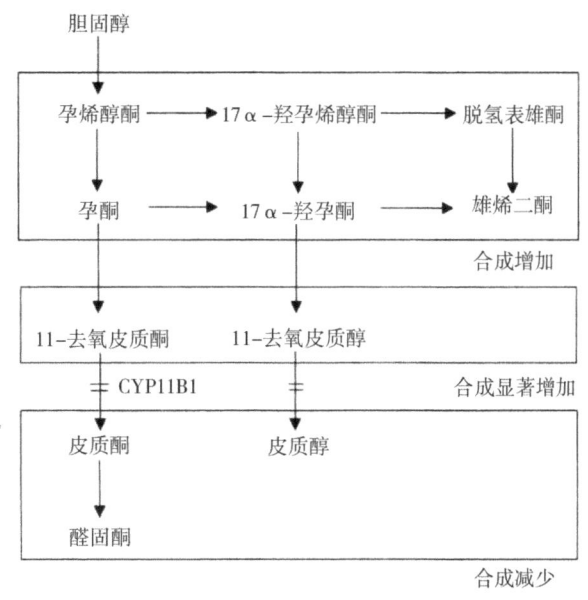

图 6-6　11β-羟化酶缺陷者肾上腺类固醇皮质激素合成变化

目前已发现 30 多种 CYP11B1 基因突变类型，发生率为 1/250 000 ~ 1/100 000。在该综合征中，CYP11B2 基因不受影响，而醛固酮的合成将受到影响，但由于 11-去氧皮质酮在体内积聚，11-去氧皮质酮有盐皮质激素活性，因此患者不仅没有脱水症状，反而会出现高血压。

（二）临床表现

11β-羟化酶缺陷的临床表现与 21-羟化酶缺陷的临床表现既有相似之处，也有不同之处。

（1）外阴男性化：根据酶缺陷程度的不同，患者外阴可表现为 Prader Ⅰ～Ⅴ型中的任何一种。

（2）其他男性化体征：如身材矮壮、皮肤粗糙且有较多油脂分泌、四肢有较多毛发、声音低沉、有喉结等。

（3）体格发育：儿童期过高的雄激素水平可以促进骨骼提前生长、骨骺提前闭合，因此患者的最终身高往往较矮。

（4）妇科检查：与 21-羟化酶缺陷一样，在阴囊和腹股沟内扪及不到性腺，肛门检查在盆腔内扪及偏小的子宫。

（5）高血压：由于 11-去氧皮质酮在体内积聚，患者出现水钠潴留和高血压。这是 11β-羟化酶缺陷与 21-羟化酶缺陷在临床表现上的区别。

（三）内分泌激素测定

与 21-羟化酶缺陷相同的是，11β-羟化酶缺陷患者的血促性腺激素水平在正常范围，黄体酮、睾酮、硫酸脱氢表雄酮（DHEAS）和 17-羟孕酮水平均升高。

与 21-羟化酶缺陷不同的是，11β-羟化酶缺陷患者的血 11-去氧皮质醇和去氧皮质酮水平显著升高。

（四）诊断及鉴别诊断

根据临床表现，体格、妇科和超声检查，内分泌激素测定和染色体分析，11β-羟化酶缺陷不难诊断。11β-羟化酶缺陷最容易与 21-羟化酶缺陷相混淆（表 6-4），两者的血 17-羟孕酮水平均升高。11β-羟化酶缺陷患者体内的 11-脱氧皮质醇和去氧皮质酮水平升高，有高血压；而 21-羟化酶缺陷患者没有这些表现。

表 6-4 21-羟化酶缺陷和 11β-羟化酶缺陷的鉴别

疾病	男性化	高血压	17-羟孕酮	去氧皮质酮
21-羟化酶缺陷	有	无	高	低
11β-羟化酶缺陷	有	有	高	高

（五）治疗

11β-羟化酶缺陷的治疗与单纯男性化型 21-羟化酶缺陷的治疗相似，以糖皮质激素治疗为主。如果使用糖皮质激素后，血压仍不正常，需要加用抗高血压药。

1. 糖皮质激素

儿童一般使用氢化可的松，剂量为每天 10～20 mg/m^2，分 2～3 次服用。成人每天使用氢化可的松 37.5 mg，分 2～3 次服用；泼尼松 7.5 mg/d，分 2 次服用；或地塞米松 0.4～0.75 mg，每晚睡前服用 1 次。需要终身服药。

在应激情况下，需要将剂量增加 1～2 倍。在手术或外伤时，如果患者不能口服，就改为肌肉或静脉给药。

2. 抗高血压药物

糖皮质激素治疗后，如果患者的血压仍偏高，需要加用抗高血压药。

3. 手术治疗

有外阴畸形者需要手术治疗。

4. 生育问题

与 21-羟化酶缺陷者一样，11β-羟化酶缺陷者可以正常生育。糖皮质激素治疗后，如果患者恢复自发排卵，就能自然受孕。如果患者没有自发排卵，需要促排卵治疗。促排卵治疗首选氯米芬，如治疗失败，再选 HMG。怀孕期间应继续使用糖皮质激素。

三、17α-羟化酶缺陷

17α-羟化酶（CYP17）缺陷是先天性肾上腺皮质增生症中非常少见的类型，约占总数的 1%。

（一）发病机制

CYP17 的作用是将孕烯醇酮和黄体酮转化成 17-羟孕烯醇酮和 17-羟孕酮，皮质醇、雌激素和雄激素的合成均需要 CYP17，因此，当 CYP17 有缺陷时皮质醇、雌激素和雄激素的合成均受影响。肾上腺皮质醇和雄激素合成受阻时，去氧皮质酮和皮质酮的合成可增加（图 6-7）。

对女性来说，17α-羟化酶缺陷也会使卵巢的雌激素合成受阻，因此她们的第二性征发育将受到影响。

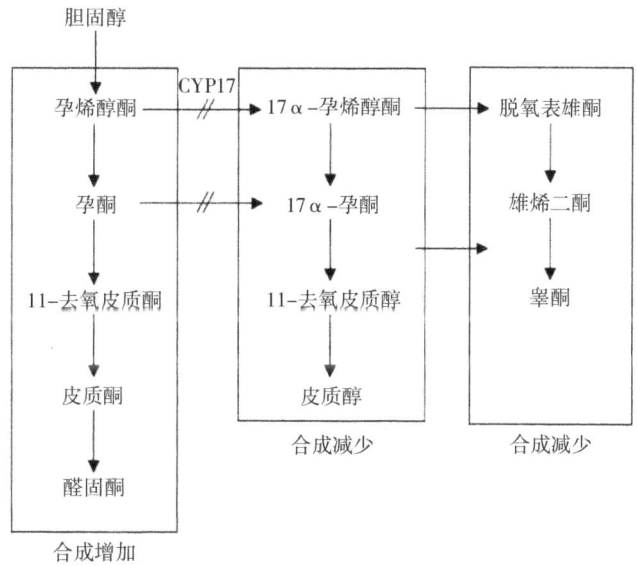

图 6-7　17α-羟化酶缺陷者肾上腺类固醇皮质激素合成变化

（二）临床表现

对女性患儿来说，她们的染色体为 46，XX，性腺是卵巢，性分化不受任何影响，不存在两性畸形。青春期启动后，由于卵巢不能合成雌激素，因此患者的乳房不发育，外阴为幼稚型，没有排卵和月经。另外，由于去氧皮质酮合成增加，患者有水钠潴留、高血压和低钾血症。

（三）内分泌激素测定

患者的血促性腺激素水平升高，血睾酮和雌激素水平低，血黄体酮、去氧皮质酮和皮质酮水平升高。

（四）诊断及鉴别诊断

17α-羟化酶缺陷与性腺发育不全和原发性中枢性闭经的区别在于，后两者没有高血压，没有血黄体酮、去氧皮质酮和皮质酮水平升高。与 21-羟化酶的区别在于后者没有性幼稚和高血压；与 11β-羟化酶缺陷的区别在于后者有男性化表现，没有性幼稚（表 6-5）。

表 6-5　17α-羟化酶缺陷的鉴别诊断

疾病	男性化	性幼稚	高血压	睾酮	17-羟孕酮	去氧皮质酮
21-羟化酶缺陷	有	无	无	高	高	低
17α-羟化酶缺陷	无	有	有	低	低	高
11β-羟化酶缺陷	有	无	有	高	高	高

（五）处理

治疗原则是补充糖皮质激素、抗高血压和补充雌、孕激素。17α-羟化酶缺陷患者没有外阴畸形，不需要手术治疗。

1. 糖皮质激素

儿童一般使用氢化可的松，剂量为每天 10～20 mg/m²，分 2～3 次服用。成人每天使用氢化可的松 37.5 mg，分 2～3 次服用；泼尼松 7.5 mg/d，分 2 次服用；或地塞米松 0.4～0.75 mg，每晚睡前服用 1 次。

在应激情况下，需要增加剂量 1～2 倍。在手术或外伤时，如果患者不能口服，就改为肌肉或静脉给药。女性患者需要终身服药。

2. 抗高血压药物

糖皮质激素治疗后，如果患者的血压仍偏高，需要加用抗高血压药。

3. 雌、孕激素治疗

进入青春期后，为促进第二性征的发育，避免骨质疏松，患者需补充雌、孕激素。在骨骺愈合前，如果患者还想继续长高，可先给予小剂量的雌激素，如妊马雌酮（倍美力）0.15～0.3 mg/d 或戊酸雌二醇 0.5～1 mg/d。如果不需要继续长高，可给予妊马雌酮 0.3～0.625 mg/d 戊酸雌二醇 1～2 mg/d。每个周期加用甲羟孕酮 5～10 天，6～10 mg/d。

4. 生育问题

由于患者性激素分泌异常，卵泡不能发育，所以无法受孕。

四、3β-羟类固醇脱氢酶缺陷

约 2% 的先天性肾上腺皮质增生症是由 3β-羟类固醇脱氢酶缺陷引起的。

（一）发病机制

3β-羟类固醇脱氢酶（3β-HSD）作用是把类固醇激素合成的 $\triangle^5$ 途径转换成 $\triangle^4$ 途径，人体内有两种 3β-羟类固醇脱氢酶，即 3β-羟类固醇脱氢酶 I 型和 II 型。I 型分布在周围组织，II 型分布在性腺和肾上腺皮质。引起内分泌紊乱的是 II 型酶缺陷。

当基因缺陷造成 II 型酶缺陷时，睾酮、雌二醇、皮质醇和醛固酮的合成都受阻，体内可以积聚大量的 DHEA 和 $\triangle^5$-雄烯二醇（图 6-8）。女性胎儿可有外阴男性化表现。

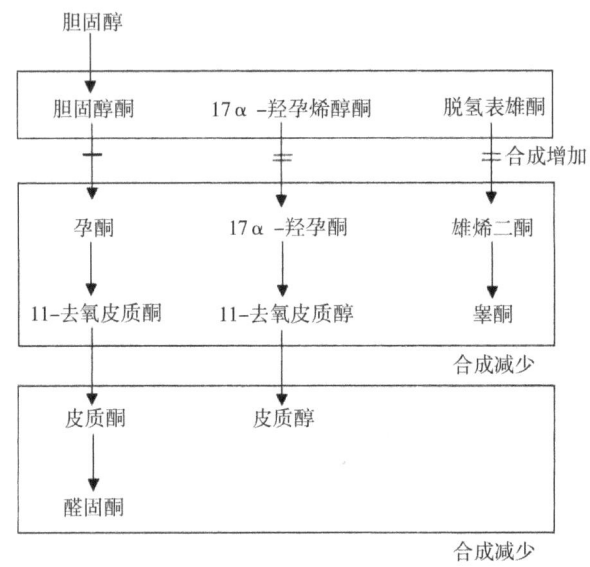

图 6-8　3β-羟类固醇脱氢酶缺陷者肾上腺类固醇皮质激素合成变化

（二）临床表现

患者的临床表现差异很大。3β-羟类固醇脱氢酶缺陷严重时，患者会出现肾上腺皮质功能减退、脱水和低血压等，此类患者一般不来妇产科就诊，而是去内分泌科就诊。症状轻者可能无明显异常或有单纯男性化表现。

还有一些不典型的患者，其临床表现类似肾上腺皮质功能早现和高雄激素血症。

妇科检查：外阴有不同程度的男性化，有阴道、子宫和卵巢，阴唇和腹股沟处无性腺。

（三）内分泌激素测定

血 ACTH、17-羟孕烯醇酮和 DHEAS 升高。

（四）诊断及鉴别诊断

测定 17-羟孕烯醇酮/17-羟孕酮比值对诊断和鉴别诊断很有意义（表 6-6）。

表 6-6　3β-羟类固醇脱氢酶缺陷的鉴别诊断

疾病	男性化	高血压	17-羟孕酮	17-羟烯醇酮/17-羟孕酮
21-羟化酶缺陷	有	无	高	正常
3β-脱氢酶缺陷	有	无	低	高
11β羟化酶缺陷	有	有	高	正常

（五）治疗

治疗同21-羟化酶缺陷，需终身补充肾上腺皮质激素，失盐型需补充盐皮质激素。青春期开始加用雌、孕激素治疗。

五、先天性类脂质性肾上腺皮质增生症

先天性类脂质性肾上腺皮质增生症极为罕见，目前全球报道不超过100例。

（一）发病机制

由于患者的肾上腺增大并含有大量的胆固醇和其他脂质，因此被称为先天性类脂质肾上腺皮质增生症。过去认为该疾病病因是胆固醇P450侧链裂解酶基因（CYP11A1）突变，目前认为病因是StAR基因突变，当StAR发生基因突变时，胆固醇不能进入到线粒体内，所有的类固醇激素都不能被合成（图6-9）。

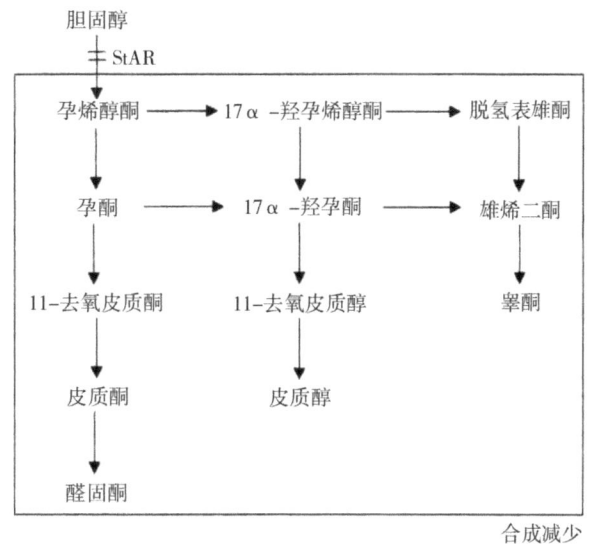

图 6-9　StAR 缺陷者肾上腺类固醇皮质激素合成变化

（二）临床表现

患者会出现肾上腺皮质功能减退、脱水和低血压等。女性患儿的性分化不受任何影响，不存在两性畸形。

青春期启动后，由于卵巢不能合成雌激素，因此患者的乳房没有发育，外阴为幼稚型，没有排卵和月经。

（三）内分泌激素测定

患者的类固醇激素水平均非常低。

（四）处理

多数患儿夭折。对幸存者首先要进行抢救，补充肾上腺皮质激素，并需终身服用。青春期加用雌激素。

第二节　Cushing 综合征

Cushing综合征（又称皮质醇增多症）是由于体内糖皮质激素及其类似物长期过多，导致患者在临床

上出现满月脸、水牛背、向心性肥胖、多血质、紫纹等一系列症状和体征。自发性 Cushing 综合征可由肾上腺、垂体、下丘脑甚至其他组织异常分泌引起，这些因素最终导致肾上腺分泌过多的皮质醇，是一种罕见病。接受糖皮质激素治疗的患者，临床上也会出现 Cushing 综合征的体征，但只有少数比较典型，后者又称医源性 Cushing 综合征，比较常见。

一、诊断

诊断分两步：确诊 Cushing 综合征与明确其病因。

（一）确诊 Cushing 综合征

临床表现是典型的，尤其有紫纹、向心性肥胖的患者，结合临床其他表现，大多数患者的 Cushing 综合征诊断即可确定。临床上约 10% Cushing 综合征患者表现是非典型性的，尤其在疾病早期。对这些不典型的患者，确诊 Cushing 综合征是完全需要实验室检查帮助的；临床较典型的患者需要了解病情的严重性、了解病因，也需要实验室检查。

实验室检查的项目较多，主要有血皮质醇昼夜节律，24 h 尿游离皮质醇、1 mg 地塞米松抑制试验、2 mg 地塞米松抑制试验，这些都是确诊 Cushing 综合征的经典检查。少数情况下这些检查还不能进行较好的诊断，可能需要胰岛素低血糖试验和地塞米松结合促肾上腺皮质素释放激素（CRH）兴奋试验。

正常人血液皮质醇有明显的昼夜节律，通常上午 8 点作用最高，午夜最低。日常活动的差别、一些应激因素的参与，上午 8 点的皮质醇在正常或疾病状态下可能会高于正常，然而午夜的皮质醇基本都恢复至低下水平。排除这些因素，午夜皮质醇大于 49.7 nmol/L（1.8 μg/dL），说明体内皮质醇升高，大于 138.0 nmol/L（5 μg/dL），需要高度怀疑是 Cushing 综合征。24 h 尿游离皮质醇均应该超过正常值。导致 24 h 尿游离皮质醇升高的原因很多，判断结果时需要排除导致垂体肾上腺轴活性增加的因素；Cushing 病早期情况下可有间歇期存在，此时的 24 h 尿游离皮质醇可在正常范围，临床需要随访观察。

1 mg 地塞米松抑制试验是一种筛查试验，可方便地在门诊进行。晚上 11～12 点间服用地塞米松 1 mg，第 2 日上午 8 点血浆皮质醇小于 49.7 nmol/L（1.8 μg/dL）可排除 Cushing 综合征，大于 138.0 nmol/L（5 μ/dL）需高度怀疑，应进一步检查以明确诊断。

2 mg 地塞米松抑制试验可以说是 Cushing 综合征的确诊试验，每日口服 2 mg 地塞米松（0.75 mg，每 8 h 1 次，用 2 d）后，第 3 天上午 8 点血浆皮质醇小于 49.7 nmol/L（1.8 μg/dL）可排除，大于 138.0 nmol/L（5 μg/dL）可明确诊断为本病，后者仍需要排除导致垂体肾上腺轴活性增加的因素。

（二）Cushing 综合征的病因诊断

由于导致 Cushing 综合征有多个病因，需要进一步明确。

1. ACTH 的测定

这个项目可以明确患者是否是 ACTH 依赖性的。ACTH 达到 200 pg/mL，需要高度怀疑是否是异位 ACTH 综合征。

2. 8 mg 地塞米松抑制试验

如果每日口服 8 mg 地塞米松，服用 2 d，尿或血浆皮质醇不能抑制到对照的 50% 以下，则可以明确诊断该患者是由垂体 ACTH 瘤引起。若不能被抑制，多是肾上腺自主分泌过多皮质醇或异位 ACTH 综合征。

3. B 超、CT、MRI 的影像学检查

发现影像学异常，多能提示 Cushing 综合征病因所在。由于垂体瘤和肾上腺结节的发生率较高，不能排除合并与 Cushing 综合征无关的占位病变。

4. 一些功能试验

主要有 CRH 兴奋试验、ACTH 兴奋试验、甲吡酮试验等，对病因的诊断有一定的帮助。尤其是 CRH 兴奋试验，对诊断异位 ACTH 综合征准确性较好。

5. 岩窦下静脉取样检查（IPSS）

Cushing 病患者进行岩窦下静脉取血测定 ACTH 水平，通过与外周血 ACTH 比较，可以较确切地与异位 ACTH 综合征进行鉴别。双侧岩窦下静脉插管还可以帮助确定垂体 ACTH 瘤为偏左侧或偏右侧，指导

外科手术起初的主要垂体部位。

在 Cushing 综合征状态进行诊断与明确病因，上述检查某单一指标都不能完全反映临床实际情况，需要多种方法综合分析。IPSS 是一有创伤性检查，只在临床药物试验支持 Cushing 病，CT、MRI 无明显发现时才考虑进行。

二、治疗

本处仅介绍 Cushing 病治疗。

临床表现和激素、生化测定能明确支持 Cushing 病，无论影像学有否垂体肿瘤发现，都应进行经蝶垂体腺瘤摘除。

在手术切除肿瘤的同时，就应补充糖皮质激素。一般术中补 100～200 mg 琥珀酰氢化可的松，当天可补到 300 mg；手术后仍需要补充：一般术后第 1～2 日补 200 mg，第 2～4 日补 150 mg，第 4～7 日补 100 mg，第 2 周减为每日 50 mg，第 3 周后可改为 25 mg。手术后减量快慢可个体化，肾上腺明显增生，尤其伴结节的，可以减量稍快；以前肾上腺有过手术的，减量需要慢一些。患者多在 1～3 个月后停止补充可的松。

手术后患者可出现体重下降、蜕皮、皮肤瘙痒等症状，这是皮质醇减少的结果。手术需要评估垂体、肾上腺的功能，手术后 1 个月血、尿皮质醇正常，ACTH 水平减低，对 CRH 反应性好，复发可能较小；如这些数据不能恢复正常，复发可能性非常大。一般经手术后 3～5 年的复发率为 30%～40%。

如经蝶垂体瘤手术很成功，Cushing 病患者多能很好恢复。经蝶垂体手术失败者应再次经蝶手术；不能经蝶垂体再次手术，可做肾上腺次全切除，或进行垂体放射治疗。

一般放射治疗有效率为 15%～25%，大多数患者无效，有效患者不久复发或转为垂体前叶功能减退表现。

Cushing 病的药物治疗主要是一种辅助性或姑息性治疗，也可以作为一种主要的治疗，也可以与手术、放射治疗合用。按药物作用机制，主要分中枢功能抑制性和在肾上腺抑制合成类固醇激素的药物。

中枢功能抑制性药物主要有赛庚啶，每日剂量需要较大，多大于每日 24 mg；溴隐亭，每日试用剂量远超过治疗垂体催乳素瘤的量，每日 10～20 mg；丙戊酸钠，每日 300～600 mg；生长抑素，每日 300μg。目前这些药物治疗效果均不理想。目前市场上生长抑素类似物主要针对 1、2、3 型受体发挥作用，ACTH 瘤上没有生长抑素受体或仅有 5 型受体，需要新的生长抑素类似物。

肾上腺抑制合成的药物主要有氨鲁米特（氨基导眠能），每日 1 000～2 000 mg；甲吡酮，每日 500～1 500 mg；酮康唑，每日 600～1 000 mg；双氯苯二氯乙烷（o,p′-DDD），每日 2 000～6 000 mg，临床均有一定疗效，但药物的毒性反应均较大，长期用药需要注意药物的不良反应。

三、预后

Cushing 病的预后与病情严重程度（即病程长短、肿瘤大小）有关，还与垂体手术者的水平有关。60%～70% 患者经垂体手术后得到治愈；如果复发，多数是原部位垂体瘤复发。复发患者的治疗根据医院条件可以选择垂体再手术、放射治疗、肾上腺手术加放射治疗等，这些患者预后较差，或是病情不缓解，或是垂体前叶功能减退。如一次性经蝶窦垂体手术治愈的患者，垂体前叶功能减退发生率较小；多次手术或放射治疗后，垂体前叶功能减退发生率明显增高。

第三节　原发性醛固酮增多症

一、西医概述

原发性醛固酮增多症（简称原醛症）是指肾上腺皮质发生病变（大多为腺瘤，少数为增生）使醛固酮分泌增多，导致水钠潴留，血容量扩张，从而抑制了肾素-血管紧张素系统，以高血压、低血钾、肌无力、夜尿多为主要临床表现的一种综合征。

原醛症的主要病理生理变化为醛固酮分泌增多，肾素活性被抑制，引起高血压、低血钾、肌无力、周期性麻痹，血钠浓度升高，细胞外液增多，尿钾排出相对过多，二氧化碳结合力升高，尿 pH 为中性或碱性。原醛症患者之所以醛固酮分泌增多，肾上腺皮质腺瘤是一个主要原因，而且占原醛症病因的大多数，其次是增生，再其次是癌。Conn 氏为 95 例原醛症患者做手术探查，发现 82 例（约 86%）为腺瘤和 13 例（约 14%）为双侧肾上腺皮质增生。

二、诊断要点

（一）临床表现

1. 高血压

高血压为最早出现的症状，一般不呈恶性演变，但随病情进展血压渐高，大多数在 22.7/13.3 kPa（170/100 mmHg）左右，高时可达 28.0/17.3 kPa（210/130 mmHg）。

2. 神经肌肉功能障碍

（1）肌无力及周期性麻痹较为常见，一般说来，血钾愈低，肌肉受累愈重，常见诱因为劳累，或服用氯噻嗪、呋塞米等促进排钾的利尿药。麻痹多累及下肢，严重时累及四肢，也可发生呼吸、吞咽困难。麻痹时间短者数小时，长者数日或更久；补钾后麻痹即暂时缓解，但常复发。

（2）肢端麻木、手足抽搐。在低钾严重时，由于神经肌肉应激性降低，手足抽搐可较轻或不出现，而在补钾后，手足抽搐往往明显。

3. 肾脏表现

（1）因大量失钾，肾小管上皮细胞空泡变性，浓缩功能减退，伴多尿，尤其夜尿多，继发口渴、多饮。

（2）常易并发尿路感染。

4. 心脏表现

（1）心电图呈低血钾图形：R-T 间期延长，T 波增宽、降低或倒置，U 波明显，T、U 波相连或成驼峰状。

（2）心律失常：较常见者为过早搏动或阵发性室上性心动过速，严重时可发生心颤。

（二）实验室检查

1. 血、尿生化检查

（1）低血钾：大多数患者血钾低于正常，一般在 2～3 mmol/L，严重者更低。低血钾往往呈持续性，也可为波动性，少数患者血钾正常。

（2）高血钠：血钠一般在正常高限或略高于正常。

（3）碱血症：血 pH 和 CO_2 结合力为正常高限或略高于正常。

（4）尿钾高：在低血钾条件下（低于 3.5 mmol/L），每日尿钾仍在 25 mmol 以上。

（5）尿钠排出量较摄入量为少或接近平衡。

2. 尿液检查

（1）尿 pH 为中性或偏碱性。

（2）尿常规检查可有少量蛋白质。

（3）尿比重较为固定而减低，往往在 1.010～1.018 之间，少数患者呈低渗尿。

3. 醛固酮测定

（1）尿醛固酮排出量：正常人在普食条件下，均值为 21.4 mmol/24 h，范围 9.4～35.2 nmol/L（放免法），本症中高于正常。

（2）血浆醛固酮：正常人在普食条件下（含 Na 160 mmol/d，K 60 mmol/d）平衡 7 天后，上午 8 时卧位血浆醛固酮为 413.3±180.3 pmol/L，患者明显升高。

醛固酮分泌的多少与低血钾程度有关，血钾甚低时，醛固酮增高常不明显，此因低血钾对醛固酮的分泌有抑制作用。另一特征是血浆肾素 – 血管紧张素活性降低，而且在用利尿剂和直立体位兴奋后也不能显著升高。若为继发性醛固酮增多症，则以肾素－血管紧张素活性高于正常为特征。

4. 肾素、血管紧张素Ⅱ测定

患者血肾素、血管紧张素Ⅱ基础值降低，有时在可测范围内。正常参考值前者为 0.55 ± 0.09 pg/(mL·h)，后者为 26.0 ± 1.9 pg/mL。经肌肉注射呋塞米（0.7 mg/kg 体重）并在取立位 2 h 后，正常人血肾素、血管紧张素Ⅱ较基础值增加数倍，兴奋参考值分别为 3.48 ± 0.52 pg/(mL·h) 及 45.0 ± 6.2 pg/mL。原醛症患者兴奋值较基础值只有轻微增加或无反应。醛固酮瘤中肾素、血管紧张素受抑制程度较特发性原醛症更显著。

5. 24 h 尿 17-酮类固醇及 17-羟皮质类固醇

一般正常。

6. 螺内酯试验

螺内酯可拮抗醛固酮对肾小管的作用，每日 320～400 mg（微粒型），分 3～4 次口服，历时 1～2 周，可使本症患者的电解质紊乱得到纠正，血压往往有不同程度的下降。如低血钾和高血压是由肾脏疾患所引起者，则螺内酯往往不起作用。此试验有助于证实高血压、低血钾是由于醛固酮过多所致，但不能据之鉴别为原发性或继发性。

7. 低钠、高钠试验

（1）对疑有肾脏病的患者，可作低钠试验（每日钠摄入限制在 20 mmol），本症患者在数日内尿钠下降到接近摄入量，同时低血钾、高血压减轻，而肾脏患者因不能有效地潴钠，可出现失钠、脱水。低血钾、高血压则不易纠正。

（2）对病情轻、血钾降低不明显的疑似本症患者，可作高钠试验，每日摄入钠 240 mmol/L。如为轻型原发性醛固酮增多症，则低血钾变得更明显。对血钾已明显降低的本症患者，不宜行此试验。

三、诊断标准

（一）临床症状

（1）高血压。

（2）低钾血症。

（3）四肢麻痹、手足抽搐、多饮多尿。

（二）检查所见

（1）血浆肾素活性（PRA）受抑制及下述 A、B 任何一项刺激试验无反应。A: 速尿 40～60 mg 静注，立位 30～120 min。B: 减盐食（10 mEq/d）4 天，再保持立位 4h。

（2）血浆醛固酮浓度（PAC）或尿醛固酮排泄量增多。

（3）尿 17-羟皮质类固醇及 17-酮类固醇排泄量正常。

（4）肾上腺肿瘤定位诊断：A: 腹膜后充气造影。B: 肾上腺静脉造影。C: 肾上腺扫描（^{131}I-胆固醇、CT）。D: 肾上腺或肾静脉血中醛固酮含量测定。

四、鉴别诊断

对于有高血压、低血钾的患者，除本症外，还要考虑以下一些疾病。

（1）原发性高血压患者因其他原因如服用氯噻嗪、呋塞米或慢性腹泻等而导致低血钾者。

（2）肾缺血而引起的高血压，如急进性原发性高血压、肾动脉狭窄性高血压，患这些疾病的一部分患者可因继发性醛固酮增多而合并低血钾，但患者的血压一般较本症患者更高，进展更快，可伴有明显的视网膜损害。此外，此组高血压患者往往有急进性肾功能衰竭的临床表现，伴氮质血症、酸中毒等。肾动脉狭窄患者中部分可听到肾区血管杂音，放射性肾图、静脉肾盂造影、分测肾功能显示一侧肾功能减退。这类患者血浆肾素活性高，对鉴别诊断甚重要。

（3）失盐性肾病（失钾性肾病）：通常由于慢性肾盂肾炎所致，往往有高血压、低血钾，患者肾功能损害较明显，尿钠排出量较高，常伴有脱水。血钠不高反而偏低，无碱中毒，往往呈酸中毒。低钠试验显示肾不能保留钠。

（4）分泌肾素的肾小球旁细胞的肿瘤（肾素瘤）：分泌大量肾素，可引起高血压、低血钾。但患者的年龄较轻，而高血压严重，血浆肾素活性甚高，血管造影可显示肿瘤。

（5）肾上腺其他疾病：皮质醇增多症，尤以腺癌和异位 ACTH 综合征所致者，可伴明显低血钾，临床症群可助鉴别诊断。

（6）先天性 11β- 羟类固醇脱氢酶（11β-HSD）缺陷为近年确认的一种新病种。临床表现近似原发性醛固酮增多症，包括严重高血压、明显的低血钾性碱中毒，多见于儿童和青年人。可发生抗维生素 D 的佝偻病，此由于盐皮质激素所致高尿钙。此病用螺内酯治疗有效，用地塞米松治疗也可奏效。发病机制为先天性 11β- 羟类固醇脱氢酶缺陷。患者 17- 羟及游离皮质醇排量远较正常为低，但血浆皮质醇正常。此外，尿中皮质素（可的松）代谢物/皮质醇（氢可的松）代谢物比值降低。

五、诊断提示

（1）因早期症状常表现为单一血压升高而易误诊，此病所致高血压占所有高血压症的 0.4%~2%，多为轻 - 中度高血压。它可早于低血钾症群 2~4 年出现。作出原发性高血压诊断应慎重，凡是小于 40 岁的高血压患者或用一般降压药物治疗效果不佳，或伴有肌无力时应警惕本病的可能性。应常规检查血钾、24 h 尿钾排泄量、肾上腺 B 超。

（2）低钾所致发作性肌无力、肌麻痹易与周期性麻痹混淆，对于低血钾者，应仔细寻找低钾原因，在确立周期性麻痹诊断时应慎重。尤其在补钾过程中出现抗拒现象者应警惕此病。

（3）原醛症的定位诊断 CT 准确性更高；B 超强调采用多个切面探查，CT 扫描时则强调薄层增强扫描（3~5 mm），范围应包括整个肾上腺。

六、西医治疗

原醛症的治疗分手术治疗及药物治疗两方面。

（一）手术治疗

如系醛固酮瘤，单侧腺瘤者术后可使 65% 患者完全治愈，其余患者也可获好转。如系双侧肾上腺皮质增生患者，安体舒通治疗效果不佳，则肾上腺全切除或次全切除也不能使血压下降。临床上诊断为特醛症的，经肾上腺手术后其醛固酮分泌过多可能得到纠正，低肾素活性仍存在，血压可能有所下降，但达不到正常水平。有时高血压仍持续不降。因此不少人主张，这一类型的醛固酮增多症不适合肾上腺外科手术。

（二）药物治疗

对肾上腺皮质增生所致的原醛症，近年来趋向于用药物治疗。

（1）安体舒通（spironolactone）可能是治疗醛固酮分泌增多症患者最有效的药，它作为竞争抑制剂，竞争与醛固酮有关的细胞溶质受体，因此，在靶组织上有对抗盐皮质激素的作用。安体舒通也是一种抗雄激素和孕激素的药物，这可以解释它的许多不良副作用，性欲减退、乳房痛和男子女性型乳房可发生在 50% 或更多的男性。而月经过多和乳房痛可发生于服药妇女。这样，副作用将有碍于安体舒通的长期使用，特别是年轻的男女，安体舒通的剂量范围从每天 50 mg 一次到每天 100 mg 两次。

（2）药物如 amiloride（阿米洛利，咪吡嗪）或 triamterene（USP，氨苯喋啶，三氨喋呤）也可以对抗醛固酮对肾小管的作用，这些制剂是通过抑制钠的重吸收和钾的排泄，通过对肾小管细胞的直接作用，而不是竞争醛固酮的受体。这可以解释为什么氨苯喋啶和咪吡嗪比安体舒通的抗高血压作用要小。

（3）钙通道阻滞剂，如 nifedipine（硝基吡啶，心痛定，利心平）也是醛固酮增多症患者有效的药物，它除了抗高血压作用外，还可减少醛固酮的生成。

（4）氨基导眠能也可抑制醛固酮的合成，治疗原醛症有一定疗效。

七、治疗提示

腺瘤的根除方法为手术切除。特发性增生型虽可作大部分肾上腺切除术（一侧切除，另一侧切除大部分），但手术疗效差，目前趋向于药物治疗，有时难以确定为腺瘤或增生，需做手术探查。

八、中医概述

原醛症是以头痛、眩晕、肌肉麻痹、震颤，甚至痿废不用、夜尿增多、膝软腰痛为主要临床表现。属中医"肝风""痉证""痿痹""眩晕""头痛"等范畴。中医学虽无原醛症的病名，但对其病因病机却早有类似的论述。如《素问·至真要大论》云："诸风掉眩，皆属于肝。……诸痉项强，皆属于湿。"《证治汇补·眩晕》亦云："以肝上连目系而应于风，故眩为肝风，然亦有因火、因痰、因虚、因暑、因湿者。"

中医学认为，本病病因多因肝肾阴虚，夹有实热湿瘀阻滞。肾为先天之本，肾中精气宜固藏，若生活不节、纵欲妄为，或大病久病之后、失于调理，或先天不足、素体多病，均可致肾精受损。湿热内伤、肝经湿热瘀阻，可致下肢沉重软弱无力，肌肉痹着麻木或阵发性肌肉痉挛。总之，本病病位在肝肾，多因肝肾阴虚、实热湿瘀阻滞所致。

九、辨证纲目

（一）肝肾阴虚

证候：目眩耳鸣，遗精盗汗，下肢痿软无力，腰脊酸软，不能久立，舌红少苔，脉细数。

辨析：肝肾精血亏虚，不能上承，故见目眩耳鸣。肾藏精，肾虚不能藏精，故见遗精盗汗。肝肾亏虚，精血不能濡养筋骨经脉，故下肢痿软不用。精髓不足，故腰脊酸软，不能久立。舌红少苔，脉细数，均为阴亏内热之象。

（二）肝阳上亢

证候：眩晕耳鸣，头痛且胀，每因烦劳或恼怒而头晕、头痛加剧，面时潮红，急躁易怒，少寐多梦，口苦，舌质红，苔黄，脉弦。

辨析：肝阳上亢，上冒清空，故头晕头痛。劳则伤肾，怒则伤肝，均可使肝阳更盛，故头晕头痛加剧。阳升则面部潮红，肝旺则急躁易怒。肝火扰动心神，故少寐多梦。口苦，舌质红，苔黄，脉弦，皆是肝阳上亢之征。

（三）肝经湿热

证候：胸痞脘闷，小便短赤涩痛，四肢痿软，身体困重，足胫热气上膝，或有发热，苔黄腻，脉细数。

辨析：湿阻气机，升降失常，故见胸膈痞闷。湿热下注，故小便热赤涩痛。湿热浸渍肌肤，则见肢体困重。浸淫经脉，气血阻滞，故痿软无力。湿热郁蒸，气机不化，可见身热不尽。苔黄腻，脉濡数，均为湿热内蕴之征。

十、治疗方法

（一）辨证选方

1. 肝肾阴虚

治法：补益肝肾，滋阴清热。

方药：六味地黄丸合杜仲秦艽汤加减。熟地 30 g，山萸肉 15 g，干山药 12 g，泽泻 10 g，茯苓 10 g，丹皮 10 g，杜仲 15 g，秦艽 12 g，天麻 12 g，防己 10 g，乳香 10 g，没药 10 g，红花 10 g，威灵仙 10 g，桂枝 15 g。若阳亢明显者，加决明子、珍珠母以平肝潜阳。

2. 肝阳上亢

治法：平肝潜阳，滋养肝肾。

方药：天麻钩藤饮合独活寄生汤加减。天麻 9 g，钩藤 12 g（后下），石决明 18 g（先煎），山栀、黄芩各 9 g，川牛膝 12 g，杜仲、益母草、桑寄生、夜交藤、茯神各 9 g，独活 10 g，寄生 10 g，细辛 6 g，秦艽 10 g，茯苓 10 g，人参 6 g，甘草 3 g，当归 10 g，芍药 10 g，干地黄 12 g。

3. 肝经湿热

治法：清热利湿，通利筋脉。

方药：二妙散加减。黄柏15 g，苍术15 g，生熟地各12 g，枸杞子12 g，当归12 g，川芎15 g，五加皮10 g，桂枝10 g。瘀阻偏盛者加龙胆草；阳盛上冲者加夏枯草、珍珠母。

（二）中成药

罗布麻叶冲剂：功能清火降压，平肝安神，强心利尿。每次1袋，每日3次，温开水冲服。

十一、中西医结合治疗思路与方案

（1）本病患者多以高血压、低血钾症群前来就诊，因此临床上首先给予西药以控制高血压的发展是必要的。

（2）待病情稳定后，根据中医辨证分型进行中西医结合治疗比单纯用西药治疗收效显著，无副作用，不产生耐药性。但中药是否具有拮抗醛固酮的作用还尚待定论。

第四节 继发性醛固酮增多症

继发性醛固酮增多症（继醛症）是由于肾上腺外的原因引起肾素-血管紧张素系统兴奋，肾素分泌增加，导致醛固酮继发性的分泌增多，并引起相应的临床症状，如高血压、低血钾和水肿等。

一、病因

（一）有效循环血量下降所致肾素活性增多的继醛症

（1）各种失盐性肾病：如多种肾小球肾炎、肾小管性酸中毒等。

（2）肾病综合征。

（3）肾动脉狭窄性高血压和恶性高血压。

（4）肝硬化合并腹水以及其他肝脏疾病。

（5）充血性心力衰竭。

（6）特发性水肿。

（二）肾素原发性分泌增多所致继醛症

（1）肾小球旁细胞增生（Bartter综合征）Gitelman综合征。

（2）肾素瘤（球旁细胞瘤）。

（3）血管周围细胞瘤。

（4）肾母细胞瘤。

二、病理生理特点

（一）肾病综合征、失盐性肾脏疾病

由于缺钠和低蛋白血症，有效循环血量减少，球旁细胞压力下降，使肾素-血管紧张素系统激活，导致肾上腺皮质球状带分泌醛固酮增加。

（二）肾动脉狭窄

肾动脉狭窄时，入球小动脉压力下降，刺激球旁细胞分泌肾素。

（三）醛固酮

85%在肝脏代谢分解，当患有肝硬化时，对醛固酮的清除能力下降，血浆醛固酮半衰期延长，有30 min延长至60～90 min。同时由于腹水的存在，刺激球旁细胞肾素分泌增多，两者均可导致患者醛固酮水平明显增高。

（四）特发性水肿

特发性水肿是由于不明原因的水盐代谢紊乱所致，水肿所产生的有效循环血量下降刺激肾素分泌增

多，导致醛固酮水平增高。

（五）心衰

心衰可以使醛固酮的清除能力下降，且有效循环血量不足，均可兴奋肾素-血管紧张素系统，使醛固酮的分泌增加。

（六）Batter 综合征（BS）

BS 系常染色体显性遗传疾病，是 Batter 于 1969 年首次报道的一组综合征，主要表现为高血浆肾素活性，高血浆醛固酮水平，低血钾，低血压或正常血压，水肿，碱中毒等。病理显示患者的肾小球旁细胞明显增多，主要是肾近曲小管或髓襻升支对氯离子的吸收发生障碍，并伴有镁、钙的吸收障碍，使钠、钾离子重吸收被抑制，引起体液和钾离子丢失，导致肾素分泌增加和继发性醛固酮增多；前列腺素产生过盛；血管壁对血管紧张素Ⅱ反应缺陷；肾源性失钠、失钾；血管活性激素失调。

目前临床上将 BS 分为 3 型。

1. 经典型

幼年或儿童期发病，有多尿、烦渴、乏力、遗尿（夜尿增多），有呕吐、脱水、肌无力，肌肉痉挛，手足搐搦，生长发育障碍。不治疗者可出现身材矮小。尿钙正常或增高，肾脏无钙质沉着。

2. 新生儿型

多发病于新生儿，也可在出生前被诊断。胎儿羊水过多，胎儿生长受限，大多婴儿为早产。出生后几周可有发热、脱水，严重时可危及生命。部分患儿伴有面部畸形，生长发育障碍，肌无力，癫痫，低血压、多饮、多尿。儿童早期被诊断前通常有严重的电解质紊乱和相应的症状。常因高尿钙，早期即有肾脏钙质沉着。

3. 变异型

变异型即 Gitelman 综合征（GS）。发病年龄较晚，多在青春期后或成年起病，症状轻。有肌无力，肌肉麻木，心悸，手足搐搦。生长发育不受影响。部分患者无症状，可有多饮、多尿症状，但不明显。部分患者有软骨钙质沉积，表现为受累关节肿胀疼痛。是 BS 的一个亚型，但目前也有人认为 GS 是一个独立的疾病。

（七）Gitelman 综合征（GS）

1966 年 Gitelman 等报道了 3 例不同于 BS 的生化特点的一种疾病，除了有低血钾性代谢性碱中毒等外，还伴有低血镁、低尿钙、高尿镁。血总钙和游离钙正常。尿钙肌酐比（尿钙/尿肌酐）不大于 0.12，而 BS 患者尿钙肌酐比大于 0.12。GS 患者 100% 有低血镁，尿镁增多，绝大多数 PGE_2 为正常。

（八）肾素瘤

肿瘤起源于肾小球旁细胞，也称血管周细胞瘤。肿瘤分泌大量肾素，可引起高血压和低血钾。本病的特点：①患者年龄轻，但高血压严重；②有醛固酮增多症的表现，有低血钾；③肾素活性明显增加，尤其是肿瘤一侧肾静脉血中；④血管造影可显示肿瘤。

（九）药源性醛固酮增多症

甘草内含有甘草次酸，具有潴钠排钾作用。服用大量甘草者，可并发高血压，低血钾，血浆肾素低，醛固酮的分泌受抑制。

三、临床表现

继发性醛固酮症由多种疾病引起，各有其本身疾病的临床表现，下述为本症相关的表现。

（一）水肿

原有疾病无水肿，出现继醛症时一般不引起水肿，因为有钠代谢"脱逸"现象。原有疾病有水肿（如肝硬化），发生继醛症可使浮肿和钠潴留加重，因为这些患者钠代谢不出现"脱逸"现象。

（二）高血压

因各种原因引起肾缺血，导致肾素-血管紧张素-醛固酮增加，高血压发生。分泌肾素的肿瘤患者，血压高为主要的临床表现。而肾小球旁细胞增生的患者，血压不高为其特征。其他继醛症患者血压变化不恒定。

(三) 低血钾

继醛症的患者往往都有低血钾。

四、实验室检查与特殊检查

（1）血清钾为 1.0～3.0 mmol/L，血浆肾素活性多数明显增高，在 27.4～45.0 ng/(dL·h)[正常值 1.02～1.75 ng/(dL·h)]；血浆醛固酮明显增高。

（2）24 h 尿醛固酮增高。

（3）肾上腺动脉造影，目的是了解有否肿瘤压迫情况。

（4）B 型超声波探查对肾上腺增生或肿瘤有价值。

（5）肾上腺 CT 扫描，磁共振检查是目前较先进的方法，以了解肿瘤的部位及大小。

（6）肾穿刺，了解细胞形态，能确定诊断。

五、治疗

（一）手术治疗

手术切除肾素分泌瘤后，可使血浆高肾素活性、高醛固酮症、高血压和低血钾性碱中毒所致的临床症状恢复正常。

（二）药物治疗

1. 维持电解质的稳定

低钾的患者补充钾盐是简单易行的方法，口服或静脉输注或肛内注入。手足搐搦或肌肉痉挛者可给予补钙、补镁。

2. 抗醛固酮药物

螺内酯剂量根据病情调整，一般每天用量 60～200 mg。螺内酯可以拮抗醛固酮作用，在远曲小管和集合管竞争抑制醛固酮受体，增加水和 Na^+、Cl^- 的排泌，从而减少 K^+、H^+ 的排出。

3. 血管紧张素转换酶抑制药

ACEI 应用较广，它可有效抑制肾素-血管紧张素-醛固酮系统，阻断 AT Ⅰ 向 AT Ⅱ 转化，有效抑制血管收缩，减少醛固酮分泌，帮助预防 K^+ 丢失。同时还可降低蛋白尿，降高血压等作用。

4. 非甾体消炎药

吲哚美辛应用较广，它可抑制 PG 的排泌，并有效抑制 PG 刺激的肾素增高，保持血压对血管紧张素的反应性。另外，还有改善患儿生长发育的作用。GS 患者因 PGE_2 为正常，故吲哚美辛 GS 无效。

六、预后

BS 和 GS 两者均不可治愈，多数患者预后较好，可正常生活，但需长期服药。

第五节 肾上腺髓质增生

肾上腺髓质增生（AMH）作为一种单独的病理变化，20 世纪 70 年代以前并未引起人的注意。30 余年前我国专家提出肾上腺髓质增生是一个独立疾病。Carney 等在 1975 年报道在 Ⅱ 型多发性内分泌瘤中出现了肾上腺髓质增生，并认为是嗜铬细胞瘤的前期病变。以后国内外的报道陆续增多，统计资料表明，单纯性肾上腺髓质增生和作为 Ⅱ 型多发性内分泌瘤组成部分的肾上腺髓质增生都是存在的，中国发现的病例均为前者，国内外总例数约 200 例。

一、病理特征

肾上腺体积大、增厚，有时可见到肾上腺有结节样改变，肾上腺某个部位髓质增厚或均匀增厚。光镜和电镜下增生的髓质细胞与嗜铬细胞瘤的细胞相似。现肾上腺髓质增生病理诊断标准如下：肾上腺尾部和两翼都出现了髓质；髓质细胞增大；髓质/皮质比值增大；计算所得的肾上腺髓质重量增加2倍以上。

肾上腺髓质增生也可作为Ⅱ型多发性内分泌瘤（MEA-Ⅱ）的组成部分。MEA-Ⅱ是可能与APUD系统有关的常染色体显性遗传疾病，常包括甲状腺髓样癌、甲状旁腺肿瘤及嗜铬细胞瘤（或肾上腺髓质增生），有的还合并有神经节瘤等。MEA-Ⅱ型中肾上腺增生有40%为双侧，其余为单侧，而单纯肾上腺髓质增生70%~80%为双侧增生。

二、诊断与鉴别诊断

其临床表现与嗜铬细胞瘤非常相似，同属儿茶酚胺症。主要症状为持续高血压的基础上出现阵发性加剧，发作时酷似嗜铬细胞瘤。精神刺激、劳累常为诱因，而按压腹部不引起发作。病程较长，病情无逐渐加重趋势。α受体阻滞药治疗有效而一般降压药物无效。

加之血、尿儿茶酚胺及其代谢产物升高（尤其是在高血压发作后）基本可确诊。若儿茶酚胺测定不予支持时，可行药物抑制和激发试验。

B超、CT及MRI等检查未能发现腹膜后肿瘤，CT检查有时可显示肾上腺体积增大但无占位影像，进一步支持了肾上腺髓质增生的诊断。

放射性核素 ^{131}I-MIBG（^{131}碘-间碘苄胍）肾上腺髓质扫描，是利用 ^{131}I-MIBG易被嗜铬组织摄取的特点，可以在形态学上区分肾上腺髓质增生和嗜铬细胞瘤，在国外是首选的定位、定性方法。

三、治疗

由于本病例数较少，治疗也尚在探讨阶段，一般认为手术是首选方案，内科治疗只为辅助手段。

确诊是双侧肾上腺髓质增生或未确诊须手术探查的，取腹正中切口，以兼顾双侧肾上腺区域，同时还可探查全腹腔、腹主动脉两侧。探查时比较双侧增生的程度，Montallbano提出，若一侧增大，可将增大的一侧肾上腺切除，另一侧外观正常的肾上腺做快速冰冻切片活检。两侧肾上腺均不增大时，应做两侧活检，以决定处理方案。取活组织探查时，应谨慎操作，因肾上腺髓质增生严重时，腺体可完全失去正常的扁平形态，腺体饱满如注，做活检或分离腺体时极易破裂致髓质流失，不易得到全面的病理结果。较多见的双侧肾上腺髓质增生，既往国内外文献主张行双侧肾上腺手术。国内主张对增生显著的一侧做肾上腺全切除，另一侧切除2/3，并刮除剩余的髓质，再用甲醛溶液（福尔马林）涂抹。或对术前已明确肾上腺增大侧的肾上腺行全切除，术后密切注意血压变化及对侧肾上腺的发展情况，必要时再行该侧的次全切除，据报道，在5例单侧切除的病例中，有1例因术后血压无下降再做对侧次全切除，其余所有病例3个月后临床及儿茶酚胺均恢复正常。

对于有经验的麻醉医师，在经腹或腰部切口可采用硬膜外麻醉，一般情况下选用全麻。吗啡能使儿茶酚胺释放增加，阿托品类药物或肌肉松弛药能抑制迷走神经，引起心率加快而诱发心律失常，在麻醉时应该避免。肾上腺髓质增生患者术中血压波动较嗜铬细胞瘤小，术前使用α-肾上腺能阻滞药，目的是控制血压及心律，而不是为预防术中大量儿茶酚胺释放，术前扩容是必要的。术后无须用去甲肾上腺素来维持血压。

行双侧肾上腺手术，术前需糖皮质激素替代治疗。手术中切除肾上腺肿瘤或一侧肾上腺时，应立即静脉滴注氢化可的松以防肾上腺危象发生（激素应用见库欣病治疗）。

药物治疗主要为α-肾上腺能受体阻滞药。如酚苄明（phenoxybenzamine，氧苯苄胺）10 mg，1~2/d服用；选择性α_1受体阻断药哌唑嗪（prazosin，脉宁平），依据个体敏感性不同，3~9 mg/d，分3次服用；也可选择α及β受体阻滞药拉贝洛尔等；在出现突然高血压发作时立即缓慢静推酚妥拉明（phentolamine，regitine，苄胺唑啉）1~5 mg，待血压降至21/13 kPa左右继以10~20 mg静脉滴注（0.1~0.2 mg/min）。

有资料显示，^{131}I-MIBG在有效剂量下可产生放射治疗作用。

四、预后

本病为良性病变，疾病本身并不引起死亡，由于儿茶酚胺过多可引起高血压，出现心、脑、肾等并

发症。外科治疗效果肯定而持久，文献报道近期疗效达100%，远期疗效亦不低于60%

第六节 肾上腺皮质功能减退症

慢性肾上腺皮质功能减退症分为原发性和继发性。继发性是指下丘脑-垂体病变引起，原发性又称addison病，是指由于双侧肾上腺本身病变引起皮质功能绝大部分破坏而致的一组临床症候群。

一、病因

（一）特发性慢性肾上腺皮质功能减退

特发性慢性肾上腺皮质功能减退是由于自身免疫破坏引起，病理常显示特异性自身免疫性肾上腺炎，约75%的患者血中检测出抗肾上腺自身抗体，50%患者伴有其他器官的自身免疫病，称为自身免疫性多内分泌综合征，最常见的是addison病、桥本甲状腺炎和糖尿病三者的组合，称为Schmidt综合征。

（二）双侧肾上腺结核

双侧肾上腺结核也为本病常见病因，因血行播散所致。肾上腺皮质和髓质均遭到严重侵袭，肾上腺有干酪样坏死和钙化、纤维化等改变。

（三）其他病因

扩散性真菌感染也可以引起肾上腺炎症性破坏；HIV感染者，巨细胞病毒或HIV本身引起的肾上腺炎可导致肾上腺功能衰退；肾上腺脊髓神经病，一种X连锁隐性遗传病，也是年轻男性肾上腺皮质功能减退的病因；肺、乳腺、小肠癌肾上腺转移、淋巴瘤、白血病浸润、淀粉样变性、双侧肾上腺切除或放射治疗、类固醇激素合成酶抑制药酮康唑、氨鲁米特等均可导致慢性肾上腺皮质功能减退。

二、病理生理与临床表现

主要由皮质醇及醛固酮缺乏所致，突出的临床表现为显著乏力，特征性色素沉着和直立性低血压。

（一）乏力

乏力见于所有患者，乏力程度与病情严重程度有关，严重者甚至卧床不起，无力翻身。乏力主要是由于皮质醇和醛固酮减少造成蛋白质合成不足，糖代谢紊乱及水电解质代谢异常引起。

（二）色素沉着

色素沉着见于全身的皮肤黏膜，为棕褐色，有光泽。于暴露部位和易摩擦部位更明显，如面、颈部、手背、掌纹、肘、腕、甲床、足背、瘢痕和束腰带部位；于齿龈、舌下、唇、颊部、阴道、肛周黏膜等处也有色素沉着；在正常情况下有色素沉着的部位如乳晕、腋部、脐部、会阴等色素沉着更加明显；在色素沉着的皮肤常常间有白斑点。色素沉着是垂体ACTH及黑素细胞刺激素（MSH）、促脂素（LPH）（三者皆来源于一共同前体POMC）分泌增多所致。

（三）低血压

由于皮质醇缺乏，对儿茶酚胺升压反应减弱，查体可出现心脏缩小、心音低钝等。

（四）胃肠道症状和消瘦

食欲缺乏、恶心、呕吐、腹胀、腹泻、腹痛、胃酸分泌减少、消化不良。患者均有不同程度的体重减轻，消瘦常见。

（五）低血糖

皮质醇缺乏致糖异生减弱、肝糖原耗损，患者易发生低血糖，尤其在饥饿、创伤、急性感染等情况下更易出现。

（六）其他表现

重者出现不同程度的精神、神经症状，如淡漠、抑制、神志模糊、精神失常等。也伴有男性性功能减退，女性月经失调，腋毛和阴毛脱落。肾上腺皮质低功时常伴有醛固酮缺乏，机体保钠能力降低，引起血容量降低、低钠血症和轻度代谢性酸中毒。由于皮质醇作用使ADH释放增多，肾脏对自由水清除减弱,易发生水中毒。

(七)肾上腺皮质危象的病理生理和临床表现

当原有慢性肾上腺皮质功能减退症加重或由于肾上腺皮质破坏(急性出血、坏死和血栓形成、感染严重的应激状态),会导致肾上腺皮质功能急性衰竭。

正常人在应激时肾上腺皮质可以几倍至几十倍地增加糖皮质激素分泌,以提高机体的应激能力。慢性肾上腺皮质功能减退时,其肾上腺皮质激素贮备不足,当遇到感染、过劳、大量出汗、呕吐、腹泻、分娩、手术、创伤等应激情况时,不能过多分泌肾上腺皮质激素,导致病情恶化,发生危象。而肾上腺皮质破坏、出血患者很快出现肾上腺皮质功能衰竭。临床上表现为严重的糖皮质激素伴(或不伴)盐皮质激素缺乏的症候群。

患者病情危重,出现低血压或休克及高热,体温可达40℃伴脱水表现。同时可伴有精神萎靡,嗜睡甚至昏迷,可有惊厥。恶心、呕吐、腹泻、腹痛、低血糖、低钠血症也经常发生。若不及时抢救,会很快死亡。

三、实验室检查

(1)血生化改变,常有低血钠和高血钾,由于血容量不足常有肾前性氮质血症,可有轻、中度高血钙和空腹低血糖。

(2)血皮质醇水平及24 h尿游离皮质醇、17-DHCS及17-KGS普遍低于正常,且皮质醇昼夜节律消失。轻者由于反馈性ACTH增高,上述指标可维持于正常范围内。

(3)血尿醛固酮可以正常或偏低。

(4)ACTH水平和ACTH兴奋试验。原发性肾上腺皮质功能减退者基础ACTH明显升高,甚至可达正常人的数十倍,常于88~440 pmol/L。继发下丘脑或垂体者ACTH水平降低。ACTH兴奋试验:静脉滴注25 U的ACTH,持续8 h,检查尿17-羟DHCS和(或)皮质醇变化,正常人在刺激后第1日较对照增加1~2倍,第2日增加1.5~2.5倍,或由3~7 mg/g肌酐增至12~25 mg/g肌酐。快速ACTH兴奋实验也常用:静脉注射人工合成ACTH24肽(1~24片断),注射前及注射后30 min测血浆皮质醇,或肌内注射,之前及注射后60 min测血浆皮质醇,正常人兴奋后血浆皮质醇增加10~20 μg/dL,而原发性肾上腺皮质功能减退者因肾上腺皮质贮备减少,刺激后血皮质醇上升很少或不上升。继发性肾上腺皮质功能减退者可以上升很少或不上升,病变轻者也可以有正常的反应,这时可以做美替拉酮试验或胰岛素低血糖试验来判断垂体ACTH的贮备功能,不正常者常见于轻度和初期的继发性肾上腺皮质低功。应用3~5 d连续ACTH刺激试验,也可鉴别原发性与继发性及完全性与部分性肾上腺皮质功能不全,部分性肾上腺皮质低功或Addison病前期者基础值可在正常范围,刺激第1天、第2天尿17-DHCS上升但不及正常,第3天反而下降。继发者基础值很低,以后逐渐上升,第3~5天甚至可以达到正常反应水平。

四、诊断与鉴别诊断

多数患者就诊时已有典型慢性肾上腺皮质功能低下的临床表现:皮质黏膜色素沉着、乏力、恶心呕吐、消瘦和低血压等,为临床诊断提供了重要线索,此时要依赖实验室检查和影像学检查排除有关鉴别诊断后方可明确诊断。

血尿皮质醇、尿17-DHCS及血ACTH浓度、ACTH兴奋试验为鉴别诊断和病因诊断所必需。肾上腺抗体测定、结核菌素试验及肾上腺和蝶鞍CT及MRI检查对病因诊断也有重要价值。

五、治疗

(一)疾病教育

疾病教育是必要的,也是治疗成功的关键。主要内容如下。

1. 疾病的性质及终身治疗的必要性

需长期坚持激素生理替代治疗。当在手术前、严重感染及发生并发症等应激情况,应及时将糖皮质激素增量至 3～5 倍甚至 10 倍以上，学会注射地塞米松或氢化可的松以应付紧急情况。

2. 随身携带疾病卡片

标明姓名、地址、亲人姓名、电话和疾病诊断。尽量让周围人知晓自己的病情和注意事项，告之遇病情危急或意识不清立即送往医院，应随身携带强效皮质激素，如地塞米松等。

（二）饮食

膳食中食盐的摄入量应多于正常人，10～15 g/d。当大量出汗、呕吐、腹泻等情况应及时补充盐分。另外保证膳食中有丰富的糖类、蛋白质和维生素。

（三）皮质激素替代治疗

1. 皮质激素

皮质激素是本病的治疗基础。根据身高、体重、性别、年龄、劳动强度等，予以合适的基础量即为生理替代量，并模拟皮质醇的昼夜分泌规律，予以清晨醒后服全日量的 2/3，下午 4：00 服 1/3。应激状态时酌情增至 3～5 倍乃至 10 倍进行应激替代。给药时间以饭后为宜，可避免胃肠刺激。氢化可的松即皮质醇，是最常用替代治疗药物，一般清晨 20 mg，下午 10 mg 为基础量，以后在此剂量上调整。醋酸可的松口服后容易吸收，吸收后经肝脏转化为皮质醇，肝脏功能障碍者不适合应用，基础剂量为早晨 25 mg，下午 12.5 mg。泼尼松和泼尼松龙分别为人工合成的皮质醇和皮质素的衍生物，与氢化可的松及氟氢可的松等联合治疗，也可有效控制病情，一般泼尼松与泼尼松龙不单独应用治疗 Addison 病，因为它们的保钠作用很弱。常用药物剂量见表 6-7。

表 6-7 治疗慢性肾上腺皮质低功常用药物

种类	药物名称	每片剂量（药效相当，mg）	糖代谢作用	滞纳作用	替代剂量	作用时间及给药次数（次/d）
糖皮质激素	氢化可的松	20	1	1	20～30	短效，2～4
	可的松	25	0.8	0.8	25～37.5	短效，2～4
	泼尼松	5	4	0.8	5～7.5	中效，2～4
	泼尼松龙	5	4	0.8	5～7.5	中效，2～4
	甲泼尼龙	4	5	0		中效，2～4
	地塞米松	0.75	25～30	0	0.5～1.0	长效，1～3
盐皮质	氟氢可的松	0.05	10	400	0.05～0.15	长效，1
	去氧皮质酮	油剂，25～50 mg	0	30～50	1～2	长效，1/2～1

糖皮质类固醇药物的主要不良反应之一是引起失眠，所以下午用药时间一般不晚于 5 pm。儿童皮质醇用量一般 20 mg/m^2 或小于 5 岁 10～20 mg/d，6～13 岁 20～25 mg/d，大于 14 岁 30～40 mg/d。

疗效判断：目前还缺乏标准实验指标来衡量替代治疗剂量是否得当。血浆皮质醇本身呈脉冲式分泌，易受应激等各种因素影响，加之服药种类、时间及采血情况的不同，其水平测定对判定疗效几乎没有帮助，血 ACTH 除有昼夜节律变化之外，其替代应用的糖皮质激素种类不同时对 ACTH 的抑制时间、程度的不同，故也无法作为疗效判断标准。

目前，判断糖皮质激素替代治疗是否适当，主要是观察患者的病情变化。皮质醇用量不足时，疲乏等临床症状不见好转，皮肤色素沉着不见减轻，可出现直立性低血压、低血钠、高血钾及血浆肾素活性升高等。而皮质醇用量过大时，体重过度增加，引起肥胖等库欣综合征表现，可出现高血压和低血钾等。皮质醇用量适中时，患者自觉虚弱、疲乏、淡漠等症状消失，食欲好转，其他胃肠道反应消失，体重恢复正常，皮肤色素沉着明显减轻。

2. 皮质激素

若患者在经糖皮质激素替代治疗并且予足够食盐摄入后，仍有头晕、乏力、血压偏低等血容量不足表现的，可予加用盐皮质激素。

氟氢可的松是人工合成制剂，可以肌内注射、皮下埋藏或舌下含化。常每日上午 8：00，0.05～0.20 mg 1

次顿服，是替代醛固酮作用的首选制剂。心肾功能不全、高血压、肝硬化患者慎用。

醋酸去氧皮质酮（醋酸 DOCA）油剂，每日 1～2 mg 或隔日 2.5～5.0 mg 肌内注射，适用于不能口服的患者。开始宜小剂量，可根据症状逐渐加量。去氧皮质酮缓释锭剂，每锭 125 mg，埋藏于腹壁皮下，每日可释放约 0.5 mg，潴钠作用可持续 8 个月至 1 年。

中药甘草流浸膏主要成分为甘草次酸，有保钠排钾作用。每日 10～40 mL 稀释后口服，用于无上述药物时。

用药期间应监测血压及电解质。用药剂量适当，则血压遂上升至正常，无直立性低血压，血清钠和钾在正常水平。若盐皮质激素过量，则出现水肿、高血压、低血钾，甚至发生心力衰竭。而用量不足时头晕、疲乏症状无好转，血压偏低，化验血钠偏低而血钾偏高。

3. 性激素

以雄激素为主，具有蛋白质同化作用，可改善倦怠、乏力、食欲缺乏和体重减轻等症状，对孕妇、充血性心力衰竭者慎用。甲睾酮 2.5～5 mg/d，分 2～3 次服用或苯丙酸诺龙 10～25 mg，每周 2～3 次肌内注射。

上述各激素替代治疗剂量为一般完全性 Addison 病患者的需要量。对于肾上腺全部或大部手术切除者，糖皮质激素的替代剂量可适当大些，但不易过大。60 岁以上老年患者激素替代量应适当减少。对伴有早期糖尿病、肥胖症和溃疡病的患者，激素量应减少 20%～30%。而在发生急性感染、创伤、手术等应激情况时，激素量需增至 3～5 倍以上，必要时改用静脉用药。

对部分性 Addison 病患者，一般无应激时，无须补充糖皮质激素和加大食盐摄入量，在发生感冒、腹泻等轻度应激时，应短期加用小剂量皮质激素治疗。

（四）病因治疗

病因是肾上腺结核者应抗结核治疗。活动性结核应在全量（生理需要量）应用糖皮质激素的同时充分系统地抗结核治疗，这样不会造成结核的扩散，也会改善病情。陈旧性结核在应用糖皮质激素替代时有可能引起结核活动，应于初诊后常规用半年的抗结核药物。

若病因是自身免疫病者，应检查是否存在多腺体受累，并酌情给予相应治疗。若合并甲状腺低功，需先给足糖皮质激素后再补充甲状腺素，若合并胰岛素依赖型糖尿病，可予以胰岛素治疗，注意从小剂量开始逐渐加量，以防低血糖发生。

对真菌感染、肿瘤转移等引起的肾上腺功能低下者也应予相应的病因治疗。

（五）特殊情况下 Addison 病治疗

1. 外科手术时

此时应增加皮质激素的用量，以避免发生肾上腺危象，手术后逐渐减至原来的替代治疗剂量。小手术只需在术前肌内注射醋酸可的松 75～100 mg 即可。在全麻下施行大手术，应静脉给予水溶性皮质激素，直至患者苏醒后继续 2 d。应用剂量根据手术大小和时间长短进行调整。一般手术当日麻醉前静脉注射氢化可的松 100 mg，8 h 后再给予同样剂量，手术当日总量需 200～300 mg，次日剂量减半，第 3 日再减半，以后迅速恢复到基础替代剂量。如果手术出现并发症，皮质激素剂量应在并发症控制后减量。重症感染和重症外伤时糖皮质激素用量与大手术相同。

2. 妊娠及分娩时

妊娠早孕反应和分娩均处于应激状态，应予加大激素药物剂量。妊娠早期出现妊娠剧吐而不能口服者，应改为肌内注射或静脉滴注。如氢化可的松 50 mg/d，注意维持水、电解质平衡，可适当静脉补充氯化钠和葡萄糖，待妊娠反应过后，恢复原来的替代治疗剂量，自妊娠 3 个月起至分前，对皮质激素的需要量与妊娠前基本相同或略做调整。与外科手术一样，分娩时为较大的应激反应，皮质激素的需要量明显增加。分娩开始时肌内注射氢化可的松 100 mg，分娩过程中每 8 h 肌内注射 1 次，每次 100 mg，分娩时另肌内注射 100 mg。分娩时注意补充血容量，若无并发症，于第 2～3 日减量至分娩日的一半，第 4～5 日再继续减半，直至恢复原来的替代剂量。

3. 肾上腺危象时

此时采用 5S 治疗方法。5S 分别指类固醇激素、盐、糖、支持治疗和寻找诱因。

（1）类固醇皮质激素首选药物为氢化可的松 100 mg 静脉注射，使血皮质醇迅速达到正常人在发生应激时的水平，以后每 6 h 静脉滴注 100 mg，使最初 24 h 总量约 400 mg。一般 12 h 以内可见病情改善。第 2～3 天后总量可减至 300 mg，分次静脉滴注。若病情好转，继续减总量至 200 mg，以后 100 mg。呕吐停止，可进食者改为口服。使用类固醇皮质激素应注意：一是病情严重者，尤其有较重并发症，如败血症等，大剂量皮质醇治疗持续时间应相对长些，直至病情稳定。二是原发性肾上腺皮质功能减退患者，当每天皮质醇口服剂量减至 50～60 mg 时，常需盐皮质激素治疗，应加用氟氢可的松 0.05～0.2 mg/d。三是继发性肾上腺皮质功能减退患者，当皮质醇每日口服剂量减至 50～60 mg 时，不必加服氟氢可的松，若有水钠潴留，可应用泼尼松或地塞米松代替皮质醇。四是在危象危急期不适合应用醋酸可的松肌内注射，因为该药代谢缓慢，需在肝中转化为皮质醇才发挥生物效应，故不易达到有效的血浆浓度，不能有效抑制 ACTH 水平。

（2）补充盐水：危象患者液体损失量可达细胞外液的 20%～40%，故予迅速补充生理盐水，第 1 日、第 2 日一般予 2～3 L，并根据失水、失钠程度、低血压情况结合患者心肺功能因素进行调整。若低血压明显，可酌情给予低分子右旋糖酐注射液 0.5～1 L，或输入全血或血浆，也可考虑辅用升压药，如多巴胺、间羟胺等。如有酸中毒时可适当给予碱性药物。随着低血容量及酸中毒的纠正及皮质激素的使用，钾离子排出增加及转入细胞内液增多，危象初期的高血钾逐渐解除，此时应注意防止低血钾的发生。遇此情况可予 1 L 中加入氯化钾 2 g 静脉滴注。

（3）补充葡萄糖：危象患者常伴随着低血糖，故应予静脉滴注 5% 葡萄糖注射液，并持续到患者低血糖纠正、呕吐停止、能进食。对于那些以糖皮质激素缺乏为主，脱水不甚严重者，应增加葡萄糖输液量至 1.5～2.5 L，同时补充盐水量适当减少。

（4）消除诱因和支持疗法：发生急性肾上腺危象的最常见诱因是急性感染，感染得不到控制，危象难以消除，故应针对病因选择有效的抗生素，对于存在多脏器功能衰竭也应积极抢救。同时给予全身性的支持疗法，治疗 2 d 后仍处于昏迷状态的，可予下鼻饲，以补充流食和有关药物。

六、预后

早期诊断、合理的替代治疗及疾病教育是预后良好的关键。在 20 世纪 50 年代分离出肾上腺皮质激素之前，本病患者存活时间多数少于 2 年。在有了快速诊断技术和善代治疗以后，自身免疫性 Addison 病患者可获得与正常人一样的寿命，与正常人一样地生活。而其他原因引起的肾上腺皮质功能减退，其预后取决于原发病。结核病引起者只要经过系统的抗结核治疗，预后也良好，极少数患者甚至可停用或应用很少量糖皮质激素。如病因是恶性肿瘤转移或白血病引起，预后不佳。儿童患者若能得到良好的指导，补充合适剂量激素，可以正常生长发育。

第七章 糖尿病及其常见并发症

第一节 糖尿病的病因与发病机制

一、T1DM病因与发病机制

目前认为，T1DM的病因与发病机制与遗传因素、环境因素及自身免疫因素均有关。遗传在T1DM的发病中有一定作用。对T1DM同卵双胎长期追踪的结果表明，发生糖尿病的一致率可达50%；然而从父母到子女的垂直传递率却很低，如双亲中1人患T1DM，其子女患病的风险率仅2%～5%。

遗传学研究显示，T1DM是多基因和多因素共同作用的结果。现已发现，与T1DM发病相关的基因位点至少有17个，分别定位于不同的染色体。目前认为，人组织相容性抗原（HLA）基因（即T1DM1基因，定位于染色体6p21）是主效基因，其余皆为次效基因。90%～95%的T1DM患者携带HLADR3、-DR4或-DR3/-DR4抗原，但HLA-DR3和-DR4抗原携带人群只有0.5%发生T1DM，这提示HLA-DR3和-DR4是T1DM发生的遗传背景，而HLA-DQ位点则为T1DM易感的主要决定因子。

（一）遗传因素分为主效基因和次效基因

家系调查发现T1DM患者中的单卵双生糖尿病发生的一致率为30%～50%。同卵双生子随时间延长，其β细胞自身免疫反应的一致性约为2/3。同卵双生同胞如果T1DM是在15岁以后发病，则与非同卵双生同胞的一致率相似，如果在10岁以前发病，则前者的一致率比后者高。一般而言，T1DM在儿童期发病时的年龄越小，则遗传因素在发病中所起的主导作用越大。

HLA易感基因在T1DM发病中的作用不足50%；家系研究也显示，单卵双生T1DM的一致率为30%～50%，而在T2DM一致率为100%；T1DM亲属发生T1DM的机会显著高于一般人群，但垂直传递率不高，提示T1DM发病中有遗传因素的参与。T1DM的遗传为多基因性，至今已有20多个位点定位在染色体，其中研究得较为深入的易感位点主要是组织相容性复合体（MHC），在人类为白细胞抗原（HLA），位于6p，其等位基因为共显性，T1DM的遗传主要通过HLA。HLA的A、B和C抗原为Ⅰ类抗原，而HLA的D抗原为Ⅱ类抗原，HLA-TNF-α、TNF-β、补体C_2、补体C_4及21-羟化酶为Ⅲ类抗原。HLA3类抗原的基因都与T1DM的发病有关，其中HLA-Ⅱ类抗原基因（包括DR、DQ和DP等位基因点）与T1DM发生的关系更为密切。T1DM中40%的遗传易患性由HLA部位的主要基因决定。

（二）遗传易患性由HLA基因控制

孪生儿研究显示同卵双胎发病的一致率为50%。家族研究发现T1DM兄妹积累发病率20倍于无家族史人群。一般认为T1DM的遗传易患性系第6对染色体上的HLA基因所控制，T1DM单体型已确定的共有39种，与这些单体型相关的绝对危险性是25～210，其中单体型A1、C1、B56、DR4和DQ8具有非常高的绝对危险性。在芬兰，DR4和DQ8的基因频率高于世界其他人群，这可能是芬兰糖尿病发病率高的原因之一。据估算，遗传因素可解释芬兰T1DM 75%的危险性，其他可能的环境因素为母乳喂养时间短、早期加用牛奶、亚硝酸盐和咖啡的大量摄入等，也可能是遗传易感个体T1DM的触发因素。引起

T1DM发病的个体变异因素还有应激（包括精神应激和社会应激）事件，可能通过升高相关激素的水平，导致对内源性胰岛素需求量的增加，在β细胞已经部分破坏的个体中加速其糖尿病的发生。

通过基因组筛选，已发现数个T1DM的易感基因。根据易感基因的强弱和效应主次，将T1DM1基因（或称IDDM1，即HLA基因，定位于6p21）定为T1DM的主效基因。T1DM1基因主要为HLA-ⅡDQ和DR的编码基因，其中DQA1*0301-B1*0302（DQ8）和DQA1*0501-B1*0201（DQ2）与T1DM的易患性相关，DQA2*0102-B1*0602（DQ6）与T1DM的保护性相关。同样，DR3和DR4也与易患性相关，DR2与保护性相关。近年来，我国不同地区对HLADQ基因型与T1DM的关系进行了研究，有学者报道DQA2*0501、DQA1*301、DQB2*201和DRB1*0301为中国北方人T1DM的易患性基因，DQA1*0103和DQB1*0601为T1DM保护性基因；也有学者报道湖南地区汉族T1DM的易患性与DQB1*0201和0303基因频率增加有关，保护性与DQB1*0301减少有关。国际人类基因组研究的开展为多基因常见病全基因组连锁作图创造了条件，T1DM的多基因遗传系统已初步揭示，至少包括IDDM1/HLA、IDDM2/胰岛素5'VNTR以及新基因IDDM3～IDDM13和IDDM15。此外，有可能连锁但尚未给予正式命名的标志位点有GCK3、DIS1644-AGT和DXS1068等。

T1DM易感基因非HLA定位研究虽无一致性结论，但进展很快。与T1DM相关的基因位点除在HLA上外，还与胰岛素、CTLA4（Thr17Ala）、细胞黏附分子1（ICAM1，Lys469Glu）、γ-干扰素（IFNG、CArepeat和intron 1）、免疫球蛋白重链可变区2-5B（IGHV25和Allele3.4）、白细胞介素受体1型（IL1R1和PstLRLFP）、白细胞介素12B（3'UTR allele 1）、白细胞介素-6（IL-6和-174C/G）、NEUROD1（neurogenic differentiation 1和Ala45Thr）、L-选择素（SELL和T688C）、维生素D受体（VDR、BsmL和Apal RELPs）和WFS1（wolframin，Arg456His）等基因位点有关。通过对HLA和非HLA易感基因的筛选有望更早地确定T1DM的高危对象。

糖代谢相关的调节因子单基因突变也是1型糖尿病的重要原因，这类糖尿病包括了许多遗传综合征（如Wolcott-Rallison综合征）和非遗传性糖尿病，如KCNJ11突变、ABCC8突变、胰岛素基因突变、葡萄糖激酶（glucokinase gene，GCK）突变、PDX1突变、PTF1A突变、GLIS3突变和FOXP3突变等。

（三）体液免疫和细胞免疫参与病理过程

T1DM是一种由T淋巴细胞介导的，以免疫性胰岛炎和选择性胰岛β细胞损伤为特征的自身免疫性疾病。T细胞的中枢或周围耐受紊乱可能与自身免疫型糖尿病有关，胰岛素可能作为自身抗原触发自身免疫反应。对HLA基因在T1DM发病中的作用提出了两个假说。第一个假说与三元体复合物有关，假设T1DM的危险性由HLAⅡ类抗原与抗原肽结合决定，即在T细胞和抗原呈递细胞（以及靶细胞）形成了一个以T细胞受体（TCR）、抗原肽和HLA为主要成分的抗原，即TCR-抗原-HLA三分子复合结构。在构成三元体的三类分子之间，即抗原-TCR、抗原-MHC以及MHC-TCR之间都出现了相互作用的结合部位、成分或活性中心。

三元体启动特异性免疫识别，最终激活T细胞，自身组织通过自身耐受使自身抗原所在靶组织免遭攻击和排斥，其中T细胞参与耐受的机制主要有3种：①克隆清除。②克隆失活或静止。③主动抑制。第二个假说认为HLA具有与T1DM相同的背景，HLA与某种疾病有关联，但并不意味着携带某一抗原就一定患某病，HLA抗原一般不致病，而仅仅是一种遗传标志，HLA可能与某一有关基因相关联。环境因素在具有遗传易患性的人群中可能促进或抑制其自身免疫反应的作用。环境因素中的病毒感染、特殊化学物质以及可能的牛奶蛋白、生活方式及精神应激等与T1DM发病的关系较密切。与T1DM发病有关的病毒有风疹病毒、巨细胞病毒、柯萨奇B_4病毒、腮腺炎病毒、腺病毒以及脑炎心肌炎病毒等，这些病毒多属于微小型病毒。

在环境和免疫因素中，病毒感染最为重要。很多病毒（柯萨奇病毒、腮腺炎病毒、脑炎心肌炎病毒、反转录病毒、风疹病毒、巨细胞病毒和EB病毒等）都可引起T1DM。病毒可直接破坏胰岛β细胞或激发细胞介导的自身免疫反应，从而攻击胰岛β细胞。进入体内的病毒立即被巨噬细胞吞饮，病毒蛋白残体和HLAⅠ类抗原均在巨噬细胞表面表达，故巨噬细胞就成为抗原呈递细胞。这种表达是致敏淋巴细胞识别的标记，T淋巴细胞被激活。

1. 病毒感染致自身免疫

目前仍不清楚。有学者研究发现胰岛自身抗原中的 CPH 与柯萨奇病毒的外壳蛋白及 HLA DQ3.2 分子 B 链结构相似，因而提出 T1DM 发病的分子模拟理论（molecular mimicry）。该理论认为：当病毒与宿主蛋白质的抗原决定簇类似但又不完全相同时，不仅能激发交叉免疫反应，还能改变免疫耐受性，甚至导致自身免疫性疾病。后又有研究发现，柯萨奇病毒的 B2-C 蛋白与 GAD 的部分片段氨基酸序列相似，因此认为某些病毒感染后所致 T1DM 可能通过上述分子模拟理论机制诱导自身免疫反应。但如使 NOD 小鼠感染淋巴性脑脉络炎病毒（LCMV）后则可消除自身免疫反应，理论上可用来预防 T1DM，保护胰岛 β 细胞。

2. 胰岛 β 细胞自身免疫损伤

激活的 T 淋巴细胞可能通过下列几个途径造成胰岛 β 细胞的自身免疫性损伤：①激活的 T 淋巴细胞增殖和分化，成为胰岛 β 细胞的细胞毒，破坏 β 细胞。②激活的 T 淋巴细胞使 Th 淋巴细胞分泌针对相应抗原的各种抗体。③激活的 T 淋巴细胞释放多种免疫因子，在 β 细胞自身免疫损伤中起重要作用。如白细胞介素-1（IL-1）能抑制 β 细胞分泌胰岛素；IL-1β 可使一氧化氮（NO）和氧自由基的生成增加并损伤 β 细胞；肿瘤坏死因子（TNF）和 γ 干扰素两者的共同作用又诱导 β 细胞表面的 HLA Ⅱ 类抗原表达。同时，具有Ⅱ类抗原的巨噬细胞也成为 β 细胞自身组分的抗原呈递细胞，引起胰岛 β 细胞自身免疫性炎症的进一步恶化。经上述各种细胞因子和免疫因子的协同作用，胰岛 β 细胞被大量破坏，引发和加重糖尿病。

3. 自身免疫导致 T1DM

根据现有的研究结果，可认为 T1DM 是自身免疫性内分泌病，是一种发生于胰岛 β 细胞的器官特异性自身免疫病，体液免疫和细胞免疫都参与其病理过程。其主要依据如下：① T1DM 与 HLA Ⅱ 类抗原（D 区）相关联，Ⅱ 类抗原与自身免疫疾病有关。② T1DM 可同时伴发其他免疫紊乱性内分泌疾病，如慢性淋巴细胞性甲状腺炎、Graves 病、特发性肾上腺皮质功能不全及其他免疫性疾病，如恶性贫血、重症肌无力和白癜风等。③ T1DM 家族成员中也患有自身免疫性疾病，如类风湿关节炎和系统性红斑狼疮等。④人类和动物 T1DM 早期胰岛有淋巴细胞浸润（免疫性胰岛炎），与其他自身免疫性疾病的淋巴细胞浸润相似。⑤在临床糖尿病发病前后的血清中存在自身免疫性抗体，如在 Vacor 中毒存活伴发糖尿病的患者、致糖尿病病毒感染后的患者以及由链佐星所制备的糖尿病大鼠体内均发现这些抗体。T1DM 可有下列胰岛细胞自身抗原：谷氨酸脱羧酶（GAD）、胰岛素、胰岛素受体、牛血清蛋白、葡萄糖转运体、热休克蛋白 65 kD 和 52 kD 自身抗原，胰岛细胞抗原 12 和 512、150 kD 自身抗原，38 kD 自身抗原以及羧基肽酶 H 等，这些自身抗原可产生相应的自身抗体，如胰岛素抗体（IAA）、谷氨酸脱羧酶抗体（GAD 抗体）、胰岛细胞抗体（ICA）、酪氨酸磷酸酶蛋白抗体（ICA512 和 IA-2）等。⑥免疫学指标如 GAD 抗体、ICA 抗体及 IAA 抗体等对 T1DM 的发病有预测价值，特别是多种胰岛自身抗体的联合检测可增加对 T1DM 的预测价值。⑦免疫抑制剂能防止 T1DM 的发生。但是，世界各地均有大量报道，在 T1DM 中，有少数患者无体液免疫紊乱的依据（根据美国 DM 协会的分类标准，这些患者称为 1b 型 DM）。经反复检查未能测出抗胰岛细胞抗体、抗胰岛素抗体和抗 GAD 抗体。抗甲状腺过氧化物酶（TPO）抗体、抗甲状腺球蛋白抗体、抗 21- 羟化酶抗体及抗胃壁细胞抗体等也均为阴性，其发病病因有待进一步研究。

胰岛 β 细胞自饮（autophagy）是机体清除凋亡的细胞核其细胞残片的一种重要功能。胰岛素抵抗或出现其他病理情况时，β 细胞的自饮活性增强，过度的胰岛 β 细胞自饮有可能导致糖尿病。

（四）病毒/化学物质/食物蛋白激发自身免疫性胰岛损伤

1. 病毒感染

已发现腮腺炎病毒、柯萨奇 B_4 病毒、风疹病毒、巨细胞病毒、脑炎心肌炎病毒及肝炎病毒等与 T1DM 的发病有关。其发病机制可能是：①病毒直接破坏胰岛 β 细胞，并在病毒损伤胰岛 β 细胞后激发自身免疫反应，后者进一步损伤 β 细胞。②病毒作用于免疫系统，诱发自身免疫反应。在这些发病机制中，可能都有遗传因素参与，使胰岛 β 细胞或免疫系统易受病毒侵袭，或使免疫系统对病毒感染产生异常应答反应。病毒感染诱发自身免疫反应的机制可能与病毒抗原和宿主抗原决定簇的结构存在相同或相似序列有关。

2. 致糖尿病物质

对胰岛 β 细胞有毒物质或药物（如 Vacor、四氧嘧啶、链佐星和喷他脒等）作用于胰岛 β 细胞，导致 β 细胞破坏。如 β 细胞表面是 T1DM 的 HLA-DQ 易感基因，β 细胞即作为抗原呈递细胞而诱发自身免疫反应，导致选择性胰岛 β 细胞损伤，并引发糖尿病。

3. 饮食蛋白质

有报道认为，牛奶喂养的婴儿发生 T1DM 的风险高，可能是牛奶与胰岛 β 细胞表面的某些抗原相似所致。"分子模拟机制"（molecular mimicry）认为，当抗原决定簇相似而又不完全相同时，能诱发交叉免疫反应，破坏免疫耐受性，激发自身免疫反应，甚至产生自身免疫性病变。牛奶蛋白只对携带 HLA DQ/DR 易感基因的个体敏感，引发的自身免疫反应使胰岛 β 细胞受损，进而导致 T1DM。

Porch 和 Johnson 等报道缺乏母乳喂养和食入过多牛奶与 T1DM 的发病率增高有关。Karjalainen 等发现新发 T1DM（142 例）儿童血清中抗牛血清蛋白（BSA）抗体增高。具有免疫原性的 BSA 抗体，只对具有 HLA-DR 或 DQ 特异性抗原易感基因的患者敏感，引发胰岛 β 细胞抗原抗体反应，致 β 细胞受损而引发 T1DM。Savilahti 等报道，芬兰 706 例新发 T1DM 患者中，105 例 7 岁以下的患儿和 456 例 3～14 岁非 T1DM 同胞血清中有抗牛奶蛋白 IgA、IgG 抗体以及抗 β-乳球蛋白（β-Ig）抗体。小于 3 岁的患儿，血清中 IgA、IgG、β-Ig 和 IgG 增高；大于 3 岁的患儿，血清 IgA、β-Ig 和 IgG 增高；患儿同胞中血清 IgA 增高，有 14 例为 T1DM，故认为牛奶蛋白可激发 T1DM 患者的免疫反应而致病。牛血清蛋白为牛奶的主要成分，其表位 152～168 氨基酸与 HLA Ⅱ类分子抗原的 B 链（DR 和 DQ）的同源性高，它与胰岛 β 细胞表达的热休克蛋白间也有高度同源性。牛血清蛋白表位 ABBOS 抗原与热休克蛋白 69 000 间相作用，符合分子模拟理论。但迄今为止，牛奶蛋白作为 T1DM 的始发因素仍存在争论。

（五）自身免疫性 β 细胞凋亡引起 T1DM

细胞凋亡在正常组织细胞死亡和一系列疾病中均起作用。在体外分离的大鼠 β 细胞和人类胰岛细胞肿瘤来源的 β 细胞株都有细胞凋亡的形态学改变。杀鼠药（rodenticide）制备的糖尿病模型可检测到 β 细胞的凋亡。T1DM 动物模型 NOD 小鼠的 β 细胞凋亡研究发现，在雌性 NOD 小鼠（3 周龄）即可检测到凋亡的 β 细胞，是最早的和唯一的细胞死亡方式，先于胰岛的淋巴细胞浸润，这表明 β 细胞凋亡在自发或诱发的 T1DM 发病中起着一定的作用，且可以用来解释临床显性糖尿病前有很长的糖尿病前期阶段。一般认为，细胞凋亡不产生免疫反应，但新近的资料提示 β 细胞凋亡与 T1DM 在免疫方面有一定关系：①凋亡细胞表面存在自身反应性抗原。②可活化树突细胞，引发组织特异性细胞毒 T 细胞的产生。③诱导自身抗体的生成。这说明，在特定条件下，生理性细胞凋亡也可诱发免疫反应。

糖尿病母亲分娩的婴儿发生糖尿病的概率为正常婴儿的 2～3 倍，此可能与体内的花生四烯酸、肌醇（内消旋型）和前列腺素代谢失常等有关。这些代谢紊乱使进入胎儿体内的葡萄糖增多，产生氧自由基，导致胎儿胰岛发育障碍。烟熏食品中含亚硝酸胺可能与 T1DM 的发生有关。应激可促使对抗胰岛素的激素，如生长激素、泌乳素、胰高血糖素和儿茶酚胺等，均可间接影响免疫调节功能和炎症反应，从而影响自身免疫病的发生。因此目前认为，T1DM 是一种以 APC 和 T 细胞为介导的自身免疫性疾病，其特征有：① T1DM 的发病依赖于 T 细胞（CD_4^+ 和 CD_8^+）所表达的抗 β 细胞抗原反应。② CD_8^+ T 细胞是启动自身免疫反应所必需的，而激活的 CD_4^+ T 细胞是引起 T1DM 所必需的。③前炎性细胞因子（proinflammatory cytokines）是 β 细胞凋亡的中介因子。

胰岛 β 细胞破坏可分为两期：①启动期，环境因素在 IL-1、TNF-α 和 IFNγ 等免疫因子的介导下，启动胰岛 β 细胞损伤。②持续（扩展）期，若胰岛 β 细胞表面存在 T1DM 的抵抗基因，β 细胞就不易成为抗原呈递细胞；相反，若存在易感基因，β 细胞就很可能成为抗原呈递细胞，并将 β 细胞损伤后释放的抗原直接（或经巨噬细胞摄取和处理后）呈递给激活了的 T 淋巴细胞。活化的 T 细胞大量增殖，分化成细胞毒性细胞并释放多种细胞因子；其中 IL-2 可刺激 B 淋巴细胞产生特异性抗体，IFNγ 则激活自然杀伤细胞。在细胞介导的免疫应答进程中，胰岛 β 细胞作为自身抗原，导致选择性 β 细胞损伤，并形成恶性循环；当 80%～90% 的 β 细胞被破坏时，出现临床 T1DM。

二、T2DM 的病因与发病机制

目前认为，T2DM 是一种遗传和环境因素共同作用而形成的多基因遗传性复杂疾病，其特征为胰岛素抵抗、胰岛素分泌不足和肝糖输出增多。调节代谢和胰岛素抵抗的新途径有 FGF21、脂联素和 PPARr 系统。FGF19、FGF21 和 FGF23 是体内矿物质和其他物质代谢调节的关键因子。α-klotho-l（α-K1）、FGF23、1，25-$(OH)_2$D 和 PTH 形成矿物质调节网络，而 FGF19 和胆酸调节体内酸碱和胆固醇代谢。在脂肪组织中，FGF21 具有 klotho 依赖和非 klotho 依赖的两条途径，调节能量代谢。

大多数 T2DM 为多个基因和多种环境因素共同参与并相互作用的多基因多环境因素复杂病（complex disease），一般有以下特点：①参与发病的基因多，但各参与基因的作用程度不同；起主要作用者为主效基因（major gene or master gene），作用较小者为次要基因（minor gene），即各个基因对糖代谢的影响程度与效果不同，各基因间可呈正性或负性交互作用。②不同患者致病易感基因的种类不同，非糖尿病者也可有致病易感基因，但负荷量较少。③各易感基因分别作用于糖代谢的不同环节。这些特点赋予 T2DM 的异质性，给遗传学病因研究带来极大障碍。

（一）T2DM 具有多基因遗传背景

胰岛素抵抗和胰岛 β 细胞功能缺陷（胰岛素分泌不足）是 T2DM 的基本特征，研究导致两方面缺陷的候选基因功能和致病原理，是探讨 T2DM 发病机制的重要途径。2007 年以来，糖尿病的全基因组关联分析研究结果不仅肯定了 PPARγ、KCNJ11 和 TCF7L2 基因与 T2DM 的相关性，还发现了多个新的与 T2DM 相关的基因。到目前为止，随着多个 GWAS 研究结果的陆续发表和对多个 GWAS 研究数据的综合分析，人们已经发现了近 40 个新的 T2DM 基因和数个和 T2DM 相关性状如体重、血糖及 HbA_{1c} 相关的基因，并发现 TCF7L2 基因的致病作用最大，但迄今尚未发现主效基因。T2DM 有明显的遗传易患性，并受到多种环境因素的影响，其发生的核心问题是胰岛素，胰岛素的主要功能是促进脂肪分解、抑制肝糖输出以及增加肌肉组织对葡萄糖的摄取。当患者出现糖尿病的时候，一方面有 β 细胞功能紊乱，另一方面患者还可能存在不同程度的胰岛素抵抗，两者不同程度地影响胰岛素的功能。两方面的缺陷在不同的个体表现轻重不一。因而，T2DM 个体之间存在明显的异质性。

遗传因素在 T2DM 的病因中较 1 型糖尿病明显。同卵双胎患 T2DM 一致率为 90%，双亲中 1 人患 T2DM，其子女患病的风险率为 5%～10%；父母皆患病的子女中，5% 有糖尿病，12% 有 IGT。表现在：①家系调查发现 T2DM 38% 的兄妹和 1/3 的后代有糖尿病或糖耐量异常。据报道，我国 25 岁以上糖尿病患者群中糖尿病家族史阳性率为 14%，正常人群为 7.4%，糖尿病患者群中父亲和母亲糖尿病家族史阳性率无差异；有糖尿病家族史的糖尿病者发病年龄早，2/3 均在 54 岁以前发病。起病早的 T2DM 患者家族史较多见，40 岁前起病的 T2DM 患者的双亲及同胞的患病率明显高于 40 岁或以后起病者。有学者对 T2DM 和家系胰岛素分泌功能的研究发现 T2DM 家系中，各成员均存在高胰岛素血症，一级亲属胰岛 β 细胞初期分泌功能代偿性增强，以维持正常的糖耐量。②孪生子患病一致率研究发现，T2DM 双胞胎中 58% 有糖尿病，追踪 10 年其余大部分人也发生糖尿病。同卵双生的双胞胎中，T2DM 的发病率可达 70%～80%。③糖尿病患病率有明显的种族和地域差异，从患病率几近 0 的巴布亚新几内亚到患病率最高的美国亚利桑那州的 Pima 印第安人及西南太平洋密克罗尼西亚群岛的 Nauru 人。35 岁以上的 Pima 印第安人中 50% 以上患 T2DM。生活方式现代化使这两种人 T2DM 的患病率急剧增加。在年龄大于 60 岁的 Caucasians 白人人群中，T2DM 的患病率大约为 10%。在年龄大于 60 岁的纯种 Nauru 人中，T2DM 的患病率大约为 83%，在混血儿中则大约为 17%。

参与发病的遗传因素不止一个，可能多达数十个，已经发现许多与 T2DM 相关的候选基因。每个基因参与发病的作用大小不一，大多数基因的作用很小，甚至是微效的，称之为次效基因（minor gene），但有一个或几个基因的作用呈明显的主效效应，为主效基因（major gene）。每个基因只赋予个体对 T2DM 某种程度的易患性。

遗传因素参与 T2DM 发病的机制：①"节俭基因型"假说提出，人类进化过程中所选择的"节俭基因型"，有利于食物充足时促进脂肪堆积和能量储存，以供经常发生的天灾饥荒时食物短缺时耗用。人类中具有在进食后能较多地将食物能量以脂肪形式储存起来的个体，就较易耐受长期饥饿而生存下来。通过自然选择，这种有"节俭基因型"的个体在人类进化中，有利于在逆境中生存而被保留下来。但是到了食品供应充足的现代社会，有"节俭基因型"个体就易出现肥胖、胰岛素抵抗和糖尿病，也就是说在体力活动减少和热量供应充足的情况下，节俭基因成了肥胖和T2DM的易感基因。②"共同土壤"假设认为这些疾病有各自不同的遗传和环境因素参与发病，但还可能有共同的遗传及环境因素基础。③糖尿病并发症，尤其是糖尿病肾病和糖尿病视网膜病的发生也存在有别于糖尿病的遗传因素的参与。糖尿病肾病和视网膜病变代表糖尿病微血管病变，存在明显的家族聚集倾向，家族内孪生子、同胞及亲属患者之间上述并发症发生的一致率高。

（二）肥胖／不合理膳食／体力活动不足／儿童低体重／GLP-1不足诱发T2DM

流行病学研究表明，肥胖、高热卡饮食、体力活动不足和增龄是T2DM的主要环境因素，有高血压、血脂谱紊乱、IGT或IFG者的T2DM患病风险增加。在这些环境因素中，肥胖居于中心地位。

1. 肥胖

在T2DM中，肥胖被认为是重要的环境因素。具有T2DM遗传易患性的个体中，肥胖有使T2DM呈现的作用。而且，肥胖的T2DM体重减轻后，糖尿病的临床症状可减轻甚至糖耐量也可恢复正常，这是不争的事实。流行病学研究显示，肥胖和体力活动不足是T2DM的重要危险因素；肥胖和超重是发展中国家糖尿病患病率急剧攀升的主要原因；肥胖患者存在高胰岛素血症和胰岛素抵抗，胰岛素调节外周组织对葡萄糖的利用率明显降低，周围组织对葡萄糖的氧化和利用障碍，胰岛素对肝糖生成的抑制作用降低，非酯化脂肪酸（FFA）升高；高水平的FFA可刺激β细胞分泌胰岛素增多而产生高胰岛素血症，并损害胰岛β细胞功能；FFA可明显抑制β细胞对葡萄糖刺激的胰岛素分泌；FFA升高可能使胰岛β细胞中脂酰辅酶A升高，后者为三酰甘油（TG）合成的原料，胰岛β细胞中脂质的增加可能影响其分泌胰岛素的功能。肥胖患者存在明显的高胰岛素血症，高胰岛素血症降低胰岛素与受体的亲和力。亲和力降低，胰岛素的作用受阻，引发胰岛素抵抗，需要β细胞分泌和释放更多的胰岛素，又引发高胰岛素血症，如此呈糖代谢紊乱与β细胞功能不足的恶性循环，最终导致β细胞功能严重缺陷，引发T2DM。

（1）中心型肥胖：在肥胖中，中心型肥胖是促发T2DM的一个重要因素。中心型肥胖即腹型肥胖，腹内脂肪与全身脂肪的比值升高，临床用腰、髋比值（WHR）估计。内脏脂肪蓄积引发胰岛素介导的葡萄糖清除率明显降低，促进胰岛素抵抗，导致脂代谢紊乱和高血压。体重除受遗传因素（如ob基因和PPARγ基因等）的控制外，还受环境因素的影响。Hales等用节约基因型（thrifty genotype）假说来解释这种现象，该假说认为，长期生活在食物匮乏条件下的人群高度表达有利于生存的节约基因，将体内的剩余营养物质以脂肪形式贮存下来，供饥荒时使用；当这些人群进入体力活动少和热卡供给充足过剩的现代社会后，节约基因不能及时适应生活方式的快速改变，转变成肥胖和T2DM的易感基因。当摄入高热量、饮食结构不合理（高脂肪、高蛋白和低碳水化合物）和体力活动不足时，易导致肥胖，肥胖再降低胰岛素敏感性，促进糖尿病的发生。食物摄入过量和缺少运动是导致肥胖的主要环境因素，特别是在有"节俭基因型"的个体。幼年时期生活在贫困地区的人们，在较富裕的生活环境中特别易发生肥胖和IGT。2010年ADA会议上我国研究者报道，中国在20世纪50年代晚期至20世纪60年代早期经历了分布广且严重的饥荒，造成数百万人死亡。1959—1961年是饥荒最严重，死亡率最高的时期。调查出生前和儿童时期经历的饥荒与成人后高血糖和T2DM风险之间的关联。结果发现：胎儿时期经历严重饥荒增加成人后的高血糖风险，后期营养过剩的环境令这一关联恶化。

（2）棕色组织：患T2DM的日本人和中国人30%有肥胖，北美人60%~70%存在肥胖，Pima印第安人和南太平洋的Nauru和Samoa人几乎全部伴有肥胖。流行病学调查显示，肥胖者的外周组织胰岛素受体数目减少、葡萄糖氧化利用或非氧化利用障碍、胰岛素对肝糖输出的抑制作用降低和游离脂肪酸代谢增高均可影响葡萄糖的利用，需分泌更多的胰岛素代偿缺陷。虽然肥胖者均存在胰岛素抵抗，但内脏型肥胖较外周肥胖、脂肪细胞体积增大较数目增多更易发生胰岛素抵抗。在遗传背景的影响下，长期而严重的胰岛素抵抗最终导致β细胞功能衰竭。

肥胖具有强烈的遗传背景，食欲、食量和摄食选择均受遗传因素的影响。当机体摄食或受寒冷刺激时，棕色脂肪分解产热，向体外散发热量。肥胖者的棕色脂肪细胞功能低下，进餐后的摄食诱导产热占总能量消耗的9%，而体瘦者占15%。体脂含量、体脂分布和脂肪细胞功能也主要由遗传因素决定，现已确定了数种肥胖相关基因及其相关蛋白。$β_3$肾上腺素能受体（$β_2$AR）活性下降对内脏型肥胖的形成有重要作用，内脏脂肪中 $β_3$AR 的活性较皮下脂肪高，儿茶酚胺与 $β_3$AR 结合后启动蛋白激酶磷酸化，促进脂肪分解并发挥产热作用。$β_3$AR 活性降低时，通过减少棕色脂肪的产热作用而使白色脂肪分解减慢，造成脂肪蓄积与肥胖。

目前已经鉴定了数十种脂肪细胞因子，至少其中的部分因子与肥胖和T2DM相关：①脂肪细胞分化和增殖至少受转录因子CAAT/增强子结合蛋白（CAAT/enhancer binding protein，C/EBP）和过氧化物酶增殖体活化受体-γ（peroxisome proliferator-activated Receptor-γ，PPAR-γ）的调节，PPAR-γ基因突变可导致严重肥胖。②脂肪细胞合成和分泌瘦素（leptin），其与下丘脑受体结合后抑制神经肽Y（neuropep-tide Y，NPY）基因转录，使下丘脑弓状核神经元合成的NPY减少，抑制食欲，减少热量摄入，提高机体代谢率，减少脂肪堆积，故瘦素缺乏或抵抗是肥胖的另一个原因。③食欲素 orexln 有食欲调节作用，而 orexin A 是拮抗瘦素的主要因子。④内脏脂肪素（visfatin）可结合并激活胰岛素受体，模拟胰岛素作用，降低血糖，并促进脂肪细胞分化、合成及积聚。⑤visfatin、抵抗素（resistin）与肥胖及胰岛素抵抗的关系有待进一步研究。

（3）脂毒性：脂毒性（lipotoxicity）在T2DM及其并发症的发病中有重要作用。血脂紊乱时，血浆游离脂肪酸（free fatty acid，FFA）长期升高导致脂肪酸和甘油三酯在非脂肪组织（胰岛β细胞、骨骼肌、心脏和肝脏等）沉积。脂肪酸特别容易发生氧化损伤，形成高反应性的脂质过氧化物（活性氧，reactive oxygenspecies，ROS），导致胰岛素抵抗、T2DM及其慢性并发症。

ROS具细胞毒性，可导致蛋白质和DNA的自由基损伤，其后果为：①促进胰岛β细胞凋亡。②抑制骨骼肌胰岛素信号传导和GLUT4的生成与转位。③激活丝氨酸激酶抑制蛋白激酶β（IKK-β）/NF-κB旁路，介导胰岛素抵抗。④引起心脏功能障碍和脂肪肝。

过多脂肪异位储积于肝脏、肌肉、脾脏、胰腺和其他内脏器官。在脂肪细胞因子和内分泌激素的作用下，脂解增加，血甘油三酯升高，肝游离脂肪酸释放增多，最终引起胰岛素抵抗和T2DM。内脏脂肪蓄积引发胰岛素介导的葡萄糖清除率降低，促进胰岛素抵抗，导致脂代谢紊乱、高血压、糖耐量低减或糖尿病。

2. 不合理饮食

高脂肪膳食与肥胖、血糖水平和糖尿病的患病率密切相关，富含纤维和植物蛋白的膳食有预防糖尿病的作用，食糖并不增加糖尿病的患病率。脂肪摄入过多是T2DM的重要环境因素之一。食物中不同类型的脂肪酸对胰岛素抵抗产生不同的影响。脂肪酸是构成人体脂肪和类脂（磷脂、糖脂和类固醇等）的基本物质，根据碳氢链中双键的有无，将脂肪酸分为不含键的饱和脂肪酸（SFA）和含有双键的不饱和脂肪酸；不饱和脂肪酸又可根据其所含双键的多少分为仅含1个双键的单不饱和脂肪酸（MuFA）和含1个以上双键的多不饱和脂肪酸（PuFA）；PuFA又可根据最靠近碳原子双键的位置进一步分为ω-3（omega-3）和ω-6（omega-6）等系列脂肪酸。所谓ω-3系列PuFA就是指从脂肪酸碳链甲基端算起，第1个双键出现在第3位碳原子上的PuFA。食物中脂肪主要指各种植物油和动物脂肪。食物中SFA主要存在于动物脂肪、肉及乳脂中，植物油中含量极少。MuFA主要为油酸（18碳1烯酸），在橄榄油中含量最多（84%）。ω-6系列PuFA（简称ω-6脂肪酸）富含于植物油中。主要成分为亚油酸（18碳乙酸）和由此转化而来的花生四烯酸（AA，20碳4烯酸）。ω-3系列PuFA（简称ω-3脂肪酸）主要成分为亚麻酸（18碳3烯酸）、EPA（20碳5烯酸）和DHA（20碳6烯酸）。亚麻酸主要存在于亚麻油中（高达50%），因其独特的气味难为食用者接受，因此，它不是人类亚麻酸摄入的主要来源，其他植物油如豆油和玉米油等含不同程度的亚麻酸。除亚麻酸在体内能转化少量EPA和DHH外，EPA和DHH主要来源于深海鱼类（鱼油和鱼内脏中）。多因素分析发现空腹胰岛素水平与脂肪和SFA摄入量呈正相关，与MuFA和PuFA摄入无相关。提示饮食中合理减少脂肪和SFA摄入将有助于预防糖尿病。美国ADA推荐：饮食中脂肪酸摄入标准是脂肪供能在总热能中应低于30%，其中SFA＜10%，PuFA＜10%，

MuFA < 15%。

食用水溶性纤维可在小肠表面形成一种高黏性液体，包被糖类，从而对肠道的消化酶形成屏障，延缓胃排空，从而延缓糖的吸收。食用水溶性纤维可被肠道菌群水解，在肠道中形成乙酸盐和丙酸盐，这些短链脂肪酸可吸收入门静脉，并在肝脏刺激糖酵解，抑制糖异生，促进骨骼肌葡萄糖转运蛋白 4（GLUT4）表达。此外，水溶性纤维尚可减少胃肠激素的分泌，而胃肠激素刺激胰岛分泌胰岛素，因此，高纤维饮食可改善胰岛素抵抗和降低血糖。高果糖摄取可以增加血浆 C 肽浓度，每日用 66% 的果糖喂养大鼠 2 周，其骨骼肌和肝脏中的胰岛素受体数和胰岛素受体 mRNA 比标准食物喂养大鼠明显降低，而血压和血浆 TG 明显增加。食物中锌和铬的缺乏，可使糖耐量减低，T2DM 的发病率增加。酗酒也可引发糖尿病。

3. 体力活动不足

流行病学调查发现，强体力劳动者发生 T2DM 者远低于轻体力劳动或脑力劳动者。运动可改善胰岛素敏感性。用葡萄糖钳夹技术研究表明，即使运动不伴体重下降，血浆胰岛素水平和胰岛素释放面积也降低，葡萄糖清除率增加。运动可使胰岛素与其受体的结合增加，从而改善胰岛素抵抗和胰岛素作用的敏感性，而且适当的运动还有利于减轻体重，改善脂质代谢。

4. 低体重儿

"成年疾病的胎儿（早期）来源假说"（fetal or early origins of adult disease hypothesis）认为，环境因素或营养因素作用于生命体早期，编制出疾病状况（如高血压、胰岛素抵抗、肥胖和代谢综合征等）。流行病学和实验动物证实，宫内生长迟缓（intrauterine growth retardation，IUGR）的低体重儿与成年 T2DM 胰岛 β 细胞功能受损和胰岛素抵抗相关。

5. 肠促胰素分泌缺陷

肠促胰素（incretin hormones）是一类肠源性激素，包括胰高血糖素样肽 1（GLP-1）和葡萄糖依赖性促胰岛素多肽（GIP）等。由胃肠道 L 细胞生成的 GLP-1 和由 K 细胞生成的 GIP 都具有葡萄糖浓度依赖性胰岛素分泌的刺激作用（肠促胰素效应），其作用途径是 1 型味觉受体（taste type l receptor，TIR），其配体是甜蛋白（sweet protein）brazzein。GLP-1 的降糖效应至少来自以下 4 个方面：①促进胰岛素分泌，增加胰岛素合成，减少 β 细胞凋亡并促进其增殖，增加 β 细胞数量。②减少 α 细胞的胰高血糖素分泌。③作用于脂肪、肌肉和肝脏，增加葡萄糖摄取，减少肝糖输出，协同胰岛素降低血糖。④作用于中枢的食欲控制系统，增加饱感，延缓胃排空，减少摄食，间接降低血糖。GLP-1 作用于血糖去路和来源多个靶点的降血糖效应是独特的。但是，T2DM 患者口服与静脉葡萄糖刺激下的胰岛素分泌差值显著降低，即肠促胰素效应明显减弱，其主要原因是肠促胰素分泌减少和作用缺陷。

（三）胰岛素抵抗存在于多个环节

胰岛素抵抗（insulin resistance，IR）在 T2DM 发生中处于核心地位（图 7-1）。IR 和 β 细胞分泌缺陷是 T2DM 发病机制的两个主要环节。IR 是 T2DM 的特征之一，在出现临床高血糖前就已经存在。IR 的概念是机体对一定量（一定浓度）胰岛素的生物效应减低，主要指机体胰岛素介导的葡萄糖摄取和代谢能力减低，包括胰岛素的敏感性下降和反应性下降。胰岛素在调节机体葡萄糖稳态中起关键作用。其主要的效应器官是肝脏、骨骼肌及脂肪组织。胰岛素主要的生理效应包括其介导葡萄糖的摄取及处置（糖的氧化及贮存）、促进蛋白质合成、促进脂肪合成、抑制糖异生、抑制脂肪分解及酮体生成等。IR 可发生于组织器官水平（骨骼肌、脂肪、肝脏和血管内皮），也发生于亚细胞及分子水平（胰岛素受体前、受体和受体后）。

1. 胰岛素受体前抵抗

引起受体前胰岛素抵抗的原因有胰岛素分子结构异常、胰岛素抗体、胰岛素降解加速和拮抗激素增多等。胰岛素基因突变可产生结构异常的胰岛素，使胰岛素的生物活性下降或丧失，如 Chicago 胰岛素（PheB$_{25}$Leu）、Los Angeles 胰岛素（PheB$_{24}$Ser）、Wakayma 胰岛素（VaIA3Leu）、Providence 胰岛素（HisB10Asp）以及 Tokyo 胰岛素原（Arg65His）。内源性或外源性胰岛素抗体形成，可干扰胰岛素与受体的正常结合。后者常见于注射纯度低的动物胰岛素时，抗体形成的高峰时期是注射胰岛素后 3～4 个月。胰岛素抗体是否影响胰岛素发挥其正常功能与抗体的胰岛素识别位点密切相关。在胰岛素抗体中，只有当抗体的胰岛素识别位点与胰岛素的受体结合区域相重叠时，才会有阻断胰岛素的作用；在携带胰岛素抗体的糖尿病患者中，胰岛素抗体的胰岛素识别位点对最终是否发生胰岛素抵抗起重要作用。胰岛素受体前抵抗还可由于胰岛素降解加速引起。一些药物如糖皮质激素、生长激素（GH）、苯妥英钠、INF-γ、INF-α等及其他应激激素分泌过多（如感染、创伤、手术、酮症酸中毒、Cushing综合征和肢端肥大症等）均可导致受体前抵抗。

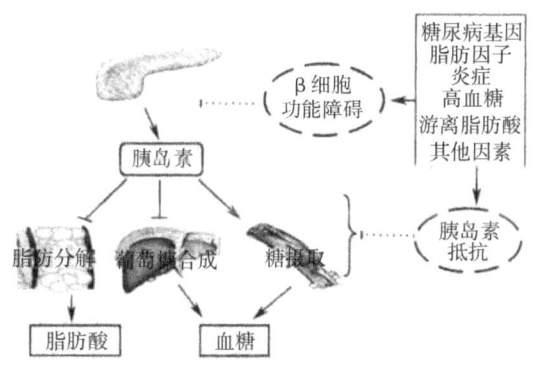

图7-1　胰岛素抵抗在2型糖尿病发生中的地位

2. 胰岛素受体缺陷

胰岛素受体缺陷包括胰岛素受体功能与结构的异常。其功能异常包括胰岛素受体数目减少以及亲和力下降导致与胰岛素结合减少；其结构异常多为胰岛素受体基因（IRG）突变，致使受体功能完全丧失或部分丧失。1988年以来，已发现50余个突变位点，按其对受体功能影响的不同可分为5类：①Ⅰ类抵抗，IRG的外显子2、内含子4和外显子5拼接点的无义突变所导致的胰岛素受体合成障碍。临床上见于婴儿妖精症，为严重的IR，婴儿罕见存活至1岁以上。②Ⅱ类抵抗，受体蛋白翻译后加工和分子折叠障碍，其结果使受体不能从细胞的粗面内质网及高尔基体转位至细胞膜，故而膜受体数目减少，其突变点主要在α亚基N端以Gly为中心的重复序列处。③Ⅲ类抵抗，为受体亲和力下降，胰岛素与其受体的结合降低。突变点有3处，均在膜外区域（Asn15Lys、Arg735Ser及Ser323Leu）。④Ⅳ类抵抗，受体β亚基酪氨酸激酶活性降低，导致β亚基自身磷酸化作用障碍，因而穿膜信号传导障碍，已发现突变基因位点10余个。⑤Ⅴ类抵抗，基因突变导致受体降解加速。突变位点在α亚基Lys460Gln及Asn462Ser处。但是，以上所述的胰岛素受体缺陷所致的糖尿病均属于特殊糖尿病类型，通常的T2DM与胰岛素受体缺陷无明显关系。

将小鼠不同组织的胰岛素受体敲除发现，敲除肝胰岛素受体小鼠表现出严重的胰岛素抵抗、肝功能受损和糖耐受异常；在肌肉组织敲除胰岛素受体，小鼠表现为中等度的肥胖，没有胰岛素抵抗和糖耐量受损；在脂肪组织敲除胰岛素受体，则表现为消瘦和寿命延长，没有糖耐量受损；在神经细胞敲除胰岛素受体，小鼠表现为多食、不育和肥胖，没有糖耐量受损；在胰岛β细胞敲除胰岛素受体，表现为胰岛素分泌缺陷，有糖耐量受损。这主要与胰岛素在不同组织器官的作用存在差别有关。

3. 胰岛素受体后缺陷

系指胰岛素与受体结合后信号向细胞内传递所引起的一系列代谢过程，即所谓胰岛素受体的"下游事件"，包括信号传递和放大，蛋白质-蛋白质交联反应，磷酸化与脱磷酸化以及酶促级联反应等多种效应的异常。

（1）葡萄糖转运蛋白异常：肌肉和脂肪细胞对胰岛素刺激的葡萄糖摄取主要通过对胰岛素敏感的GLUT4来进行。在基础状态下，细胞表面GLUT4很少，在胰岛素刺激下，胰岛素受体酪氨酸磷酸化信号的内传使胰岛素受体底物-1（IRS-1）磷酸化，从而活化磷脂酰肌醇-3-激酶（PI_3-K）激酶，触发富含GLUT4的小泡以胞吐形式由内核体（endosome）经由高尔基复合体向细胞表面转位，因而细胞表面GLUT4增多，组织对葡萄糖摄取增加。当GLUT4基因突变时，GLUT4合成及转位均受阻。在T2DM、肥胖症或高血压中，均发现有GLUT4募集及转位障碍，从而使肌细胞的葡萄糖摄取明显减少。GLUT2合成异常可造成肝摄取葡萄糖减少，肝胰岛素抵抗和β细胞对葡萄糖感受性降低，胰岛素分泌减少。

（2）细胞内葡萄糖磷酸化障碍：研究证明，非肥胖T2DM患者肌细胞内的葡萄糖6-磷酸（G-6-P）浓度明显降低，葡萄糖磷酸化的速率降低约85%，同时伴GLUT4转位的缺陷，即使GLUT4正常后，糖磷酸化异常仍未能恢复。导致葡萄糖磷酸化障碍的原因是己糖激酶Ⅱ（HKⅡ）活性降低。而此酶活性降低又受糖原合成酶及丙酮酸脱氢酶活性降低的影响。

（3）线粒体氧化磷酸化（OXPHOS）障碍：OXPHOS障碍可致能量产生障碍和胰岛素刺激的糖原合成减少。

（4）IRS-基因变异：正常情况下，胰岛素与受体结合后信号向细胞内传导，首先由IRS-1介导，IRS-1起着承前启后的作用。细胞内许多含SH_2的蛋白质与IRS-1分子上磷酸化的酪氨酸残基结合，如PI_3-K的80 kD亚基与其结合后，可激活此酶的催化亚基（110 kD）。这样经过许多酶促反应而使蛋白磷酸酶-1磷酸化（活化），其结果是与糖原代谢相关的两个关键酶（糖原合酶与磷酸化酶激酶）脱磷酸化。前者脱磷酸化使酶活化而刺激糖原合成；后者脱磷酸化则使其失活，从而抑制糖原分解，其净效应为糖原合成增多，血糖维持正常。若IRS-1基因（定位于2q36-37）突变，可使IRS-1酪氨酸磷酸化减弱，而丝氨酸磷酸化增强，则可产生IR。业已发现IRS-1基因有4种突变与T2DM关联，它们分别是Ala513Pro、Gly819Arg、Gly972Arg及Arg1221Gys。目前已了解几种IRS丝氨酸激酶与胰岛素受体后信号传递有关，如有丝分裂原蛋白激酶（MAPK）、c-Jun-NH2末端激酶（JNK）、非经典蛋白激酶C（PKC）和PI_3-K等。细胞因子信号抑制物（suppressor of cyto-kine signaUing，SOCS）竞争性抑制IRS-1酪氨酸磷酸化和减少IRS与调节亚单位p85的结合导致胰岛素抵抗。新近的研究发现SOCS3也通过泛素（ubiquitin）介导的降解途径，加速IRS-1/2的降解。另外，在T2DM患者还发现了几种IRS-1基因多态性较一般人群常见。研究得较多的是甘氨酸972精氨酸多态性，一项丹麦的研究观察到这种多态性频率在正常人为5.8%，而在T2DM患者为10.7%。

4. 内质网应激

内质网应激在糖尿病的病因中，内质网应激起了重要作用，尤其在β细胞凋亡和胰岛素抵抗中，内质网应激可能是最关键的环节。在β细胞中，蛋白的非折叠反应成分（components of the unfolded protein response，UPR）在生理条件下起着有利的调节作用，而在慢性应激时起着β细胞功能紊乱和凋亡的激发作用。β细胞的生理功能是在高血糖时，能敏感地分泌胰岛素；但在慢性高血糖和高脂肪酸的长期刺激下，β细胞变得十分脆弱，特别容易受损，使其成为细胞衰竭的重要因素。因此，在病理情况下，UPR转变成激发β细胞功能紊乱和凋亡前期的内质网应激反应（proapoptotic ER stress response）物。内质网应激还是联系肥胖和胰岛素抵抗的病理因子。实验发现，摄入高脂饮食的肥胖动物在肝脏出现内质网应激，并通过JNK途径抑制胰岛素的信号传递。此外，内质网应激可引起以细胞因子（IL-1β和IFN-γ等）为介导的β细胞凋亡；而NO耗竭内质网中的储备钙，抑制内质网的钙摄取等又进一步加重内质网应激反应。

5. 脂肪因子

目前研究发现，与IR有关的细胞因子有FFA、肿瘤坏死因子-α（TNF-α）、IL-6、瘦素、脂联素、抵抗素、visfatin、IL-1、IL-IRα、IL-8、IL-10、IL-18、单核细胞趋化因子（MCP-1）、单核细胞迁移抑制因子（MIF）、TGF-β、C反应蛋白（CRP）和肿瘤坏死因子受体（TNFR）等。其中备受关注的是TNF-α、瘦素、脂联素、抵抗素以及新近发现的内脏脂肪素（visfatin）。

（1）FFA：T2DM常存在脂代谢紊乱，FFA增多。FFA增多可引起IR，其机制可能与FFA抑制外周葡萄糖的利用和促进糖异生有关。FFA除对葡萄糖氧化途径有抑制作用外，对葡萄糖的非氧化途径即肌糖原合成也同样有抑制作用。FFA对葡萄糖的抑制作用呈时间依赖性和浓度依赖性，FFA诱导的葡萄糖氧化抑制发生较早，在脂肪输注1~2h后即可看到；而对非氧化途径的抑制则要4h以后才能出现。FFA在抑制外周葡萄糖利用的同时，还可刺激肝脏糖异生。高FFA状态下，脂肪酸氧化代谢增强，糖异生底物充足，糖异生反应活跃。过多的脂肪酸还通过影响PKC诱导的IRS-1磷酸化而干扰胰岛素的信号传导。

（2）TNF-α：在肥胖者血中，TNF-α升高。TNF-α诱发和加重 IR 的机制包括直接作用和间接作用。其直接作用是：①TNF-α直接作用于培养中细胞的胰岛素信号传导系统，使 GLUT4 的表达减少。②TNF-α增强 IRS-1 和 IRS-2 的丝氨酸磷酸化，这些底物的丝氨酸磷酸化可引发胰岛素受体酪氨酸自身磷酸化的减少及受体酪氨酸激酶活力的降低。我们观察到 TNF-α抑制红细胞膜胰岛素受体的自身磷酸化。③TNF-α显著降低 IRS 蛋白与胰岛素受体相接的能力以及与下游转导途径（如 PI_3-K 和葡萄糖转运）的相互作用。其间接作用有：①TNF-α刺激脂肪细胞分泌瘦素，后者可引起 IR。②TNF-α刺激脂肪分解，提高 FFA 水平，后者是引起 IR 的重要代谢因素。③TNF-α下调过氧化物酶增殖体（PPARγ）基因的表达，抑制 PPARγ 的合成和功能。④在 IR 状态下，TNF-α可抑制脂联素的启动子活性，降低脂联素的表达。

（3）瘦素：在肥胖患者，血浆瘦素升高，并与 FPG 和体脂百分率密切相关，被认为是肥胖和 IR 的一个标志。瘦素的代谢效应与胰岛素的作用相拮抗，瘦素促进脂肪分解，抑制脂肪合成，刺激糖原异生。它调节糖和脂代谢的作用，独立于其抑制食欲和降低体重的作用。相当于肥胖者血瘦素水平的瘦素浓度可使 IRS-1 酪氨酸磷酸化减弱，并使 Grb2 与 IRS-1 的结合能力降低，影响胰岛素的信号传导。

（4）抵抗素：也是脂肪组织分泌的，其基因特异表达于白色脂肪组织。在遗传性和饮食诱导的肥胖小鼠，血清抵抗素显著升高，它也是联系肥胖、IR 和糖尿病的重要信号分子，而且下调抵抗素的表达是噻唑烷二酮类药物（TZD）发挥抗糖尿病效应的重要机制。但抵抗素在 IR 和 T2DM 发病中的确切地位还有待进一步阐明。

（5）脂联素：在动物模型和人体中，均已证实低脂联素血症与 IR 存在相关性。在脂肪萎缩的 IR 模型鼠中，联合应用生理浓度的脂联素和瘦素可完全逆转 IR，单用两者之一仅部分改善 IR。研究表明在肥胖和脂肪萎缩鼠模型中，脂联素降低均参与了 IR 的发生和发展。提示补充脂联素可能为 IR 和 T2DM 的治疗提供全新的手段。TZD 可拮抗 TNF-α对脂联素启动子的抑制效应，增加脂联素的表达，改善 IR。

（6）visfatin：是新近发现的脂肪细胞因子，又称为前 B 细胞集落促进因子（PBEF），分子量为 52 kD，在骨髓、肝脏和骨骼肌均有表达，在脂肪细胞系 3T3-L1 的分化过程中，PBEF 的基因表达和蛋白合成均增加。人血浆 PBEF 水平与腹部脂肪体积呈正相关。在 T2DM KKAy 小鼠和高脂饮食的 c57BL/6J 小鼠也发现血浆 PBEF 水平与内脏脂肪 PBEF 的 mRNA 水平呈正相关。这些结果提示内脏脂肪分泌大量的 PBEF，因此研究者又将其命名为 visfatin。整体实验证实 visfatin 有类似于胰岛素的降血糖作用。visfatin 还可激活胰岛素受体及其下游信号分子的磷酸化，但其作用方式不同于胰岛素。visfatin 与胰岛素两者间存在差异。研究发现小鼠血浆 visfatin 显著低于胰岛素水平，空腹时血浆 visfatin 只有血浆胰岛素水平的 10%，在饱腹时只有 3% 左右。此外其血浆水平的变化受饥饿或进食的影响较小，但前炎症因子 TNF-α和 IL-6 都诱导 visfatin 的基因表达。内脏脂肪素与 IR 的关系尚不清楚。

6. 其他因素

引起 IR 的其他原因还有很多。Lautt 假设在肝中存在一种外周胰岛素敏感性的调节系统。餐后高血糖兴奋副交感神经，后者促使肝脏中的胰岛素致敏物质（hepatic insulin-sensitizing substance，HISS）释放。HISS 激活骨骼肌对葡萄糖的摄取。在 T2DM、肝脏疾病和肥胖等疾病时，存在由于 HISS 调节障碍所致的 IR。研究发现性激素结合蛋白（SHBG）可能也与 IR 有关。近年来的研究认为肾素血管紧张素（RAA）系统也与 IR 有关。血管紧张素-Ⅱ（AT-2）是 RAA 的重要效应分子，可能通过影响胰岛素信号通路、抑制脂肪形成、降低组织血流、促进氧化应激和激活交感神经系统等促进 IR 的发生。临床研究已显示，阻断 RAA 能改善胰岛素的敏感性，降低新发糖尿病的发生率，为 RAA 阻断剂在 T2DM 和代谢综合征等疾病中的应用提供了依据。

（四）多种因素引起 β 细胞受损

1. 遗传因素

T2DM 的直系亲属和双胞胎糖尿病患者的另一位无糖尿病同胞也存在胰岛素分泌功能降低。因此，认为胰岛素分泌功能的降低可能与遗传有关。凡是参与葡萄糖识别、胰岛素加工或分泌的特异性蛋白基因突变均会导致 β 细胞功能紊乱。目前已发现少数这类信号蛋白的基因突变，包括葡萄糖激酶、线粒体

DNA、胰岛素及参与胰岛素加工的酶等。还有一些可能与 β 细胞功能缺陷有关的基因如 GLUT2、β 细胞表面的钾通道蛋白和胰淀粉样蛋白（胰淀素）。

早期营养不良影响胰腺发育而导致胰岛细胞数目减少。胎儿、新生儿及婴儿期低体重是早期营养不良的反映，其后果是：影响胰腺发育而导致胰岛细胞数目减少，在长期胰岛素抵抗重压下易发生 β 细胞功能衰竭。

2. 高糖－高脂－胰淀粉样多肽毒性

高糖、高脂和胰淀粉样多肽毒性是胰岛 β 细胞功能受损的重要因素：①高血糖损伤胰岛，在胰岛 β 细胞，糖的氧化代谢将产生氧自由基，在正常情况下，这些物质能被过氧化氢酶和超氧化物歧化酶代谢。在高血糖状态下，β 细胞产生大量的氧自由基使 β 细胞的线粒体受损。②脂毒性损伤胰岛，脂毒性主要可能通过下列机制影响胰岛功能。FFA 浓度增加使胰岛素分泌增加，但在 24 h 后则抑制胰岛素的分泌；脂肪酸能增加 UCP-2 的表达，其结果是导致 ATP 形成减少，降低胰岛素的分泌；脂肪酸和 TG 诱导神经酰胺合成而导致胰岛 β 细胞的凋亡。③胰淀粉样多肽（IAPP），近 90% 的胰岛内有淀粉样变，β 细胞减少，胰岛淀粉样变性是 T2DM 的特征性病理改变。IAPP 致 β 细胞受损的机制可能是淀粉样纤维在 β 细胞和毛细血管间沉积，嵌入细胞膜，损害了细胞膜对葡萄糖的感知和胰岛素的分泌。

β 细胞的数量是决定胰岛素分泌量的关键因素。研究显示，长期慢性高血糖下调胰岛 β 细胞上葡萄糖激酶的表达，使葡萄糖激酶与线粒体的相互作用减少，诱导 β 细胞凋亡。不过，β 细胞数量减少 80%~90% 时，才足以导致胰岛素缺乏和糖尿病。因此，在 T2DM 中，除 β 细胞数目减少外，还存在其他因素损害了胰岛素的分泌。

3. 胰高血糖素样肽 -1 缺乏

GLP-1 由小肠合成和分泌，在维持胰岛 β 细胞的葡萄糖敏感性等方面起着重要作用，它通过与 β 细胞上特异性受体结合，调控细胞内 cAMP 及钙离子水平，最终起到了强化葡萄糖诱导的胰岛素分泌作用。T2DM 患者，葡萄糖负荷后 GLP-1 的释放曲线低于正常人。

（五）胰岛受损以胰岛素分泌不足/1 相分泌缺陷/分泌脉冲紊乱/胰岛素原分泌增多为特征

1. 胰岛素分泌不足

T2DM 患者存在空腹和葡萄糖负荷后胰岛素分泌量的不足：① T2DM 患者存在高 FPG，对 β 细胞造成持续性刺激，导致基础胰岛素分泌增加。FPG 和空腹胰岛素间的关系呈倒 "U" 形或马蹄形曲线。当 FPG 从 4.4 mmol/L 增至 7.8 mmol/L 时，空腹胰岛素水平逐步增加，达到对照组的 2~2.5 倍，这是 β 细胞对葡萄糖稳态被破坏后作出的适应性（代偿性）反应。当 FPG 超过 7.8 mmol/L 时，β 细胞不再能维持高胰岛素分泌率，而致空腹胰岛素逐渐降低。②在正常人，FPG 4.4 mmol/L 时，葡萄糖负荷 2h 后平均胰岛素浓度为 50 mU/L，进展至 IGT（FPG 6.7 mmol/L）时，葡萄糖负荷 2h 后胰岛素分泌较上述正常人增加约 2 倍。只要 β 细胞能保持这种高分泌率，则可维持糖耐量正常或仅轻度异常。当 FPG 大于 6.7 mmol/L 时，葡萄糖负荷后 β 细胞不再能维持其高分泌率，胰岛素分泌进行性减少，血糖进一步升高。当 FPG 达 8.3~8.9 mmol/L 时，葡萄糖负荷后胰岛素的分泌量与正常非糖尿病个体相似，但这种胰岛素分泌量相对于高血糖而言，胰岛素分泌是明显不足的。若 FPG 进一步升高（大于 8.3~8.9 mmol/L），胰岛素分泌反应逐渐降低。当 FPG 大于 11.1 mmol/L 时，血浆胰岛素对糖负荷的反应明显迟钝。

2.1 相胰岛素分泌缺陷

正常人胰岛素第 1 相分泌峰值在静脉注射葡萄糖后 2~4 min 出现，6~10 min 消失。第 1 相胰岛素分泌在抑制基础状态下肝糖输出有重要意义。在 T2DM 早期，第 1 相胰岛素分泌延迟或消失。在 IGT 和血糖正常的 T2DM 一级亲属中也可观察到胰岛素第 1 相分泌缺陷，故认为这种缺陷可能不是继发于高血糖的毒性，而是原发性损害。早期胰岛素分泌有重要生理意义，可抑制肝葡萄糖输出，抑制脂肪分解，限制 FFA 进入肝脏，减轻负荷后高血糖的程度，使血糖曲线下降，并减轻负荷后期的高胰岛素血症。正常人 OGTT 或馒头餐时，血浆胰岛素分别约于 30 或 60 min 达峰值，此为负荷后早期胰岛素分泌。T2DM 患者 OGTT 30 min 时，血浆胰岛素明显低于正常人，相对于其有显著增高的血糖而言，早期胰岛素分泌严重不足。评估早期胰岛素分泌的一种实用方法为 OGTT 中 30 min 胰岛素与基线值差别及葡萄糖与基线值差别两者的比值。早期胰岛素分泌障碍的后果为糖负荷后显著高血糖，刺激胰岛素分泌，使胰岛素往往于 2 h 达峰值。同时可使餐后血非酯化脂肪酸得不到有效的控制，并出现餐后高 TG 血症。

3. 胰岛素分泌脉冲紊乱

正常人在空腹时，胰岛素的脉冲分泌周期约为 13 min。胰岛素脉冲分泌有助于防止靶组织中胰岛素受体水平的下调，维持胰岛素的敏感性。反之，持续的高胰岛素血症将导致胰岛素受体水平下调，引发 IR。在 T2DM 中，胰岛素分泌正常的 13 min 间隔脉冲消失，出现高频率（5～10 min）脉冲，为 T2DM 的早期标志。在 T2DM 一级亲属中可观察到正常的胰岛素分泌脉冲消失，提示胰岛素分泌脉冲异常可能是原发性损害。

4. 胰岛素原分泌增多

胰岛素原的生物活性只有胰岛素的 15%。胰岛素原在高尔基体激素原转换酶 2（PC_2）、激素原转换酶 3（PC_3）和 CPH 的作用下转变为胰岛素，同时产生 C 肽和去二肽胰岛素原。高血糖刺激胰岛素原和 PC_3 的合成，而 PC_2 和 CPH 不受血糖的影响。在 T2DM 中，胰岛素原与胰岛素的比值增加，不利于血糖的控制。

T2DM 发病涉及胰岛素作用和胰岛素分泌两个方面的缺陷，二者与遗传因素和环境因素均有关，环境因素通过遗传因素起作用。糖尿病遗传易感个体的早期即存在胰岛素抵抗，在漫长的生活过程中，由于不利环境因素的影响或疾病本身的演进，胰岛素抵抗逐渐加重。为弥补胰岛素作用的日益减退及防止血糖升高，β 细胞的胰岛素呈代偿性分泌增多（高胰岛素血症）。在此过程中，β 细胞增生和凋亡均增加，但后者更甚。当 β 细胞分泌能力不足以代偿胰岛素抵抗时，即出现糖代谢紊乱；首先是餐后血糖升高（IGT 期）。当胰岛素抵抗进一步加重，β 细胞因长期代偿过度而衰竭时，血糖进一步升高，终致糖尿病。

高血糖又可抑制葡萄糖介导的 β 细胞胰岛素分泌反应，增强胰岛素抵抗（葡萄糖毒性，glucose toxicity），并形成胰岛素分泌与作用缺陷间的恶性循环。

三、糖尿病微血管病变的发病机制

长期高血糖是微血管病变发生的中心环节，其发病机制涉及以下几个方面。

（一）高血糖和糖化终末产物引起低度炎症和血管病变

糖尿病时，机体蛋白可发生糖基化。葡萄糖分子的羧基与蛋白质的氨基结合生成醛亚胺，醛亚胺再发生结构重排，形成稳定的酮胺化合物，后者的分子逐渐增大和堆积，相互交联形成复杂的终末糖化产物（advanced glycosylation end products，AGEs）。AGEs 在微血管病变的早期即显著升高。各种蛋白质非酶促糖基化及其终产物的积聚导致血浆和组织蛋白结构和功能受损；AGEs 通过与 AGEs 受体（RAGE）结合后发挥作用。RAGE 广泛存在于肾细胞、视网膜毛细血管周细胞和内皮细胞上，是 AGEs 的信号传导受体；被激活的受体通过 NF-κB 使前炎性细胞因子表达增加，同时 RAGE 也可作为内皮细胞黏附受体而使白细胞聚集，直接产生炎症反应，增加内皮细胞的通透性。单核细胞一旦被激活，即产生一系列炎症介质，进一步吸引并激活其他细胞，引起血管壁病变。氧化应激造成 AGEs 堆积，后者与 RAGE 作用产生细胞内氧化应激炎性介质，进一步扩增氧化应激效应。因此，AGE/RAGE 在心血管事件的发生和发展中起了不良代谢记忆效应（bad metabolic memory effects）。

（二）多元醇代谢旁路和己糖胺途径导致微血管病变

神经、视网膜、晶状体和肾脏等组织的葡萄糖可不依赖胰岛素进入细胞内，经醛糖还原酶作用生成山梨醇，进一步转变为果糖。糖尿病时该旁路活跃，山梨醇和果糖堆积使细胞内渗透压升高（渗透学说）；山梨醇和果糖抑制细胞对肌醇的摄取，使细胞内肌醇耗竭（肌醇耗竭学说）。己糖胺途径是葡萄糖代谢的主要途径之一。血糖升高时，该途径的活性增强，作为蛋白糖基化底物的尿苷 - 二磷酸 -N- 乙酰葡萄糖胺增多。后者又促进己糖胺途径的限速酶（葡萄糖胺 -6- 磷酸果糖 - 咪基转移酶）表达，并进一步激活己糖胺途径。该代谢过程导致内皮细胞一氧化氮合酶丝氨酸残基发生氧位糖基化，阻止其磷酸化可激活该酶。己糖胺途径激活还促进 NF-κB 的 p65 亚单位氧位糖基化，增加多种前炎症因子表达，促进 PAI-1 和 TGF-α 等的转录。

高血糖时，二酰甘油合成增加，在钙离子和磷脂的协同作用下，激活蛋白激酶 C（PKC）。活化型 PKC 可磷酸化蛋白底物的丝氨酸和苏氨酸残基，调节蛋白质的功能，从而产生一系列生物学效应。激活的 PKC 促进多种细胞因子（如血管内皮生长因子和血小板衍生生长因子）表达，促进新生血管形成，并使诱导型 NO 增多，损伤内皮细胞，抑制一氧化氮合酶，一氧化氮的舒血管功能受损。抑制 Na/K-ATP 酶活性，引起内皮细胞功能紊乱。PAI-1 活性增加和浓度升高是形成高凝状态的重要原因，而血栓烷素 A_2（thromboxane A_2，TXA_2）、内皮素 -1 及血管紧张素 -2 增加可引起血管收缩。

（三）血流动力学改变导致缺血缺氧和微血管病变

葡萄糖毒性作用使组织缺氧，血管阻力减低，血流增加，后者使毛细血管床流体静力压升高，大分子物质容易渗入血管壁及肾系膜细胞内，继而刺激系膜细胞增生，基膜合成加速，毛细血管通透性增加。上述机制均可导致组织缺血缺氧，共同参与微血管病变的发生与发展，但在糖尿病视网膜病和糖尿病肾病发病中的权重有所不同。糖尿病神经病的部分发生机制与此类似。

（四）神经病变的发病机制与视网膜病变和肾脏病变有所不同

目前认为，糖尿病神经病的发病与高血糖、醛糖还原酶 - 多元醇 - 肌醇途径开放、蛋白糖基化异常、氧化应激、脂代谢异常和低血糖发作等因素相关。早期表现为神经纤维脱髓鞘、轴突变性以及 Schwann 细胞增生，轴突变性和髓鞘纤维消失，在髓鞘纤维变性的同时有再生神经丛，随着病变的进展，再生神经丛密度降低，提示为一种不恰当修复，此种现象尤其在 T2DM 中常见。有时，糖尿病神经病的临床资料和电生理检查提示为慢性炎症性脱髓鞘性多神经病变（chronic inflammatory demyelinating polyneuropathy，CIDP），其主要改变是炎性浸润、脱髓鞘和轴突丧失，与特发性 CIDP 很难鉴别。自主神经受累时，主要表现为内脏自主神经及交感神经节细胞变性。微血管病变主要表现为内皮细胞增生肥大、血管壁增厚、管腔变窄、透明变性、毛细血管数目减少和小血管闭塞。

醛糖还原酶活性增强致多元醇旁路代谢旺盛，细胞内山梨醇和果糖浓度增高及肌醇浓度降低是发生糖尿病神经病的重要机制；神经营养小血管动脉病变致局部供血不足可能是单一神经病变的主要病因。这些代谢紊乱可累及神经系统的任何部分，一般以周围多神经病变（peripheral polyneuropathy）最常见。

四、糖尿病大血管并发症的发病机制

与非糖尿病患者群相比，糖尿病患者群的动脉粥样硬化性疾病患病率高、发病年龄轻、病情进展快和多脏器同时受累多。糖尿病患者群的脑血管病患病率为非糖尿病患者群的 2～4 倍，糖尿病足坏疽为 15 倍，心肌梗死的患病率高 10 倍。除了传统的致动脉粥样硬化因素外，IGT 或糖尿病患者常先后或同时存在肥胖、高血压和脂质代谢异常等心血管危险因素。

（一）高胰岛素血症 / 高血压 / 糖脂代谢紊乱 / 高纤维蛋白原血症 / 蛋白质糖化构成大血管并发症危险因素群

1988 年，由 Reaven 首先提出"X 综合征"概念；因胰岛素抵抗是共有的病理生理基础，后又称为"胰岛素抵抗综合征"。鉴于本综合征与多种代谢相关性疾病有密切关系，现称为"代谢综合征"（metabolic syndrome）。其主要理论基础是遗传背景和不利环境因素（营养过度、缺乏体力活动和腹型肥胖等）使机体发生胰岛素抵抗及代偿性高胰岛素血症，并发高血压、脂代谢紊乱、糖代谢紊乱、高纤维蛋白原血症及清蛋白尿症等，共同构成大血管并发症的危险因素。肥胖是发生胰岛素抵抗的关键因素。胰岛素抵抗和高胰岛素血症可能通过以下途径直接或间接促进动脉粥样硬化的发生。

1. 胰岛素和胰岛素原

通过自身的生长刺激作用和刺激其他生长因子（如 IGF-1），直接诱导动脉平滑肌细胞、动脉壁内膜和中层增生，血管平滑肌细胞和成纤维细胞中的脂质合成增加；一些资料显示，胰岛素原和裂解的胰岛素原与冠心病相关。胰岛素增加肾远曲小管钠和水的重吸收，增加循环血容量；兴奋交感神经，儿茶酚胺增加心排血量，外周血管收缩；使细胞内游离钙增加，引起小动脉平滑肌对血管加压物质的反应性增高，血压升高。

2. 胰岛素抵抗和高胰岛素血症

该病可引起脂代谢紊乱，其特征是高血浆总胆固醇、甘油三酯、小而密低密度脂蛋白-胆固醇升高，这些脂质能加速动脉粥样硬化的进程。胰岛素抵抗常伴有高血糖，后者引起血管壁胶原蛋白及血浆载脂蛋白的非酶促性糖基化，使血管壁更易"捕捉"脂质，并阻抑脂代谢的受体途径，加速动脉粥样硬化。

3. 血浆纤溶酶原激活物抑制物-1

其浓度与血浆胰岛素浓度相关，提示胰岛素对 PAI-1 合成有直接作用。PAI-1 增加引起纤溶系统紊乱和血纤维蛋白原升高，有利于血栓形成。

4. 蛋白质非酶促糖基化

导致血管内皮细胞损伤，使通透性增加，进而导致血管壁脂质积聚。肾小球血管也因同样变化而通透性增加，出现清蛋白尿。微量清蛋白尿既是动脉粥样硬化的危险因素，又是全身血管内皮细胞损伤的标志物。

（二）内皮细胞损伤和低度炎症启动并参与大血管病变

内皮细胞是糖尿病血管病变的关键靶组织。内皮细胞裱褙所有的血管内壁，与糖尿病有害代谢物持续接触，并承受着血流速度和压力的慢性应激。内皮细胞能产生多种化学物质，通过复杂的机制调节血管张力和管壁通透性，产生细胞外基质蛋白，参与血管的形成和重塑。血管内皮细胞是胰岛素作用的靶组织，大量研究证明，肥胖、胰岛素抵抗及 T2DM 伴有与血糖无关的内皮细胞功能异常，参与糖尿病大血管和微血管并发症的发生与发展，这一病理生理过程在临床糖尿病前期就已经相当明显了。

现有的证据显示，炎症和免疫反应在胰岛素抵抗与动脉粥样硬化的发病中起着关键作用，动脉粥样硬化是一种免疫介导的炎症性病变的概念已被广为接受。动脉粥样硬化病变形成的最早期事件是动脉内膜对炎性细胞的募集，血循环中的炎症因子（如 C-RP、IL-1、IL-6 和血纤维蛋白原等）水平与心血管危险性呈正相关；单核细胞和巨噬细胞是先天性免疫系统的原型细胞，存在于动脉粥样硬化病变的各个阶段。病变中的活化巨噬细胞和 T 淋巴细胞针对局部抗原起免疫反应，最重要的候选抗原是修饰的脂蛋白、热休克蛋白、细菌和病毒抗原；T 淋巴细胞也与自身抗原起作用，使有炎症改变特征的病变再掺入自身免疫反应，其机制复杂，许多环节和因素尚不清楚。

动脉粥样硬化起源于血管内皮细胞损害，其病变特点是低度的慢性自身炎症，这种低度炎症与经典的自身免疫病有本质差别，因为前者没有 T 淋巴细胞功能紊乱。

第二节　糖尿病的分型与分期

一、糖尿病分型

随着对糖尿病的病因与临床研究的逐渐深入，糖尿病的分类和分型名目繁多。目前被广为采用的是 1997 年美国糖尿病协会（ADA）提出的糖尿病分型建议，这是一个反映病因和（或）发病机制的糖尿病分类及分型方法。

（一）糖尿病分为四类

根据 ADA 的分型建议，糖尿病可分为 1 型糖尿病（type 1 diabetes mellitus，T1DM）、2 型糖尿病（type 2 diabetes mellitus，T2DM）、特殊类型糖尿病和妊娠糖尿病（gestational diabetes mellitus，GDM），从定义上讲，妊娠糖尿病不包括糖尿病合并妊娠。GDM 是指妊娠期间发生的血糖受损或糖尿病，但不包括妊娠合并糖尿病者。

（二）T1DM 分为两类三个亚型

自身免疫性 T1DM 是指存在自身免疫发病机制的 T1DM，按起病急缓分为急发型和缓发型，后者又称为成人晚发性自身免疫性糖尿病（latent autoimmune diabetes in adults，LADA）。特发性 T1DM 是指无自身免疫机制参与的证据，且各种胰岛 β 细胞自身抗体始终阴性的 T1DM，是某些人种（如美国黑人及南亚印度人）的特殊糖尿病类型，其临床特点为：明显家族史，发病早，初发时可有酮症，需用小量胰岛素治疗；

病程中胰岛β细胞功能不一定呈进行性衰减，因而部分患者起病数月或数年后可不需胰岛素治疗。

（三）特殊类型糖尿病病因与发病机制各不相同

1. 胰岛β细胞功能基因突变所致的糖尿病

胰岛β细胞功能基因突变所致的糖尿病是指因单基因突变致胰岛β细胞功能缺陷而引起的糖尿病，不伴或仅伴有轻度的胰岛素作用障碍。

（1）青少年发病的成年型糖尿病：现已基本阐明了青少年发病的成年型糖尿病（maturity-onset diabetes of the young，MODY）的病因，并鉴定出 MODY 的 6 种突变基因，即：①肝细胞核因子（hepatocyte nuclear factor，HNF）4a 基因突变（染色体 20q）所致者称为 MODY1。②葡萄糖激酶（glucokinase，GCK）基因突变（染色体 7p）所致者称为 MODY2。③ HNF-1a 基因突变（染色体 12q）所致者称为 MODY3。④胰岛素增强子因子 1（insulin promoter factor 1，IPF-1）基因突变（染色体 13q）所致者称为 MODY4。⑤ HNF-1a 基因突变（染色体 17cen-q）所致者称为 MODY5。⑥ NeuroD1 基因突变（染色体 2q）所致者称为 MODY6。

MODY 的一般临床特点是：①家系中糖尿病的传递符合孟德尔常染色体显性单基因遗传规律，有 3 代或 3 代以上的家系遗传史。②起病的年龄较早，至少有一位患病成员的起病年龄小于 25 岁。③确诊糖尿病后至少 2 年内不需要用外源性胰岛素控制血糖。

（2）线粒体母系遗传性糖尿病：线粒体基因突变糖尿病的病因已基本阐明。线粒体的多种基因突变可导致糖尿病，突变使赖氨酸或亮氨酸掺入线粒体蛋白受阻，最多见的是线粒体亮氨酸转运核糖核酸（UUR）基因（核苷酸顺序 3243A-G）突变。其临床特点是：①家系中女性患者的子女可能患病，而男性患者的子女均不患病，这是因为线粒体位于细胞质，受精卵的线粒体来自母亲，而精子不含线粒体，故呈母系遗传。②起病的年龄较早。③无酮症倾向，无肥胖（个别消瘦），起病初期常不需要胰岛素治疗，因胰岛β细胞功能日渐衰减，故最终需要胰岛素治疗。④常伴有不同程度的听力障碍。⑤容易损害能量需求大的组织，导致神经、肌肉、视网膜和造血系统的功能障碍，并常伴有高乳酸血症。

2. 胰岛素受体突变所致的糖尿病

胰岛素受体基因异常导致胰岛素作用障碍。胰岛素受体合成、运转、结合、穿膜、胞吞、再循环及受体后信号传导功能受损均可导致胰岛素抵抗。

（1）A 型胰岛素抵抗：又称为卵巢性高雄激素血症—胰岛素抵抗性黑棘皮病（ovarian hyperandrogenlsm insulin resistant acanthosis nigricans，HAIR-AN），多见于消瘦的青少年女性。HAIR-AN 的典型临床表现是：①显著的高胰岛素血症。②糖尿病一般不严重，但胰岛素抵抗明显。③常伴黑棘皮病及肢端肥大症样表现。④女性患者有卵巢性高雄激素血症，表现为多毛、闭经、不育、多囊卵巢和不同程度的女性男性化等。

（2）矮妖精貌综合征：是一种罕见的遗传病，呈常染色体隐性遗传。其临床特点是：①显著的高胰岛素血症，可高达正常水平的数十倍以上。②糖耐量正常或出现空腹低血糖。③常伴有多种躯体畸形（如面貌怪异、低位耳、眼球突出、鞍鼻、阔嘴和厚唇等）、代谢异常（如黑棘皮病、宫内发育停滞和脂肪营养不良等）或女性男性化（新生女婴多毛、阴蒂肥大和多囊卵巢等）。

（3）Rabson-Mendenhall 综合征：多为胰岛素受体基因突变纯合子或复合杂合子，发病环节在胰岛素受体表达异常和（或）受体后信号传导系统。患者除胰岛素抵抗表现外，还有牙齿畸形、指甲增厚、腹膨隆、早老面容、阴蒂肥大和松果体肿瘤等。常于青春期前死于酮症酸中毒。

（4）脂肪萎缩性糖尿病：本病呈常染色体隐性遗传。其临床特点是：①有明显家族史，多为女性发病。②严重胰岛素抵抗伴皮下、腹腔和肾周脂肪萎缩，一般不伴酮症酸中毒。③肝、脾肿大、肝硬化或肝衰竭。④皮肤黄色瘤和高甘油三酯血症。⑤女孩常有多毛和阴蒂肥大等男性化表现。

3. 囊性纤维化相关性糖尿病（cystic fibrosis-related diabetes，CFRD）

囊性纤维化相关性糖尿病是囊性纤维化疾病最常见的并发症，大约 20% 的青少年和 40%～50% 的成人囊性纤维化患者可发生 CFRD。在囊性纤维化的患者中，如果发生 CFRD，则其营养状态恶化，肺部感染更加严重，因呼吸衰竭而致的死亡增加。囊性纤维化的女性患者更加容易发生 CFRD，而且死亡率也增加，目前尚不清楚其确切的原因。CFRD 的原发性缺陷是部分内分泌胰腺因纤维化病变的破坏而导致胰岛素分泌减少，此外，残余的胰岛 β 细胞功能和感染及炎症所致的胰岛素抵抗也具有重要的作用。研究资料显示，早期发现和积极的胰岛素治疗可减少 CFRD 患者的死亡率。2009 年由 ADA、囊性纤维化疾病基金会及 Lawson Wilkins 儿童内分泌学会共同举办了 CFRD 研讨会，2010 年发表了 CFRD 临床管理共识。

4. Wolcott-Rallison 综合征（Wolcott-Rallison syndrome, WRS）

Wolcott-Rallison 综合征是一种少见的常染色体隐性遗传病，病因为编码真核细胞翻译启动子 2α 激酶 3（eukaryotic translation initiation factor 2α kinase 3, EIF2AK3；亦称 pKR 样内质网激酶，PKR-likeendoplasmic reticulum kinase, PERK）基因突变。PERK 属于一种内质网跨膜蛋白，其功能与非折叠蛋白反应翻译调节（translation control during the unfolded proteln response）有关。患者于新生儿/儿童期发作的非自身免疫性糖尿病伴骨骼发育不良与生长障碍为特征，需要胰岛素才能控制高血糖症。虽然仅有约 60 例病案报道，但在新生儿糖尿病中，WRS 是最常见（尤其是父母近亲结婚）者。糖尿病一般在 6 月龄前发作，继而出现骨骼发育不良。其他表现包括肝衰竭、肾功能障碍、胰腺外分泌功能不全、智力低下、甲减、粒细胞减少症与反复感染等。

5. 其他特异型糖尿病

病因和临床类型很多，根据有无免疫介导性，可分为两类，即不伴免疫介导的特异型糖尿病和伴有免疫介导的特异型糖尿病。

（1）不伴免疫介导的特异型糖尿病。常见的有：①胰腺外分泌疾病和内分泌疾病所引起的糖尿病（继发性糖尿病）。②很多药物可引起胰岛素分泌功能受损，促使具胰岛素抵抗的个体发病，但具体发病机制不明。③某些毒物（如 Vacor 和静脉应用喷他脒）可破坏 β 细胞，导致继发性永久糖尿病。④许多遗传综合征伴有糖尿病（如血色病、Werner 综合征、脂肪营养不良综合征和 Dupuytren 病等），绝大多数的发病机制未明。⑤由于胰岛素基因突变（变异胰岛素，常染色体显性遗传）所致的糖尿病罕见，患者无肥胖，对外源胰岛素敏感。⑥ATP 依赖性 K 通道 Kir6.2 或 SUR1 亚基突变引起新生儿糖尿病（neonatal diabetes）。

（2）伴免疫介导的特异型糖尿病。主要包括：①γ-干扰素相关性免疫介导，应用 γ-干扰素者可产生胰岛细胞抗体，有些可导致严重胰岛素缺乏；在遗传易感个体中，某些病毒感染可致胰岛 β 细胞破坏而发生糖尿病，可能参与了免疫介导性 T1DM 的发生。②胰岛素受体抗体介导，胰岛素受体抗体病（B 型胰岛素抵抗综合征）的临床特点是多为女性发病，发病年龄 40~60 岁，严重高胰岛素血症、胰岛素抵抗和空腹低血糖症，可伴有其他自身免疫病。③谷氨酸脱羧酶抗体介导，僵人综合征（stiffman syndrome, SMS）为累及脊索的自身免疫性疾病，因中枢神经系统的谷氨酸脱羧酶抗体致 γ 氨基丁酸能神经传导障碍而发病；其临床特点是无家族史、成年起病、在惊恐、声音刺激或运动后呈现一过性躯干、颈肩肌肉僵硬伴痛性痉挛，腹壁呈板样僵硬，但无感觉障碍或锥体束征，约 1/3 患者伴有糖尿病。④罕见型免疫介导性糖尿病的免疫调节异常。

二、糖尿病临床分期

（一）糖尿病分为正常血糖期和高血糖期两个主要阶段

糖尿病的分期可帮助理解糖尿病的发展过程，并争取使患者在早期特别是临床糖尿病发生之前获得有效干预治疗，尽量逆转病情或阻止病情的进一步发展。T2DM 发生和发展过程中各种病理生理异常的演变见图 7-2。T2DM 应尽量控制在不需要用胰岛素治疗阶段，因为良好的治疗既可阻止病情发展，又可有力防止慢性并发症的发生。

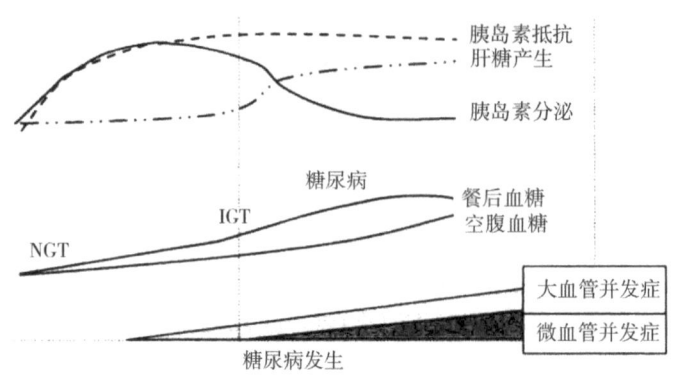

图 7-2 2 型糖尿病的演变

（二）T1DM 分为急性代谢紊乱期 / 蜜月期 / 糖尿病强化期 / 永久糖尿病期

根据其临床进展特点，T1DM 可大致分为以下 4 期：①急性代谢紊乱期，从出现症状至临床诊断多在 3 个月以内，此时期有各种症状，称为急性代谢紊乱期。其中 20% 左右为酮症酸中毒；20% ~ 40% 为酮症，无酸中毒，其余仅为高血糖和高尿糖。但全部的 T1DM 患者都需要用注射胰岛素治疗。②蜜月期，治疗 2 周至 3 个月后，2/3 患者的症状可逐渐消失，血糖下降，尿糖减少，胰岛功能暂时性恢复，血清胰岛素及血 C 肽水平上升，胰岛素需要量减少，少数甚至可以不需要用胰岛素，从而进入缓解期，亦称"蜜月期"或"蜜月缓解期"。男孩出现糖尿病症状缓解较女孩多见。3 岁以下及青春期的女孩缓解期不明显，缓解时间自数周至 1 年不等，差别甚大，平均为 3 ~ 6 个月。③糖尿病强化期，常由于感染、饮食不当及青春期发育而使病情加重，表现为胰岛素用量突然或逐渐增多，血胰岛素及 C 肽水平又再次减低。此时胰岛已趋衰竭，胰岛 β 细胞耗尽无几，有时伴纤维化，此期称为"糖尿病强化期"。④永久糖尿病期，胰岛 β 细胞大部分被破坏，需完全依靠外源性胰岛素维持生命。胰岛素用量逐渐增大至稳定量，逐渐进入"永久糖尿病期"，时间多在发病后 5 年左右。青春期由于性激素的作用，对胰岛素拮抗，病情易有波动，胰岛素用量再次增大。青春期后病情又逐渐稳定，但遇感染和应激状态时，病情又会恶化。

（三）糖尿病自然病程可被逆转或延缓

T2DM 多发生于 40 岁以上人群，常见于老年人，近年有发病年轻化倾向。T2DM 的首发症状多种多样，除多尿、多饮和体重减轻外，视力减退（糖尿病视网膜病所致）、皮肤瘙痒、女性外阴瘙痒以及高渗性高血糖状态均可为其首发症状。

大多数患者肥胖或超重，起病较缓慢，高血糖症状较轻；不少患者可长期无代谢紊乱症状，有些则在体检或出现并发症时才被确诊。空腹血浆胰岛素水平正常、较低或偏高，β 细胞储备功能常无明显低下，故在无应激情况下无酮症倾向，治疗可不依赖于外源性胰岛素。但在长期的病程中，T2DM 患者胰岛 β 细胞功能逐渐减退，以致对口服降糖药失效；为改善血糖控制，也需要胰岛素治疗，但对外源胰岛素不甚敏感。急性应激（如重症感染、心肌梗死、脑卒中、创伤、麻醉和手术等）可诱发高渗性高血糖状态或糖尿病酮症酸中毒。长期病程中可出现各种慢性并发症，在糖尿病大血管病变中，尤其要关注心、脑血管病变。

T1DM 亦存在类似情况，积极有效的早期干预可逆转或延缓自然病程。

第三节 糖尿病的临床表现

一、一般临床表现

T1DM 和 T2DM 的临床表现并无本质区别；典型的多尿、多饮、多食和消瘦症状主要见于 T1DM，而 T2DM 多以肥胖和慢性并发症的表现为突出或全无临床症状。

（一）T1DM 不同阶段的临床表现有明显区别

1. 临床前期

多数患者在临床糖尿病出现前，有一胰岛 β 细胞功能逐渐减退的过程，出现临床症状时 β 细胞功能已显著低下，糖负荷后血浆胰岛素及 C 肽浓度也无明显升高，临床亦无"三多一少"（多尿、多饮、多食和消瘦）症状。但此期仅偶尔被发现。

2. 发病初期

大多在 25 岁前起病，少数可在 25 岁后的任何年龄发病。胰岛 β 细胞破坏的程度和速度相差甚大，一般来说，幼儿和儿童较重和较快，成人较轻和较慢，由此决定了临床表现的年龄差异。糖尿病患者由于胰岛素不足，葡萄糖不能有效地被组织氧化利用，出现高血糖。临床上表现为"三多一少"，即多尿、多饮、多食和消瘦的典型症状。儿童和青少年常以糖尿病酮症酸中毒为首发表现；青春期阶段的患者开始呈中度高血糖，在感染等应激下迅速转变为严重高血糖和（或）酮症酸中毒；另一些患者（主要是成年人）的 β 细胞功能可多年保持在足以防止酮症酸中毒水平，但其中大多数最终需要外源性胰岛素维持生存，且对胰岛素敏感。

部分患者在患病初期，经胰岛素治疗后 β 细胞功能可有不同程度改善，胰岛素用量减少甚至可停止胰岛素治疗，此种现象称为"蜜月"缓解（honeymoon remission），其发生机制尚未肯定，可能与葡萄糖毒性有关。蜜月期通常不超过 1 年，随后的胰岛素需要量又逐渐增加，酮症倾向始终存在。如外源性胰岛素使用恰当，血糖能维持在较理想的范围内；使用不合理者的血糖波动大，且容易发生低血糖症；如因某种原因停用胰岛素或合并急性应激，很容易诱发酮症酸中毒。

3. 糖尿病中后期

随着病程的延长，糖尿病患者可出现各系统、器官和组织受累的表现。病程 10～15 年以上者常出现各种慢性并发症，其后果严重。糖尿病慢性并发症包括糖尿病性微血管病变（主要为肾病和视网膜病）、糖尿病性大血管病变（主要为冠心病、脑血管病和周围血管病）和糖尿病神经病。其中糖尿病微血管病变是糖尿病患者的特异性损害，与高血糖密切相关，可以看作是糖尿病特有的临床表现。强化胰岛素治疗可降低和延缓 T1DM（可能也包括 T2DM 和其他类型的糖尿病）微血管并发症和神经病变的发生与发展。

1999 年，WHO 将糖尿病的自然病程分为 3 个临床阶段，即正常糖耐量（normal glucose tolerance, NGT）、血糖稳定机制损害（impaired glucose homeostasis, IGH）及糖尿病阶段，其中的 IGH 包括 IFG 和 IGT。上述临床阶段反映任何类型糖尿病都要经过不需要胰岛素、需用胰岛素控制代谢紊乱和必须用胰岛素维持生存的渐进性过程，T1DM 的 NGT 期和 IGT/IFG 期可能并不很短，但很少获得诊断。

（二）T2DM 以多种方式起病

T2DM 多发生于 40 岁以上人群，常见于老年人，近年有发病年轻化倾向。T2DM 的首发症状多种多样，除多尿、多饮和体重减轻外，视力减退（糖尿病视网膜病所致）、皮肤瘙痒、女性外阴瘙痒以及高渗性高血糖状态均可为其首发症状。大多数患者肥胖或超重，起病较缓慢，高血糖症状较轻；不少患者可长期无代谢紊乱症状，有些则在体检或出现并发症时才被确诊。空腹血浆胰岛素水平正常、较低或偏高，β 细胞储备功能常无明显低下，故在无应激情况下无酮症倾向，治疗可不依赖于外源性胰岛素。但在长期的病程中，T2DM 患者胰岛 β 细胞功能逐渐减退，以至对口服降糖药失效；为改善血糖控制，也需要胰岛素治疗，但对外源胰岛素不甚敏感。急性应激（如重症感染、心肌梗死、脑卒中、创伤、麻醉和手术等）可诱发高渗性高血糖状态或糖尿病酮症酸中毒。长期病程中可出现各种慢性并发症，在糖尿病大血管病变中，尤其要关注心、脑血管病变。

1. T1DM 样发病作为首发表现

患者体力减退、精神萎靡、乏力、易疲劳、易感冒和工作能力下降，食欲不振及体重迅速下降。

2. 肥胖和代谢综合征作为首发表现

表现为中心性肥胖（腹型肥胖）、脂代谢紊乱和高血压等。这些代谢异常紧密联系，恶性循环，互为因果，一定时期出现糖耐量低减或糖尿病。

3. 急性并发症作为首发表现

当出现严重的急性应激时，患者并发呼吸道、泌尿道或胆道感染，并同时出现酮症酸中毒，表现为酸中毒大呼吸，呼出的气体可有烂苹果味。糖尿病患者易并发肺结核，重者可有咳痰和咯血等表现。急性感染的病程往往很长或经久不愈。

4. 慢性并发作为首发表现

其临床表现很不一致，有些患者有心悸、气促、脉率不齐、心动过缓、心动过速和心前区不适等。并发心脏自主神经病变时，可有心率过快或过缓以及心律失常。伴心肌病变者常出现顽固性充血性心衰、心脏扩大或心源性猝死。并发冠心病者，尽管病情严重，不出现典型心绞痛或发生无痛性心肌梗死。部分患者的病情较重者多诉食欲不振、纳差、恶心和呕吐，或出现顽固性腹泻及吸收不良性营养不良。另一些患者出现脓尿和脓血尿，且伴尿急和尿痛；尿淋滴不尽；有时亦出现夜间遗尿和非自主性排尿。尿中蛋白增多。部分女性患者并发卵巢早衰；男性患者以阳痿和性欲减退为最常见。

糖尿病前期包括单纯空腹血糖受损（IFG，空腹血糖 6.1 ~ 7.0 mmol/L，糖负荷后 2 h 血糖 < 7.8 mmol/L）、单纯糖耐量损害（IGT，空腹血糖 < 6.1 mmol/L，糖负荷后 2 h 血糖 7.8 ~ 11.1 mmol/L）和复合型糖调节受损（IFG+IGT，空腹血糖 6.1 ~ 7.0 mmol/L，糖负荷后 2 h 血糖 7.8 ~ 11.1 mmol/L）等 3 种情况。这 3 种情况存在不同的病理生理基础和临床特点，其进展为糖尿病的危险性不完全相同，其中以 IGT 的发生率最高，而 IFG+IGT 的患者进展为 T2DM 的风险最大。

（三）华人 T2DM 餐后高血糖和胰岛素缺乏更明显

研究表明，与西方人群比较，华人糖尿病有以下特点。

1. 单纯餐后高血糖比例较高

华人的饮食结构以碳水化合物为主。与英美人群相比，我国纯热能的精制糖摄入较低，淀粉摄入较高，中国城市居民碳水化合物供能占 47%，而西方人群均在 25% 以下，所以单纯餐后高血糖比例高于西方人群。进入临床期，餐后血糖升高的比例高于其他人种（老年患者更为明显）。引起餐后高血糖的另一个可能原因是肌肉含量，华人的肌量较低，餐后摄取葡萄糖的能力相对较少。

2. 老年患者较多

华人糖尿病以老年患者多。IGT 的患病率随增龄明显增加，老年人伴更多的相关疾病——心、脑血管等大血管病变是老年糖尿病患者的主要死亡原因，冠心病和心肌梗死在老年糖尿病患者中的发生率高，对低血糖的耐受性更差。

3. 胰岛素缺乏更严重

在胰岛素缺乏和胰岛素抵抗的两个病因中，患者的胰岛素缺乏较其他人种更常见，而胰岛素抵抗的比例与程度均较低。

4. 糖尿病肾脏损害更明显

糖尿病患者多合并肾脏损害。1997 年，潘长玉教授等人观察 966 例 T2DM 患者，微量清蛋白尿的患病率为 21.05%；2001 年上海中山医院对 1 059 例 T2DM 患者尿蛋白进行检测，发现微量清蛋白尿的患病率为 12.84%。2006 年西班牙 RICARHD（高血压和 T2DM 患者心血管风险）研究是 1 项多中心的横断面调查，目的是评估高血压和 T2DM 患者心脏和肾脏损害的患病率。研究对象为年龄 55 岁以上，高血压和 T2DM 确诊 6 个月以上的 2 339 名门诊患者，结果显示 GFR 小于 60 mL/（min·1.73 m²）的患者达 45.1%，58.7% 有尿清蛋白排泄率（UAE）≥ 30 mg/24 h。2005 年贾伟平等对上海曹杨社区糖尿病及糖尿病前期患者慢性肾脏并发症患病现状进行调查，共筛查 406 例。结果显示 GFR 小于每分钟 60 mL/1.73 m² 的糖尿病患者达 38.2%，25.4% 的尿清蛋白排泄率（UAE）≥ 30 mg/24 h。

二、糖尿病慢性并发症及其表现

认识糖尿病慢性并发症要具备以下几个观点：①未经治疗或治疗不当者常在发病 10 年后出现程度不等的微血管和大血管慢性并发症；已发现的糖尿病慢性并发症只是冰山一角，其他慢性并发症可能已经或正在形成，因而一种慢性并发症的出现往往预示其他并发症的存在。②除糖尿病本身外，慢性并发症的发生、发展和严重程度还受许多遗传和环境因素的影响，因此人种间和个体间的表型差异较大。③绝大多数慢性并发症是不可逆转的，临床防治只能延缓其进展，不能被根除。

（一）微血管病变的基本特征是微循环障碍/微血管瘤/基底膜增厚

1. 糖尿病视网膜病

糖尿病视网膜病是最常见的微血管并发症和成年人后天性失明的主要原因。其发生发展与糖尿病病程直接相关，T1DM病史超过15年者，视网膜病变（DPR）的患病率为98%，T2DM病史超过15年者，视网膜病变达78%。2002年4月，国际眼科会议和美国眼科学会联合会议提出了DPR国际临床分类法，该分类依据散瞳下检眼镜观察到的指标来确定DPR的分类，需要识别和记录的内容包括微动脉瘤、视网膜内出血、硬性渗出、棉绒斑、视网膜微血管异常（intraretinal microvascular abnormalities，IRMA）、静脉串珠（venous beading）、新生血管（视乳头上或视网膜新生血管）、玻璃体积血、视网膜前出血和纤维增生。除糖尿病视网膜血管病变外，另一种特殊病变是神经细胞凋亡，其早期变化是细胞的形态与功能异常，伴有黄斑变性、水肿和视神经损害。按照该分类法，DPR共分为5个级别。

（1）1期：无明显视网膜病变，视网膜完全正常。

（2）2期：轻度非增殖性DPR，仅有微动脉瘤。

（3）3期：属中度非增殖性DPR，病变介于2期和4期之间。

（4）4期：为重度非增殖性DPR，并存在以下的任意1项异常：①4个象限都有20个以上的视网膜内出血灶。②2个以上象限有确定的静脉串珠。③1个以上的象限发生IRMA。④无增殖性视网膜病变体征。

（5）5期：增殖性DPR，存在1种或更多种病变（新生血管、玻璃体积血和视网膜前出血等）。

此外，糖尿病还可引起青光眼、白内障、屈光改变和虹膜睫状体炎等。

2. 糖尿病肾病

糖尿病肾病又称为肾小球硬化症（glomerulosclerosis）。病程10年以上的1型糖尿病患者累积有30%~40%发生糖尿病肾病，是首位死亡原因；约20%的T2DM患者发生糖尿病肾病，在死因中列在心、脑血管动脉粥样硬化之后。根据对T1DM自然病程的观察，糖尿病肾病的演进过程可分为5期。

（1）Ⅰ期：肾脏增大和高滤过状态，肾小球滤过率（GFR）增加30%~40%，经控制高血糖后，GFR可降至正常。此期的肾脏结构正常。

（2）Ⅱ期：高滤过状态仍存在，运动后出现微量清蛋白尿。此期出现肾小球毛细血管基底膜增厚，但病变仍属可逆性。

（3）Ⅲ期：持续性微量清蛋白尿（尿清蛋白/肌酐30~300 mg/g，或尿清蛋白排泄率20~200 μg/min，或尿清蛋白排泄量30~300 mg/24 h），常规尿化验蛋白阴性。GFR仍正常，血压升高未达高血压水平，无肾病症状和体征（早期糖尿病肾病）。

（4）Ⅳ期：常规尿化验蛋白阳性，24 h尿蛋白排泄率大于0.5 g，或尿清蛋白排泄率超过微量清蛋白尿上限，可伴有水肿和高血压，部分呈肾病综合征表现；GFR开始降低，肾功能减退（临床糖尿病肾病）。

（5）Ⅴ期：终末期糖尿病肾病，出现尿毒症临床表现。后期糖尿病肾病患者绝大多数伴有糖尿病视网膜病。如经详细检查并未发现后一并发症，须排除其他肾病的可能。

（二）神经损害表现为多发性和单一神经病变或自主神经病变

1. 多发性神经病变

常见症状为肢端感觉异常（麻木、针刺感、灼热及感觉减退等），呈手套或短袜状分布，有时痛觉过敏；随后出现肢体隐痛、刺痛或烧灼样痛，夜间或寒冷季节加重。在临床症状出现前，电生理检查已可发现感觉和运动神经传导速度减慢。早期呈腱反射亢进，后期消失；震动感、触觉和温度觉减弱。感觉减退易受创伤或灼伤致皮肤溃疡，因神经营养不良和血液供应不足，溃疡较难愈合，若继发感染，可引起骨髓炎和败血症。神经根病变较少见，可致胸、背、腹和大腿等部位疼痛和感觉障碍，需与脊柱及椎间盘疾患相鉴别。老年患者偶见多发性神经根病变所致的肌萎缩。

少数表现为感觉异常伴严重烧灼样痛，皮肤对痛觉过敏，甚至不能耐受床单覆盖，可累及躯干和四肢，以下肢常见。足部长期受压或创伤可致骨质吸收破坏和关节变形（营养不良性关节病，Charcot关节）。

2. 单一神经病变

主要累及脑神经（Ⅲ动眼神经、Ⅳ滑车神经和Ⅵ展神经），以Ⅲ和Ⅵ脑神经较多见，第Ⅲ脑神经瘫痪表现为同侧上眼睑下垂和眼球运动障碍，第Ⅵ脑神经瘫痪表现为同侧眼球内斜视；也可累及股神经、腓神经、尺神经或正中神经。单一神经病变常急性起病，呈自限性，多可痊愈。

3. 自主神经病变

较常见，且出现较早，影响胃肠、心血管、泌尿系统和性器官功能。表现有瞳孔对光反射迟钝，排汗异常（无汗、少汗或多汗等），或胃排空延迟（胃轻瘫）、腹泻和便秘等，或持续性心动过速（大于或等于90次/分）和直立性低血压（立、卧位收缩压相差超过30 mmHg），或排尿无力、膀胱麻痹和尿失禁，或尿潴留和阴茎勃起功能障碍。

心脏自主神经病变可有心率过快或过缓和心律失常，心自主神经功能检查有异常发现。伴糖尿病心肌病变者常出现顽固性充血性心衰、心脏扩大或心源性猝死。并发冠心病的患者无痛性心肌梗死发生率高，行冠脉扩张或放置支架手术后，易发生再狭窄或再梗死。

（三）大血管并发症以动脉粥样硬化和动脉中层钙化为特征

外周动脉粥样硬化常以下肢动脉为主，表现为下肢疼痛、感觉异常和间歇性跛行，严重者可致肢体坏疽。大动脉中层钙化以收缩压升高、舒张压正常或降低、脉压明显增大和血管性猝死为特征。糖尿病可以是代谢综合征的一个表现，患者有营养过度、腹型肥胖，高血压和脂代谢紊乱等表现。肥胖是发生胰岛素抵抗和代谢综合征的关键因素，并直接或间接促进动脉粥样硬化和动脉中层钙化的发生。肾小球血管也因同样变化而通透性增加，出现清蛋白尿。微量清蛋白尿既是动脉粥样硬化的危险因素，又是全身血管内皮细胞损伤的标志物。

（四）糖尿病并发皮肤病变

一般可分为特异性和非特异性皮肤病变两类。

1. 非特异性皮肤病变

非特异性皮肤病变较常见，但亦可见于非糖尿病患者。

（1）皮肤黏膜感染：1型糖尿病的病因主要与自身免疫有关，发生糖尿病后又伴有免疫功能紊乱。易并发疖、痈等化脓性感染，常反复发生，愈合能力差，有时可引起败血症和脓毒血症。此外，常见的皮肤黏膜感染有：①化脓性汗腺炎是大汗腺的慢性化脓性感染伴瘢痕形成，好发于腋窝和肛周。②皮肤真菌感染（体癣、足癣和甲癣）很常见，若继发化脓性感染可导致严重后果。③红癣系微小棒状杆菌引起的皮肤感染，表现为境界清楚的红褐色皮肤斑，广泛分布于躯干和四肢。④龟头包皮炎：多为白色念珠菌感染，好发于包皮过长者。⑤真菌性阴道炎和巴氏腺炎：是女性患者的常见并发症，多为白色念珠菌感染，血糖控制不佳时易反复发生，突出的表现是外阴瘙痒和白带过多，并可能成为糖尿病的首发症状。

（2）膀胱炎、肾盂肾炎和气肿性胆囊炎：膀胱炎常见于女性，尤其是并发自主神经病变者，常因反复发作而转为慢性。急性型肾乳头坏死的典型表现为寒战高热、肾绞痛、血尿和肾乳头坏死组织碎片从尿中排出，常并发急性肾衰竭，病死率高；亚临床型肾乳头坏死常在影像检查时发现。急性气肿性胆囊炎多见于糖尿病患者，病情较重，致病菌以梭形芽孢杆菌最常见，大肠杆菌和链球菌次之。

（3）毛霉菌病：毛霉菌病常累及鼻、脑、肺、皮肤和胃肠，或以弥散性毛霉菌病形式出现，主要见于糖尿病患者，是糖尿病合并真菌感染的最严重类型。鼻-脑型毛霉菌病可并发酮症酸中毒，其病情严重，病死率高。感染常首发于鼻甲和鼻副窦，导致严重的蜂窝织炎和组织坏死；炎症可由筛窦扩展至眼球后及中枢神经，引起剧烈头痛、鼻出血、流泪和突眼等症状，或导致脑血管及海绵窦血栓形成。鼻腔分泌物呈黑色，带血，鼻甲和中隔可坏死，甚至穿孔。

（4）结核病：以糖尿病合并肺结核多见，发病率明显高于非糖尿病患者群，肺结核病变多呈渗出性或干酪样坏死，易形成空洞，病变的扩展与播散较快。

2. 特异性皮肤病变

可能包括多种临床类型，重要的特异性皮肤病变是糖尿病大疱病、糖尿病皮肤病、糖尿病类脂质渐进性坏死和穿透性皮肤病。

（1）糖尿病大疱病：多见于病程长、血糖控制不佳及伴有多种慢性并发症者。皮肤水疱多突然发生，可无自觉症状，多位于四肢末端，也可见于前臂或胸腹部；边界清楚，周边无红肿或充血，壁薄透明，内含清亮液体，易渗漏，常在2~4周内自愈，不留瘢痕，但可反复发作。其发病机制可能为皮肤微血管损害、神经营养障碍和糖尿病肾病所致的钙、镁离子代谢失衡，使皮肤表层脆弱分离而形成水疱。

（2）糖尿病皮肤病：较常见，为圆形或卵圆形暗红色平顶小丘疹，在胫前呈分散或群集分布，发展缓慢，可产生鳞屑；后期可发生萎缩和色素沉着。

（3）糖尿病类脂质渐进性坏死：常见于女性，可在糖尿病之前出现。多发生在胫前部，也可发生于手背或足背，双侧对称。早期病变呈圆形或卵圆形橙色或紫色斑块状病损，边界清晰，无痛；后期斑块中央皮肤萎缩凹陷，周边隆起伴色素沉着，外伤后易形成溃疡。

（4）穿透性皮肤病：包括一组与糖尿病相关的皮肤病变，其特点是皮肤胶原消失和皮肤非炎症性退变。获得性反应性穿透性胶原病（acquired reactive perforating collagenosis，ARPC）主要见于成年女性，平均发病年龄50岁左右。表现为结节溃疡性皮肤损害，皮肤瘙痒、多发性红斑、表皮脱落和小结节；病变主要分布于四肢，偶见于躯干。

（五）糖尿病并发性腺功能减退症

1. 男性性腺功能减退症

据调查，40岁以下男性糖尿病患者中，有25%~30%发生不育。DM导致男性不育症的原因有：①胰岛素分泌缺陷和糖代谢紊乱使睾丸内的Leydig细胞和垂体促性腺激素细胞糖的利用障碍，以致合成睾酮、LH和FSH的功能受损；糖代谢紊乱还可使精子活动需要的能量来源不足，严重影响精子的活动度。②患者常伴有睾丸小动脉及附属性腺血管的病变，长期供血不足不但使睾丸产生精子的能力衰退，并且损害了相应腺体的分泌功能，结果精子的质量和数量下降，精液的成分和数量也可发生改变，这些都可引起不育。③包括阴茎在内与性活动完成相关的动脉、静脉血管和神经受到糖尿病损害，就会出现糖尿病性勃起功能障碍或射精障碍（发动射精的支配神经发生病变可出现射精困难和不射精；而当盆腔交感神经系统被损害时，则可能发生逆行射精）。另一方面，性腺功能减退症又可诱发或加重糖尿病、胰岛素抵抗和代谢综合征。

2. 女性性腺功能减退症

糖尿病常并发原发性或继发性闭经/月经过少，其原因与自身免疫、脂代谢紊乱及微血管病变有关。无论T1DM还是T2DM，都可因下列机制引起闭经：其脂类代谢紊乱影响激素合成前体乙酰辅酶A和胆固醇的代谢，干扰了卵巢甾体激素的合成；而自身免疫机制破坏卵巢和胰腺；其微血管的粥样硬化和栓塞对卵巢的血液供应产生破坏或使其受体形成及功能表达水平低下。

T1DM发生在10岁以前，则月经初潮延迟，出现原发性闭经或继发性闭经，但以前者多见。在胰岛素未应用于治疗前，女性糖尿病患者闭经发生率达50%。T2DM患者可以出现不同程度的月经紊乱以至闭经，可以伴有肥胖。T1DM对女性青春期发育的影响更为突出，如果发生肥胖，不但使代谢控制更为困难，而且引起青春期发育延迟、低促性腺激素性性腺功能减退症、月经紊乱和多囊卵巢综合征。由于雌激素缺乏，又进一步使糖代谢恶化。

3. 青春期发育延迟

儿童糖尿病（主要是T1DM）常并发青春期发育延迟，但一般均为体质性，尽管青春期发育的时间可以延长数年，但最终的性发育是正常的。

第四节 糖尿病的诊断与鉴别诊断

一、糖尿病诊断

糖尿病是一种以糖代谢紊乱为主要表现的代谢内分泌综合征，所以糖尿病的诊断应包含病因诊断、分期、并发症及并发症的诊断。我国目前采用WHO（1999年）糖尿病诊断标准，即糖尿病症状（典型症状包括多饮、多尿和不明原因的体重下降),加上:①随机血糖(指不考虑上次用餐时间,一天中任意时间血糖)≥11.1 mmol/L(200 mg/dL),或空腹血糖(空腹状态至少8 h没有进食热量)≥7.0 mmol/L(126 mg/dL),或葡萄糖负荷后2h血糖≥11.1 mmol/L(200 mg/dL)。②无糖尿病症状者需另日重复检查明确诊断。

葡萄糖调节受损是指介于正常葡萄糖稳态调节与糖尿病之间的代谢中间状态,包括葡萄糖耐量受损和空腹血糖受损。葡萄糖耐量受损表现个体的葡萄糖耐量试验后血糖水平超过正常范围但低于糖尿病诊断标准,即口服葡萄糖耐量试验(OGTT)2 h静脉血浆血糖7.8~11.1 mmol/L。空腹血糖受损是指空腹血糖高于正常但低于糖尿病诊断标准,即空腹静脉血浆血糖6.1~7.0 mmol/L。注意:随机血糖不能用来诊断IFG或IGT,只有相对应的2 h毛细血管血糖值有所不同:糖尿病的2 h血糖≥12.2 mmol/L(≥220 mg/dL),IGT为2 h≥8.9 mmol/L(≥160 mg/dL)且<12.2 mmol/L(<220 mg/dL)。

(一)根据血糖确立糖尿病诊断

空腹或餐后血糖水平是一个连续分布的变量指标,可能存在一个大致的切点。血糖高于此切点(空腹血糖≥7.0 mmol/L,或OGTT 2 h血糖≥11.1 mmol/L)者发生慢性并发症的风险陡然增加,糖尿病的诊断标准主要是根据血糖高于此切点人群视网膜病变显著增加的临床事实确定的。

空腹血糖、随机血糖及OGTT均可用于糖尿病诊断,必要时次日(伴有急性应激者除外)复查核实。空腹葡萄糖受损(impaired fasting glucose,IFG)和葡萄糖耐量减退(impaired glucose tolerance,IGT)是未达到糖尿病诊断标准的高血糖状态(糖尿病前期,pre-diabetes)。IFG和IGT都是发生糖尿病和心血管病变的危险因素。研究证明,生活方式或药物干预能延缓其发展至糖尿病的速度。过去将空腹血糖受损(IFG)和糖耐量受损(IGT)定义为糖尿病前期,它们对应的血糖范围分别是6.1~6.9 mmol/L和7.8~11.0 mmol/L。2006年NHANES的资料显示,在非糖尿病患者群中,空腹血糖6.1 mmol/L相对的HbA_{1c}为5.6%,而空腹血糖5.6 mmol/L相对的HbA_{1c}为5.4%。受试者操作曲线(ROC)显示,反映IFG患者的最佳HbA_{1c}>5.7%,敏感性和特异性分别为39%和91%。HbA_{1c}=5.7%时糖尿病危险性增加,与DPP研究中的高危受试者相似。因此,HbA_{1c}>5.7%时将来发生糖尿病的危险性增加。故在2010版的ADA临床实践指南中,取消了"糖尿病前期"的定义,而代之以"糖尿病风险增高类型",包括以往的IFG和IGT,并增加了HbA_{1c}5.7%~6.4%的人群。

不管是空腹、餐后还是随机血糖水平,血糖水平均存在较大的波动,仅根据某1次的血糖测定结果来诊断糖尿病存在一定弊端。即使是相同的个体,不同时期的相同时点所测定的血糖水平均不相同,重复性差,特别是T2DM;而口服葡萄糖耐量试验费时,需要多次采血,重复性也较差,给糖尿病的诊断,特别是糖调节受损(空腹血糖受损和糖耐量受损)的诊断增加一定的困难。HbA_{1c}是反映糖尿病患者2~3个月前血糖控制平均水平的1项金标准,自1980年应用至今,一致作为评价糖尿病患者血糖控制状况的指标,但是它始终未能成为糖尿病的筛选和诊断标准。在2010版的ADA临床实践指南中终将HbA_{1c}作为糖尿病的诊断标准。

1. 早期诊断线索

糖尿病早期多无症状,有些患者的主诉也无特异性。早期确诊本病的关键是提高对糖尿病的警惕性和加强对高危人群的普查工作。在临床上,遇有下列情况时,要想到糖尿病可能:①家族一级亲属中有T1DM和T2DM患者。②食量增多而体重下降,或伴多饮和多尿。③原因不明的高血压或直立性低血压。④疲乏及虚弱。⑤反复发作性视力模糊。⑥顽固性阴道炎或外阴瘙痒。⑦遗尿。⑧重症胰腺疾病。⑨甲亢。⑩垂体瘤。⑪胰腺肿瘤。⑫肾上腺皮质及髓质疾病。⑬阳痿。⑭长期使用GH、生长抑素和糖皮质激素者。⑮黑棘皮病。⑯高脂血症。⑰肥胖。⑱多囊卵巢综合征。⑲顽固性或反复发作性肺部、胆道和泌尿系等感染。⑳伤口不愈合或骨折不愈合。㉑不明原因的心衰、肾衰及脂肪肝。㉒影像学检查发现胰腺纤维钙化性病变。㉓血胰岛素升高。㉔曾经有IGT病史者。㉕曾有妊娠糖尿病病史者。㉖有巨大儿(出生体重≥4.0 kg)分娩史的女性。

2. 糖尿病普查

医疗和预防机构应在医疗保险公司及政府的支持下,定期开展T2DM高危人群的普查工作。检查空腹血糖和餐后血糖的时间不是随意而定的，而是有要求的。检查空腹血糖的时间最好在早上 6：00 ~ 8：00；抽血时，患者要保证前 1 天晚餐后至次日清晨做检测时，空腹 8 ~ 12 h，超过 12 h 的"超空腹"状态会影响检测结果。值得一提的是，门诊检查的空腹血糖，因抽血时往往已是 10：00 ~ 11：00，这时的血糖值已经不能代表空腹血糖了。头 1 天晚上的药效持续时间已过，故患者血糖可能会比平常升高。当然，如果抽血的时间太迟（超过 10：00），空腹时间过长，血糖也可能比平日偏低。

3. OGTT

在门诊就诊的患者中，对糖尿病高危者要常规进行血糖和糖化血红蛋白检查；对可疑者应进一步行 OGTT 试验。如 OGTT 可疑，不能排除糖尿病，可用可的松 -OGTT 试验明确诊断。

对于病情较重者，要时刻警惕患者并发急性并发症可能，如糖尿病酮症酸中毒、非酮症性高渗性昏迷和急性冠脉综合征。另一方面，对于病期超过 10 年的患者，尤其是年龄在 60 岁以上者，要注意做相关的检查，尽早明确糖尿病视网膜病变、肾脏病变及神经病变的诊断，并特别注意心、肾和脑功能的评估。

（二）根据糖化血红蛋白确立糖尿病诊断

长期以来，糖尿病的诊断都是以空腹血糖、餐后 2 h 血糖和口服糖耐量试验为诊断标准。在临床研究和实践中，人们注意到这个诊断标准存在一定的局限性，它只能反映即时的血糖水平，且受许多因素影响，易导致误诊和漏诊。2009 年，美国和欧洲糖尿病学会及国际糖尿病联盟先后提出用糖化血红蛋白作为糖尿病的诊断标准，认为以糖化血红蛋白 ≥ 6.0% 作为糖尿病与非糖尿病的分界值与在流行病学发现的与视网膜患病率显著增高相关的拐点有关。一些研究者确定糖尿病诊断分界值为 6.1%。糖化血红蛋白诊断糖尿病的分界值与地区、性别、年龄和当地人群糖尿病的患病率有关。因此，用糖化血红蛋白作为糖尿病诊断标准要根据当地人群中糖化血红蛋白的流调结果来确定。美国糖尿病学会所推荐的糖化血红蛋白诊断糖尿病的标准是否适用于全球人群，还有待证实。我国暂未将 HbA_{1c} 列入糖尿病诊断标准。

慢性肾衰、靠频繁血透维持肾功能、慢性溶血性贫血、脾功能亢进症、地中海贫血和白血病患者不能用糖化血红蛋白来诊断糖尿病，因为可使红细胞寿命缩短而使所测到的糖化血红蛋白偏低，或者因为胎儿血红蛋白增多，用层析法测定糖化血红蛋白不能将胎儿血红蛋白与糖化血红蛋白分开，使测得的糖化血红蛋白呈假性增高而误诊为糖尿病。

（三）妊娠糖尿病诊断执行特殊标准

具有妊娠糖尿病高危因素的孕妇（明显肥胖、糖尿、既往妊娠糖尿病病史、异常孕产史和糖尿病家族史）应尽早监测血糖，如果 FPG ≥ 7.0 mmol/L（126mg/dL）和（或）随机血糖 ≥ 11.1 mmol/L（200 mg/dL）应在 2 周内重复测定。所有妊娠妇女应在妊娠 24 ~ 28 周内行口服葡萄糖耐量试验（OGTT），OGTT 可选用以下两种方法之 1 种：① 1 步法，进行 75 g OGTT 检测。② 2 步法，先行 50 g OGTT 进行初筛，服糖后 1 h 血糖高于 7.2 mmol/L（130 mg/dL）者再进行 75 g OGTT。妊娠糖尿病使用胰岛素者多数可在分娩后停用胰岛素（T1DM 除外），分娩后血糖正常者应在产后 6 周行 75 g OGTT，重新评估糖代谢情况并进行随访。

二、糖尿病鉴别诊断

（一）排除继发性糖尿病和特异型糖尿病

继发性糖尿病主要包括：①弥漫性胰腺病变致 β 细胞广泛破坏引起的胰源性糖尿病。②肝脏疾病所致的肝源性糖尿病。③内分泌疾病（肢端肥大症、库欣综合征、胰高血糖素瘤、嗜铬细胞瘤、甲亢和生长抑素瘤）因拮抗胰岛素外周作用或因抑制胰岛素分泌（如生长抑素瘤和醛固酮瘤）而并发的糖尿病。④药物所致的糖尿病，其中以长期应用超生理量糖皮质激素（类固醇性糖尿病）多见。⑤各种应激和急性疾病伴随的高血糖症（应激性高血糖症）。详细询问病史、全面细致的体格检查以及配合必要的实验室检查，一般不难鉴别。

特异型糖尿病的类型很多，临床上较常见的有胰岛 β 细胞功能遗传性缺陷、胰岛素作用遗传性缺陷、胰腺外分泌疾病、内分泌疾病、药物或化学品所致的糖尿病等。

（二）起病年龄较大的 LADA 与 T2DM 鉴别

分型诊断一般可根据临床表现，但有时 T1DM 在缓解期和 LADA 早期不需要胰岛素治疗或 T2DM 病情恶化需要胰岛素治疗，不易分型，此时，要结合胰岛素释放试验、C肽释放试验、GAD抗体、ICA和IAA等胰岛自身抗体测定，甚至是HLA易感基因测定或基因突变分析明确分型，部分患者仍不能确定分型，则应定期随访胰岛功能等相关检查和治疗疗效。

LADA的早期诊断有时甚为困难，对可疑患者及高危人群可进行抗胰岛细胞抗体、GAD抗体及其他自身抗体检查。必要时可进行HLA亚型鉴定及其他免疫学与分子生物学方面的检查。

LADA是T1DM的一个亚型。LADA的临床表现酷似T2DM，但其本质是自身免疫性T1DM。目前尚无统一的LADA诊断标准，较公认的诊断要点是：①20岁以后发病，发病时多尿、多饮和多食症状明显，体重下降迅速，BMI≤25 kg/m^2，空腹血糖≥16.5 mmol/L。②空腹血浆C肽≤0.4 nmol/L，OGTT 1 h和（或）2 hC肽≤0.8 nmol/L，呈低平曲线。③抗谷氨酸脱羧酶抗体（GADA）阳性。④HLA-DQ者B链57位为非天冬氨酸纯合子。上述的①是基本临床特点，加上②、③或④中的任何一项就应诊断为LADA。

过去认为儿童和青少年糖尿病都是T1DM，但随着儿童肥胖症的增加，儿童和青少年T2DM的发病率也明显增加，所以目前在儿童和青少年中发现糖尿病时，要注意有下列4种常见糖尿病类型的可能（表7-1）。

表7-1 儿童和青少年常见糖尿病的特征

	T1DM	T2DM	MODY	非经典T1DM
流行病学	常见	逐渐增加	在高加索人≤5%	≥10%
发病年龄	整个儿童期	发育期	发育期	发育期
发病形式	急性严重	从隐蔽到严重	逐渐	急性严重
起病时有酮症	常见	≥1/3	少见	常见
亲属有糖尿病	5%~10%	75%~90%	100%	>75%
女，男	1:1	2:1	1:1	不定
遗传性状	多基因	多基因	常染色体	常染色体
HLA-DR3/4	相关	不相关	不相关	不相关
种族	所有种族和高加索人	所有种族	高加索人	非洲美国人/亚洲人
胰岛素分泌	降低或缺陷	不定	不定或降低	降低
胰岛素敏感性	控制状态下正常	降低	正常	正常
胰岛素依赖	终生	间歇性	罕见	不定
肥胖	无	>90%	不常见	随人群变化
黑棘皮病	无	常见	无	无
胰岛自身抗体	存在	无	无	无

（三）黎明高血糖与低血糖后高血糖现象鉴别

1. 黎明现象

黎明现象是每天黎明后（清晨5:00~8:00）出现的血糖升高现象。出现高血糖之前的午夜无低血糖，不存在低血糖后的高血糖反应。黎明现象的基本特点是清晨高血糖，血糖波动性增大。黎明时患者体内的升血糖激素（生长激素、糖皮质激素和儿茶酚胺等）分泌增加，血糖随之升高。该时段机体对血糖的利用率最低，使血糖进一步升高，从而引发清晨高血糖。黎明现象提示患者的血糖控制不良。

2. 低血糖后高血糖现象

虽然黎明现象与低血糖后高血糖现象（Somogyi现象）均表现为清晨空腹血糖升高，但两者的病因和机制不同，处理刚好相反，故需仔细鉴别。若单凭症状难以区别，可以通过自我监测凌晨0:00~4:00的2~3次血糖识别。如监测到的血糖偏低或低于正常值，或先出现低血糖，随后出现高血糖，则为Somogyi现象；如监测到的血糖升高或几次血糖值一直平稳，则为黎明现象。

第八章 多发性内分泌腺病

第一节 多发性内分泌腺瘤综合征

多发性内分泌腺瘤综合征是指同一患者同时有两种或两种以上内分泌腺肿瘤，且能产生与相应腺体相同或完全不同的激素或类激素，引起复杂多变的内分泌症候群。常见受累的腺体有甲状旁腺、垂体、胰腺、甲状腺和肾上腺。本病有明显的家族遗传倾向，为常染色体显性遗传。

一、诊断要点

（一）多发性内分泌腺瘤综合征Ⅰ型

多发性内分泌腺瘤综合征Ⅰ型简称 MEN-Ⅰ型，又称 Wermer 综合征，主要受累腺体有甲状旁腺、垂体和胰腺等。

1. 临床症状

发病率低，幼岁以后发病，常有家族史。

（1）甲状旁腺功能亢进：病理多为主细胞增生，少数是腺瘤。表现与原发性甲状旁腺功能亢进相同，多为轻度的高钙血症，很少有肾和骨的并发症。

（2）垂体瘤：良性嫌色细胞瘤最常见，多为无功能腺瘤，主要引起压迫症状，如视神经交叉、头痛、垂体功能减退等。少数是功能性腺瘤，如泌乳素瘤、生长激素瘤、ACTH 瘤。

（3）胰岛细胞瘤：多为腺瘤、腺癌，少数为增生。常见胃泌素瘤引起胃酸明显增多，有顽固多发溃疡、腹泻；胰岛素瘤则表现为空腹严重低血糖，有交感神经兴奋症状、昏睡、昏迷；血管活性肠肽瘤可有明显的胃肠症状；另可有胰升糖素瘤、胰多肽瘤、生长抑素瘤及降钙素瘤。

（4）其他：肾上腺皮质多为双侧增生；甲状腺可为无功能腺瘤、甲状腺肿或桥本甲状腺炎等。

2. 实验室检查

根据所累及的腺体行有关生化及激素的检测。如甲状旁腺功能亢进：有典型血高钙低磷、血 PTH 增加、尿钙增加、磷廓清率增高等。

3. 特殊检查

CT、MRI、B 超可确定相应腺体有无肿瘤或增生，甲状腺病变还可行核素扫描或穿刺细胞学检查。

（二）多发性内分泌腺瘤综合征Ⅱ型

简称 MEN-Ⅱ型，又称 Sipples 综合征。主要受累腺体为甲状腺、肾上腺髓质及甲状旁腺。

1. 临床症状

多为常染色体显性遗传疾病，发病年龄多在 40~50 岁。主要表现为甲状腺髓样癌和嗜铬细胞瘤。

（1）甲状腺髓样癌：分泌降钙素的甲状腺细胞增生。临床可引起腹泻、皮肤潮红、消化性溃疡、高血压等，并可出现甲状腺肿大或结节，癌肿可向纵隔淋巴结转移，也可转移至肺、肝、肾上腺等部位。

（2）嗜铬细胞瘤：多累及双侧肾上腺髓质，分泌肾上腺素或去甲肾上腺素引起相应临床症状。

（3）甲状旁腺功能亢进：常无症状，晚期有高钙血症。

2. 实验室检查

有甲状腺髓样癌者血降钙素增高；嗜铬细胞瘤者血、尿儿茶酚胺水平增高，尿VMA定性阳性，定量增高；甲状旁腺功能亢进者可测血钙、血磷、AKP、PTH、尿钙及尿磷等。

3. 特殊检查

CT、MRI、B超可发现相应腺体异常。甲状腺髓样癌可行核素扫描或穿刺细胞学检查。嗜铬细胞瘤者可行131I-MIBG扫描。

（三）多发性内分泌腺瘤综合征Ⅲ型

多发性内分泌腺瘤综合征Ⅲ型简称MEN-Ⅱb型。

1. 临床症状

特征表现为黏膜多发性神经细胞瘤并发甲状腺髓样癌、嗜铬细胞瘤。黏膜多发性神经细胞瘤可分布于胃肠道各个部位，常见口腔黏膜、颊部、唇、舌，常呈特殊面容：嘴唇肥厚、鼻梁宽、睑外翻和多发性神经瘤。类马凡体型多见：消瘦、四肢细长、上下部量比例异常、关节过度伸展、肌肉发育不良、张力低下及多种骨畸形。

2. 实验室检查

同MEN-Ⅱ。

3. 特殊检查

X线检查可见结肠袋及黏膜皱襞异常，结肠憩室与巨结肠，食管节段性扩张，胃扩张，小肠节段性扩张，胃食管反流，胃排空延迟。其他同MEN-Ⅱ。

二、诊断思维程序

多发性内分泌腺瘤病有时表现隐匿不易发现，例如，胃泌素瘤无明显临床症状时必须测血胃泌素水平；甲状腺髓样癌早期可无症状，且降钙素亦无明显升高；某些甲状旁腺功能亢进症血钙正常，PTH亦不升高均易被误诊为单一腺体病。对有多发性内分泌腺瘤病家族史的患者更应高度警惕，全面检查。

三、治疗

手术切除肿瘤为首选。

四、预后

手术切除后对相应腺体功能不全者应给予激素替代治疗，大部分患者术后半年至一年可恢复，少部分患者腺瘤可复发，须行第二次手术。

第二节 多发性内分泌腺自身免疫综合征

多发性内分泌腺自身免疫综合征（polyendocrine gland autoimmune syndrome，PGAS）是指在同一患者发生两种或两种以上内分泌腺体自身免疫性病变，而引起腺体或组织功能减退的综合征。其临床特点是：①多内分泌腺功能减退，偶尔为功能亢进如Grave甲亢。②血中可查及针对内分泌腺或组织的器官特异性抗体。③可合并其他自身免疫病，如1型糖尿病、重症肌无力、慢性病毒性肝炎、白癜风、恶性贫血、慢性萎缩性胃炎等。④病因与遗传自身免疫缺陷有关，有的为常染色体隐性遗传，有的则与组织位点相容抗原HLA异常有关。

一、分型

通常将PGAS分为三型，具体病变如下。

（一）PGAS-Ⅰ型

PGAS-Ⅰ型又称自身免疫多发性内分泌-念珠菌病综合征（autoimmune polyendocrine-candidiasis syndrome，

APECS）。

（1）原发性自身免疫性肾上腺皮质功能减退症（Addison 病）。

（2）皮肤黏膜念珠菌病。

（3）其他病变，包括：自身免疫性甲状腺病（主要为慢性淋巴细胞性甲状腺炎、原发性甲减）；白癜风；恶性贫血；慢性活动性肝炎；1 型糖尿病；原发性性腺功能减退；角膜炎；萎缩性胃炎；斑秃。

（二）PGAS-Ⅱ型（Schmidt 综合征）

（1）原发性自身免疫性肾上腺皮质功能减退症（Addison 病）。

（2）自身免疫性甲状腺病（主要为慢性淋巴细胞性甲状腺炎、原发性甲减）。

（3）1 型糖尿病。

（4）其他病变，包括：重症肌无力；白癜风；恶性贫血；原发性性腺功能减退；萎缩性胃炎；斑秃。

（三）PGAS-Ⅲ型

PGAS-Ⅲ型又分为 3 个亚型。

1. PGAS-Ⅲ A 型

自身免疫性甲状腺病（主要为慢性淋巴细胞性甲状腺炎、原发性甲减）；1 型糖尿病。

2. PGAS-Ⅲ B 型

自身免疫性甲状腺病（主要为慢性淋巴细胞性甲状腺炎、原发性甲减）；恶性贫血；萎缩性胃炎。

3. PGAS-Ⅲ C 型

自身免疫性甲状腺病（主要为慢性淋巴细胞性甲状腺炎、原发性甲减）；重症肌无力，白癜风；斑秃。

以上分型中未提及自身免疫性垂体炎引起的垂体功能减退，但在临床实践中确有自身免疫性垂体炎伴其他自身免疫性内分泌腺功能减退的 PGAS 患者。例如自身免疫性垂体炎（即淋巴细胞性垂体炎）引起的腺垂体功能减退症患者，可同时伴 1 型糖尿病、Addison 病、原发性性腺功能减退或原发性甲减，当应属于 PGAS 范围，故有学者认为上述分型有待进一步完善。

二、病因及发病机制

与遗传因素、自身免疫异常（包括细胞免疫与体液免疫）及病毒感染（如 1 型糖尿病）有关，不同型别的 PGAS 其病因有侧重点，但其共同的病理特点如下。

（1）有关内分泌腺均有自身免疫性病理改变，如不同程度的淋巴细胞浸润。

（2）血中均存在有相关的内分泌腺或组织自身抗体。

（3）腺体均有不同程度的萎缩与破坏，从而导致功能减退。

三、临床表现

（一）PGAS-Ⅰ型

临床三个主要病变即 Addison 病、原发性甲状腺功能减退症、皮肤黏膜念珠菌病，组成特征性三联征，三者可先后发生或两种以上同时出现，起病年龄较轻，男女性别无太大差异。

其他病变如白癜风、恶性贫血、慢性活动性肝炎、自身免疫性甲状腺炎、斑秃、原发性性腺功能减退等均不多见，但不发生重症肌无力。

（二）PGAS-Ⅱ型

此病以中年女性多见，家族聚集性较 PGAS-Ⅰ型明显，可累及几代人。

Addison 病为恒定的临床表现。可同时伴有自身免疫性甲状腺病与 1 型糖尿病。前者以慢性淋巴细胞性甲状腺炎及原发性甲减为最常见，偶可为 Grave 甲亢。

其他临床表现包括重症肌无力、白癜风、恶性贫血、斑秃、原发性腺功能减退等，但不发生慢性活动性肝炎。

（三）PGAS-Ⅲ型

本型包括三个亚型即 PGAS-Ⅲ A、B、C 三种。这三种亚型的共同临床特点是：必须有自身免疫性甲状腺病再加上其他一种或几种前述自身免疫性疾病的临床表现。

四、诊断依据

（1）有两个以上的内分泌腺功能减退的临床症状与体征，或至少有一个内分泌腺功能减退的临床症状与体征，同时合并其他自身免疫性疾病。

（2）有相应内分泌腺功能减退的实验室证据，主要包括激素测定与内分泌腺功能试验（主要为兴奋试验）。偶尔可以为功能亢进症（如Grave甲亢）。

（3）相关内分泌腺自身抗体阳性。

（4）注意两个腺体病变可先后发生，有时甚至相隔十余年以上，因此对仅具有一个腺体病变者应进行长期随访，以及时发现新的组合病变。

（5）由于本症有家族遗传倾向，有时可累及数代人，故对患者的亲属尤其是一级亲属要定期进行筛查（包括特异性自身抗体），以早期发现患病者及隐性患者。

（6）某些非内分泌性自身免疫病可与PGAS伴发，并可先于内分泌病之前发生，如白癜风、恶性贫血、慢性活动性肝炎、重症肌无力、皮肤黏膜念珠菌病、斑秃等，对具有这些病变患者要注意有无PGAS。

（7）应与非自身免疫性多内分泌腺减退症鉴别。例如甲状腺手术后发生甲旁减的患者又因肾上腺结核而发生Addison病；白癜风患者因甲状腺多发性腺瘤手术而发生甲减，均不属于PGAS范畴。

（8）下丘脑-垂体病变，包括自身免疫性垂体炎所引起的继发性靶腺功能减退，是由于缺乏相关促激素所致，而非靶腺自身免疫性炎症破坏造成，故不应诊断为PGAS。除非查到相应功能减退靶腺自身抗体明显阳性。

五、治疗

（1）针对功能减退的腺体、给予相应的激素进行替代治疗，应调整激素的用量恰到好处，即最佳激素替代剂量。这一剂量因腺体功能受损的程度不同而有个体差异。须进行摸索后决定。剂量过大将引起不良反应，剂量过小达不到治疗要求。

（2）皮肤黏膜念珠菌病可给予抗真菌药物治疗如酮康唑、氟康唑（大扶康）、伊曲康唑等。通常采用后两者，因其不良反应小，患者易耐受、氟康唑常用量为50～150 mg/d，伊曲康唑常用量为100 mg/d。疗程一般为半个月至2个月，停药后复发者可重复治疗。病变范围小者亦可用局部涂抹霜剂或溶液。

（3）甲旁减时可服用钙剂与维生素D制剂。

（4）免疫抑制疗法可用于治疗PGAS，但只能作为辅助手段，不能取代激素治疗。

（5）几点注意事项：①当原发性甲减与Addison病并存时（PGAS-Ⅱ型），宜先给予肾上腺皮质激素1～2 d，然后再给予甲状腺激素，或至少要二者同时服用，切忌先服甲状腺激素，因为甲状腺激素可增加肾上腺皮质负荷，易诱发肾上腺皮质功能减退症恶化，甚至诱发肾上腺危象。肾上腺皮质激素制剂宜首选氢化可的松，甲状腺激素宜首选左旋甲状腺素（L～T_4），亦可用干甲状腺片。②使用氟康唑类抗真菌药时，由于该药能进一步抑制肾上腺皮质激素的合成，这对有Addison病的PGAS患者有潜在危险，故在用药过程中要密切观察肾上腺皮质功能，如有进一步减退证据应酌情增加肾上腺皮质激素的用量。此外对伴有慢性活动性肝炎的PGAS患者，使用氟康唑类抗真菌药有可能使肝功能恶化甚至引起黄疸，故要特别注意。有报告用转移因子与抗真菌药合用治疗念珠菌病取得了满意疗效。③PGAS-Ⅱ型患者伴有1型糖尿病，须常规给予胰岛素注射，宜首选人胰岛素，并应早期及时应用，如条件允许，可采用强化治疗方案，有望使患者进入蜜月期。但若同时存在肾上腺皮质功能减退，则不宜采用强化治疗方案，而且胰岛素用量须适当减少，以免引发严重低血糖反应。反之如果给予肾上腺皮质激素剂量过大，又易导致糖尿病加重甚至诱发酮症酸中毒，故要合理安排用药剂量。④PGAS由Grave甲亢组成时，应当同时给予抗甲状腺药物丙硫氧嘧啶或甲巯咪唑治疗，以及时控制甲亢，这样可以避免由于高甲状腺激素血症引起其他腺体功能减退状况，如肾上腺皮质功能减退、1型糖尿病等加重。

第九章 激素不敏感综合征

第一节 生长激素不敏感综合征

一、概述

生长激素（growth hormone，GH）不敏感综合征是由于靶细胞对生长激素不敏感或作用不足而引起矮小等临床表现的一组可遗传的综合征。广义的 GH 不敏感综合征包括多种临床情况，但一般是指 GH 受体（growth hormone receptor，GHR）基因突变所致，遗传方式可为常染色体显性或隐性遗传，外显率不高。另一部分患者的 GHR 无突变，而是由于 GH 结合蛋白异常或受体后的信号转导障碍所致。GH 不敏感综合征于 1966 年由 Laron 首次报道，称 Laron 综合征。本综合征主要见于地中海或东方人种，但亦与患者地源相关，大多数患者为居住于亚洲以及中东的犹太人与阿拉伯人，厄瓜多尔皈依基督教的犹太人，而居住于其他地区的犹太人与阿拉伯人中本症发生则较少。此外，墨西哥、巴基斯坦、巴西、西班牙、美国、荷兰、突尼斯、意大利、法国、巴哈马群岛、日本和中国均有报道。目前世界范围内约有超过 250 例本综合征的报道。最大的家系发现于厄瓜多尔。多数学者认为，本病发生与性别无关。

Laron 将 GH 不敏感综合征分为原发性与继发性两大类（表 9-1），原发性 GH 不敏感综合征的病因包括：①生长激素受体缺陷（包括 GHR 的质和量的缺陷）；②GH 的信号转导异常（受体后缺陷）；③原发性胰岛素样生长因子-Ⅰ（insulin like growth factor-Ⅰ，IGF-Ⅰ）合成缺陷，或靶细胞对 IGF-Ⅰ无反应；④生长激素释放激素（growth hormone releasing hormone，GHRH）受体缺陷。原发性 GH 不敏感中多数为 GH 受体突变所致，这些突变多发生在受体胞外区，为常染色体隐性遗传，已知的突变类型约有 33 种。由于 IGF-Ⅰ介导了 GH 的作用，因此，IGF-Ⅰ合成与分泌缺陷也可导致 GH 作用不足。2003 年于阿根廷一名女性本症患者中发现 GH 受体及 IGF-Ⅰ合成、分泌均无明显异常，而突变位点位于 STAT5b，系 GH 信号转导通路受抑制所致，证明生长激素不敏感可发生在多种层次与部位。

表 9-1 生长激素不敏感综合征的病因分类

原发性生长激素不敏感综合征	继发性生长激素不敏感综合征
GHRH 受体异常	抗 GH 抗体
GHR 异常	抗 GHR 抗体
GH 信号转导异常	营养不良致 GH 不敏感
IGF-1 合成缺陷或靶细胞对 IGF-1 反应异常	肝脏疾病致 GH 不敏感
	其他原因致 GH 不敏感

继发性 GH 不敏感综合征（后天获得，有时为短暂性）的病因有：①血循环中存在抗 GH 抗体；②抗 GHR 抗体；③营养不良所致 GH 不敏感；④肝脏疾病所致 GH 不敏感；⑤其他原因导致的 GH 不敏感。

二、诊断思路

(一)临床特点

GH不敏感综合征主要表现为身材矮小,可同时有其他异常。

1. 生长发育异常　与生长激素不足不同,GH不敏感综合征一般不引起胎儿宫内生长迟滞,出生时患儿身高与正常新生儿无明显差异,新生儿因骨与肌肉发育异常、脂肪增多而显得"肥胖";患儿毛发、指(趾)甲发育障碍,因肌肉发育不良,故运动弱于同龄儿;出生后身长增长落后于同龄儿童,可低于正常1~5个SD,青春期后患儿体重增长快于身高增长,有肥胖倾向,身高平均较期望值约低40 cm,约60%的患者手或足显得极为短小,上身高度与下身高度的比例增加。

2. 骨龄与骨骼发育　骨骼成熟延迟,在婴儿期囟门闭合可延迟,青少年期骨骼发育不影响其最终身材。鼻梁发育差,前额突出,脸部短小,头相对大。患儿可有牙龄发育延迟,牙排列拥挤。

3. 性发育异常　男性外生殖器及睾丸偏小;女性月经初潮推迟,但不影响生育。

4. 精神智力发育异常　一般认为本综合征会引起智力低下,最初发现的18例中只有3例达到正常人智力水平,有9例伴有智障,可能系体能和社交范围的局限对患者智力发育有一定影响。约一半未成年患者发生低血糖,严重者可因低血糖发作惊厥,也影响了神经系统与智力的发育。但也有病变程度轻者对智力发育影响较小。

5. 其他表现　如蓝巩膜、肘关节活动受限、关节退行性变和骨质疏松等。

(二)常规检查

1. 血浆生长激素测定与激发试验　患者血GH升高,对各种刺激试验常呈过度反应,而升高GH也常能够被葡萄糖、糖皮质激素所抑制。

2. 血清IGF-Ⅰ测定　一般GHR缺陷所致者均可发现IGF-Ⅰ水平降低,而IGF-Ⅰ抵抗者则IGF水平增高。

3. IGF-Ⅰ生成试验　用0.1 U/kg的外源GH皮下注射,连续4 d后测基础与刺激后的IGF-Ⅰ与胰岛素样生长因子结合蛋白-3(insulin like growth factor binding protein-3,IGFBP-3)值,GH不敏感者注射后IGF-Ⅰ仅比基础值增加约8 μg/L,IGFBP-3只增加0.2~0.4 mg/L,比正常反应减弱。

4. 生长激素结合蛋白(growth hormone binding protein,GHBP)结合能力测定　因GHBP有31个氨基酸序列与生长激素受体胞外区相同,故本检查可间接反应GH与其受体结合能力。正常成年人约(11.32±0.5)%,而生长激素不敏感者则低于7.4%,婴儿则低于1.7%,肝硬化患者低于6%,但继发性不敏感者无明显降低。

5. 生化检查　可发现空腹低血糖,高胆固醇血症等,患者可发生无症状性低血糖。

6. X线片与MRI　手腕部X线片可以有助于判断骨龄,髋部X线片了解骨代谢情况,在生长激素缺乏不能排除时,需检查垂体MRI。

(三)其他检查

1. GHBP测定　测定GH与GHBP结合情况可间接反应GH与其受体结合情况,一般成人为(11.32±0.45)%,而GH不敏感者可降至7%左右。

2. IGFBP测定　可发现IGFBP-3降低,而IGFBP-2与IGFBP-1正常或升高。

3. GHR基因诊断　如Northern印迹、Southern印迹等。

(四)诊断思路和鉴别诊断

根据身长障碍,血GH升高,IGF-Ⅰ和IGFBP-3降低,对外源性GH无反应或反应减弱,GH不敏感综合征不难诊断。

Savage提出诊断GH不敏感综合征的参考标准为:①血基础GH > 10 mU/L;②血清IGF不超过50 μg/L;③身高低于正常3个标准差;④血清生长激素结合蛋白结合能力低于10%;⑤用生长激素治疗无反应,或治疗后血IGF-Ⅰ的升高不到两倍。

Rosenbloom提出用积分法诊断GH不敏感症,即以下表现各积1分:①身高低于正常3个标准差;

②基础生长激素超过 4mU/L；③基础 IGF-Ⅰ水平低于 0.1%；④ IGFBP-3 低于下 5 个百分点；⑤ GH 刺激后 IGF-Ⅰ增加小于 15μg/L；⑥ IGFBP-3 增加低于 0.4 mg/L；⑦ CH 结合百分率低于 10%；以上积分如果累加超过 5 分则基本可以诊断 GH 不敏感综合征。

对于身材矮小患者，在测定 GH 水平后，如未发现明显升高，做激发试验反应低于正常，考虑为下丘脑-垂体轴缺陷；如通过 GHRH 刺激后 GH 明显升高，则提示系下丘脑功能障碍。血清 IGF-Ⅰ水平测定有助于鉴别病因。GH 受体基因检测有助于从分子水平明确病因。

本病需要鉴别的疾病主要为其他原因引起的生长迟滞，如社会-心因性生长迟滞、体质性矮小症、生长激素缺乏所致矮小症、呆小症、特纳综合征、Russell-Silver 综合征、性早熟以及 IGF-Ⅰ缺陷所致矮小症等。根据临床表现、基础 GH 水平、激发试验的结果、血清 ICF 及 IGFBP 水平，以及基因分析的结果，可以与上述疾病进行鉴别。

生长激素缺乏性矮小症患者表现与本症相似，但其血生长激素水平低，且激发试验无明显增高，而注射外源性生长激素后可观察到 IGF-Ⅰ及 IGFBP-3 明显升高，且症状缓解，及时生长激素替代治疗可以促进生长。呆小症患者血清生长激素水平正常，而甲状腺功能检查提示甲减，智力异常较明显。其他如一些遗传性疾病如特纳综合征等可通过核型分析进行鉴别，亦有特殊面容、体征等表现。性早熟主要表现为性激素水平不适当升高，骨骺提前愈合引起身材矮小，第二性征提前出现，但智力不受累，且血清生长激素与 IGF-Ⅰ水平正常。

体质性矮小症表现为发育延迟，但智力不受影响，骨龄与实际年龄一致，一旦青春期开始，则能够达到正常身高标准，且血清生长激素与 IGF-Ⅰ水平正常。IGF-Ⅰ缺陷表现为矮小、骨龄延迟、体重/身高比增加、血生长激素正常或升高，而 ICF-Ⅰ可因病变位点不同表现为降低或升高，用 IGF-Ⅰ治疗无效。

三、治疗与展望

一般治疗包括保证足量的碳水化合物摄入以避免低血糖发生，限制体力活动避免低血糖与骨折。新生儿要增加哺乳频率。因骨发育受累引起畸形者可以考虑矫形手术。

由于受体突变或信号转导通路异常，本综合征不能够用生长激素治疗。IGF-Ⅰ尽早治疗本病可使大部分患者达到正常身高，除有身高改进外，此疗法还可有头围增大，除可能发生低血糖，促进钙排泄外，对磷、脂代谢影响小。成年患者即使已不能增进身高，但有利于改善代谢。重组 IGF-Ⅰ最早于 1986 年合成，于 20 世纪 90 年代用于临床。1995 年的一项收录 69 名患者的临床研究显示，注射 IGF-Ⅰ一年可以有效促进未成年患者生长发育，恢复血清 IGF-Ⅰ水平，也减少了成年患者发生低血糖风险，增强了体质，但不能升高 IGFBP-3 浓度。尽管 IGF-Ⅰ的长期疗效仍有待观察，但仍于 2005 年被 FDA 批准用于治疗 GH 受体缺陷导致的生长激素不敏感症，在日本、以色列等国也被批准用于临床。重组 IGF-Ⅰ在成人的剂量未有定论，目前认为在未成年人的剂量从每天 0.5 mg，分两次皮下注射开始，最大剂量不超过每天 2 mg。

此外，一些合成的 GH 促泌剂也开始陆续进入临床，如 MK-0677，可使老人的 GH 水升高到中青年水平，而一些作用更强的促泌剂也在研发中。

第二节 促甲状腺激素不敏感综合征

一、概述

促甲状腺激素不敏感综合征是由于甲状腺对促甲状腺激素（thyroid stimulating hormone，TSH）作用抵抗而引起的一种先天性甲状腺功能减退。TSH 是一种由两个亚基组成的分子质量约 28 kDa 的糖蛋白，其 α 亚基与黄体刺激素、卵泡刺激素及人绒毛膜促性腺激素相应亚基相似，而其 β 亚基具有特异性，在血中的浓度为 0.5~5.0 mU/L，可以因 TSH-β 亚基基因突变、TSH 受体基因突变、G 蛋白基因突变、TSH 受体后缺陷等发生促甲状腺激素不敏感综合征，TSH 受体突变所致 TSH 不敏感综合征系常染色体隐性遗传疾病，多数突变位点位于 162 位、167 位、109 位和 390 位；如病变系 G 蛋白基因突变，则常伴发其他疾病，如假性甲状旁腺功能减退症等。在其他一些遗传性疾病中也观察到 TSH 不敏感现象，如 Down 综合征。

二、诊断思路

（一）临床表现

本病主要系由于甲状腺滤泡上皮细胞对 TSH 反应低下或无反应导致甲状腺激素合成、分泌减少，引起甲状腺功能减退。其临床表现差别极大，由于对 TSH 抵抗程度与代偿程度不同，临床表现从无症状到极严重的甲减均有可能，由于系常染色体隐性遗传，常从出生后即发病，可出现家族性发病，患者父母可以为近亲婚配。患者 TSH 升高，但注射外源性 TSH 后甲状腺反应不足或无反应。

抵抗轻或者代偿较完全者可以无明显甲减症状与体征，而严重者出现明显甲减表现，如畏寒怕冷、毛发干枯脱落、生长发育迟滞、智力低下，体检发现黏液水肿、骨骼发育延迟、跟腱反射恢复期时间延长等。也有一些患者可同时合并糖皮质激素缺乏症，但甲状腺大小正常，位置亦无异常。

（二）常规检查

（1）甲状腺 B 超：甲状腺位置及大小一般无异常。

（2）甲状腺功能检查：游离 T_3、T_4 正常或降低，TSH 明显升高。

（3）摄 ^{131}I 率及过氯酸钾释放试验：一般无异常。

（4）TSH 兴奋试验：无反应，即注射外源性 TSH 后，甲状腺摄碘率不升高，甲状腺激素分泌亦不增多。

（5）TSH 受体基因序列检测：如突变发生在受体水平，可检测到异常。

（6）TRH 兴奋试验：注射外源性 TRH 后有 TSH 分泌高峰出现，但无 T_3、T_4 升高。

（三）特殊检查

（1）体外 TSH 刺激试验：用外源性 TSH 刺激从患者活检分离出的甲状腺组织，如系 TSH 受体基因突变，则无 cAMP 生成增多，如系 TSH 本身异常，则能引起 cAMP 生成增多。

（2）分子水平检测：对患者 TSH β 亚基进行测序；G 蛋白基因测序；TSH 受体基因测序；TSH 受体后信号转导通路相关分子的测定鉴定等。

（四）诊断

本征的诊断要点为：①先天性甲减伴正常的甲状腺位置与大小，且游离 T_3、T_4 较正常低；②有家族史或父母系近亲婚配；③TRH 兴奋试验仅有 TSH 升高而无 T_3、T_4 升高；④TSH 兴奋试验反应低下；⑤体外 TSH 不能够刺激甲状腺活检组织分泌更多的 cAMP；⑥分子水平证明存在导致 TSH 不敏感的分子病因。

Takamatsu 提出本病的临床诊断要点为：①甲状腺位置正常；②甲状腺不肿大，一般大小正常或萎缩；③TSH 明显增高；④TSH 作用减弱。

本病需与桥本病、先天性甲状腺不发育、甲状腺激素不敏感综合征以及促甲状腺素释放激素（thyrotropin releasing hormone，TRH）不敏感综合征等相鉴别。根据检测血抗甲状腺过氧化物酶抗体阳性以及甲状腺活检见淋巴细胞浸润，不难诊断桥本病，如做摄碘率及过氯酸盐释放试验，可进一步帮助诊断；根据 TSH 水平可排除 TRH 不敏感综合征（TSH 降低）；而 B 超检测甲状腺大小与形态可排除先天性甲状腺不发育（甲状腺肿大），且先天性甲状腺不发育甲状腺摄碘率低，过氯酸钾排泄试验阳性，血甲状腺球蛋白不降低；甲状腺激素不敏感综合征外周型与全身型在失代偿期会出现甲减表现，但有甲状腺肿大，且甲状腺激素水平升高，如系垂体选择性不敏感者，则表现为甲亢；TRH 不敏感综合征极罕见，表现为 TSH、甲状腺激素均降低型甲减，TRH 兴奋试验，不仅 TSH 无增高，而且泌乳素亦无反应性分泌增多。

三、治疗

本病应早期诊断、早期治疗，是否进行药物干预取决于甲状腺功能。治疗以左旋甲状腺素为首选，以血清 TSH、T_3 与 T_4 恢复到正常范围为目标，但对 TSH 升高而甲状腺激素水平正常的患者是否需要干预治疗尚无定论。左旋 T_4 的治疗剂量为 100μg，口服，每日一次；如患者自身代偿良好者，预后较好，而未能及时诊断与治疗的患者预后一般较差，特别是婴幼儿，如未及时治疗，可以导致身体与智力发育受损。本病为终生性疾病，应终身治疗，定期检测甲状腺功能。

第三节 促肾上腺皮质激素不敏感综合征

一、概述

促肾上腺皮质激素（adrenocorticotropic hormone，ACTH）不敏感综合征是由于促肾上腺皮质激素在肾上腺皮质作用减弱引起的肾上腺皮质萎缩和皮质醇合成与分泌减少的一组综合征，临床表现以肾上腺皮质功能减低和皮肤色素沉着为特征，少数患者还可有其他症状。

本综合征为常染色体隐性遗传疾病，根据表型分为两种类型：Ⅰ型为家族性糖皮质激素缺乏综合征（familial glucocorticoid deficiency syndrome），Ⅱ型为 Allgrove 综合征，有糖皮质激素缺乏临床表现外，还有眼泪缺乏、贲门失弛缓和神经系统表现，又名"3A 综合征"（adrenal insufficiency，alacrima，achalasia；AAAS）。家族性糖皮质激素缺乏症是由于 ACTH 受体基因发生突变或受体后缺陷，3A 综合征则由 AAAS 基因突变引起。本病最早由 Shepard 于 1959 年报道，两例肾上腺皮质功能减退患者对 ACTH 治疗无反应，患者有皮肤色素沉着，四肢无力、抽搐，血皮质醇降低而盐皮质激素分泌正常，限制钠盐摄入不影响血压与电解质。之后约有数十例病例报道。由于 ACTH 受体系 G 蛋白偶联的受体，以 cAMP 为第二信使发挥生理作用，因此本综合征可以发生在 ACTH 受体水平及受体后水平，但目前尚无 G 蛋白突变引起 ACTH 不敏感综合征的报道。对 ACTH 受体基因突变的研究发现，突变形式包括错义突变与终止突变。错义突变发生于第二或第三跨膜区，为氨基酸编码错误，如第二跨膜区第 74 位丝氨酸突变为异亮氨酸，第三跨膜区第 120 位精氨酸代替丝氨酸；终止突变为受体分子翻译因终止子密码提前出现而提前结束。受体后病变的一些研究提示信号传导障碍位于 cAMP 之后；Yamamoto 于 1995 年报道的病例则证明本病的分子机制可以为受体前与受体后以及受体水平的综合缺陷。

二、诊断思路

（一）临床表现

本病因系基因突变所致的遗传性疾病，故有家族发病倾向，如患者双亲系近亲婚配，则患本病风险较正常人群为高，因系隐性遗传，因此，杂合子双亲可无任何本病相关的临床表现，特征性病变为糖皮质激素缺乏与色素沉着。

1. 皮肤色素沉着　一般可于婴儿期即出现本病症状和体征，但以 2~3 岁多见。临床见全身皮肤色素沉着，皮肤呈棕褐色，以日光直射处较明显，易疲劳倦怠。

2. 糖皮质激素缺乏的表现　因糖皮质激素缺乏，新生儿患者表现为反复发作的低血糖症，可轻可重，轻者喂食后即可缓解，重者则出现抽搐，影响脑神经发育；也有因严重感染以黄疸、哮喘为主要表现的。如诊断处理不及时，可因低血糖或失水、休克而致命。如并发感染易导致休克。因大多数患者醛固酮分泌正常，一般无电解质代谢紊乱。

3. 三 A 综合征　即肾上腺糖皮质激素不足，贲门失弛缓与泪腺分泌缺乏，贲门失弛缓常发生于 2~17 岁，可早于皮质激素不足之前出现。

4. 骨骼系统　部分患者出现身材异常高大，前额显著突出，类似生长激素分泌过度，但血生长激素与胰岛素样生长因子-Ⅰ均正常，据推测与过量 ACTH 对软骨和骨的过度作用有关。

5. 神经系统　包括神经反射亢进，四肢肌张力增加或骨骼肌软弱、萎缩，发音困难，常有鼻鸣音；感觉减退，视神经萎缩，神经性耳聋和反复发作性搐搦；如合并自主神经功能紊乱可出现直立性低血压，双侧瞳孔不等大，出汗异常（如多汗少汗或异常流汗），勃起功能障碍，皮肤对组胺发红反应和乙酰胆碱试验均可异常；患者智力可迟钝；皮肤可出现裂隙掌或鸡皮样改变，偶有多发性鼻息肉、腭裂或骨质硬化。

（二）常规检查

1. 肾上腺皮质激素及其代谢产物　肾上腺皮质激素包括皮质醇、醛固酮、去氢雄酮和雄烯二酮，本病中除醛固酮正常外,其他激素均低于正常;尿17-羟与17-酮皮质类固醇亦低于正常。

2. 血ACTH及ACTH兴奋试验　血清ACTH水平升高,节律存在,注射ACTH后无血皮质醇和尿皮质类固醇升高反应。

3. CRH兴奋试验　注射CRH后ACTH可有过度应答反应。

(三) 其他检查

(1) 基因诊断:主要是针对ACTH受体基因突变的一些检查。

(2) 外周血淋巴细胞与ACTH结合试验。

(四) 诊断思路与鉴别诊断

根据色素沉着及糖皮质激素不足的临床表现,如反复低血糖、易感染、易疲劳、生长发育障碍、消瘦等,结合血皮质醇低于正常、ACTH明显增高、ACTH兴奋试验阴性等,可以作出诊断,如能进一步获得基因诊断的证据,以及ACTH与外周血淋巴细胞结合力减弱的检查,则进一步支持本病的诊断。

本病需与原发性慢性肾上腺皮质功能减退症(艾迪生病)、继发性肾上腺皮质功能减退症、X-性连锁肾上腺发育不良症、先天性肾上腺皮质增生症、异位ACTH综合征以及其他色素沉着性疾病相鉴别(表9-2)。

表9-2　ACTH不敏感综合征的鉴别诊断

项目	ACTH不敏感综合征	艾迪生病	继发性肾上腺皮质功能减退	X-性连锁肾上腺皮质发育不良	先天性肾上腺皮质增生症	异位ACTH综合征
病因	ACTH受体或受体后缺陷	原发性肾上腺皮质损坏	下丘脑-垂体病变	DAX1基因突变	17α-羟化酶或11β-羟化酶缺陷	异位肿瘤
起病年龄	幼年	成年	不定	幼年	幼年	不定
病理	肾上腺皮质束状带萎缩	肾上腺皮质早期增大,晚期可萎缩	肾上腺皮质可萎缩	肾上腺发育不良	肾上腺肥大	肾上腺肥大
临床表现	色素沉着,低血糖,易感染,可有失水和失盐表现或神经功能紊乱	色素沉着,易感染,消瘦,可出现肾上腺危象	皮肤色素沉着,常伴性腺功能减退和甲状腺功能减退	婴儿起病,常有失盐危象	皮肤色素沉着,假性性早熟	色素沉着,糖代谢紊乱,高血压,低血钾,乏力,食欲减退
实验室检查						
ACTH	↑	↑	↑	↑	↑	↑
皮质醇	↑	↓	↓	↓	↓	↑
肾素	N	N或↑	N	N或↑	N	N
醛固酮	N	N或↓	N	N或↓	N	N
治疗效果						
ACTH	差	差	好	差	差	差
糖皮质激素	好	好	好	好	一般	差
预后	差	良好	不定	差	良好	不定

注:N为正常;↑为升高;↓为降低。

艾迪生病常见病因为自身免疫,结核或真菌感染,血色病,肿瘤等。常于成年后起病,表现有糖皮质激素缺乏的表现如食欲减退、乏力、淡漠、疲劳、色素沉着,对外伤、感染等应激的抵抗力减弱,性毛减少、男性性功能减退,可于应激状态下发生肾上腺危象。由于盐皮质激素分泌亦可受累,故临床上还可见低血压、低血钠、血钾偏高等醛固酮分泌不足表现。ACTH升高,影像学检查见肾上腺缩小或钙化,自身免疫引起者可检测到抗肾上腺抗体。

继发性肾上腺皮质功能减退者血ACTH及糖皮质激素与盐皮质激素均降低,ACTH兴奋试验阳性,一般无色素沉着,可合并其他腺垂体激素分泌不足的临床表现。

先天性肾上腺皮质增生主要有21α-羟化酶和11β-羟化酶缺乏,有色素沉着,可出现皮质醇分泌降低而醛固酮分泌升高，血 ACTH 水平正常或升高，可较早发病，由于醛固酮与性激素分泌增多，故临床上有高血压、低钾血症，男性儿童发病可出现假性性早熟；女性儿童可发生外阴两性畸形，影像学检查见肾上腺双侧增大。

异位 ACTH 综合征是由于垂体以外的恶性肿瘤产生 ACTH 刺激肾上腺增生，分泌过量的皮质类固醇。原发病常见有肺癌、支气管癌、胸腺癌、胰腺癌、嗜铬细胞瘤等，如肿瘤恶性程度低，病史较长，可出现类似依赖垂体 ACTH 的库欣病表现，如肿瘤恶性程度高、发展快，则呈现体重降低、乏力、食欲减退、明显低血钾、高血压，可伴水肿，色素沉着明显，糖代谢异常较重者可出现糖尿病，血 ACTH 及血、尿皮质醇升高特别明显。

其他色素沉着病如多发性纤维性骨营养不良、黏膜黑斑-肠息肉综合征及迟发性皮肤卟啉病一般不累及肾上腺功能，查血皮质醇与 ACTH 均无异常发现。

三、治疗

本病无根治手段，主要治疗方法为糖皮质激素的终生替代治疗。

可根据患者年龄以及糖皮质激素缺陷的严重程度决定治疗所需要的剂量，终生进行治疗，糖皮质激素替代治疗的剂量需要个体化调整。对婴幼儿患者，应特别注意所用剂量不能过大，以避免影响儿童的生长发育。治疗原则为每日糖皮质激素剂量不能超过同年龄、同性别儿童每日肾上腺所分泌的皮质醇剂量。糖皮质激素制剂以醋酸可的松或氢化可的松口服为宜，前者剂量为 0.5～1 mg/kg，后者为 0.4～0.8 mg/kg，也可用泼尼松，剂量为 0.1～0.2 mg/kg。成人每天醋酸可的松用量为 25～37.5 mg，氢化可的松为 20～30 mg，泼尼松为 5～7.5 mg。早晨 1 次口服或将每日总剂量分早晚各 1 次分服，早晨剂量为总剂量的 2/3，下午则为 1/3。一般不选用强效糖皮质激素。应激状态应将糖皮质激素剂量至少增大 3 倍，发生急性肾上腺皮质功能衰竭，应按危象抢救，糖皮质激素改为静脉滴注，危象纠正后改为口服用药。如患者同时有盐皮质激素缺乏，应同时应用氟氢可的松肌内注射，每天 1 次，剂量为 1～5 mg。

第十章 小儿内分泌代谢性疾病

第一节 生长激素缺乏症

生长激素缺乏症（growth hormone deficiency，GHD）是由于垂体前叶合成和分泌生长激素（growthhormone，GH）部分或完全缺乏，或由于结构异常、受体缺陷等所致的生长发育障碍性疾病。CHD 患儿身高处在同年龄、同性别正常健康儿童生长曲线第三百分位数以下或低于两个标准差，符合矮身材标准。发生率约为 1/5 000 ~ 1/4 000，大多为散发性，5% ~ 30% 是家族遗传性，称为家族性单纯性生长激素缺乏症（IGHD）。

一、生长激素的合成、分泌和功能

人体生长是极为复杂的生物过程，包括遗传基因的表达调控、细胞分裂增殖等，基因的表达调控同时又受到体内外诸多因素影响，如营养、内分泌激素等。目前已知人体生长与下丘脑 – 垂体 – 胰岛素样生长因子轴的生理作用密切相关，该生长轴主要包括下丘脑、垂体、肝和生长软骨，其中涉及多种神经递质（多巴胺、胆碱、5- 羟色胺、脑磷脂等）、神经肽（阿片类、神经激素等）、下丘脑激素（生长激素释放激素，GHRH、生长激素释放抑制激素，GHIH 或 SRIH）、垂体生长激素（GH）、生长激素受体（GHR）和生长激素结合蛋白（GHBP）、胰岛素样生长因子 1（IGFI）、胰岛素样生长因子结合蛋白 1（IGFBP）及胰岛素样生长因子受体（IGFR）。

人生长激素（hGH）是由垂体前叶细胞合成和分泌，191 个氨基酸组成的单链多肽，其编码基因 GH_1 位于 17 号染色体长臂（17q22 ~ q24），由 5 个外显子和 4 个内含子组成，80% 相对分子质量为 22 KD，另有 20% 为 20 KD。在血循环中，大约 50% 的 GH 与生长激素结合蛋白（GH–BP）结合，以 G-GHBP 复合物的形式存在。生长激素的释放受下丘脑分泌的两个神经激素，即促生长激素释放激素（GHRH）和生长激素释放抑制激素（SRIH 或 GHIH）的调节。GHRH 是含有 44 个氨基酸残基的多肽，促进垂体 GH 分泌细胞合成分泌 GH；SRIH 是环状结构的 14 肽，抑制多种促分泌剂对 GH 的促分泌作用。垂体在这两种多肽的相互作用下以脉冲方式释放 hGH，而中枢神经系统则通过多巴胺、5- 羟色胺和去甲肾上腺素等神经递质调控着下丘脑 GHRH 和 SRIH 的分泌。

hGH 可以直接作用于细胞发挥生物效应，但其大部分功能必须通过胰岛素样生长因子（insutin-like growth factor，IGF）介导。人体内有两种 IGF，即 IGF- I 和 IGF- II。IGF- I 是相对分子质量为 7.5 KD 的单链多肽，其基因位于 12q22 ~ q24.1，分泌细胞广泛存在于肝、肾、肺、心、脑和肠等组织中，合成主要受 hGH 的调节，亦与年龄、营养和性激素水平等因素有关。合成的 IGF- I 大都以自分泌或邻分泌方式发挥其促生长作用。IGF- II 的作用尚未阐明。血循环中 hGH 及 IGF- I 的浓度可反馈调节垂体 hGH 的分泌，或间接作用于下丘脑抑制 GHRH 的分泌，并可刺激 SRIH 分泌。在诸种因素共同作用下，hGH 自然分泌呈脉冲式，约每 2 h 出现一个峰值，夜间入睡后分泌量高，且与睡眠深度有关；白天空腹时和运动后偶见高峰。出生婴儿血清 GH 水平高，分泌节律尚未成熟，因此睡醒周期中 GH 水平少有波动。生后

2~3周，血清 GH 浓度开始下降，分泌节律在生后 2 个月开始出现。儿童期每日 GH 分泌量超过成人，在青春发育期分泌量更高。

hGH 的基本功能是促进生长，同时也是体内代谢途径的重要调节因子，调节多种物质代谢。①促生长效应：促进人体各种组织细胞增大和增殖，使骨骼、肌肉和各系统器官生长发育，骨骼的增长即导致身体长高。②促代谢效应：hGH 的促生长作用的基础是促合成代谢，可促进蛋白质的合成和氨基酸的转运和摄取；促进肝糖原分解，减少对葡萄糖的利用，降低细胞对胰岛素的敏感性，使血糖升高；促进脂肪组织分解和游离脂肪酸的氧化生酮过程；促进骨骼软骨细胞增殖并合成含有胶原和硫酸黏多糖的基质。

二、病因

生长激素缺乏症是由于 hGH 分泌不足，可有特发性、器质性和暂时性。其原因如下。

（一）特发性

特发性又称原发性，这类患儿下丘脑、垂体无明显病灶，但 GH 分泌功能不足，其原因不明。其中因神经递质－神经激素功能途径的缺陷，导致 GHRH 分泌不足而致的身材矮小者称为生长激素神经分泌功能障碍（GHND）。由于下丘脑功能缺陷所造成的 GHD 远较垂体功能不足导致者为多。

约有 5% 的 GHD 患儿由遗传因素造成，称为遗传性生长激素缺乏（HGHD）。人生长激素基因簇是由编码基因 GH_1（GH-N）和 $CSHP_1$、CSH_1、GH_2、CSH_2 等基因组成的长约 55 Kbp 的 DNA 链。由于 GH_1 基因缺乏的称为单纯性生长激素缺乏症（IGHD），而由垂体 Pit-1 转录因子缺陷所致者，临床上表现为多种垂体激素缺乏，称为联合垂体激素缺乏症（CP 肋）。IGHD 按遗传方式分为 I（AR）、II（AD）、III（X 连锁）3 型。此外，还有少数矮身材儿童是由于 GH 分子结构异常、GH 受体缺陷（Laron 综合征）或 IGF 受体缺陷（非洲 Pygmy 人）所致，临床症状与 GHD 相似，但呈现 GH 抵抗或 IGF-I 抵抗，血清 GH 水平不降低或反而增高，是较罕见的遗传性疾病。

（二）器质性（获得性）

继发于下丘脑、垂体或其他颅内肿瘤、感染、细胞浸润、放射性损伤和头颅创伤等，其中产伤是国内 GHD 的最主要的病因。

（三）暂时性

体质性青春期生长延迟、社会心理性生长抑制、原发性甲状腺功能减退等均可造成暂时性 GH 分泌功能低下。在外界不良因素消除或原发疾病治疗后即可恢复正常。

三、临床表现

特发性生长激素缺乏症多见于男孩，男：女 = 3：1。患儿出生时身高和体重均正常，1 岁以后出现生长速度减慢，身长落后比体重低更为严重，身高低于同年龄、同性别正常健康儿童生长曲线第三百分位数以下（或低于两个标准差），身高年增长速率小于 4 cm，智能发育正常。患儿头颅圆形，面容幼稚，脸圆胖，皮肤细腻，头发纤细，下颌和颏部发育不良，牙齿萌出延迟且排列不整齐。患儿虽生长落后，但身体各部比例匀称，与其实际年龄相符。骨骼发育落后，骨龄落后于实际年龄 2 岁以上，但与其身高年龄相仿。骨骺融合较晚。多数青春期发育延迟。

一部分生长激素缺乏患儿同时伴有一种或多种其他垂体激素缺乏，这类患儿除生长迟缓外，尚有其他伴随症状：伴有促肾上腺皮质激素（ACTH）缺乏者容易发生低血糖；伴促甲状腺激素（TSH）缺乏者可有食欲不振、不爱活动等轻度甲状腺功能不足的症状；伴有促性腺激素缺乏者性腺发育不全，出现小阴茎（即拉直的阴茎长度小于 2.5 cm），到青春期仍无性器官和第二性征发育等。

器质性生长激素缺乏症可发生于任何年龄，其中由围生期异常情况导致者，常伴有尿崩症状。值得警惕的是颅内肿瘤则多有头痛、呕吐、视野缺损等颅内压增高和视神经受压迫的症状和体征。

四、辅助检查

（一）内源性 GH 分泌测定

包括运动试验、夜睡眠 GH 和尿液 GH 测定。此类试验通常用作临床筛查。本病患儿内源性 GH 往往分泌不足或分泌异常。

（二）GH 药物激发试验

由于正常人体 GH 是呈脉冲性释放，故随机采血检测 GH 无诊断价值。临床多采用药物激发试验来判断垂体分泌 GH 状况。常用药物激发剂有胰岛素、精氨酸、L-多巴、可乐宁、GHRH 等，诸多药物激发 GH 的机制不尽相同：精氨酸介导于抑制 GHIH 的分泌；L-多巴介导于神经递质多巴胺能途径的兴奋，或刺激 GHRH 释放，以促进 GH 应答反应；可乐宁属 α-肾上腺素能增强剂，亦有促使 GHRH 分泌作用。由于各种药物激发 GH 反应途径不同，各种试验的敏感性、特异性亦有差异，故通常采用至少两种作用途径不同的药物进行激发试验才能作为判断的结果。一般认为两种试验 GH 激发峰值小于 $5\mu g/L$ 为 GH 完全缺乏；介于 $5 \sim 9\mu g/L$ 为部分缺乏；不低于 $10\mu g/L$ 即为 GH 不缺乏。

（三）血清胰岛素样生长因子（IGF-Ⅰ）的测定

IGF-Ⅰ主要以蛋白结合的形式（IGF-BP_3）存在于血循环中，其中以 IGF-BR 为主（95%以上）。IGF-BP_3 有运送和调节 IGF-Ⅰ的功能，其合成也受 GH-IGF 轴的调控，因此 IGF-Ⅰ和 IGF-BP_3 都是检测该轴功能的指标。两者分泌模式与 GH 不同，呈非脉冲式分泌，较少日夜波动，故甚为稳定，其浓度在 5 岁以下小儿甚低，且随年龄及发育变化较大，青春期达高峰，女童比男童早两年达高峰。目前一般可作为 5 岁到青春发育期前儿童 GHD 筛查检测，GHD 患者血清 IGF-Ⅰ及 IGF-BP_3 皆降低。该指标有一定的局限性，还受营养状态、性发育程度和甲状腺功能状况等因素的影响，判断结果时应注意。

（四）影像学检查

1. X 射线检查

常用左手腕掌指骨片评定骨龄，GHD 患儿骨龄落后于实际年龄 2 岁或 2 岁以上。

2. CT 或 MRI 检查

已确诊为 GHD 的患儿，根据需要选择头颅 CT 或 MRI 检查，以了解下丘脑-垂体有无器质性病变，尤其对肿瘤有重要意义。

（五）其他内分泌检查

生长激素结合蛋白（GHBP）对人 GH 的分布、代谢和生理活动有重要影响。临床检测血清 GHBP 有助于 GH 抵抗患者的诊断。GHD 一旦确立，必须检查下丘脑-垂体轴的其他功能。根据临床表现可选择测定 TSH、T_4 或 TRH 刺激试验和 LHRH 刺激试验等，以判断下丘脑-垂体-甲状腺轴和性腺轴的功能。

五、诊断和鉴别诊断

（一）诊断

主要诊断依据：①身材矮小，身高落后于同年龄、同性别正常儿童第三百分位数以下。②生长缓慢，生长速率小于 4 cm/年。③骨龄落后于实际年龄 2 年以上。④GH 刺激试验示 GH 部分或完全缺乏。⑤智能正常，与年龄相称。⑥排除其他疾病影响。

（二）鉴别诊断

引起生长落后的原因很多，需与 GHD 鉴别的主要有以下几点。

1. 家族性矮身材

父母身高均矮，小儿身高常在第三百分位数左右，但其年生长速率大于 4 cm，骨龄和实际年龄相称，智能和性发育均正常。

2. 体质性青春期延迟

在暂时性 GHD 中本症最具代表性，属正常发育中的一种变异，多见于男孩。青春期开始发育的时间比正常儿童迟 3～5 年，青春期前生长缓慢，骨龄也相应落后，但身高与骨龄一致，青春期发育后其最终身高正常。父母一方往往有青春期发育延迟病史。

3. 先天性卵巢发育不全（Turner 综合征）

女孩身材矮小时应考虑此病。Turner 综合征的临床特点为：身材矮小、第二性征不发育、颈短、颈蹼、肘外翻、后发际低等。典型的 Turner 综合征与 GHD 不难区别，但嵌合型或等臂染色体所致者因症状不典型，应进行染色体核型分析以鉴别。

4. 先天性甲状腺功能减低症

该症除有生长发育落后、基础代谢率低、骨龄明显落后外，还有智能低下，故不难与 GHD 区别。但有些晚发性病例症状不明显，需借助血 T_4 降低、TSH 升高鉴别。

5. 骨骼发育障碍

各种骨、软骨发育不全等，均有特殊的面容和体态，可选择进行骨骼 X 射线片检查以鉴别。

6. 其他内分泌代谢病引起的生长落后

先天性肾上腺皮质增生、性早熟、皮质醇增多症、黏多糖病、糖原累积病等各有其临床表现，易于鉴别。

六、治疗

（一）GH 替代治疗

基因重组人生长激素（recombination hGH，rhGH）已被广泛应用，目前大都采用 0.1 U/（kg·d），于每晚临睡前皮下注射。治疗应持续至骨骺愈合为止。治疗时年龄越小，效果越好，以第一年效果最好，年增长可达到 10 cm 以上，以后生长速度逐渐下降。在用 rhGH 治疗过程中可出现甲状腺素缺乏，故须监测甲状腺功能，若有缺乏适当加用甲状腺素同时治疗。

应用 rhGH 治疗不良反应较少，主要不良反应有：①注射局部红肿，与 rhGH 制剂纯度不够以及个体反应有关，停药后可消失。②少数注射后数月会产生抗体，但对促生长疗效无显著影响。③较少见的不良反应有暂时性视乳头水肿、颅内高压等。④此外研究发现有增加股骨头骺部滑出和坏死的发生率，但危险性相当低。恶性肿瘤或有潜在肿瘤恶变者、严重糖尿病患者禁用 rhGH。

（二）促生长激素释放激素（GHRH）

目前已知很多 GH 缺乏属下丘脑性，故应用 GHRH 可奏效，对 GHND 有较好疗效，但对垂体性 GH 缺乏者无效。一般每天用量 8～30μg/kg，每天分早晚 1 次皮下注射或 24 h 皮下微泵连续注射。

（三）口服性激素

蛋白同化类固醇激素有：①氟羟甲睾酮，每天 2.5 mg/m²。②氧甲氢龙，每天 0.1～0.25 mg/kg。③吡唑甲氢龙，每日 0.05 mg/kg。均为雄激素的衍生物，其合成代谢作用强，雄激素的作用弱，有加速骨骼成熟和发生男性化的不良反应，故应严密观察骨骼的发育。苯丙酸诺龙目前已较少应用。

同时伴有性腺轴功能障碍的 GHD 患儿骨龄达 12 岁时可开始用性激素治疗，男性可注射长效庚酸睾酮 25 mg，每月 1 次，每 3 月增加 25 mg，直至每月 100 mg；女性可用炔雌醇 1～2μg/日，或妊马雌酮自每日 0.3 mg 起酌情逐渐增加，同时需监测骨龄。

（四）生长激素释放肽（GHRPs）

GHRP 是一种含 D-氨基酸的外源性激素，如 hexarelin 治疗儿童 GHD，剂量为 2.0μg/kg。B_2 亦可使 GH 水平升高，促进生长。

第二节 中枢性尿崩症

中枢性尿崩症是下丘脑、垂体任何病变引起抗利尿激素（ADH）分泌缺乏，使肾小管回吸收水障碍，导致多饮、多尿、烦渴、排出低比重尿等为主要临床表现的疾病。

一、病因

（一）特发性尿崩症

视上核及室旁核神经细胞退行性变所致。①散发性：占大多数。②家族性：少数，一般为常染色体显性遗传，为精氨酸加压素的神经垂体素Ⅱ基因突变。

（二）继发性尿崩症

继发于各种疾病：①肿瘤：约占30%，脑肿瘤（生殖细胞瘤、颅咽管瘤、胶质瘤等）、组织细胞增生症、白细胞细胞浸润等。②损伤：颅脑外伤、手术或产伤等。③感染：脑炎、脑膜炎（病毒、细菌、结核等）。④其他：中枢神经系统先天畸形、脑血管病变等。

二、发病机制

（一）抗利尿激素的分泌与调节

1. ADH 的分泌与释放

ADH 为 9 肽激素，主要由下丘脑的视上核和室旁核合成，并与后叶激素运载蛋白结合，以神经分泌颗粒的形式，沿神经轴突向下移动，储存于垂体后叶。当下丘脑视上核和室旁核兴奋后，引起下丘脑神经垂体束的动作电位，使神经末梢除极，导致激素释放。

2. ADH 的调节

ADH 的分泌受多种因素影响，主要由血浆渗透压和体液容量调节。血浆渗透压的调节作用与体液容量的调节作用见图 10-1。

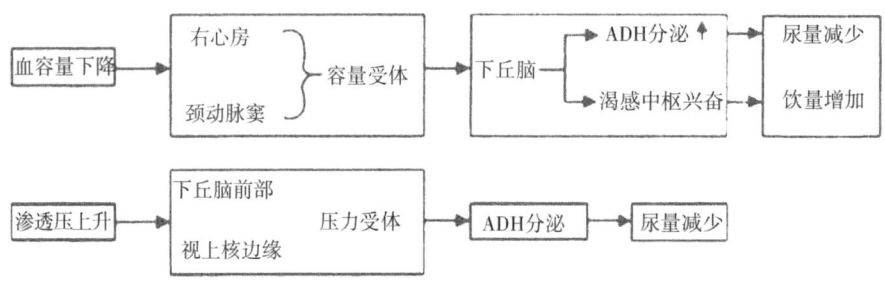

图 10-1 ADH 分泌的调节

其他因素如肾素 – 血管紧张素系统、神经系统以及某些药物对 ADH 的分泌调节有一定影响。

（二）ADH 的生理作用

ADH 最主要的生理作用是提高肾远曲小管及集合管上皮细胞对水的渗透性，水重吸收增加，使尿浓缩，尿量减少，即发生抗利尿作用，保留水分，使血浆渗透压相对稳定并维持在正常范围（275～290 mmol/L）。此外，ADH 也能增加肾髓质部集合管尿素的渗透性，并能使直小血管收缩，减少髓质血流量，这些均有利于尿浓缩。

（三）病理生理

尿崩症时，ADH 缺乏，肾脏远曲小管和集合管对水的渗透性降低，流经远曲小管和集合管的低渗小管液不能有效重吸收，因而排出大量低渗尿。水大量丧失使体液减少，血浆渗透压升高，刺激口渴中枢出现烦渴症状，因而多次。尿崩症患者依靠大量饮水，使血浆渗透压基本保持在正常范围。口渴中枢不发达的早产儿、新生儿、婴幼儿、合并口渴中枢器质性病变或因某种原因不能饮水者（如得不到足够的水，神志不清、昏迷等），体液的高渗状态不能以饮水代偿，血浆渗透压明显增高，细胞内水分移出，引起细胞内脱水，出现持续性高钠血症，导致一系列高渗脱水的临床表现，严重者脑细胞功能障碍，进而发展到脑细胞裂解，颅内出血。

三、临床表现

(一)年龄

任何年龄均可发病,儿童期多见。

(二)多饮、多尿、烦渴

多数患儿发病急骤,也可渐进发病。临床症状轻重与ADH缺乏程度、渴感中枢和渗透压感受器是否受损及饮食情况有关。每日饮水量可达300～400 mL/kg,夜间常起来饮水,尿量与之相当。由于多饮、多尿、烦渴而影响日常生活和睡眠,食欲不振、体重下降。婴幼儿多尿常是最早发生的症状,口渴多不明显,喜饮水甚于吃奶,常因供水不足及慢性脱水出现发热、烦躁不安、呕吐,甚至生长发育障碍。

(三)高渗脱水表现

多数患者无脱水表现,若限制饮水或婴幼儿不能自我调节饮水,则烦渴难忍,但尿量不减少。常有烦躁、头痛、肌痛、心率加速、疲倦、发热、皮肤干燥、体重下降等高渗脱水表现。严重者可因高热、高钠血症引起神志模糊、谵妄甚至惊厥、昏迷。

(四)其他

继发性尿崩症可有原发病的表现:如颅内肿瘤,可有颅内压增高、视神经受损、视野缺损及垂体前叶激素分泌异常等。有时尿崩症可为脑肿瘤的最初表现,数年后始出现其他症状。

四、实验室检查

(一)尿量和尿比重

每日尿量超过4 000 mL或3 000 mL/m^2,尿比重在1.001～1.005。

(二)血、尿渗透压

自由饮水情况下血渗透压多正常,尿渗透压明显降低小于200 mmol/L以下。

(三)特殊诊断性试验

1. 禁水试验

早晨8点开始试验,之前先排空膀胱,测体重、尿量、尿比重、血钠及血、尿渗透压。禁饮6～8h(大多6h),每小时排尿一次,测尿量、比重、渗透压及体重,禁饮结束前采血测血钠和渗透压。在试验中,应密切观察患儿情况,如体重下降达5%或血压下降应停止试验。结果分析见表10-1。

表10-1 禁水试验结果分析

	尿量	比重	尿渗透压 (mmol/L)	血钠 (mmol/L)	血渗透压 (mmol/L)	其他
正常儿	明显减少	>1.015	>800	正常	正常	体重、血压正常
完全性尿崩症	无明显减少	<1.010	<280	>145	>300	体重下降3%～5%
部分性尿崩症	尿量减少	可达1.015	>血渗透压		最高值<300	

2. 加压素试验

试验前测尿比重和血、尿渗透压,然后皮下注射水溶性垂体加压素1 U/m^2,注射后2 h内每30 min排尿测尿量、尿比重和渗透压,结束时测血渗透压。观察用药前后变化,中枢性完全性尿崩症尿量减少,比重和尿渗透压上升,渗透压超过给药前的50%。部分性尿崩症尿渗透压增加在9%～50%。如用加压素后尿渗透压上升不超过9%,尿比重和尿量无明显变化,可诊为肾性尿崩症。限水和加压素试验常联合应用称禁水-加压素试验。

(四)血浆ADH测定

直接测定血浆ADH,中枢性尿崩症明显减低或缺乏,禁水后无明显升高;肾性尿崩症升高或正常。由于测定方法比较复杂,特异性灵敏性都不高,因此需动态观察。

(五)头颅影像学

如上所述,尿崩症可为脑肿瘤的初发表现,因此凡尿崩症患儿应选择进行颅平片,垂体、下丘脑

CT、MRI 检查，并长期随访。

（六）其他
做视野、眼底检查，检测垂体其他激素、肾功能及电解质除外其他原因尿崩症。

五、鉴别诊断

（一）诊断
①根据症状，尿量、尿比重、渗透压等确定是否为尿崩症。②在上述诊断基础上结合特殊的诊断性试验确定是否为中枢性。如考虑为中枢性尿崩症必须仔细寻找原发病灶，并长期随访。

（二）鉴别诊断

1. 原发性肾性尿崩症

X 伴性隐性遗传疾病，少数为常染色体显性遗传。多为男性，常有家族史。系远端肾小管对 ADH 的敏感性低下或缺如所致。症状轻重不一，有的新生儿期即可发病，有的一生症状轻微。新生儿期发病症状较重，患儿可有脱水、发热、体重不增、生长受阻，外周循环衰竭，甚至中枢神经症状。童年以后发病者症状往往仅有轻微多饮、多尿。禁水、加压素试验尿量无变化，尿渗透压也不升高。

2. 肾脏疾病

（1）肾脏疾病造成的慢性肾功能不全，可有多尿，尤其夜尿多，尿常规和肾功能检查可资鉴别。

（2）先天性肾小管疾病，如肾小管酸中毒、范可尼综合征等。根据尿常规、尿渗透压、必要的生化检查即可鉴别。

3. 糖尿病

可有多饮、多尿，但尿比重高，血糖与尿糖高。

4. 电解质紊乱

（1）高钙血症，尿钙增高所致的多饮，如原发性甲状旁腺功能亢进、维生素 D 中毒、多发性骨髓瘤等，血与尿钙增高。

（2）低血钾症，如久泻后低钾可使肾小管浓缩功能受损引起多尿，EKG 显示低钾。原发性醛固酮增多症，多尿、高血压、低血钾为主要特征，血、尿醛固酮增高。

5. 精神性烦渴

儿童少见，夜间饮水较少，血电解质和渗透压在正常低限。限水后尿量减少且比重上升，尿渗透压增高。尿崩症诊断程序。

六、治疗

（一）病因治疗
治疗各种原发病，如切除中枢神经系统肿瘤。

（二）药物治疗

1. 激素替代治疗

（1）长效尿崩停（鞣酸加压素）：为脑神经垂体提取物（肌内注射）。剂量从 0.1 ~ 0.2 mL 开始。作用可维持 3 ~ 7 d。待尿量增多再注射第 2 针，最大量每次 0.5 mL。药物保存应避光、防热，应用前须摇匀，天冷时应先加温。

（2）尿崩停：粉剂，鼻吸入，每次 15 ~ 20 mg，使用方便，但作用时间短，日用 3 ~ 4 次。易致萎缩性鼻炎或哮喘发作。

（3）1- 脱氧 -8- 右旋精氨酸血管升压素（DDAVP）：人工合成制剂。抗利尿作用强，血管收缩作用弱，药效可达 12h 以上。有口服片剂（商品名为弥凝）、针剂（肌内或皮下）、鼻腔吸入剂三种剂型。片剂为目前较理想的治疗药物，从每日 50 ~ 100 μg 开始，分 2 ~ 3 次口服，根据尿量调整剂量。鼻腔吸入剂，最初剂量 2.5 ~ 5 μg/mL。一般每日 2 次，逐渐调整剂量至疗效满意。针剂一般用于颅脑术后意识不清、表达不清的一过性尿崩症。

（4）垂体后叶素或加压素：水剂每次 3 ~ 5 U，皮下或肌内注射，6 ~ 8 h 可重复。由于需重复注射并有一些不良反应，已不常用。

2. 非激素类药物（见表10-2）。

表 10-2　治疗中枢性尿崩症的非激素类药物

药物	作用机制	剂量	注意事项
氢氯噻嗪（双氢克尿噻）（dihydrochlorothiazide）	尿钠排除增加，体内缺钠，肾小管重吸收增强	2 ~ 3 mg/（kg·d），每日 2 ~ 3 次	需低盐饮食，并补充钾盐
氯黄丙脲（chlorpropamide）	降糖药，可刺激 ADH 分泌	剂量 150 mg/m²，晨一次顿服，或每日 2 ~ 3 次	与双氢克尿噻合用可增强疗效，长期应用注意低血糖
氯贝丁酯（安妥明）（clofibrate）	降血脂药，可能兴奋 ADH 分泌	15 ~ 25 mg/（kg·d），每日 2 ~ 3 次	注意肝功能变化
酰胺咪嗪（卡马西平）（carbamazepine）	抗癫痫药，可刺激 ADH 分泌	5 ~ 10 mg/（kg·d），分 2 ~ 3 次	5 ~ 10 mg/（kg·d），分 2 ~ 3 次

第三节　先天性甲状腺功能减退症

一、概论

本病是由于甲状腺激素合成不足所造成的一种疾病。根据病因的不同可分为两类：①散发性：系先天性甲状腺发育不良或异位、甲状腺激素合成途径中酶缺陷、促甲状腺激素缺乏、甲状腺或靶器官反应低下等所造成，多为散发病例，少数有家族史。发生率为 1/7 000 ~ 1/5 000。②地方性：多见于甲状腺肿流行区，是由于该地区水、土和食物中碘缺乏所致，随着我国碘化食盐的广泛应用，其发病率明显下降。

二、临床表现

症状出现的早晚及轻重程度与残留甲状腺组织的多少及甲状腺功能低下的程度有关。

（一）新生儿期

患儿常为过期产儿、巨大儿；胎便排出延迟，腹胀，便秘，脐疝，生理性黄疸期延长；少吃多睡，对外界反应低下，肌张力低，呼吸慢，哭声低且少，体温低，四肢冷，皮肤出现斑纹或有硬肿现象等。

（二）典型症状

（1）特殊面容和体态：头大，颈短，皮肤粗糙、面色苍黄，毛发稀疏、无光泽，面部黏液水肿，眼睑浮肿，眼距宽，鼻梁低平，唇厚，舌大而宽厚、常伸出口外。

（2）身材矮小，躯干长而四肢短小，上部量/下部量 > 1.5。

（3）腹部膨隆，常有脐疝。

（4）神经系统症状：智能发育低下，表情呆板、淡漠，神经反射迟钝。

（5）运动发育迟缓：翻身、坐、立、走的时间都延迟。

（6）生理功能低下：精神差，安静少动，对周围事物反应少，嗜睡，纳差，声音低哑，体温低而怕冷，脉搏、呼吸缓慢，心音低钝，肌张力低，肠蠕动慢，腹胀，便秘。

（7）少数患者可出现心包积液。

（三）地方性甲状腺功能减低症

因在胎儿期碘缺乏而不能合成足量甲状腺激素，影响中枢神经系统发育。临床表现为两种不同的类型，但可相互交叉重叠：

1. "神经性"综合征

该症主要表现为共济失调、痉挛性瘫痪、聋哑、智能低下，但身材正常，甲状腺功能正常或轻度减低。

2. "黏液水肿性"综合征

该症临床上有显著的生长发育和性发育落后、智力低下、黏液性水肿等。血清 T_4 降低、TSH 增高。

约 25% 患儿有甲状腺肿大。

（四）TSH 和 TRH 分泌不足

患儿常保留部分甲状腺激素分泌功能，因此临床症状较轻，但常有其他垂体激素缺乏的症状如低血糖（ACTH 缺乏）、小阴茎（Gn 缺乏）、尿崩症（AVP 缺乏）等。

三、相关检查

（一）新生儿筛查

出生后 2～3 d 的新生儿干血滴纸片检测 TSH 浓度作为初筛，结果大于 20 mU/L 者，再检测血清 T_4、TSH 以确诊。

（二）血清 T_4、T_3、TSH 测定

如 T_4 降低、TSH 明显升高即可确诊。血清 T_3 浓度可降低或正常。必要时测定游离 T_3、游离 T_4 及甲状腺素结合球蛋白。

（三）TRH 刺激试验

静注 TRH 7 μg/kg，正常者在注射 20～30 min 内出现 TSH 峰值，90 min 后回至基础值。若未出现高峰，应考虑垂体病变；若 TSH 峰值甚高或持续时间延长，则提示下丘脑病变。

（四）X 线检查

骨龄常明显落后于实际年龄。

（五）核素检查

^{99m}Tc 计算机体层摄影术检测甲状腺发育情况及甲状腺的大小、形状和位置。

四、诊断规范

（一）诊断

1. 新生儿筛查

TSH>20 mU/L 时，抽静脉血检测 T_4、TSH 以确诊，是诊断的重要手段，可早期诊断，以便早期治疗，避免神经精神发育缺陷。

2. 血清 T_4、TSH 检测

若 T_4 降低、TSH 明显升高即可确诊。

3. 若血清 T_4、TSH 均低

应行 TRH 刺激试验以确定是否垂体或下丘脑病变所致。

（二）鉴别诊断

应与下列疾病鉴别：先天性巨结肠、21- 三体综合征、佝偻病、骨骼发育障碍的疾病等。

五、治疗方法的规范

（1）一旦诊断确立，用甲状腺制剂从小量开始，逐步加到足量，然后用维持量终身服用。甲状腺制剂有两种：①L- 甲状腺素钠：是首选药物，半衰期较长，血清浓度较稳定，每日服一次即可，用量：新生儿至 6 个月 25～50 μg/d（8～10 μg/kg）；7～12 个月 50～75 μg/d（6～8 μg/kg）；2 岁以上 100～200 μg/m^2（4 μg/kg）。②甲状腺片：动物甲状腺制剂，含 T_3、T_4，不稳定，若长期服用，可使 T_3 升高。开始量应从小至大，间隔 1～2 周加量一次，直至临床症状改善，血清 T_4、TSH 正常，即作为维持量使用。一般每日参考剂量：1 岁以内 4.2～9.0 mg/kg；2～5 岁 3.0～4.4 mg/kg；6 岁以上 1.8～3.0 mg/kg。

（2）定期复查甲状腺功能、骨龄、监测身高体重，指导调整剂量。

六、护理目标

（1）维持正常体温。

（2）保证正常的生长发育。

（3）患儿大便通畅。
（4）患儿无意外伤害发生。
（5）患儿能掌握基本生活技能，家长能掌握疾病相关知识。

七、护理措施

（一）保暖、防止感染

患儿因基础代谢低下，活动量少致体温低而畏寒。因此，机体抵抗力低，易患感染性疾病。注意室内温度，适时增减衣服，避免受寒。勤洗澡，防止皮肤感染。避免与感染性或传染性疾病患儿接触。

（二）保证营养供应

向家长介绍病情，指导喂养方法。对吸吮困难、吞咽缓慢者要耐心喂养，提供充足的进餐时间，必要时用滴管喂奶或鼻饲。经病因治疗后患儿代谢增强，生长发育加速，故必须供给高蛋白、高维生素、富含钙及铁剂的易消化食物，保证生长发育需要。

（三）保持大便通畅

向家长解释预防和处理便秘的必要措施如为患儿提供充足液体入量；早餐前半小时喝1杯热开水，可刺激排便；每日在肠蠕动方向按摩腹部数次，增加肠蠕动；适当引导患儿增加活动量，促进肠蠕动，养成定时排便习惯，必要时使用大便软化剂、缓泻剂或灌肠。

（四）加强训练，促进生长发育，做好日常生活护理

患儿智力发育差，缺乏生活自理能力。把本病的知识教给患儿及家长，以取得合作，并增强其战胜疾病的信心。加强患儿日常生活护理。防止意外伤害发生。通过各种方法加强智力、体力训练，以促进生长发育，使其掌握基本生活技能。对患儿多鼓励不应歧视。

（五）坚持终身服药，注意观察药物的反应

对家长和患儿进行指导，使其了解终身用药必要性，以坚持用药治疗。对治疗开始较晚者，虽智力不能改善，但可改善生理功能低下的症状。甲状腺制剂作用较慢，用药1周左右方达最佳药效，故服药后要密切观察患儿食欲、活动量及排便情况，定期测体温、脉搏，体重及身高。用药剂量随小儿年龄加大而增加。用量小疗效不佳，过大导致甲亢，消耗多，造成负氮平衡，并促使骨骼成熟过快致生长障碍。药物发生不良反应时轻者发热、多汗、体重减轻、神经兴奋性增高，重者呕吐、腹泻、脱水、高热、脉速、甚至痉挛及心力衰竭。此时应立即报告并及时酌情减量，给予退热、镇静、供氧、保护心功能等急救护理。

（六）重视新生儿筛查

本病在遗传、代谢性疾病中的发病率最高。一经早期确诊，在出生后1～2个月即开始治疗者，可避免遗留神经系统功能损害。

第四节 性早熟

性早熟指女孩在8岁前，男孩9岁前出现第二性征或女孩10岁前月经初潮。性早熟可分为促性腺激素释放激素（GnRH）依赖性性早熟，即真性性早熟；非GnRH依赖性性早熟，即假性性早熟。前者又称为中枢性性早熟（central precocious puberty，CPP），后者又称为外周性性早熟。而单纯性乳房早发育和单纯性阴毛早发育称不完全性性早熟。

一、病因

（一）真性性早熟

（1）特发性：女孩占80%，由于下丘脑-垂体-性腺轴提前发动所致，无器质性病变，病因尚不清楚。
（2）中枢神经系统病变：①先天性：蛛网膜囊肿、视隔发育不良、脑积水、下丘脑异构瘤等。②获得性：脓肿、炎症、外伤、化学治疗、放射治疗、手术。③肿瘤：LH-分泌性腺瘤、星形细胞瘤、胶质

瘤、颅咽管瘤。④长期接触性甾体激素。

(3) 先天性甲状腺功能减低症。

(二) 假性性早熟

(1) 女性假性性早熟：①同性性早熟：卵巢囊肿、卵巢肿瘤、肾上腺皮质肿瘤，应用雌激素药物（误服避孕药、外用药）。MuCune-Albright 综合征（多发性骨纤维发育不良伴性早熟综合征）。②异性性早熟：先天性肾上腺皮质增生症（CAH），分泌雄激素的肾上腺肿瘤，卵巢肿瘤，分泌雄激素的畸胎瘤，使用外源性雄激素。

(2) 男性假性性早熟：①同性性早熟：先天性肾上腺皮质增生症，睾丸间质细胞瘤，分泌雄激素的肾上腺肿瘤，异位分泌 HCG 的肿瘤（畸胎瘤、恶性胚胎瘤、肝母细胞瘤、肝癌、绒毛膜上皮瘤），应用雄激素或绒毛膜促性腺激素。②异性性早熟：肾上腺肿瘤、应用外源性雌激素药物。

(3) 不完全性性早熟。

(4) 单纯性乳房早发育。

(5) 单纯性阴毛早发育。

(6) 单纯性月经早现。

二、临床表现

(一) 特发性真性性早熟

(1) 发育提前并加速，女性最初为乳房发育，男性为睾丸和阴茎发育，继之阴毛、腋毛发育。

(2) 智能与心理状态与年龄相称，女孩有妊娠可能。

(3) 随着第 2 性征出现，生长加速，骨龄提前，发育过程与正常青春发育类似，只是时间提前。骨骺提前闭合，最终身材矮小。

(二) 颅内肿瘤所致真性性早熟

以男孩多见，往往先出现性早熟表现，病情发展至一定阶段才出现中枢占位病变症状。

(三) 假性性早熟

1. 性腺肿瘤

(1) 卵巢肿瘤：乳房发育，乳晕及小阴唇色素沉着，阴道分泌物增多，可有不规则阴道出血，盆腔肿块，腹痛，尿频等。

(2) 睾丸肿瘤：雄激素增加，表现同性性早熟。睾丸的 Leyding 细胞瘤往往表现为单侧性睾丸增大。

2. 先天性肾上腺皮质增生症

95% 为 21-羟化酶缺陷，男孩表现同性性早熟，但睾丸不增大。女孩异性性早熟，表现阴蒂肥大似阴茎（假两性畸形）伴原发闭经。

3. 外源性雌激素

女孩乳房增大，乳晕色素沉着，阴道分泌物增多或阴道出血；男孩乳房增大，但睾丸正常大小，雌激素水平增高，停止摄入后可恢复正常。

4. MuCune-Albright 综合征

皆为女孩，单或双侧骨纤维发育不良，同侧肢体皮肤棕褐色色素沉着，除性早熟外可伴多种内分泌腺的功能异常。

(四) 部分性性早熟

仅一种性征出现，无生长、骨骺成熟加速和其他性征表现，表现为单纯阴毛早现，单纯乳房早发育。

三、诊断与鉴别诊断

(一) 诊断

1. 诊断思路

(1) 性征特点：首先应确定是同性还是异性性早熟。

（2）确定发育程度。

（3）区分真性还是假性性早熟及不完全性性早熟。

（4）病因系特发性还是继发性。

2. 辅助检查

（1）骨龄：真性性早熟及先天性肾上腺皮质增生症骨龄往往提前，单纯性乳房早发育骨龄不提前。

（2）性激素测定：血清 LH、FSH、E_2、T、PRL、DHEA、α-OHP（17α-羟孕酮）、尿 17-KS（17-酮类固醇）。性早熟者性激素水平显著增高，性腺肿瘤者性激素水平更高。

（3）GnRH 兴奋试验：真性性早熟 GnRH 激发后 LH、FSH 水平升高明显，尤其 LH 升高对 CPP 具有重要诊断意义。而假性性早熟无反应。

（4）B 超：肾上腺、子宫、卵巢 B 超可了解子宫、卵巢大小，CPP 者卵巢容积超过 1 mL，并有多个卵泡直径超过 4 mm。假性早熟时卵巢不增大。

（5）染色体和眼底检查。

（6）男孩可留尿查精子。

（7）头颅 MRI、CT 检查可了解颅内是否病变。头颅 CT 平扫对微小肿瘤易漏诊，而 MRI 较 CT 敏感。

（二）鉴别诊断

1. 外源性甾体激素（如误服避孕药）

该激素所致假性性早熟表现乳房增大，乳头及会阴部色素沉着明显，可有阴道出血，B 超示子宫增大、内膜增厚，但卵巢呈未发育状，GnRH 激发检查 LH 无升高反应。

2. 先天性肾上腺皮质增生症（CAH）

以 21-羟化酶缺陷最常见，其他酶的缺陷仅占 5%。失盐型常在生后 1～2 周即出现神萎、呕吐、腹泻、低血钠、高血钾及代谢性酸中毒，女婴表现阴蒂肥大，男婴表现阴茎比同龄儿粗长，一般容易诊断。但非失盐型单纯男性化表现的假性性早熟易误诊，一般男孩表现阴茎粗长，而睾丸不大，女孩阴蒂肥大似阴茎，生长过快，身高超过同龄儿，骨龄提前明显。24 h 尿 17-酮类固醇增高及血 17α-羟孕酮增高即能诊断。

四、治疗

（一）对因治疗

治疗原发病如切除肿瘤，先天性肾上腺皮质增生症应用皮质激素替代治疗，甲状腺功能减退所致 CPP 则用甲状腺素替代治疗。

（二）药物治疗

1. 对特发性真性性早熟的治疗目标

①改善最终成年身高。②控制和延缓第二性征成熟程度和速度。③预防初潮早现。④恢复其实际年龄应有的心理行为。

2. 促性腺激素释放激素拟似剂（GnRHa）

该药为首选药物，目前使用药物有亮丙瑞林（抑那通）、达菲林等，常用剂量为 50～80 μg/kg，也有低至 30 μg/kg 和高达 120 μg/kg 的。首次剂量可偏大，维持量可因人而异。每月 1 次。

3. 醋酸甲地孕酮

其不能阻止骨骺发育成熟，也不能改善最终身高，一般不用。

第五节 苯丙酮尿症

苯丙酮尿症（PKU）是一种常见的代谢性疾病，由于苯丙氨酸代谢过程中酶缺陷所致的遗传性氨基酸代谢缺陷病，属常染色体隐性遗传。未能及早治疗的患儿可发生不可逆的脑损伤而智力低下，甚至惊厥发作。我国发病率为 1/25 000～1/6 000。

一、病因及发病机制

（一）典型苯丙酮尿症

由于患儿肝细胞缺乏苯丙氨酸羟化酶，因而不能将苯丙氨酸转化为酪氨酸，导致大量苯丙氨酸在体内蓄积，如血液、脑脊液、各种组织和尿液；同时产生大量苯丙酮酸、苯乙酸、苯乳酸旁路代谢产物并自尿液中排出。高浓度的苯丙氨酸及其旁路代谢产物导致脑损伤。并且由于酪氨酸生成减少，致使黑色素合成不足，患儿毛发、皮肤色素减少。

（二）非典型苯丙酮尿症

由于四氢生物蝶呤缺乏，使苯丙氨酸不能氧化成酪氨酸，造成多巴胺、5-羟色胺等重要神经递质缺乏，从而加重神经系统的功能损害。

二、临床表现

患儿出生时正常，3~6个月时出现症状，以后逐渐加重，1岁时症状明显。

1. 神经系统表现

智能低下表现突出。早期即可有神经行为异常，如兴奋不安、多动或嗜睡、萎靡；少数呈现肌张力增高、腱反射亢进、肌痉挛或癫痫发作，出现惊厥，继之智能发育落后日渐明显，80%有脑电图异常。四氢生物蝶呤缺乏型苯丙酮尿症患儿的神经系统症状出现较早且较重，常见肌张力下降、嗜睡和惊厥，如不及时治疗，常死于幼儿期。

2. 外观

小孩出生后数月毛发变枯黄，皮肤和虹膜色泽变浅，由黑色素合成不足所致。

3. 其他

可有呕吐、喂养困难；有的伴湿疹；尿及汗液有鼠尿样臭味，由于排出苯乙酸所致。

三、辅助检查

（一）新生儿筛查

采用 Guthrie 细菌生长抑制试验半定量测定新生儿血液苯丙氨酸浓度。新生儿喂奶3天后，用厚滤纸采集足跟末梢血，晾干后送至筛查试验室。苯丙氨酸含量高于2倍正常参考值，即大于0.24 mmol/L（4 mg/dL）时，复查或采静脉血进行苯丙氨酸和酪氨酸定量测定。

（二）尿三氯化铁试验和二硝基苯肼试验

将三氯化铁滴入尿液，立即出现绿色反应为阳性；二硝基苯肼滴入尿液，出现黄色沉淀为阳性，出现阳性结果表明尿中苯丙氨酸浓度增高。由于特异性欠佳，一般适用于较大婴儿和儿童的筛查。

（三）血游离氨基酸分析和尿液有机酸分析

此两项检查不仅为本病提供生物化学诊断依据，也可鉴别其他可能的氨基酸、有机酸代谢缺陷疾病。

（四）DNA 分析

该技术用于本病诊断、杂合子检出和产前诊断。

四、诊断

本病是少数可治疗的遗传代谢病之一，应在症状出现前及时诊断、治疗，以避免神经系统的不可逆损伤。主要是通过实验室检查作为初筛和（或）确诊。

五、治疗

诊断一旦确定，应及早治疗，开始治疗越早，疗效越好。

（一）低苯丙氨酸饮食

适用于典型PKU，在生后1个月内或症状出现之前治疗，可使智力发育接近正常。在生后6个月后开始治疗者，大部分有智力低下，4~5岁以后开始治疗，可减轻癫痫发作和行为异常，但对于已存在的严重智力障碍则难以改善。由于苯丙氨酸是必需氨基酸，缺乏时影响生长发育，故应按每日 30~50 mg/kg 供给，以维持血中苯丙氨酸浓度在 0.12~0.6 mmol/L 为宜。婴儿可给特制的低苯丙氨酸奶粉。小儿饮食以淀粉类、蔬菜和水果等低蛋白质食物为主，同时注意补充各种维生素、矿物质、微量元素。饮食控制至少持续到青春期以后。

（二）BH4、5-羟色胺、L-DOPA（左旋多巴）

对 BH4 缺乏型 PKU，在低苯丙氨酸饮食治疗的同时，还应根据患儿所缺的各类酶的不同，补充相应药物。

六、预防

（1）做好新生儿筛查，以防症状进一步发展。

（2）禁止近亲结婚，做好遗传咨询。

（3）对有家族史的孕妇应做 DNA 分析或检测羊水对胎儿进行产前诊断。

第十一章 代谢性骨病

第一节 原发性骨质疏松症

原发性骨质疏松症是低骨量（Low bone mass，即单位体积骨量减少，矿盐和骨基质都减少，但两者的比例正常）和骨组织微细结构破坏，致使骨的脆性增加和容易发生骨折的一种全身性骨骼疾病。绝经后妇女和老年人全身骨量减少加速，在轻微外伤或无外伤的情况下都易发生骨折，尤其75岁以上的妇女骨折发生率高达80%，甚至90%。我国随着医疗卫生事业的发展，人民生活水平的提高和人们自我保健意识的加强，老年人口迅速增加，骨质疏松症的发病率明显上升。因此骨质疏松症在中国不仅是一个医疗问题，也是一个严重的社会公共卫生问题。

在中医文献中，没有此病名，但《黄帝内经》中早就有"骨枯""骨痹""骨痿"等类似本病的记载。如《灵枢·经脉》云："足少阴气绝，则骨枯，……骨不濡则肉不能著也，骨肉不相亲，则肉软，……发无泽者骨先死。"认为肾虚是导致骨枯先死的原因。《素问·长刺节论》云："……病在骨，不可举，骨髓酸痛，气至，名骨痹。"指出了肾虚外感，寒邪舍骨，发为酸痛者即为骨痹。《素问·痿论》云："肾主身之骨髓……肾气热则腰脊不举，骨枯而髓减，发为骨痿。"提出了"骨痿"之名，同时认为骨痿的发生是由于肾精亏损，骨失濡养所致。

一、病因与发病机制

1. 中医病因与发病机制

（1）肾虚精亏：骨质疏松病位在肾。肾主骨，藏精，精生髓，髓生骨，故骨者肾之合也。精足则髓足，髓足则骨强。肾虚则骨失髓血充养，引发骨质疏松症。妇女因生理特点，较男子更早更易致肾虚，特别是妇女绝经后。

（2）脾胃虚弱：骨质疏松症与脾胃功能密切相关。"脾主身之肌肉"，肌肉丰满壮实，是骨骼强壮的力学保证。若嗜食肥甘、恣喜烟酒，脾胃受损，水谷精微化生不足，导致肌肉骨髓失养，四肢不用。脾虚不能充养先天，又会导致肾精不足，筋骨失养，骨痿不用，导致骨的代谢障碍。临床上慢性胃病患者可致骨质营养障碍的发生亦为佐证。脾胃功能衰惫，则气血皆虚，不能生髓养骨，筋、骨、皮、肉、血脉皆弱，而致骨质疏松。

（3）肝郁血虚：很多妇女于绝经后肝郁明显，骨密度比正常同龄妇女骨密度低，证明肝郁与骨质疏松症有着密切的关系。绝经后女性多有情志不遂而致肝郁气滞，气郁化火，易灼伤肝阴而致肝阴不足。

（4）瘀血阻滞：骨质疏松症患者容易骨折，而骨折的主要病机及后果是瘀血阻滞，所以骨质疏松症与血瘀密切相关。血瘀是骨质疏松症的病理产物，反之瘀阻经络，必然加重病情。

2. 西医病因与发病机制　本病的病因尚不明了。在骨骼的生长和发育过程中，由于骨转换的速度不同，不同年龄的骨量也不相同。儿童时期骨形成超过骨吸收，骨量不断增加，一直持续至35岁，此时骨量达到峰值（90%在20岁前积聚，10%在21~35岁积聚）。一般女性自40岁开始，男性从50岁以后，骨吸收大于骨形成，骨的矿盐和基质均有减少，骨量趋于下降，骨质疏松症的发病率随年龄的增长而升高。本病有明显的性别差异，女性多于男性，女性的骨质疏松不仅比男性出现的早，而且骨量减少的速度也快，皮质骨和松质骨皆有减少，松质骨的减少出现早且更为迅速。

（1）内分泌因素

①雌激素的缺乏：骨质疏松症的发生在绝经后妇女特别多见，卵巢早衰则骨质疏松提前出现，这说明雌激素的减少是一个重要的发病因素。有人用双光子骨密度仪测妇女腰椎椎体骨密度，其结果与年龄呈直线负相关。绝经后5年中有一突然显著的骨量丢失加速，每年骨量丢失2%～5%是常见的，20%～30%的绝经早期妇女，每年骨量丢失大于3%，称为快速骨量丢失者；而70%～80%妇女每年骨量丢失不大于3%，称为正常骨量丢失者。雌激素的减少与骨折的发生率相关；瘦型妇女较易患骨质疏松并有骨折，而肥胖型妇女相对较好，是因为血浆游离雌激素水平较高，这是脂肪组织中肾上腺雄激素转为雌激素增多的结果。但骨质疏松组与年龄相仿的正常妇女相比较，血雌激素水平未见有明显的差别，说明雌激素减少并非引起本病的唯一因素。雌激素的缺乏容易有骨丢失的机制尚不明，可能是由于雌激素缺乏，骨组织对甲状旁腺素的敏感性增加；也可能是雌激素直接作用于骨组织（因已证实成骨细胞上有雌激素的受体）。

②甲状旁腺素：多数学者报道血甲状旁腺素浓度随年龄增加而增高，增高幅度约30%或更多。这是因为老年人肾功能生理性减退，$1,25-(OH)_2D_3$ 生成减少，血钙值降低，从而刺激甲状旁腺素分泌。对绝经后骨质疏松妇女的甲状旁腺功能研究结果，呈功能低下。正常和亢进三者均有。多数学者认为老年性骨质疏松患者的甲状旁腺功能有亢进。

③降钙素：有研究显示各年龄组女性的血降钙素水平较男性为低，绝经组妇女的血降钙素值比绝经前妇女为低，因此认为血降钙素值的降低可能是女性易罹患骨质疏松的原因之一。静脉滴注钙剂后血降钙素的增高值，女性明显低于男性，血降钙素的基础值和增高值均与年龄呈负相关。

④$1,25-(OH)_2D_3$：多数学者报道老年人血 $1,25-(OH)_2D_3$ 浓度有降低，与老人光照少、肾功能减退、肾脏 1α 羟化酶活性降低有关；并观察到老年人小肠钙吸收值降低，血钙值下降，继发性甲状旁腺功能亢进，骨吸收增加而致骨量减少。绝经后和老年性骨质疏松患者的血 $1,25-(OH)_2D_3$ 水平均较同年龄和同性别的对照组为低，降低18%～80%，小肠钙吸收也较正常对照组低20%～30%；服罗钙全 $1,25-(OH)_2D_3$ 6～12月，日剂量0.5～0.75μg，小肠钙吸收明显增加；服雌激素6个月，血甲状旁腺素、$1,25-(OH)_2D_3$ 和肠钙吸收皆有增加。因此不少学者认为随着年龄增长，进入老年时期，维生素D代谢障碍在骨质疏松症发生中的作用和地位应予重视。与骨质疏松症发生的有关激素，还有糖皮质激素、甲状腺素、泌乳素和生长激素等。

（2）遗传因素：骨质疏松症多见于白种人，其次黄种人，而黑人最少。骨密度为诊断骨质疏松的主要指标，骨密度值主要决定于遗传因素，其次受环境因素的影响。有研究报告称，青年双合子孪生子之间的骨密度差异是单合子之间差异的4倍；而在成年双合子之间骨密度差异是单合子孪生子之间差异的19倍。近期研究指出骨密度与维生素D受体基因型的多态性密切有关。1994年Morrson等报告维生素D受体基因型可以预测骨密度的不同，可占整个遗传影响的75%。bb基因型的人比BB基因型者经过对各种环境因素调整后，骨密度高出15%左右；在椎体骨折的发生年龄上，bb型的人可比BB型的人晚10年左右；而在髋部骨折的发病率方面，bb型的人仅为BB型的1/4左右。此项研究结果在骨质疏松病因学领域已引起广泛关注，初步研究结果显示在各人种和各国家间存在很大差异，需继续深入。其他如胶原基因和雌激素受体基因等与骨质疏松关系的研究也有报道，但尚无肯定结论。

（3）营养因素

①钙的缺乏：已发现青幼年时钙的摄入量与成年时的骨量峰值直接有关。有作者报道，低钙饮食（每日小于10 mg/kg体重）者3/4患有骨质疏松，而高钙饮食（每日大于10 mg/kg体重）者1/4患有骨质疏松。

②长期蛋白质营养缺乏：长期营养缺乏，造成血浆蛋白降低，骨基质蛋白合成不足，新骨生成落后，如同时有钙缺乏，骨质疏松即会加快出现。但高蛋白饮食和糖耐量减低者常有尿钙排量增多。

③维生素C缺乏：维生素C是骨基质羟脯氨酸合成不可缺少的，如缺乏则可使骨基质合成减少。

（4）废用因素：肌肉对骨组织是一种机械力的影响，肌肉发达则骨骼粗壮，骨密度值高。老年人活动少，肌肉强度减弱，机械刺激少，骨量减少。同时肌肉强度的减弱和协调障碍使老人较易摔倒，伴有骨量减少时，则容易发生骨折。宇航员航天飞行的失重状态产生负钙平衡，骨密度有所降低。绝对卧床11~61天即可见骨量减少，但恢复活动可使丢失的骨量得以复原，然而需比这更长的时间才能修复。体力劳动者的骨量大于坐位职业者。这些均说明运动是预防骨量丢失的一个重要措施。

（5）其他因素：酗酒、嗜烟、过多咖啡和咖啡因摄入均为本病发生的危险因素。酒精中毒易并发肝硬化，影响25-（OH）D在肝脏的生成，从而影响钙的吸收；酒精也直接作用于成骨细胞，抑制骨的形成。咖啡因摄入过多使尿钙和内源性粪钙丢失。吸烟也可使骨量丢失，机制尚不明。

二、临床表现

疼痛、脊柱变形和发生脆性骨折是骨质疏松症最典型的临床表现。但许多骨质疏松症患者早期常无明显的自觉症状，往往在骨折发生后经X线或骨密度检查时才发现已有骨质疏松改变。

1. 病史

（1）骨质疏松的病史资料采集和临床诊断，应特别注意职业和劳动强度情况。一般体力劳动者不易发生，而脑力劳动者和较少体力活动者易于发生骨质疏松症。较重患者通常有"腰背疼痛"或"全身骨痛"等诉说，严重者可"身材变矮"或发生"驼背"等，轻者无任何不适。主诉的描写要详细全面，包括主要症状的发生部位、性质、持续时间和程度等；了解有无骨折及使病情加重的因素或诱因。采集病史时，要特别询问30岁前影响峰值骨量的因素，如饮食、活动强度、钙摄入情况和重大全身性疾病史等。

吸烟及酗酒者易致骨质疏松症；月经异常者如有性腺功能障碍为本症的高危人群；绝经后妇女几乎全部有骨质丢失的加速，长期使用某些药物常加速骨量丢失。此外，体格发育和骨质总量与遗传有关，家族中有严重骨质疏松者、体形瘦长者易患本症。

（2）疼痛是骨质疏松症的最常见症状，以腰痛最突出，约67%为局限性腰疼痛，9%有腰背痛伴四肢放射痛，10%伴条带状疼痛，4%伴四肢麻木感等。由于患者的负重能力减弱，活动后常导致肌肉劳损和肌痉挛，使疼痛加重。肌肉（尤其是深部肌）疼痛常见于老年人肌肉萎缩、肌无力者。骨质疏松本身引起的腰背疼痛需与腰肌扭伤、腰肌劳损鉴别。前者的骨痛局限于脊柱，以脊椎棘突最明显，可伴有压痛或叩击痛（提示脊椎压缩性骨折）。并发脊椎压缩性骨折者的上部量（头颅至耻骨联合上缘）小于下部量（耻骨联合上缘至足底），严重者出现脊柱前屈和驼背，部分患者可出现脊柱后凸或胸廓畸形。

2. 症状和体征

（1）疼痛：是原发性骨质疏松症最常见的症状，以腰背痛多见，占疼痛患者中的70%~80%。疼痛沿脊柱向两侧扩散，仰卧或坐位时疼痛减轻，直立时后伸或久立、久坐时疼痛加剧；日间疼痛轻，夜间和清晨醒来时加重；弯腰、肌肉运动、咳嗽、大便用力时加重。一般骨量丢失12%以上时即可出现骨痛。老年骨质疏松症时，椎体骨小梁萎缩，数量减少，椎体压缩变形，脊柱前屈，腰脊肌为了纠正脊柱前屈，加倍收缩，肌肉疲劳甚至痉挛，产生疼痛。新近胸腰椎压缩性骨折，亦可产生急性疼痛，相应部位的脊柱棘突可有强烈压痛及叩击痛，一般2~3周后可逐渐减轻，部分患者可呈慢性腰痛。若压迫相应的脊神经可产生四肢放射痛、双下肢感觉运动障碍、肋间神经痛、胸骨后疼痛（类似心绞痛），也可出现上腹痛（类似急腹症）。若压迫脊髓、马尾还可影响膀胱和直肠功能。

（2）身长缩短、驼背：多在疼痛后出现。脊椎椎体前部几乎多为骨松质组成，而且此部位是身体的支柱，负重量大，尤其第11胸椎、第12胸椎及第3腰椎，负荷量更大，容易压缩变形，使脊椎前倾，背屈加剧，形成驼背。随着年龄增长，骨质疏松加重，驼背曲度加大，致使膝关节挛拘显著。每人有24节椎体，正常人每一椎体高度2 cm左右，老年人骨质疏松时椎体压缩，每椎体缩短2 mm左右，身长平均缩短3~6 cm。

（3）骨折：常因轻微活动或创伤而诱发，通常于弯腰、负重、挤压或摔倒后发生骨折。多发部位为脊椎、髋和前臂；但其他部位亦可发生，如肋骨、盆骨、肱骨甚至锁骨和胸骨等。脊椎压缩性骨折多见于绝经后骨质疏松患者，发生骨折后出现突发性腰痛，卧床而取被动体位，但一般无脊髓或神经根压迫体征。骨质疏松患者的腰椎压缩性骨折常导致胸廓畸形，后者可出现胸闷、气短、呼吸困难，甚至发绀等表现；肺活量、肺最大换气量下降，极易并发上呼吸道和肺部感染。胸廓严重畸形使心排血量下降，心血管功能障碍。髋部骨折以老年性骨质疏松症患者多见，通常于摔倒或挤压后发生；骨折部位多在股骨颈部（股骨颈骨折，完全性股骨颈骨折多需手术治疗，预后不佳）。如患者长期卧床，更加重骨量丢失；常因并发感染、心血管病或慢性衰竭而死亡。髋部骨折后一年内的死亡率高达50%，幸存者有50%~75%伴活动受限，生活自理能力明显下降或丧失。

（4）呼吸功能下降：胸、腰椎压缩性骨折，脊椎后凸，胸廓畸形，可使肺活量和最大换气量显著减少，肺上叶前区小叶型肺气肿发生率可高达40%。老年人多数有不同程度肺气肿，肺功能随着增龄而下降，若再加骨质疏松症所致胸廓畸形，患者往往可出现胸闷、气短、呼吸困难等症状。

骨质疏松症有两型，Ⅰ型又称绝经后骨质疏松症，Ⅱ型又称老年性骨质疏松症，其特点详见表11-1。

表11-1　Ⅰ型和Ⅱ型骨质疏松症的特点

分型	1型	2型
年龄	55~70岁	>70岁
女/男比例	6:1	2:1
骨量丢失	松质骨>皮质骨	松质骨=皮质骨
易骨折部位	椎体，远端桡骨	股骨，椎体，尺桡骨
饮食钙摄入	重要	十分重要
小肠钙吸收	降低	降低
甲状旁腺功能	降低或正常	增高
1,25-$(OH)_2D_3$生成	激发降低	原发降低
主要发病因素	雄激素缺乏	年龄老化

骨质疏松较轻时常无症状，往往偶由照椎体X线片而被发现椎体压缩性骨折。有的在椎体压缩性骨折发生后，立即出现该部位的急剧锐痛。常无明显外伤史，可发生在咳嗽或打喷嚏后。不给特殊治疗，3~4周后症状可逐渐缓解。另一种是背部慢性深部广泛性钝痛，伴全身乏力等。疼痛常因脊柱弯曲、椎体压缩性骨折和椎体后突引起。椎体压缩性骨折引起身高缩短和导致脊柱后突，后者又引起胸廓畸形，影响肺功能。

三、实验室及其他检查

1. 实验室检查　骨组织的代谢是一个旧骨不断被吸收、新骨不断形成的周而复始的循环过程，此称为骨的再建。骨再建的速率称为骨更新率或转换率。测定血、尿的矿物质及某些生化指标有助于判断骨代谢状态及骨更新率的快慢，对骨质疏松症的鉴别诊断有重要意义。骨代谢的生化指标检查具有快速、灵敏及在短期内观察骨代谢动态变化的特点，而骨矿密度（BMD）值检查一般需半年以上才能反映动态变化。因此，生化检查对观察药物治疗在短期内对骨代谢的影响是必不可少的指标，并可指导及时修正治疗方案。

根据鉴别诊断的需要，可选择检测血、尿常规，肝、肾功能，血糖、钙、磷、碱性磷酸酶、性激素、25-$(OH)D_3$和甲状旁腺激素等。

根据病情的监测、药物选择及疗效观察的需要，可分别选择下列骨代谢和骨转换的指标（包括骨形成和骨吸收指标）。这类指标有助于骨转换的分型、骨丢失速率及老年妇女骨折的风险性评估、病情进展和干预措施的选择和评估。

（1）骨形成指标：原发性（Ⅰ型）绝经后骨质疏松症多数表现为骨形成和骨吸收过程增高，称高转移型。而老年性骨质疏松症（Ⅱ型）多数表现为骨形成和骨吸收的生化指标正常或降低，称低转换型。

①碱性磷酸酶（AKP）：单纯测AKP意义不大，不敏感。测同工酶骨AKP较敏感，反映骨代谢指标，破骨或成骨占优势均升高。骨更新率增加的代谢性骨病如畸形骨炎、先天性佝偻病、甲状旁腺功能亢进、骨转移癌及氟骨症等显著升高。绝经后妇女骨质疏松症约6%骨AKP升高，血清AKP升高者仅占

22%，老年骨质疏松症形成缓慢，AKP 变化不显著。

②骨钙素（BGP）：是骨骼中含量最高的非胶原蛋白，由成骨细胞分泌，受 1,25-$(OH)_2D_3$ 调节。通过 BCP 的测定可了解成骨细胞的动态，是骨更新的敏感指标。骨更新率上升的疾病如甲状旁腺功能亢进、畸形性骨炎等，血清 BGP 上升。老年性骨质疏松症可有轻度升高。绝经后骨质疏松 BGP 升高明显，雌激素治疗 2~8 周后 BGP 下降 50% 以上。

③血清Ⅰ型前胶原羧基端前肽：简称 PICP，是成骨细胞合成胶原时的中间产物，是反映成骨细胞活动状态的敏感指标。PICP 与骨形成呈正相关。畸形性骨炎、骨肿瘤、儿童发育期、妊娠后期 PICP 升高，老年性骨质疏松症 PICP 变化不显著。

（2）骨吸收指标

①尿羟脯氨酸：简称 HOP，是反映骨更新的指标。HOP 受饮食影响较大，收集 24 h 尿之前，应素食 2~3 天，HOP 显著升高的疾病有甲状腺功能亢进、甲状旁腺功能亢进、畸形性骨炎、骨转移癌等。甲状腺功能低下、侏儒症患者 HOP 显著降低。老年性骨质疏松症患者 HOP 变化不显著，绝经后骨质疏松症患者 HOP 升高。

②尿羟赖氨酸糖苷：简称 HOLG，是反映骨吸收的指标，较 HOP 更灵敏，老年性骨质疏松症患者 HOLG 可能升高。

③血浆抗酒石酸盐酸性磷酸酶：简称 TRAP，主要由破骨细胞释放，是反映破骨细胞活性和骨吸收状态的敏感指标。TRAP 增高见于甲状旁腺功能亢进、畸形性骨炎、骨转移癌、慢性肾功能不全及绝经后骨质疏松症患者。老年性骨质疏松症患者 TRAP 增高不显著。

④尿中胶原吡啶交联（PYr）或Ⅰ型胶原交联 N 末端肽（NTX）：是反映骨吸收和骨转移的指标，较 HOP 更为特异和灵敏，方法简便，快速。甲状旁腺功能亢进、畸形性骨炎、骨转移癌及绝经后骨质疏松症显著升高。老年性骨质疏松症增高不显著。

（3）血、尿骨矿成分的检测

①血清总钙：正常值 2.1~2.75 mmoL/L（8.5~11 mg/dL）。甲状旁腺功能亢进、维生素 D 过量患者血钙增高，佝偻病、软骨病及甲状旁腺功能减退者，血钙下降。老年性骨质疏松症患者血钙一般在正常范围。

②血清无机磷：钙、磷代谢在骨矿代谢中占重要位置，两者要保持合适比例，P2∶Ca3=0.66 较为适宜；只给钙，不给磷，钙吸收不良；给磷过多亦影响钙的吸收。生长激素分泌增加的疾病如巨人症、肢端肥大症患者血磷上升，甲状旁腺功能减退、维生素 D 中毒、肾功能不全、多发性骨髓瘤及骨折愈合患者血磷增高。甲状旁腺功能亢进、佝偻病及软骨病患者血磷降低。绝经后妇女骨质疏松症患者血磷上升，可能与雌激素下降、生长激素上升有关。老年性骨质疏松症患者血磷一般正常。

③血清镁：镁是体内重要矿物质，人体 50% 的镁存在于骨组织，低镁可影响维生素 D 活性。肠道对镁的吸收随着年龄增长而减少。甲状旁腺功能亢进、慢性肾脏疾病、原发性醛固酮增多症、绝经后及老年性骨质疏松症患者血清镁均下降。尿钙、磷、镁的测定是研究骨代谢的重要参数，通常测定包括 24 h 尿钙、磷、镁，空腹 24 h 尿钙、磷、镁，以及每克肌酐排出的尿钙、磷比值。该项检查受饮食、季节、日照、药物、疾病等较多因素影响，需严格限定条件再进行测定。老年性骨质疏松症患者尿钙、磷在正常范围，尿镁略低于正常范围。

2. 特殊检查

（1）骨密度测定：骨矿密度（BMD）简称骨密度，是目前诊断骨质疏松、预测骨质疏松性骨折风险、监测自然病程以及评价药物干预疗效的最佳定量指标。骨密度仅能反映约 70% 的骨强度。骨折发生的危险与低 BMD 有关，若同时伴有其他危险因素会增加骨折发生的危险性。

①骨密度测定方法：双能 X 线吸收法（DXA）是目前国际学术界公认的骨密度检查方法，其测定值目前是骨质疏松症的诊断金标准。其他骨密度检查方法如各种单光子（SPA）、单能 X 线（SXA）、定量计算机断层照相术（QCT）等，根据具体条件也可作为骨质疏松症的诊断参考。

②骨密度测定临床指征：女性 65 岁以上或男性 70 岁以上，无其他骨质疏松危险因素；女性 65 岁以

下或男性 70 岁以下，有一个或多个骨质疏松危险因素；有脆性骨折史和（或）脆性骨折家族史的男性或女性成年人；各种原因引起的性激素水平低下的男性或女性成年人；X 线摄片已有骨质疏松改变者；接受骨质疏松治疗进行疗效监测者；有影响骨质疏松的疾病和药物史。

（2）定量超声测定法（Qus）：对骨质疏松的诊断也有参考价值，目前尚无统一的诊断标准。在预测骨折的风险性时有类似于 DXA 的效果，且经济、方便，更适用于筛查，尤其适用于孕妇和儿童。但监测药物治疗反应尚不能替代对腰椎和髋部骨量（骨矿含量）的直接测定。

（3）X 线摄片法：可观察骨组织的形态结构，是对骨质疏松所致各种骨折进行定性和定位诊断的一种较好的方法，也是一种将骨质疏松与其他疾病进行鉴别的方法。常用摄片部位包括椎体、髋部、腕部、掌骨、跟骨和管状骨等。受多种技术因素影响，用 X 线摄片法诊断骨质疏松的敏感性和准确性较低，只有当骨量下降 30% 才可以在 X 线摄片中显现出来，故对早期诊断的意义不大。由于骨质疏松症患者常无明显症状，所以很多人是在体检或因其他目的摄片时才被发现，如椎体骨折。如果腰痛加重、身高明显缩短，应该进行椎体 X 线摄片。

（4）定量 CT（QCT）：QCT 是用 CT 机进行骨矿物质含量（BMC）的定量检查。QCT 可测定各部位的骨松质和骨密质的三维单位体积内的骨矿含量，还可以测定两者总和的骨密度，且不受相邻组织的影响，其主要用来测定脊椎骨小梁的骨密度，对脊椎骨小梁测量的应用价值已得到广泛承认。但它的应用也有不足之处：射线辐照量大；重复性不好；设备大，费用高；标准系统和配置软件仍无法标准化。

四、诊断与鉴别诊断

绝经后和老年性骨质疏松症的诊断，首先需排除其他各种原因所致的继发性骨质疏松，如肝脏疾病、肾脏疾病、多发性骨髓瘤、骨转移癌、急性白血病、吸收不良综合征、甲状腺功能亢进、甲状旁腺功能亢进、骨软化症、库欣综合征、酒精中毒以及药物（如类固醇激素、苯巴比妥、甲状腺片和肝素等）引起者。

世界卫生组织制定了白人妇女骨质疏松症的诊断标准：正常为骨密度（BMD）或骨矿含量（BMC）在正常青年人平均值的 1 个标准差（ISD T- 积分，即 T-score）之内，为正常；低骨量或骨量减少（osreopenia）为，BMD 或 BMC 低于正常青年人平均值 1～2.5 SD；骨质疏松症为，BMD 或 BMC 低于正常青年人平均值的 2.5 SD；严重骨质疏松为，BMD 或 BMC 低于正常青年人平均值的 2.5 SD，伴有 1 个或 1 个以上骨折。如 BMD 值与同性别、同年龄健康者平均值相比，Z- 积分（Z-score）小于 1，将在以后一生中骨折危险性增加 2 倍；Z- 积分为 -2.5 者，骨折危险性将增加 4 倍。

五、治疗

1. 中医辨证论治

（1）肾阳虚

主症：腰背和四肢疼痛，脊柱畸形，易发生骨折，腰膝酸冷，神疲乏力，小便频数，清长，夜尿多，舌淡苔白，脉沉细无力，尺部尤甚。

治法：温补肾阳。

方药：二仙汤加味。

常用药：淫羊藿、仙茅、巴戟天、知母、黄柏、补骨脂、黄芪。

方解：仙茅、淫羊藿、巴戟天温补肾阳；黄柏、知母泻火而滋肾保阴。阳虚较甚者，可加入制附片、干姜、桂枝等以加强温补肾阳的作用。如果骨密度过低加煅龙骨、煅牡蛎；女性绝经期者加熟地、枸杞、山茱萸、骨碎补。

（2）肾阴虚

主症：腰背和四肢疼痛，脊柱畸形，易发生骨折，腰膝酸软，自汗盗汗，失眠健忘，口燥咽干，五心发热，潮热盗汗，舌红少苔或无苔。

治法：滋阴补肾。

方药：左归丸加味。

常用药：熟地、山茱萸、枸杞子、女贞子、山药、菟丝子、鹿角胶、龟甲胶、知母、天冬、当归。

方解：熟地、龟甲胶、枸杞、山药、菟丝子、牛膝滋补肾阴；山茱萸、鹿角胶温补肾阳以阳中求阴。五心烦热，潮热盗汗，口燥咽干者，为阴虚火旺，去鹿角胶、山茱萸，加知母、黄柏、地骨皮滋阴泻火；失眠健忘者，可加当归、酸枣仁养血安神；汗出多者，可加牡蛎、浮小麦固涩敛汗。

（3）脾虚

主症：形体消瘦，面色萎黄，四肢酸痛，双下肢浮肿，腹胀纳差，大便溏泻，舌淡苔白，脉沉细缓。

治法：益气健脾。

方药：四君子合参苓白术散。

常用药：人参、炒白术、茯苓、生薏苡仁、炒扁豆、桔梗、炙甘草、焦三仙。

方解：人参、炒白术、茯苓、炙甘草益气健脾；薏苡仁、炒扁豆健脾除湿。腹胀纳差，暖气，苔腻者，可加神曲、麦芽、山楂消食健胃；下肢肿甚，大便溏泻者，可加猪苓、泽泻以利水湿；若见里寒而腹痛者，可加干姜、肉桂以温中祛寒止痛。

2. 单味草药 对骨质疏松症有疗效的单味药包括：补骨脂、骨碎补、杜仲、续断、狗脊、怀牛膝和桑寄生等。女性多以肾阴亏虚为主，男性多为肾阳不足。不论肾阴或肾阳不足，都应配合活血化瘀药物，如桃仁、红花、当归、丹参、鸡血藤、三棱、莪术、没药等，以改善供血，消除疼痛症状。

3. 辅助疗法 针灸、中药外敷或外洗有助于止痛，可作为内服中药的辅助治疗。推拿也可防治骨质疏松症，不过手法的选择和力度很重要。骨质疏松症患者接受推拿时，应预先通知理疗师患者病况，严重骨质疏松者则不宜接受推拿治疗。

2. 西医治疗

（1）一般治疗

①饮食和运动：多摄取富含钙质（强化骨骼）及维生素D（促进钙质的吸收）的食物，如花椰菜、蛤、深绿色蔬菜、燕麦、芝麻籽、含骨沙丁鱼、黄豆、豆腐及小麦胚芽等；全谷类食物和钙不宜同时摄取，因为全谷类食物含有一种会和钙产生化学作用的物质，影响钙质的吸收；可在饮食中加入蒜头及洋葱，因为它们含有硫，能够增强骨骼；限量摄取杏仁、芦笋、甜菜、腰果及菠菜等含有大量草酸的食物，因草酸会抑制人体对钙质的吸收；避免摄取发酵食品，因为酵母中的磷含量很高，磷会与钙"竞争"，抢着被人体吸收；赖氨酸（L-lysin）和精氨酸（L-arhinine）可促进钙的吸收，增强结缔组织，还能刺激成长激素的功效，能够加强骨骼细胞的增长；维生素C促进骨骼的增长期及钙质的吸收，葡萄糖胺可促进骨骼和结缔组织的健全发展，葡萄糖胺主要是从贝类的外骨骼萃取，所以，较难从日常饮食中摄取，主要还是通过营养保健品摄取，每日的摄取量介于 1 000～1 500 mg。运动可增加和保持骨量，并可使老年人的应变能力增强，减少骨折意外的发生。运动的类型、方式和量应根据患者的具体情况而定。

②钙剂：不论何种骨质疏松症均应补充适量钙剂，使每日元素钙的总摄入量达 800～1 200 mg，除有目的地增加饮食钙含量外，尚可补充碳酸钙、葡萄糖酸钙、枸橼酸钙等制剂。

③维生素D：成年人如缺乏阳光照射，每日摄入维生素 D 5 μg（200 U）即可满足基本生理需要，但预防骨质疏松症和继发性甲状旁腺功能亢进用量宜增加。水下或矿井作业者需补充维生素 D 20～50 μg/d（800～2 000 U/d），一般应维持血 25-(OH)D_3 在 100～150 nmol/L 范围内。在补充适量钙剂的同时（如为骨质疏松骨软化、骨软化或佝偻病，应先补给钙剂后数日）补充维生素 D 400 U/d，或骨化三醇 [1,25-(OH)D_3、钙三醇] 0.25～0.5 μg/d，阿法骨化醇 0.25～1 μg/d 等。近年来有维生素D碳酸钙合剂，每日口服 1～2 片亦可满足钙和维生素D的需要。

④其他辅助治疗：多从事户外活动、戒除烟酒、少饮咖啡，停用致骨质疏松药物，进食富含钙、镁与异黄酮类（如豆制品）的食物等。

（2）对症治疗

①有疼痛者可给予适量非类固醇抗炎药，如阿司匹林，每次 0.3～0.6 g，每日不超过 3 次；或吲哚美辛片，每次 25 mg，每日 3 次；或桂美辛，每次 150 mg，每日 3 次。如发生骨折，或遇顽固性骨质疏

松性疼痛时，首先应除外可能存在的继发性甲状旁腺功能亢进、1，25-（OH）D_3缺乏和（或）肾小管病变，随后考虑短期应用降钙素制剂。

②有骨畸形者应局部固定或采用其他矫形措施防止畸形加剧。

③有骨折者应给予牵引、固定、复位或手术治疗，同时应尽早辅以物理疗法和康复治疗，努力恢复运动功能。必要时由医护人员给予被动运动，以减少制动或废用所致的骨质疏松症。

（3）特殊治疗

①雌激素和选择性雌激素受体调节剂。

雌激素补充治疗适应证：主要用于绝经后骨质疏松症的预防，有时也可作为治疗的方案之一，适用于有或无骨质疏松症患者；围绝经期伴有或不伴有骨量减少者；卵巢早衰或因各种原因切除卵巢者。

不宜或暂不宜使用雌激素制剂的情况主要有：子宫内膜癌和乳腺癌者；子宫内膜异位者；不明原因阴道出血者；活动性肝炎或其他肝病伴肝功能明显异常者；系统性红斑狼疮者；活动性血栓栓塞性病变者。

制剂与剂量：微粒化17γ雌二醇，或戊酸雌二醇1～2 mg/d。炔雌醇10～20μg/d。替勃龙（tibolone）1.25～2.5 mg/d。尼尔雌醇1～2 mg/周。雌二醇皮贴剂0.05～0.1 mg/d。选择性雌激素受体调节剂（selective estrogen receptor modulators，SERM）对某些组织表现为雌激素激动剂，但对另一些组织则表达雌激素的拮抗作用，如他莫昔芬（tamoxifen）、雷洛昔芬（raloxifen）等，主要适应于治疗无更年期症状、无血栓栓塞疾病的绝经后骨质疏松症（PMOP）。雌激素、孕激素合剂，或雌激素、孕激素、雄激素合剂的用量小，综合作用强；皮肤贴剂可避免药物首经肝及胃肠道；近年推出的鼻喷雌激素制剂（aerodiol）具有药物用量低、疗效确切等优点。

主要监测：定期进行妇科检查和乳腺检查；定期BMD测量；定期阴道B超，观察子宫内膜厚度变化，如子宫内膜厚度大于5 mm应加用孕激素；反复阴道出血者宜减少用量或停药。

②雄激素：天然的雄激素主要有睾酮、雄烯二酮及二氢睾酮。雄激素能增加骨细胞的分化和ALP活性，促进IGF-2受体和TGF-β的合成。雄激素可增加骨量，减少骨折发病率，用于男性骨质疏松症的治疗。可选用雄酮类似物苯丙酸诺龙（19-去甲17苯-丙酸睾酮，nandrolonephenyl propion）或司坦唑醇（吡唑甲睾酮，stanozolol）。雄激素对肝有损害，并常导致水钠潴留。

③降钙素。

适应证：高转换型骨质疏松症患者；骨质疏松症伴或不伴骨折（主要是脊椎压缩性骨折）者，其止痛效果好；变形性骨炎者；急性高钙血症或高钙血症危象者。

制剂与剂量：鲑鱼降钙素（MIACALCIC，又名salcalciteonin），为人工合成的鲑鱼降钙素，活性为人或猪天然降钙素的20～40倍。注射用鲑鱼降钙素，每月皮下或者肌内注射50～100 U，每天1～2次，有效后减量；如需长期使用，可每周注射2次，每次50～100U。鳗鱼降钙素（elcatonin），为半人工合成的鳗鱼降钙素，每周肌内注射2次，每次20 U，或根据病情酌情增减。

注意事项：降钙素为多肽类物质，有过敏史或有变态（过敏）反应者慎用或禁用。应用降钙素制剂前需补充数日钙剂和维生素D。有报道降钙素可通过胎盘，故孕妇禁用。

④二磷酸盐：二磷酸盐是一类与钙有高度亲和力的人工合成化合物。作用机制：实验观察显示其对骨代谢主要有两种作用，一是改变骨基质特性，抑制破骨细胞生成和骨吸收；二是破骨细胞胞饮二磷酸盐，并抑制其活性。适应证和禁忌证：二磷酸盐主要用于骨吸收明显增强的代谢性骨病，如变形性骨炎、多发性骨髓瘤、甲状旁腺功能亢进、肿瘤性高钙血症、骨纤维结构不良症、骨干发育不全、成骨不全、系统性肥大细胞增多症等。亦可用于治疗原发性和继发性骨质疏松症，主要适应于高转换型者，尤其适应于高转换型PMOP又不宜用雌激素治疗者，对类固醇性骨质疏松症也有良效。骨转换率正常或降低者则不宜单独用二磷酸盐治疗。

制剂和用量：常用的有3种。依替磷酸二钠（etidronate，1羟基乙磷酸钠）：400 mg/d，于清晨空腹时口服，服药1 h后方可进餐或饮用含钙饮料，一般连服2～3周；通常需隔月1个疗程。帕米磷酸钠（pamidronate，3-氨基-1-羟基乙磷酸钠）：注射液用注射用水稀释成3 mg/mL浓度后加入生理盐水中，缓慢静脉滴注，至少不得短于24 h，每月注射1次，可连用3次，此后改为每3个月注射1次或改为口服制剂；本药的用量要根据血钙和病情而定，一般每次用量为20～90 mg，两次给药的间隔时间不得少于1周。阿仑磷酸钠（alendronate，4-氨基-1-羟丁基乙磷酸钠）：常用量为10 mg/d，服药期间无须间歇。其他新型二磷酸盐制剂有唑来磷酸二钠（zoledronate）、氯屈磷酸二钠（clodronate）、因卡磷酸二钠（incadronala）等，可酌情选用。

注意事项：本类药物的作用机制未明，长期用药可损害骨矿化，一般主张低剂量间歇给药；用药期间需补充钙剂；消化道反应较多见，偶可发生浅表性消化性溃疡；阿仑磷酸钠等二磷酸盐类对胃和食管的毒性作用类似于水杨酸盐类和非类固醇抗炎药，但只要应用得当，此类药物并不改变胃肠黏膜的通透性；静脉注射可导致二磷酸盐-钙螯合物沉积，故有血栓栓塞性疾病、肾功能不全者禁用；治疗期间追踪疗效，并监测血钙、磷和骨吸收生化标志物。

⑤甲状旁腺素（PTH）：多项临床前研究显示，间歇性应用低剂量PTH能增加卵巢切除大鼠和猴椎体及骨皮质的骨量及机械强度。研究表明，PTH能增加成骨细胞数目和活性，通过引导骨内皮细胞转化为成骨细胞，而不需要刺激前体细胞的增殖，其还可阻止成骨细胞凋亡。PTH类药物是目前最有前途的骨形成促进剂，用于原发性骨质疏松症的防治。一项随机双盲临床对照研究在17个国家的99个研究中心进行，1 637例既往有椎体骨折史的绝经妇女参与，患者平均年龄70岁，分别接受皮下注射特立帕肽（teriparatide）20μg/d或40μg/d或安慰剂，平均随访21个月。结果显示，特立帕肽20μg和40μg治疗组较安慰剂组腰椎骨密度分别上升了9%和13%，股骨颈骨密度分别上升了3%和6%，全身骨密度分别上升了2%和4%，椎体骨折危险性下降至65%，非椎体骨折危险性下降至53%。此外，骨活组织检查显示，特立帕肽治疗组骨皮质厚度明显增加，网状骨结构改善，骨量恢复。研究结论是，特立帕肽40μg组较20μg组的骨密度上升明显，但在降低骨折危险性方面作用相似。治疗期间未见有高钙血症出现，不良反应（间断性恶心和头痛）较小，依从性好。该药已于2002年由美国FDA批准用于骨质疏松症治疗。

⑥氟制剂：这是一种有效的促成骨细胞分裂剂，能显著增加中轴骨的骨质量，但不能减少椎体骨折的发生率。4类骨吸收抑制剂的比较见表11-2。

表11-2　4类骨吸收抑制剂的比较

药物	应用范围	针对骨折发生部位		其他作用	不良反应
		椎体	非椎体		
性激素	预防	+	±	改善绝经后症状；结肠癌发生率降低	冠心病、卒中、深静脉血栓、乳腺癌危险性增加
降钙素	治疗	+	-	止痛	鼻炎
选择性雌激素受体调节剂	治疗、预防	+	-	改善血脂；乳腺癌发生率降低	深静脉血栓，潮热、抽搐
二膦酸盐	治疗、预防	+	+	-	食管+刺激

六、预防

骨质疏松症的预防必须加强卫生宣教工作和实施有效预防方案。高危人群的预防应在达到峰值骨量前开始，以争取获得较理想的峰值骨量。其中运动、保证充足的钙剂摄入较为可行和有效。

成年后的预防主要包括两个方面：一是尽量延缓骨量丢失的速率和程度，对绝经后妇女来说，公认的措施是及早补充雌激素，或雌激素、孕激素合剂；二是预防骨质疏松症患者发生骨折，避免骨折的危险因素可明显降低骨折发生率。

第二节　佝偻病和骨软化症

骨软化症和佝偻病是新形成的骨基质不能以正常的方式进行矿化的一种代谢性的骨病。佝偻病是一种婴儿和儿童的疾病，其特点是骨钙化不足，因而骨骼软且变形。骨软化症发生于骨骺融合以后，其特点是骨基质矿化不足，骨骼的类骨质堆积而未钙化，因而骨软化。两者的病因和发病机制都相同，只是在不同年龄显示不同的临床表现。

该病属中医"骨痿"的范畴。

在21世纪初营养性佝偻病和骨软化症在全世界都是普遍的。婴幼儿在生长迅速的阶段生活于日晒不足的环境就容易发生佝偻病。本病常见于温带及其以北的城市儿童，特别是营养欠佳的儿童。我国婴幼儿佝偻病的发病率由于地区和生活条件的不同而差异较大，南方两广地区最低，不足20%，而东北和内蒙古地区接近50%。近年来加强了对佝偻病的防治，发病情况有所下降。

一、病因与发病机制

1. 中医病因与发病机制　中医认为，骨痿主要是脾肾亏虚而致。其中，肾虚为主，脾虚为辅，痰瘀脉阻是促进因素。肾虚则骨不充，故骨骼变形塌陷。

2. 西医病因与发病机制　维生素D不足是其主要原因，从而影响钙、磷的吸收和利用。钙、磷不足亦使骨矿化不足。任何原因引起细胞外液的钙、磷降低，都会导致骨矿盐沉积障碍。成骨细胞功能障碍、胶原形成异常以及矿化部位的pH值降低等，均可引起佝偻病或骨软化症。

（1）维生素D不足：一般分为以下几种情况。①摄入不足：维生素D摄入量减少。儿童和成人每日需供给维生素D400 IU（10μg）才能保证需要。一般天然食品含维生素D很少，若喂养不当或胃肠功能欠佳，很易发生维生素D缺乏。②日照不足：日光的紫外线照射对维生素D_3与D_2的形成具有重要意义。一般居民血浆中25-（OH）D的含量夏季较高，冬季较低。长年室居，居住于纬度高或多雨多雾地区、因穿衣习惯而皮肤暴露面少者，血浆中25-（OH）D的含量也较少。大城市高楼建筑密集影响日光照射，大气煤炭烟尘污染严重，紫外线被烟尘吸收，这些均造成身体内维生素D减少。老年人维生素D的摄入量常减少，同时胃肠功能减弱对维生素D的吸收代谢也有影响，1,25-（OH）$_2D_3$的储备减少。有报道英国老年人患髋部骨折者的骨活组织检查，发现25%~30%有骨软化症。

（2）维生素D吸收不良：因维生素D为脂溶性，长年素食者，维生素D不仅进量少而且影响其吸收。胃肠道疾病常伴有维生素D和钙的吸收不良，如胃切除术后、小肠切除术后、脂肪泻等。胆汁性肝硬化和胆道梗阻，胆汁不能正常到达肠道，胆盐缺乏，脂肪乳化障碍，影响脂肪的吸收，而维生素D_2为脂溶性，故此类疾病影响维生素D吸收。

（3）维生素D代谢障碍：常见于以下几种情况。①严重肝脏疾病：25-羟化酶存在于肝脏，25-羟维生素D主要在肝脏生成，门脉性或胆汁性肝硬化、慢性活动性肝炎、慢性酒精性肝炎等患者的血25-羟维生素D降低，其骨软化症的发生率较高。②慢性肾功能不全：1,25-双羟维生素D主要在肾脏生成，当肾功能不全时，此种活性最强的维生素D代谢产物生成受阻，肠吸收钙减少，骨组织对PTH敏感性降低，引起低钙血症。肾衰竭时有高磷血症，血钙进一步降低，引起继发性甲状旁腺功能亢进。故慢性肾衰竭造成的肾性骨营养不良，而致骨软化症。③抗癫痫药：其发病和病情严重程度与服抗癫痫药的种类、剂量和疗程有关，服1种以上抗癫痫药、剂量大、疗程长者易发生骨软化症。

（4）钙、磷不足或比例不当：肉食、奶制品和谷类为饮食磷钙的主要来源，一般70%~90%被肠道吸收，主要在空肠部位。如长期素食，会产生磷的缺乏，此时也常伴有维生素D的摄入减少。小肠疾患和小肠外科手术后，均会干扰肠磷的吸收，如伴有腹泻和脂肪泻更会造成磷的不足，低磷血症久之会发生骨软化症，尤其当合并有维生素D缺乏时更容易发生。氢氧化铝抗酸剂可与磷结合成为一难溶性的复合物而不被肠道吸收，长期服氢氧化铝胶可致低磷血症，并可演变为骨软化症。

母乳喂养的婴幼儿佝偻病较少也较轻。人乳中钙、磷比例为2∶1，有利吸收。牛乳中的钙、磷较多，但比例为1.2∶1，吸收较差，故用牛乳喂养的婴幼儿佝偻病较多。

二、临床表现

1. 佝偻病　可有营养缺乏的病史。佝偻病多见于6个月至2岁的婴幼儿童，常有多汗、睡眠不安、容易激动、肌肉张力减低、腹胀、便秘、头发稀少、枕秃等。病儿出牙、坐、爬、立和走路年龄均延迟。骨骼病变除上述外还有胸骨下方剑突区内陷似漏斗；胸骨前突，胸廓两侧内陷形成鸡胸；胸椎后凸成驼背。

2. 骨软化症　主要是载重的骨骼变形。足、腿骨变弯，脊椎侧弯或后凸，髋内翻，髋臼呈锯齿状。

骨有压痛，但以下腰部及下肢骨最明显，容易发生骨折，或发现病理性骨折。

三、实验室及其他检查

血清钙和磷常正常或较低，血碱性磷酸酶增高。尿钙可低于正常，钙排量减少［等于或小于 1.25 mmol/24 h（50 mg/24 h）］；尿磷与饮食进磷量密切有关。血清 25-（OH）D 浓度在病的早期即可见降低。血甲状旁腺素浓度大多升高，由于低血钙刺激甲状旁腺所致，血甲状旁腺素与血钙呈负相关。

骨密度普遍减低，骨小梁影像模糊，因有多量未矿化的类骨质。佝偻病在急性期，骨骺的钙化中心模糊及较小。骺缘呈杯形，不规则。干骺端呈喇叭口形。骺干交接处增宽。横向骨小梁消失，纵向者较细。骨皮质变薄。载重的骨骼变弯，凸侧的骨皮质变厚。

在愈合时骺出现致密线，表示软骨发生新的钙化。增厚之骺变薄，清晰。骨骺骨化中心变得更致密、变大、清楚。横向骨小梁重现。骨皮质密度增加。弯的肢体在生长过程中有一定程度的恢复。

骨软化症引起全面的矿化不足。可有病理性骨折。脊椎骨可有压缩性骨折。骨密度测量显示骨密度降低，此项检查本身无特异性。但如病史、体征符合本征，由于骨密度比较灵敏，此项检查有助于提早诊断。

四、诊断与鉴别诊断

根据病史、症状、体征、血清生化及 X 线综合考虑，对典型的佝偻病和骨软化症的诊断比较容易，对不同原因也应查明。与本病的鉴别诊断主要有：

1. 原发性甲状旁腺功能亢进症　早期轻型病例可能有全身性骨脱钙，类似成人骨软化症；如在长骨干骺端骺板闭合以前发病，骨骼改变如佝偻病。但本病的高血钙和高尿钙为特征性生化改变，且甲旁亢患者常有骨吸收的骨 X 线征象。

2. 骨质疏松症　包括原发性（绝经后和老年性）和继发性（继发于甲状腺功能亢进、糖尿病和皮质类固醇过多）骨质疏松症，其 X 线特点是骨密度减低、骨质稀疏、骨小梁清晰可见、椎体压缩呈楔形变；而骨软化症的 X 线特点是骨密度减低、骨皮质薄、骨结构模糊呈毛玻璃样、椎体双凹变形并有假骨折和骨盆畸形等特征性改变。骨质疏松症一般血清钙、磷和碱性磷酸酶浓度正常，尿钙排量正常或增多；而骨软化症患者尿钙排量常减少。

五、治疗

1. 中医辨证论治

（1）脾胃虚弱

主症：腰脊疼痛，活动不利，四肢疲惫，身渐佝偻，胸闷气短，纳呆，舌淡，苔白，脉虚弱无力。

治法：健脾益气。

方药：参苓白术散或健脾养胃汤加减。

常用药：莲子肉、薏苡仁、缩砂仁、桔梗、白扁豆、白茯苓、人参、甘草、白术、山药等。

方解：方中人参、白术、茯苓益气健脾渗湿。山药、莲子肉健脾益气。薏苡仁、白扁豆，助白术、茯苓健脾渗湿。砂仁醒脾和胃，行气化湿。可用桔梗宣肺利气，通调水道，载药上行，培土生金。若兼里寒而腹痛者，加干姜、肉桂以温中祛寒止痛。

（2）脾肾虚亏

主症：腿膝乏力，神疲倦怠，眩晕健忘，咽干唇燥，盗汗，舌红少苔，脉细。

治法：滋阴补肾壮骨。

方药：六味地黄丸合补天大造丸加减。

常用药：熟地、山茱萸、山药、泽泻、丹皮、茯苓、鹿角胶、枸杞子、黄芪、人参、白术、白芍、当归、酸枣仁、远志、川牛膝、紫河车、麦冬、杜仲、龟甲等。

方解：方中熟地滋阴补肾，填精益髓；鹿角胶、枸杞子、山茱萸补肝肾，取"肝肾同源"之意；紫河车补肾填精；黄芪补益元气；人参、白术、茯苓、山药益气健脾；当归、熟地、白芍、龟甲滋养阴血；酸枣仁、远志养血安神。神疲纳呆，加黄精、佛手；智力不健，加益智仁、石菖蒲；汗多者，加牡蛎（先煎）、碧桃干。

2. 西医治疗　对于营养不良所致佝偻病及骨软化症，无论是婴儿还是成人，均可每日服维生素D1 25μg（5 000 U），同时每日服相当于1～2 g钙元素的钙剂。可使用维生素D强化牛奶（每升含维生素D 400 U～500 U）。因维生素D吸收不良所致本病者，应积极处理原发病，治疗最好选择肌肉注射维生素D制剂，因口服剂量个体差异较大。脂肪泻者需补充大量维生素D。

鼓励户外活动，使接受足够的日照，是预防佝偻病的经济而有效的方法。饮食中宜选择富含钙的食物。需要时补充钙剂。孕妇、乳母每日服维生素D1 000 U，钙1～2 g，可预防母亲发生骨软化症及婴儿先天性佝偻病。

六、预后

严重的佝偻病和骨软化症引致畸形、残疾，虽经治疗仍有后遗缺陷。较轻的佝偻病与骨软化症于治疗后可以痊愈。及早采取预防和治疗措施，预后良好。同时应对现有的诊断方法进行改良，更好地指导临床工作，做好早期防治。

七、展望

佝偻病可严重影响小儿的生长发育，危害到儿童的健康，是我国重点防治的小儿疾病之一。未来随着宣传普及工作的开展，人们对佝偻病和骨软化症认识的不断提高和诊治方案的不断完善，有理由相信佝偻病的发病率将会明显下降，对儿童的健康危害也会越来越小。但由于骨的代谢受众多因素的影响以及指南的可操作性问题，应用情况并不理想。进一步加强基础研究，制定更合理、更方便操作的指南，加强对医生的培训，以便给予家长合理的指导。

第三节　肾性骨营养不良

肾性骨营养不良系指慢性肾衰性骨矿物代谢障碍性疾病，简称肾性骨病。常有纤维性骨炎、骨软化、骨质疏松、骨硬化及转移性钙化等骨质病变。近年来由于血液透析、腹膜透析及肾脏移植手术等治疗办法的进展，延长了尿毒症患者的生命，提高了患者的生活质量。

本病在中医上可属于"痿病"范畴。

一、病因与发病机制

1. 中医病因与发病机制　本病形成的原因颇为复杂。外感温热毒邪，内伤情志，饮食劳倦，先天不足以及接触毒性药物等，均可致使五脏受损，精津不足，气血亏耗而发病。

2. 西医病因与发病机制　肾性骨病发生于儿童期时称为肾性佝偻病，成人期称为肾性软骨病。此时主要是骨矿化障碍，较早发生，而纤维性骨炎发生则较晚。其主要发病机制如下：

（1）尿潴留：凡可导致慢性肾功能减退与肾衰竭的肾小球、肾小管病变及其他原因的一切肾病变，在疾病进展的各个阶段都可致肾小球与肾实质量减少，肾小球滤过率下降，代谢性酸中毒，尿磷排出减少，血磷增高，发生磷潴留。血磷与离子钙浓度成负相关，血钙降低刺激PTH分泌增加，导致继发甲旁亢。磷潴留刺激PTH分泌的机制还不明。而轻度到中等度肾衰竭患者血磷正常，甚至略低。当肾脏疾病进展，肾功能下降至正常的25%以下时，出现高磷血症，且渐加重。此时低钙血症和PTH增高程度与血磷值的升高有直接相关。磷潴留往往可使小肠吸收钙减少，粪钙增加。再加上晚期尿毒症患者的食欲不佳、恶心、呕吐及尿毒症肠炎等，致使钙摄入量不足，加重负钙平衡，引起钙磷代谢紊乱。

（2）低钙血症：肾脏生成1,25-(OH)$_2$D$_3$，为体内生物活性最强的维生素D代谢物。它是促进钙吸收的主要激素，也是调节PTH合成的激素，并对骨和软骨细胞的增生和分化功能有重要的作用。当肾脏有病变时，肾脏生成 1，25-（OH）$_2$D$_3$ 的能力降低，这时促进 PTH 的合成和分泌，导致继发性甲状旁腺功能亢进的一个重要因素。1，25-（OH）$_2$D$_3$ 与 PTH 共同作用于骨细胞，促进骨钙动员与肾小管重吸收钙，保持协调与平衡关系。肾衰竭时，这种关系受到破坏，GFR 减少，负钙平衡；出现抗维生素 D 现象。

（3）酸中毒：酸中毒是肾性骨病发病因素之一，实验性酸中毒可促进肾脏排钙磷增加，当钙摄入量不足时，可引起负钙平衡，骨吸收加强，骨脱钙明显，骨形成减少。酸中毒时亦可发生高尿钙且兴奋 PTH 分泌，骨吸收作用加重。酸中毒时骨加速溶解吸收，故而酸中毒对于新骨钙化和旧骨脱钙吸收都是有害因素。肾性骨病时，血钙降低，离子钙减少，酸中毒在一定程度上可维持钙离子浓度接近正常，不致降低过多，因而使患者减少抽搐。

（4）继发性甲状旁腺功能亢进：慢性肾衰患者早期即可发生继发甲旁亢，其甲状旁腺增生肥大，同时有纤维性骨炎，少数患者还可发生散发性甲旁亢。肾衰早期即可发生维生素 D 代谢障碍引起低钙血症，发生继发甲旁亢。由于肾衰病情程度不同，因而继发甲旁亢程度各异。当发展至严重的继发甲旁亢时，其骨病变和原发甲旁亢难于区别，因此时 PTH 常为自主性分泌，为散发甲旁亢。

（5）其他危险因素：有甲状旁腺切除史、曾肾移植失败、双肾切除和糖尿病。高 PTH 水平的下降可减少骨转换和容易出现铝堆积。肾移植后的铝相关骨病发生，两者之间的关系值得进一步研究。

二、病理变化

同一患者可有两种以上骨质病理变化。主要的病理变化有：

1. 骨质疏松　骨矿化减少，骨矿盐含量（BMC）下降，较早发生；骨密度降低，骨小梁减少、变细，骨皮质变薄，X 线透明度加大，骨小梁呈垂直栅状排列，甚至骨皮质如铅笔线样。骨基质减少明显，严重时常有骨畸形及病理性骨折。

2. 骨软化　成人为骨软化，骨小梁稀疏变形，有假骨折线，易出现在脊柱骨、骨盆骨及长骨，多呈对称性，周围可有少量钙化骨痂。骨钙化不良，类骨质大量取代正常骨组织，松质骨取代致密骨，类骨质面骨形成细胞减少，无钙化的类骨质量增加，骨缝加宽，钙化减少。重者可形成较大的骨质缺损，无骨痂形成。外力作用下常发生骨畸形。

3. 纤维囊性骨炎　主要特点为骨膜下骨吸收，骨皮质变薄，骨内膜吸收，软骨下骨吸收，骨小梁吸收及棕色瘤。骨吸收早期表现指骨骨皮质呈波形或锯齿形，长骨可见囊状圆形骨吸收及伴有纤维组织增生。破骨细胞增加，同时成骨细胞促进类骨质增加，胶原纤维呈不规则紊乱变化。棕色瘤为囊状骨缺损，局限性骨吸收，出现较晚，多发生于海绵骨部位，亦见于皮质骨。

4. 骨硬化　病程长且病情重的患者可发生骨硬化，约占 20%。骨小梁粗糙，互相融合，进而呈弥漫性骨密度增高，如粉笔样。骨皮质增厚，常伴发椎旁韧带钙化，如竹节状，还可有骨刺形成。椎体、骨盆和颅骨多发生骨硬化，在纤维性骨炎的基础上若过度纤维化，成骨细胞促进类骨质增加与钙化，骨形成亢进，则发生骨硬化。

5. 骨骺滑脱　肾性骨病时可发生骨骺滑脱，系由于骨骺区骨质吸收，致使骨骺软骨板骨折，发生移位，多发生于双侧股骨近端。

三、临床表现

肾性骨病发病较慢，男女发病近乎相等，发病年龄由幼至老，大多数为青中年。开始时常无自觉症状，逐渐发生尿毒症症状与骨病症状，继发甲旁亢及转移性钙化等病症。根据发病年龄和原发肾脏疾病不同程度，临床表现各异。

1. 骨痛　骨痛为患者的常见症状，在不知不觉中出现，负重部位明显，改变体位时加重，多见于腰背、髋部和下肢，也可四肢均有疼痛。偶有突发性疼痛，在膝肘关节或足跟部位而被疑为急性关节炎，按摩和局部热疗均不能缓解。长期透析患者，有腕管综合征和慢性关节痛，β2 微球蛋白与淀粉蛋白沉积在关节和关节周围与之有关。关节痛常见为双侧，易出现在肩、膝、腕和手指小关节部位，夜间加重。

2. 肌肉无力　患者有近端肢体的肌肉无力，缓慢出现，可蹲位站起无力、梳头困难等。

3. **骨骼畸形** 患儿由于骨骼生长，塑建和重建的改变，常有骨畸形；由于重建障碍和复发性骨折，成人亦有骨畸形。随着年龄不同，出现的畸形各异，可致生长发育受阻，身材矮小，发育滞后，颅骨软化，腕踝肿大，串珠肋，鸡胸，驼背，膝内翻或膝外翻，行走困难。

4. **生长延缓** CRF患儿几乎都有生长障碍，由于慢性酸中毒、营养不良、肾性骨病和低水平的生长激素所致，服钙三醇可获改善。

5. **骨外钙化** 关节周围钙化是最常见的。可有急性关节炎和关节周围炎征象，当血磷在2.58～2.90 mmol/L（8～9 mg/dL）或当钙磷乘积大于75时常有软组织钙化发生；当血磷浓度降低，则软组织钙化会减少。在终末期肾病的患儿有骨外钙化，一般随年龄增加而多见。

6. **透析性骨淀粉样变** 成人终末期肾病，长期透析（超过7～10年）发生淀粉样变，表现为一组骨骼肌肉综合征，如骨囊肿、病理性骨折、关节和关节周围炎，脊柱关节病和腕管综合征等。这与β微球蛋白衍生的淀粉纤维蛋白沉着有关。

四、实验室及其他检查

1. **血、尿生化检查** 一般实验室及特殊实验室检查均有多项异常发现。血红蛋白多数患者低于正常。尿常规可有不同程度的异常，如低比重尿、尿蛋白增多、尿中红白细胞及管型数目增多，甚或有葡萄糖及胱氨酸尿。肾功能试验减退，可有血中尿素氮值升高、血肌酐升高、血钾升高或降低、血氯升高，血钙常常降低，血磷升高或正常，血镁亦可能升高或降低，血AKP值升高。尿钙值可升高，也可正常或降低；尿磷常减，尿镁可正常或降低与正常。尿羟脯氨酸（HOP）多升高。

2. **心电图检查** 常有异常发现，如低血钾、高血钾及低血钙表现，心律失常，室性早搏，窦性心动过速，心动过缓或心律不齐以及房室传导阻滞等，左室高电压，心肌缺血及冠状动脉供血不足等异常。动态心电图检查及超声心动图检查可进一步发现心脏变化。

3. **可选用骨密度仪** 双光子骨密度仪或显微测密法来测定骨矿物含量（BMC）和骨密度（BMD）。通常测定桡骨、尺骨、脊椎骨，或其他部位骨的各个部位亦可。可发现骨矿密度降低，透析的患者则更加明显降低。

4. **X线检查** 肾性骨病伴有继发性甲状旁腺功能亢进的X线相，表现为显著的骨膜下吸收，但囊性变较少见；骨膜下骨吸收于干骺端部位非常明显。有明显的软组织钙化，特别是动脉管壁钙化，分布相当广泛；也可见关节周围软组织钙化影。X线放射学检查可发现骨质疏松、佝偻病、骨软化、纤维性骨炎、骨硬化及软组织钙盐沉积等骨质异常变化。

五、诊断与鉴别诊断

1. **诊断** 肾性骨病的诊断主要依据慢性肾衰竭病史，骨病症状体征，血与尿常规及生化检查与特殊检查。发病较慢，开始无明显自觉症状，逐渐发展为尿毒症与骨病，继发甲旁亢及转移性钙化等症状。根据发病年龄和原发肾脏疾病不同，临床表现各异。骨X线、BMC及CT扫描等检查，均可发现骨脱钙、儿童佝偻病、成人软骨病、纤维性骨炎，骨硬化及软组织钙化等异常，可协助诊断。

2. **鉴别诊断** 肾性骨病主要应与原发性骨质疏松、成人软骨病、原发性甲旁亢、变形性骨炎以及其他原因引起的继发性甲旁亢等疾病进行鉴别。

六、治疗

1. 中医辨证论治

（1）湿毒浸淫

主症：起病较缓，逐渐出现肢体困重，痿软无力，兼见微肿，喜温恶热，小便赤涩热痛，舌红苔黄腻，脉滑数。

治法：清热利湿，通经利脉。

方药：当归拈痛汤合二妙散加减。

常用药：羌活、防风、茵陈、升麻、葛根、白术、黄芩、知母、当归、泽泻、黄柏、苍术等。

方解：羌活辛散祛风，苦燥胜湿，通痹止痛；茵陈能清热利湿；防风、升麻、葛根解表疏风；知母、当归清热养阴，益气养血；黄柏、苍术燥湿健脾。若身痛甚者，可加姜黄、海桐皮以活血通络止痛。湿热痿证，可加豨莶草、木瓜、萆薢等祛湿热，强筋骨。

（2）肾精亏损

主症：起病缓慢，渐见肢体痿软无力，腰膝酸软伴有遗精遗尿或妇女月经不调，舌红少苔，脉细。

治法：补益肝肾。

方药：龟鹿二仙胶合虎潜丸加减。

常用药：鹿角胶、龟甲胶、人参、枸杞子、黄柏、知母、熟地、陈皮、锁阳、干姜等。

方解：龟甲胶长于填补精髓，滋阴补血；鹿角胶善于温肾壮阳，益精补血；枸杞子益肝肾，补精血；人参补后天，益中气。偏于阳虚有寒，见畏寒肢冷、冷痛或疼痛遇寒加重、小便清长，舌淡脉弱者，加附子、肉桂等；偏于阴虚有热，见灼热疼痛，畏热喜凉，舌红苔少脉细数者，加生地、白芍、玄参等；骨痛甚者，加土鳖虫、制乳香、没药、海马（研末冲服）等；骨折加续断、骨碎补等。

（3）脉络瘀阻

主症：久病体虚，四肢青筋显露，偶有身痛如针刺，舌质暗淡或有瘀斑，脉细涩。

治法：益气，活血，化瘀。

方药：补阳还五汤合身痛逐瘀汤加减。

常用药：黄芪、当归尾、赤芍、川芎、红花、桃仁、秦艽、羌活、五灵脂、香附、牛膝、地龙等。

方解：黄芪、当归尾补益元气，气旺则血行；赤芍、川芎、红花、桃仁活血通络祛瘀；秦艽、羌活通络宣痹止痛。上肢为主者，可加桑枝、桂枝引药上行，温经通络；下肢为主，加牛膝、杜仲以引药下行，补益肝肾；日久效果不显著者，加水蛭以破瘀通络；偏寒者，加熟附子以温阳散寒；脾胃虚弱者，加党参、白术以补气健脾。

2. 西医治疗

（1）饮食及一般治疗：进行性肾衰竭患者应增加钙的摄入，补充钙剂；碳酸钙或醋酸钙作为磷结合剂是有效和安全的。有机钙类如葡萄糖酸钙、乳酸钙及门冬氨酸钙等，对胃的刺激性小，吸收较好，可长期服用；但其含钙量较低，故一般用量较大。急性缺钙时，常用葡萄糖酸钙静脉注射或点滴治疗。多数终末期肾病患者钙吸收有障碍，并存在钙进量低，400～700 mg/d，如增加至1 500 mg/d可以维持钙的正平衡。长期大量补充钙剂可以减少骨的侵蚀性病变、骨折和骨外钙化。患者接受钙剂和维生素D治疗期间，应每2～3周检测1次，预防无症状高钙血症的发生。磷潴留是引起继发性甲状旁腺功能亢进的另一个重要因素。限制磷的进量与肾功能减退程度相适应，可以预防慢性尿毒症的继发性甲状旁腺功能亢进。患有轻度至中度的肾衰竭，减少饮食磷的进量，可以降低PTH水平，改变钙对PTH的反应。正常成人饮食中磷的量为1 000～1 500 mg/d，在美国和西欧饮食磷控制在1 000 mg以下，甚至400～800 mg。较多的证据表明，低蛋白和磷含量较低的膳食，可以延缓慢性肾脏疾病的进展。透析患者控制高磷血症，单独通过饮食磷的限制是不够的，因此，需应用磷结合剂；含铝的胶剂，如氢氧化铝和碳酸铝是对这类患者高磷血症最主要的药物；通过形成不溶性的复合物，从而减少肠磷的吸收。但是现代认识到，含铝凝胶已成为诱发铝中毒，特别是骨质软化和其他低转换型骨病的重要危险因素。

（2）降钙素：尽管限制饮食磷量，应用磷结合剂，透析液中配制含适量的钙剂，并口服适量的钙剂，尿毒症患者仍有相当数量发生严重和进行性的骨纤维性囊性骨炎。降钙素调节矿物质及骨代谢，抑制骨钙流失，抑制破骨细胞活性，可刺激成骨细胞活性，减少骨质吸收；同时还作用于肾，抑制PTH对骨的作用；对肾小管磷回吸收起抑制作用，可使尿钙与尿磷增加。降钙素还可活化1α-羟化酶，促进1,25-$(OH)_2D_3$的合成，因而间接促进肠钙吸收。降钙素可改善骨痛症状，这与改善钙平衡与骨质吸收有关，甚或与中枢性镇痛作用有关。临床上降钙素制剂目前有：①猪降钙素，白色粉末，溶解后肌肉注射，每次40 U，每周2～3次，一般疗程3月至半年。②合成鲑鱼降钙素，又称密钙息，其活性较猪或人类降钙素高20～40倍，作用持久，用量为50～100 U，每日或隔日注射1次，疗程2～4周，视患者病情增减；鲑降钙素鼻吸剂，一般用量为 200~400 U/d，分多次吸入。③合成鳗鱼降钙素，每次肌肉注射 10 U，每周 2 次；或每次 20 U，每周注射一次；又称益钙宁，国内外应用此药治疗各种骨质变化的疗效明显，最好合用元素钙，疗效更佳；本药副作用低，有时可有面部潮红，消化道及神经系统症状。如头晕与耳鸣等。

（3）活性维生素 D 类固醇：活性维生素 D 能控制伴有明显继发性甲状旁腺功能亢进症骨病的进展。

（4）甲状旁腺切除术：甲状旁腺手术适用于治疗肾性骨病的继发甲旁亢进行性纤维性骨炎，转移性钙化。外科手术指征：①持续高钙血症，血清钙 ≥ 2.87 或 3 mmol/dL（11.5 或 12.0 mg/dL），特别是出现临床症状时；②顽固性的瘙痒，非透析反应或其他药物所致；③"血清钙 × 磷"乘积超过 80，有进行性骨外软组织钙化或持续高磷血症；④严重骨痛或骨折。但需除外活性维生素 D 治疗铝相关骨病和铝中毒。高钙血症的另一些原因也应除外，如结节病、恶性疾病、服钙剂和与铝无关的再生不良性骨病。施行甲状旁腺全切除，抑或甲状旁腺次全切除尚存在不同意见。

（5）透析疗法：透析疗法有 3 种，即血液间歇透析、结肠透析与腹膜透析。常用血液透析治疗慢性肾衰与尿毒症，每周透析 2~3 次，每次 1~2 h，可长期透析延长生命，5 年存活率 70%。由于透析液钙含量等不同，发生肾性骨病亦有所区别，一般要求透析液钙浓度为 1.51~1.75 mmol/L，镁浓度小于 0.125 mmol/L，如果钙浓度小于 1.25 mmol/L，长期透析会加重骨病，甚至骨折。

（6）肾移植：肾移植可恢复肾功能与钙磷等矿物水平，但肾移植需适当选择患者，仔细配型和免疫抑制治疗，亲属肾移植存活率高，否则其排异反应可降低成功率。由于大量激素的应用与免疫抑制，可发生骨膜炎、骨髓炎及无菌性骨坏死等症，随着肾移植技术改善与例数及经验的增多，目前肾移植成功率逐年增加。

（7）其他治疗：慢性肾衰肾性骨病时应及时纠正酸中毒，常用碳酸氢钠每次 1.0~1.5 g，每日 3~4 次，或酸中毒严重时静脉输注 5% 碳酸氢钠，予以纠正。治疗肾性骨病还可应用氟化钠，常用量为 0.5 mg/（kg·d）。其他如女性激素、蛋白同化激素以及异丙氧黄酮等皆有益于肾性骨病。综上所述，治疗慢性肾性骨病以采用综合治疗为宜，单独应用某一药物或措施，均疗效欠佳。除肾移植外，都不能完全改善慢性肾衰与尿毒症，故目前肾移植进展较快，不断改进技术与增加经验，期望延长肾性骨病患者的生命，甚至治愈。

七、展望

肾性骨营养不良严重影响患者的生活质量，近几年引起临床工作者的广泛重视，特别是近年来，国内外的一些重要肾脏病指南及一些著名肾脏病专家提出的慢性肾脏病（chronic kidney disease，CKD）一体化治疗中，肾性骨营养不良的防治被提到了一个新的重要水平。传统的内科治疗包括降低血磷、纠正低钙血症及活性维生素 D 的应用，其中除药物更新外，还有透析模式的变化；新的治疗方法有钙敏感受体促进剂的应用。另外，钙三醇用于血生化或骨活检提示有继发性甲状旁腺功能亢进（SHPT）的患者通常是有效的，但治疗过程中常出现血钙升高。因此，目前的研究热点是既能有效降低甲状旁腺激素水平又能不升高血钙和血磷水平的活性维生素 D。

第四节 骨质硬化症

骨质硬化症又称石骨症、大理石骨、原发性脆性骨硬化、硬化性增生性骨病和粉笔样骨。是一种少见的骨发育障碍性疾病。最早由 Albers-Schonberg（1904）发现，又叫 Albers-schonberg 病。本病之特征为钙化的软骨持久存在，引起广泛的骨质硬化，重者髓腔封闭，造成严重贫血。本病常为家族性，绝大多数病例为隐性遗传。

本病属中医学"硬化症"或"痿病"的范畴。

一、病因与发病机制

1. 中医病因与发病机制　本病与肝、脾、肾密切相关。中医认为本病病机为正虚为本，脾肾肝亏，气血不足。病初在脾，进而损及肝肾，每因六淫、劳倦、情志而诱发。中医认为肾为先天之本，主藏精，主骨生髓。先天禀赋不足，精亏血少不能营养肌肉筋骨，逐渐出现多发性硬化症、肌萎缩、侧索硬化。同时脾胃为后天之本，化生气血，营养五脏六腑、肌肉筋骨，且脾主肌肉，脾胃虚弱，气血生化不足，肌肉无以营养而发病。

2. 西医病因与发病机制　石骨症的发病原因尚不明确，可能与骨吸收异常有关，致使钙盐过量沉积于骨内，外观呈大理石或象牙样，脆性增加。本病有家族史，多见于近亲结婚的子女中。有人认为属遗传性疾病，为常染色体隐性遗传。骨质硬而脆，断面呈灰白色。由于破骨细胞减少和其功能不良，对骨的吸收活动减弱而致骨质累积。骨髓腔大部分由增殖的钙化软骨所充塞。骨小梁增厚，数目增多，其中可见软骨小岛。皮质骨增生变厚，松质骨致密硬化，两者不能分辨。骨髓组织萎缩，生血部位减少，发生贫血。骨髓以外的造血器官如肝、脾淋巴结继发性增大。骨质脆弱易发生骨折。

二、临床表现

可无症状。有些患者身材矮小，发育延迟，容易发生骨折，且愈合缓慢。但不发生畸形连接，与成骨不全症不同。颅骨硬化，致脑积水及颅神经受压，导致眼萎缩、面瘫、失听等。鼻旁窦腔隙变少，闭塞、引流不畅而致副鼻窦炎。贫血约占30%，重者可以致命，常伴有代偿性脾、肝及淋巴结肿大。易发生龋齿，导致下颌骨骨髓炎。有些患者可见鸡胸及串珠肋。

三、诊断与鉴别诊断

重症石骨症容易诊断，轻症者有时诊断困难，确诊有赖于放射学检查及家族史。

X线表现为骨骼浓厚致密，失去其原有结构，无法区分皮质及髓腔，两端膨大呈杵状。有的患婴在子宫内已有如此表现。全身大多数骨均可累及，但下颌骨少见。由于骨硬化过程可以变缓或暂停，因此，在骨骼上可见到有深浅不同的横纹。骨骺亦致密，有时可呈同心圆状。椎体的上、下两端致密，但中间有一条骨质正常的带。颅骨亦硬化，气窦消失，垂体窝变浅，鞍背突增生，颅窝变狭，颅孔缩小。

本病主要须与氟骨症相鉴别，因为氟骨症累及头颅时，也可表现为颅板增厚，密度增高，特别是颅底可出现明显硬化。但是氟骨症为慢性氟中毒所致，患者有氟化物长期接触史或长期饮水含氟量超标或用氟化物治疗骨髓瘤、骨质疏松症的病史。氟骨症不如石骨症那样均匀致密，同时氟骨症病变以躯干为主，而向四肢递次减弱，骨纹增粗呈网眼样改变，晚期可见韧带钙化和骨间膜钙化，而不具备石骨症的上述特征。氟骨症尿化验氟化物高达 8 mg/L 以上。轻型石骨症需与骨髓纤维化相区别。因血清酸性磷酸酶升高，偶尔要与硬化型前列腺癌骨转移相鉴别。

四、治疗

1. 中医辨证论治

（1）肝肾亏损

主症：久病体虚，四肢痿弱，腰膝酸软，肢体活动受限，甚至不能久立，或伴有眩晕耳鸣，舌咽干燥，舌红少苔，脉细。

治法：补益肝肾，滋阴清热。

方药：独活寄生汤加减。

常用药：独活、桑寄生、杜仲、秦艽、茯苓、肉桂、防风、当归、芍药、女贞子、狗脊等。

方解：独活善治伏风，除久痹，以祛下焦与筋骨间的风寒湿邪；防风、秦艽祛风湿，舒筋络而利关节；桑寄生、杜仲、女贞子、狗脊补益肝肾而强壮筋骨，且桑寄生兼可祛风湿；当归、芍药、女贞子养血活血。疼痛较剧者，可加制川乌、制草乌以助祛风通络，活血止痛；寒邪偏盛者，酌加附子、干姜以温阳散寒；

（2）脉络瘀阻

主症：关节肌肉刺痛，固定不移，或关节肌肤紫暗，肢体顽麻，或关节僵硬变形，屈伸不利，有硬结、瘀斑，舌紫暗或有瘀斑，苔白，脉弦涩。

治法：舒筋通络，活血化瘀。

方药：桃红四物汤合圣愈汤。

常用药：熟地、白芍、川芎、桃仁、红花、木瓜、杜仲、桑寄生、人参、黄芪等。

方解：熟地滋养阴血，补肾填精；白芍养血益阴；川芎、红花、桃仁活血通络祛瘀；桑寄生、杜仲以补益肝肾而强壮筋骨；人参、黄芪补益中气。血虚有寒者，加肉桂、炮姜、吴茱萸以温通血脉；血虚有热者，加黄芩、丹皮，熟地易为生地，以清热凉血。

（3）阳虚寒凝

主症：肢体关节疼痛重着，活动不利，昼轻夜重，遇寒痛增，得热痛减，舌淡苔白，脉沉细缓。

治法：温补肾阳，通络散寒。

方剂：金匮肾气丸加减。

常用药：干地黄、山药、山茱萸、茯苓、牡丹皮、泽泻、桂枝、附子、牛膝、车前子等。

方解：干地黄滋阴补肾，配伍山药、山茱萸补肝脾而益精血；茯苓、泽泻利水渗湿；牡丹皮清热凉血；牛膝、车前子补益肝肾而强壮筋骨。若夜尿多者加用五味子；小便数多，色白体羸，宜加补骨脂、鹿茸等，加强温阳之力。

2. 西医治疗　石骨症无特效疗法，一般采取对症治疗。采取减少钙摄入无明显效果。对摄入低钙及磷酸纤维素 7.5～10 g/d 的疗法，颇有争论。泼尼松有时用以控制贫血，但对骨生长有不良影响，应保护牙齿，以免发生难治的下颌骨骨髓炎。如并发骨折，治疗原则与正常人相同。偶有需要做神经减压及脑室引流术。

五、展望

本病既往无根治方法，以纠正贫血、预防感染和骨折为重点。由于颅骨质硬化，视神经管狭窄压迫视神经致神经萎缩，目前亦尚无治愈方法。本病的血液学改变主要是因为患者无破骨细胞功能导致骨皮质增生骨髓腔钙化从，而使造血微环境破坏，导致造血功能不能发挥。因此治疗上采用异基因造血干细胞移植有望治愈本病。目前国际上多有利用异基因造血干细胞移植治疗婴儿型石骨症的报道，但由于破骨细胞发挥作用使钙化的骨髓腔恢复正常需要一定的时间，所以骨骼 X 线的变化尚未评定。但目前至少证实利用异基因造血干细胞移植治疗石骨症获得血液学缓解；而供者造血细胞成功植入，远期疗效尚待进一步评价。

第五节　地方性氟骨症

氟中毒是一种古已有之的疾病，但认识此病是 21 世纪才开始的。1901 年 Eager 首先报道氟斑牙的病例，1932 年 Moller 用氟中毒一词描述工业氟中毒，认为骨 X 线片显示的骨硬化影像有诊断意义，命名为氟骨症。以后发现水氟及燃煤氟含量高的地区流行氟骨症，称为地方性氟骨症。

公元 3 世纪晋代嵇康所著《养生论》中有"齿居晋而黄"的记载，当时虽不知齿黄的原因，却也揣测到了人群中牙齿的黄色改变与地域环境的相关性。应该说这是有关地方性氟病的最早描述的记载了。由于中医学主要是根据疾病的表现来认识和治疗疾病的，虽然中医学无此病名，但就现代医学对其发病机制的认识和其临床表现来看，地方性氟病应包含在"痹证"中。

一、病因与发病机制

1. 中医病因与发病机制

(1) 体虚邪盛：由于患者体质虚弱，外邪易侵入；既病之后，又无力驱邪外出，以致病邪久羁，逐渐深入，留连于筋骨、血脉而为痹证。正如《灵枢·百病始生》所说："风雨寒热……此必因虚邪之风，与其身形，两虚相得，乃客其形。"

(2) 外邪侵入：风寒湿热之邪通常是引起痹证的外在因素。体质素弱，固然易于感邪，而体质尚好者，可由于久居寒湿之地，或冲风冒雨，水中作业，或汗出入水，或睡卧当风，日久可积邪而为病。

(3) 停痰留瘀：由于病久气血周流不畅，而致"血停为瘀，湿凝为痰"。痰瘀互结，也可与外邪相合，阻闭经络深入骨骱，而致关节肿胀、畸形，病深难以骤除。

总之，痹证的发生，一般多以素体气血阴阳不足为内因，风寒温热之邪为外因。初起以邪实为主，病在肢体皮肉经络；久则多为正虚邪恋，或虚实夹杂，病在筋骨或脏腑。

2. 西医病因及发病机制　氟能与很多元素化合，以化合物或络合物形式广泛存在于各种岩石和多种矿石中。许多氟化物在水中有很大的溶解度，氟的化学地理迁移能力很强。引起氟骨病的主要途径和来源是：

(1) 饮用高氟水：浅层地下水或表层水，含氟量高。在干旱或半干旱地区，降雨量少，地面水蒸发量大，再次浓缩，水中氟含量更高。我国长白山以西，长江以北，从东北走向西北的广大地区的患者，属于浅层水高氟病因。地壳中含氟的矿物已知近百种，其中最重要并作为工业或制肥原料的有萤石、冰晶石、氟铝石、云母、磷灰石、氟盐（氟化钠）等。深层地下水流经这些矿区，氟化合物溶解释出随水流迁移。温泉水和地下水，火山周围的水和土壤含氟量都很高。

(2) 燃煤污染：劣质煤含氟量高。石煤最高。西南几个省区农村，常年明火烧这类煤，冬季用之取暖，收获季节燃煤烘干玉米、辣椒等食物。燃煤释放出大量氟，污染居室空气和食物，氟中毒来自呼吸道吸入、食物摄入、皮肤渗透。

(3) 茶叶：含氟量可高达 37.5～1 757 mg/kg，西藏、新疆和内蒙古所饮砖茶水含氟 2 mg/L 以上，当地饮水和食物含氟都不高，但是儿童氟斑牙发病率高于 40%，成人氟骨症高于 20%。饮茶型地方性氟中毒是国内近年发现的病因。

(4) 工业三废污染：电解铝、磷肥、玻璃、水泥、砖瓦、制冷剂、消毒剂等制作过程中，其废水、废气、废渣中含大量氟化物，如处理不恰当，会污染空气、河流及其附近土地和植物。

(5) 含钠多、碱性大的水含氟量也高：钙或镁可与氟结合成不易溶解的物质，使"硬水"中可吸收的氟降低。镁、铜、锰等微量元素不足可导致骨胶原形成障碍，利于氟骨症发生。

(6) 营养缺乏是氟骨症发生的重要诱因：在蛋白质和钙质摄入量充足的高氟水地区，氟斑牙和氟骨症的发生率和严重程度显著低于高氟水相同而营养差的地区，这从流行病学调查和动物实验都已证实。蛋白质、钙、维生素 C 都是骨基质形成和钙化的重要原料，以上物质不足则导致氟骨病发生率高。

氟离子是一种酶素毒、细胞毒物质。过量氟妨碍许多酶合成并抑制其活性，抑制糖、脂肪和蛋白质的代谢及 ATP 的产生。无机 F^- 易通过各种组织的细胞膜进入细胞质，破坏细胞结构和功能，DNA、蛋白质合成受阻。F^- 对神经细胞、肌肉、肾脏等组织的胶原蛋白、骨细胞系统都有不同的损害。固体氟化物通过消化道吸收，含 F^- 气、粉尘或溶液通过呼吸道或皮肤直接吸收进入血循环。食物、脂肪促进肠吸收氟。正常人每日摄入氟的总量不宜超过 4 mg。血循环中的 F^- 由尿排出或饮水中溶解的氟化物几乎全部被胃肠道吸收，钙、镁、铝同时食入可减少肠吸收的氟。酸性食物、脂肪促进肠吸收氟。

二、临床表现

1. 氟斑牙　牙的造釉母细胞对氟离子有特殊的敏感性和亲合力。氟损伤釉母细胞后，釉柱发育不良、排列紊乱、钙化差，所形成牙的表面没有釉质所特有的光泽，牙面粗糙不平，遍布或散布粉笔样斑纹，称为白垩型氟斑牙。继之，由于食物或血源性的色素沉着在釉柱间隙，牙面着色呈浅黄、黄褐或黄黑色斑点或条纹，称着色型氟斑牙。釉质损害愈大愈重，牙质地愈脆，牙面凸凹不平，有"雀啄样陷窝"，片块状脱落缺损，容易折断，称为缺损型氟斑牙。氟斑牙也是氟对骨质损伤的一种标志。

2. 氟骨症　主要的临床表现是腰腿骨关节疼痛，关节僵直，骨骼变形以及神经根和脊髓受压迫的症状和体征。

患者常见的自觉症状是脊柱、四肢关节持续性疼痛，静止时加重，活动后可稍缓解，关节无红、肿、热等炎症现象。神经根受压着疼痛加剧，如刀割或闪电样剧痛，拒触碰或扶持。病情严重者，关节、脊柱固定，脊柱侧弯，佝偻驼背或四肢僵直，以至生活难以自理。脊髓或神经根受压迫的患者，四肢或双下肢感觉麻木，躯干束带感、疼痛，不同程度的肢体截瘫以致蜷曲床上，咳嗽翻身都引起剧烈疼痛。

由于氟对全身的毒素作用，患者常有全身肌肉痛、头晕、头痛、心悸、无力、困倦等神经衰弱症状，及食欲减退、恶心、呕吐、腹胀、腹泻或便秘等一般症状，并有肌肉萎缩、肌电图改变。

临床症状和体征的分度标准可分为4度：①轻度，只有临床症状，以腰、膝及全身骨关节疼痛为主，及一系列非特异性的神经系统症状；②中度，除有症状外，还出现骨关节的功能障碍；③重度，骨关节的功能障碍加重到一定程度，甚至出现一定程度的畸形，劳动能力基本丧失；④极重度，严重的骨骼变形，肌肉萎缩，僵硬，不能行走活动，甚至发生截瘫，完全丧失生活自理能力。

三、实验室及其他检查

1. 血、尿氟定量测定　尿氟浓度是诊断地方性氟骨症的重要依据。人体内约有85%的氟经尿液排出体外。一般认为，尿氟正常范围是1.0～3.0 mg/24 h。氟中毒后，尿氟浓度升高，超过正常值（1.5 mg/L）。

人体含氟量受饮水和食物氟的影响较大，还与摄入的其他金属离子如Ca^{2+}、Mg^{2+}、Al^{3+}等含量和肾脏机能状态等密切相关。很多食物含氟很高，特别是茶叶、海盐、海产品等含氟量特别高，应予重视。不可将偶然一次尿氟升高，作为诊断数据。

在24 h内的不同时间，尿氟量均有波动，前半夜尿氟明显高于晨尿及午前尿氟量，而且高于全日尿的单位时间平均氟值，这种现象在高氟地区更为明显。在单位时间内，无论在低氟或高氟地区，晨尿均与全日尿氟值接近。晨尿含氟量可以作为地方性氟骨症的可靠诊断指标。

2. 血液生化测定　多数患者血清碱性磷酸酶活性增高，血清钙、镁、磷等阳离子浓度尚缺乏一致的数据。在氟骨症晚期，骨骼钙磷代谢已不很活跃，血和尿钙、磷的变化可高低不一致，这时对地方性氟骨症的诊断，主要依赖X线片决定。

3. 肾功能检查　氟中毒、氟骨症患者血中尿素氮轻度升高，肌酐清除率降低，尿蛋白定性阳性，有的患者尿液中可见细胞和管型。

4. 指甲和头发含氟量测定　定量测定指甲和（或）头发中氟含量，是更准确代表机体氟储存的指标，对诊断地方性氟骨症有重要意义。

5. 放射线学检查　采用骨X线检查是诊断氟骨症的必需条件之一。要求必须取骨盆正位像（包括第四、五腰椎）、前臂正位像（包括肘关节前臂近侧2/3处）。其中骨盆正位像主要用于分型及分度，其他部位主要用于分度。一般性普查可只撅前臂正位像。1991年4月我国卫健委地方病防治司在《地方性氟中毒防治手册》中提出根据X线摄片检查显示的骨结构、骨周及关节改变的形态及程度，将氟骨症分为4型：硬化型、疏松型、软化型和混合型。硬化型及疏松型根据骨结构的改变又分为4度，软化型和混合型只有重度。另外，骨周及关节改变不分型，只分为4度。

五、诊断与鉴别诊断

氟骨症没有特异性的临床表现，要结合生活环境、流行病学及骨关节X线影像等综合评定。首先要划分病区和估计有无氟中毒可能性。我国关于氟化物允许浓度的卫生标准如下：饮水氟离子（F^-）含量不超过0.05 mmol/L，工业废气或燃煤污染空气的平均氟浓度不大于0.4 μmol/m³，每日摄入不应超过4 mg，24 h尿F^-大于0.16 mmol/L提示体内氟过多，血清F^-水平超过52.6 μmol/L提示氟中毒的可能。

氟骨症的论断依据有：

①长期生活在高氟区。饮用高氟水，食用被氟污染粮食或处于氟污染的空气环境。

②临床表现氟骨症所具有的骨关节痛、肢体运动障碍或畸形，伴有氟斑牙。12岁以后迁入患区者可没有氟斑牙。

③骨X线改变具有骨硬化、骨周软组织钙化的特征性改变。

④血F-高，尿氟多超过正常范围。早期氟骨症可能没有症状和X线异常的特征，此时期的血清碱性磷酸酶测值高，血钙、尿钙低，尿羟脯氨酸排出高于正常，提示氟已兴奋成骨细胞活性，损伤骨胶原蛋白。氟骨症患者骨疏松骨软化继发甲状旁腺功能亢进时，血浆PTH升高，血中抗酒石酸酸性磷酸酶高值。

结合上述几方面的改变，典型的地方性氟骨症的诊断不困难。工业性氟骨症患者常属于骨硬化型，生活和职业环境的特殊种类可帮助诊断。典型的地方性氟骨症诊断不难，但因许多临床表现与许多疾病相同，而这些疾病在地方性氟中毒病区或是单独存在，或是与氟中毒合并存在，因此必须特别注意。本病常需与退行性骨关节病、类风湿关节炎性的多发性关节炎、强直性脊柱炎、骨关节结核、大骨节病、骨化肌炎以及老年性骨萎缩等多种代谢性骨病相鉴别。

六、治疗

1. 中医辨证论治

（1）寒湿型

主症：骨关节疼痛，肌肉困重抽麻，腰腿屈伸不利，遇寒加重，常伴纳差、腹痛、腹泻等，苔白，舌质晦暗，脉弦缓。

治法：祛湿散寒，温阳止痛。

方剂：桂枝附子汤加减。

常用药：川乌、肉桂、杜仲、补骨脂、淫羊藿、牛膝、鸡血藤、白芍、川芎、营业部芍延胡索、黄芪、当归等。

方解：川芎、赤芍活血通络祛瘀；牛膝、杜仲补益肝肾而强壮筋骨；当归、白芍滋养阴血。血虚有寒者，加肉桂、炮姜、吴茱萸以温通血脉；若气血瘀滞者，加当归、鸡血藤；剧痛如刺者，加乳香、没药、元胡；小便清长者，加益智仁；如合并肾阴虚者，加熟地、枸杞子。

（2）阴虚型

主症：骨蒸，骨关节热痛，屈伸不利，肌肉抽搐灼热，常伴烦躁、头晕、口苦口干、手足心热、失眠多梦等，苔少舌尖边红，脉弦细数。

治法：补肾滋阴。

方剂：大补阴丸加减。

常用药：生熟地、白芍、炙龟甲、黄柏、桑寄生、炙首乌、甘草、泽泻、鸡血藤。

方解：熟地滋养阴血，补肾填精；桑寄生、炙首乌补益肝肾而强壮筋骨；熟地、白芍、炙龟甲滋养阴血。疼痛甚者，加川乌、桃仁、红花；兼气血两虚者，加生黄芪、桂枝；肢体麻木者，加五加皮、木瓜；若合并肾阳虚者，加仙茅、杜仲、炮附子；盗汗者，加浮小麦、糯稻根、煅牡蛎以敛津止汗。

（3）阳虚型

主症：骨关节疼痛，僵硬，肌肉抽搐麻木，遇冷或劳累后加重，病久关节多呈畸形，驼背佝偻，严重者脊以代头，常伴怕冷、食少等，苔白，舌质淡，脉沉细。

治法：温补肾阳，通络散寒。

方药：金匮肾气丸加减。

常用药：干地黄、山药、山茱萸、茯苓、牡丹皮、泽泻、桂枝、附子、牛膝、车前子等。

方解：干地黄滋阴补肾，配伍山药、山茱萸补肝脾而益精血；茯苓、泽泻利水渗湿；牡丹皮清热凉血；牛膝、车前子补益肝肾而强壮筋骨。若夜尿多者加用五味子；小便数多，色白体羸，宜加补骨脂、鹿茸等，加强温阳之力。

（4）阴阳两虚型

主症：骨关节、肌肉疼痛，屈伸不利，活动障碍或有畸形；若面色苍白，气短自汗，食少头昏，为气血两虚证；若面色㿠白，口干咽干，五心烦热，失眠多梦，则为气阴两虚证。

治法：气血两虚者，宜大补气血；气阴两虚或阴阳两虚者，宜益气滋阴或阴阳双补。

方药：气色两虚者用十全大补汤；气阴两虚或阴阳两虚者用乌头杜仲汤合虎潜丸方加减。

常用药：鹿角胶、龟甲胶、人参、枸杞子、黄柏、知母、熟地、陈皮、白芍、锁阳、干姜等。

方解：龟甲胶长于填补精髓，滋阴补血；鹿角胶善于温肾壮阳，益精补血；枸杞子益肝肾，补精血；人参补后天，益中气。偏于阳虚有寒，见畏寒肢冷、冷痛或疼痛遇寒加重、小便清长，舌淡脉弱者，加附子、肉桂等；偏于阴虚有热，见灼热疼痛，畏热喜凉，舌红苔少脉细数者，加生地、白芍、玄参等；骨痛甚者，加土鳖虫、制乳香、没药、海马（研末冲服）等；骨折加续断、骨碎补等。

2. 西医治疗　地方性氟中毒的治疗，迄今尚未找到理想的特效疗法或具有远期效果的药物。但通过大量研究和临床应用，有些药物在消除病痛和改善劳动能力方面的近期效果比较稳定，有效率在70%以上，有些可达90%以上。

地方性氟骨症治疗的原则为：①减少机体对氟的吸收；②增强机体新陈代谢，促进氟化物的排泄；③消除病痛，改善体征治疗；④解除神经被压迫现象，当椎体硬化融合、压迫脊神经根或引起肢体瘫痪时，采取手术探查；⑤加强营养，提高机体抗病能力，恢复劳动强度。

（1）补充钙剂：肠腔内氟钙结合难溶解，可从粪便排出减少吸收。同时补充生理剂量的VitD 3 000 U/d，乳酸钙3 g/d分次服用；VitC 300 mg/d，或枸橼酸6 g/d分次服用，可帮助钙吸收。

（2）镁剂治疗：Mg^{2+}与F^-结合后不易溶解吸收，临床观察到患者用镁剂治疗后疼痛减轻，关节活动改善，血清钙水平升高，尿氟排出量增加。蛇纹石是一种含氧化镁、铝、铁、硅的天然矿石，口服50 mg，每天2次。也可用溃疡病治疗药物三硅酸镁。

（3）氢氧化铝凝胶：口服，10 mL，每日3次，可与肠腔中氟结合成不溶解的氟化铝。

（4）硼砂：口服吸收后与体内F^-形成四氟酸盐（BF^-）从尿排泄。可阻碍F^-渗透细胞膜进入细胞，从而降低体内氟的细胞毒作用，服法是硼砂0.25 g，每天2次。

（5）辅助疗法：应用多种辅助或支持疗法对氟骨症患者十分重要。补充足够的蛋白质，给以多种维生素，能增强患者抗病能力；鼓励患者户外活动、阳光下淋浴、肌肉按摩，均有利于康复。

（6）骨科矫形手术：出现脊髓受压或截瘫时应尽早施行骨科手术，解除神经根或脊髓被压，术后有良好效果。

七、展望

世界许多国家和我国很多省市均有氟中毒、氟斑牙、氟骨症的广泛流行。我国地方性氟中毒地区分布广，人口多，氟源也不是单一的。我国已在全国建立了地方性氟中毒防治组织体系，制定了一套建、管、用相结合的管理方法。同时对病区的形成原因、流行因素、环境要素、发病机制、临床诊断及治疗方法等方面的研究也不放松。

第六节　变形性骨炎

变形性骨炎（paget disease）又称畸形性骨炎（osteitis deformans），系英国伦敦Bartholomew医院的外科医师James Paget于1877年首先描述，故命名为Paget病。

本病特征是骨吸收增加，随之代偿性的新骨形成，骨转换骨再建单位的生成率增加，导致病变部位编织骨和板层骨镶嵌，这种结构改变使骨膨大、疏松、血管增多，易发生畸形和骨折。本病中医可归为"骨痹"。

其发病率随地区、种族、年龄不同有很大差异，多见于欧洲、北美、澳大利亚和新西兰。中国、日本、印度、马来西亚和非洲等地区少见。俄罗斯、中东、地中海沿岸则介于上两者之间。

一、病因与发病机制

1. 中医病因与发病机制　中医学认为：人体素质虚弱或积累性劳损，以及闪挫仆跌，均能损伤经脉之血，致气滞血瘀，络脉阻塞不通。《素问·脉要精微论》云："腰者，肾之府，转摇不能，肾将惫矣。"因为肾脏精气可滋养五脏，主骨生髓，骨的生长发育和修复均依赖肾脏精气的滋养和推动。

2. 西医病因与发病机制　病因和发病机制尚不清楚，较常见的学说有：

（1）慢性的病毒感染：①病变侵犯一个或几个骨骼，不向邻近骨骼转移；有较长潜伏期，病变是骨破坏和新骨形成的炎症反应。②在受累骨的破骨细胞胞核和胞浆中可找到内涵体，其形态结构像呼吸性合胞体病毒的核壳体；用麻疹病毒抗体研究，这些内涵体具有麻疹病毒产物的特性，还在某些患者病变骨的骨细胞中探查到麻疹病毒核壳体的 mRNA，因此判断，Paget 骨病患者的不同临床表现，可能来自不同类型的病毒感染。

（2）先天性结缔组织代谢缺陷。

（3）Paget 病患者家族成员发病率明显高于一般人群，是否系遗传或生活环境相同所致，需作更多调查。

（4）Paget 病的新骨形成消耗钙，刺激甲状旁腺激素分泌，继发甲状旁腺功能亢进。还发现此病患者伴甲状旁腺腺瘤较一般人多见。所以，PTH 在此病发展过程中可能有加重骨吸收的作用。

二、临床表现

许多 Paget 骨病患者一生很少有症状，偶尔做 X 线检查或发现血清碱性磷酸酶测值很高才被诊断。在个体之间可有很大差异，决定于病变的范围和部位、单骨性或多骨性、有无畸形和并发症等。多数无症状，但也有活动障碍、骨折和骨畸形的严重病例。骨痛最常见，骨痛可因疾病本身所致：新骨形成处骨膜受到牵扯及髓腔充血、刺激感觉神经末梢、负重区发生显微骨折、骨的过度增生嵌压神经等。疼痛也可由于并发症引起，如关节退行性变、钙化性血管周围炎等。一般为钝痛、烧灼样痛，以夜间和休息时明显，偶有锐痛或放射性痛，负重可使下肢、脊柱和骨盆痛加重。Paget 骨病一般是多骨性而非全身性，单一骨受累的较少见；好发部位顺序如下：骨盆最易受累及，以下依次为股骨、颅骨、胫骨、腰骶椎、胸椎、锁骨、肋骨；小短骨，例如指骨很少受累及。典型的特征性病变在颅骨和四肢骨。

三、实验室及其他检查

骨吸收（骨疏松）期血、尿中抗酒石酸酸性磷酸酶高，骨硬化时期以碱性磷酸酶水平高，尿骨钙素测值显著升高有诊断意义。混合期此两种酶都高，尿羟脯氨酸、骨钙素都明显增高。新的骨吸收指标尿吡啶啉交联和脱氧吡啶啉交联也有升高。测定结果可以反映出病变的活动程度，并帮助监测治疗的效果。血骨钙素水平可以升高，但不如碱性磷酸酶明显。

血钙、磷、镁和甲状旁腺素水平一般在正常范围。15%~20% 患者有血甲状旁腺素浓度的升高（血钙正常），发生在有活跃的新骨生成、对钙的需要量增加，尤其是钙摄入量不足者。骨病变活动侵犯部位广泛的患者，长期卧床久不活动，可有高钙血症和高尿钙症。

X 线检查可见颅骨增大畸形，在溶解区之后有一高密度区，为混合期形成的新骨，呈棉絮状改变，颅骨内外板失去正常分界，颅骨基底部受累，带有颅底内陷。骨盆也有骨吸收和新骨形成，其特点是伴有骨盆上口增厚，髂耻线增厚，坐骨和耻骨加宽，晚期出现髋臼陷入。椎体多见于腰骶椎，但颈椎、胸椎亦可累及，早期见椎体中央有粗糙纵行条纹，呈栅栏状，边缘增厚；随后椎体各径增大，晚期可出现压缩性骨折。长骨通常在一端先出现骨溶解区，病变的边缘呈 V 形，并逐渐向另一端发展；长骨骨密度不均匀，骨皮质增厚膨出，骨小梁纹理粗乱，骨髓腔硬化，有完全或不完全性骨折。

四、治疗

1. 中医辨证论治
(1) 肾虚髓空
主症：关节隐隐作痛，腰膝酸软，活动不利，伴头晕耳鸣。舌淡，苔薄白，脉细。
治法：滋补肾阴，益精填髓。
方药：六味地黄丸或知柏地黄汤加减。
常用药：熟地、山茱萸、山药、泽泻、鹿角胶、枸杞子、紫河车、当归、白芍、人参、白术、酸枣仁、远志、丹皮、茯苓、知母、黄柏、龟甲、女贞子等。
方解：方中熟地滋阴补肾，填精益髓；鹿角胶、枸杞子、山茱萸补肝肾，取"肝肾同源"之意；紫河车补肾填精；黄芪补益元气；人参、白术、茯苓、山药益气健脾；当归、熟地、白芍、龟甲滋养阴血；酸枣仁、远志养血安神。神疲纳呆，加黄精、佛手；智力不健，加益智仁、石菖蒲；汗多者，加牡蛎（先煎）、碧桃干。

(2) 阳虚寒凝
主症：肢体关节疼痛重着，活动不利，昼轻夜重，遇寒痛增，得热痛减，舌淡苔白，脉沉细缓。
治法：温补肾阳，通络散寒。
方药：金匮肾气丸加减。
常用药：干地黄、山药、山茱萸、茯苓、牡丹皮、泽泻、桂枝、附子、牛膝、车前子等。
方解：干地黄滋阴补肾，配伍山药、山茱萸补肝脾而益精血；茯苓、泽泻利水渗湿；牡丹皮清热凉血；牛膝、车前子补益肝肾而强壮筋骨；若夜尿多者加用五味子；小便数多，色白体羸，宜加补骨脂、鹿茸等，加强温阳之力。

(3) 瘀血阻滞
主症：肢体关节刺痛难忍，活动受限，皮肤可见瘀斑瘀点，舌紫暗或有瘀斑，脉细涩。
治法：活血化瘀，行气通络。
方药：桃红四物汤加减。
常用药：当归、川芎、熟地、炒白芍、桃仁、红花、桑寄生、杜仲、人参、黄芪、地龙、益智仁、海桐皮等。
方解：熟地滋养阴血，补肾填精；白芍养血益阴；川芎、红花、桃仁活血通络祛瘀；桑寄生、杜仲补益肝肾而强壮筋骨；人参、黄芪补益中气。血虚有寒者，加肉桂、炮姜、吴茱萸以温通血脉；血虚有热者，加黄芩、丹皮，熟地易为生地，以清热凉血。

2. 西医治疗　目前采用抑制变形性骨炎破骨细胞活性的药物。在美国被食品和药品委员会（FDA）批准应用的有降钙素（鲑鱼降钙素和人降钙素）和三种双磷酸盐（口服羟乙磷酸钠、氨基二磷酸盐和帕米二磷酸盐）。药物治疗的目的是缓解症状和预防并发症。适用于骨痛剧烈、多发骨折、颅神经压迫症状、心力衰竭伴有心排出量增高，及高钙血症、高尿钙症、反复出现泌尿系结石者等。对于骨痛、皮肤烧灼样痛、颅骨累及致头痛、腰椎病变引起腰背部疼痛和神经压迫症状、延缓对脑干和脊髓的压迫等，药物治疗大部分有效。

(1) 抑制骨吸收减低骨转换的药物
①鲑鱼降钙素 50 U～100 U 或鳗鱼降钙素 10 U，皮下或肌肉注射，每周 2～6 次，1 周内疼痛减轻，2～3 个月疼痛基本消失，神经根或脊髓受压症状改善，逐渐可有血尿生化改变好转；停药几周或几月后可复发。副作用是注射后全身温热感，少数人恶心、呕吐。鼻吸剂的副作用较轻，价钱更贵。
②二磷酸酯类：可能作用于成骨细胞，使之不发出使破骨细胞活性加强的信号，从而骨吸收减少，继之成骨也减慢。此类药效力强、价较廉，治疗缓解后停药仍保持疗效较长时间。羟乙磷酸钠：口服 5～10 mg/(kg·d)，连服 2～42 个月；骨痛症状和生化不正常的指标可消失或好转，骨 X 片见病变好转；副作用是胃肠道刺激，长期服用可能抑制骨矿化而发生骨软化改变。帕米磷酸钠：第二代产品，

15～30 mg/d，2～6 h内缓慢滴入静脉，每周2～3次，一疗程4～10次，缓解可持续1～5年；优点是不抑制骨矿化。阿伦倔磷酸钠：是第三代产品，10～40 mg/d，饭前口服，42天为1个疗程，小剂量可减少骨量丢失，大剂量可观察到骨密度增加。

③降钙素和二磷酸酯类都可能有降低血钙的作用，阻碍新骨矿化。因此，补充钙剂和维生素D是有益无损而且费用不高的辅助治疗药物，还可以预防或治疗此病有时合并的继发性甲状旁腺功能亢进，剂量是每日含钙元素0.5～1.5 g的钙剂。

（2）其他治疗：减轻疼痛可用消炎痛、布洛芬等非甾体抗炎止痛药。糖皮质激素大剂量（40～60 mg/d）治疗此病的心脏高排出量，几天即可见效。切骨术矫正长骨的弯曲凸出畸形。全关节置换术矫正髋或膝关节畸形。多饮水多排尿。骨折好转后及早下地活动，以防高钙血症和骨畸形发展。

五、展望

本病的病因和发病机制尚未阐明。生物学方面发现IL-1、6及肿瘤坏死因子、NO等因素，是造成关节滑膜炎性改变及软骨破坏的重要因素。另外发现骨内压增高也是重要因素。最近欧洲一国际研究小组宣布，他们发现了与变形性骨炎相关的3个新基因，这些基因变异会影响到骨骼修复的速率，从而引发该种疾病。

参考文献

[1] 蒋健, 张一鸣, 董一善. 内分泌疾病的检验诊断与临床 [M]. 上海: 上海交通大学出版社, 2016.

[2] 邢小平. 内分泌科 [M]. 北京: 中国医药科技出版社, 2014.

[3] 陈宝荣, 朱惠娟. 内分泌及代谢性疾病 [M]. 北京: 北京科学技术出版社, 2014.

[4] 倪青, 王祥生. 内分泌代谢病中医循证治疗学 [M]. 北京: 科学技术文献出版社, 2016.

[5] 胡新磊. 内分泌科急症与重症诊疗学 [M]. 北京: 科学技术文献出版社, 2014.

[6] 陈建. 内分泌代谢病经方治验 [M]. 北京: 中国医药科技出版社, 2016.

[7] 刘志民, 贝政平. 内分泌与代谢疾病诊疗标准 [M]. 上海: 上海科学普及出版社, 2014.

[8] 宁光. 瑞金内分泌疑难病例选 [M]. 上海: 上海科学技术出版社, 2016.

[9] 施秀娥, 李曙远. 远离内分泌疾病 [M]. 济南: 山东科学技术出版社, 2015.

[10] 杨利敏. 神经内分泌学概要 [M]. 杭州: 浙江大学出版社, 2015.

[11] 李桂梅. 实用儿科内分泌与遗传代谢病 [M]. 济南: 山东科学技术出版社, 2015.

[12] 魏子孝, 张广德. 魏子孝辨治内分泌代谢疾病精要 [M]. 北京: 北京科学技术出版社, 2016.

[13] 葛炜, 严小惠. 免疫与内分泌系统疾病患者护理 [M]. 杭州: 浙江大学出版社, 2015.

[14] 杜建玲. 内分泌学高级医师进阶 [M]. 北京: 中国协和医科大学出版社, 2016.

[15] 吕海宏. 新编内分泌代谢疾病实验室手册 [M]. 兰州: 甘肃民族出版社, 2016.

[16] 沈鸿敏. 女性生殖内分泌疾病临床指导与实践 [M]. 北京: 中国医药科技出版社, 2015.

[17] 丁国宪. 内分泌代谢性疾病临床处方手册 [M]. 南京: 江苏科学技术出版社, 2015.

[18] 孙爱军. 实用生殖内分泌疾病诊治精要 [M]. 北京: 中国医药科技出版社, 2013.

[19] 李蓉, 乔杰. 生殖内分泌疾病诊断与治疗 [M]. 北京: 北京大学医学出版社, 2013.

[20] 李刚, 付必莽, 唐继红. 肝脏原发性神经内分泌癌1例分析 [J]. 肝胆外科杂志, 2016, 0 (1): 79-80.

[21] 彭君醒. 不同激素疗法对功能性下丘脑性闭经神经内分泌的对比研究 [J]. 中国实用医药, 2015, 0 (17): 173-175.

[22] 陈适, 朱慧娟, 潘慧. 北京协和医院内分泌科实习医师手册 [M]. 北京: 中国协和医科大学出版社, 2013.

[23] 陈野野, 李单青, 田震寰. 肺大细胞神经内分泌癌手术治疗及预后因素 [J]. 协和医学杂志, 2016, 7 (2): 98-103.